지역사회 재활 작업치료 · 물리치료 · 재활간호

Occupational Therapy in **Community-Based Practice Settings**

지역사회 재활

작업치료 · 물리치료 · 재활간호

옮긴이: 황현숙 · 양영애

Occupational Therapy in

Community-Based Practice Settings

MARJORIE SCAFFA. PhD, OTR, FAOTA
Department of Occupational Therapy
University of South Alabama
Mobile, Alabama

영 문 출 판 사

■ 옮긴이

황현숙 제주한라대학 물리치료과 교수
양영애 인제대학교 작업치료학과 교수

Occupational Therapy in
Community-Based Practice Settings
by Marjorie E. Scaffa, PhD, OTR, FAOTA

지역사회 재활 작업치료 · 물리치료 · 재활간호

2011년 7월 19일 초판인쇄
2011년 7월 26일 초판발행

지은이 : Marjorie E. Scaffa, PhD, OTR, FAOTA
옮긴이 : 황현숙 · 양영애
발행인 : 박 병 조
발행처 : 도서출판 영문출판사
등 록 : 1987년 12월 21일 제2-419호
주 소 : 서울시 강남구 삼성동 69-1
전 화 : (02) 514-5590, 776-5590
팩 스 : (02) 756-8943
E-mail : yeongmunsa@empal.com
정 가 : 25,000원
ISBN 978-89-7224-255-0 93510

※ 파본은 교환해 드립니다.

다른 사람들이 무시하는 것을 보고,
다른 사람들이 두려워하는 것을 기꺼이 받아들이며
다른 사람들이 지나갈 수 있는 새로운 길을 개척하는
모든 특별한 사람들에게.

머리말 / Foreword

25년 전 내가 처음으로 논문을 썼을 때 좋은 지도자의 한 사람이었던 Florence Cromwell 선생과 함께 작업을 할 기회를 가졌다. 신문은 작업치료 학생이 지역사회장면에서 일할 준비를 시작했다고 해설하였다(Cromwell과 Kielhofner, 1976). 나는 장래의 작업치료 실행의 대부분이 지역사회의 실행이 될 것이라고 인식한 좋은 지도자와 일을 한다는 행운을 체험하였다. 4반세기 전에는 이것은 아직 새로운 생각이었다.

그 때부터 오늘날까지 헬스 케어, 건강실태 인구통계학 그리고 건강 서비스의 자금제공 등에서의 많은 변화는 지역사회에 기반을 둔 실행을 작업치료에서의 실행 중에서 일반적인 것으로 방향을 부여하였을 뿐만 아니라 장래의 방향성으로서 가장 유망한 것으로 하여왔다.

내가 일찍이 가르친 제자의 한 사람이 지역사회 실행에 관한 최초의 포괄적인 큰 저서의 편집을 계속한 것을 보고 나는 크게 만족하였다. 이 야심적인 큰 저서를 만들어내고 있는 각 단원의 시야와 그 질을 보고 더욱 더 만족을 느꼈다. 지역사회 실행은 지역사회 장면에서의 물리적인 장소 이상의 것을 의미한다. 중요한 것은 그것이(제2장 안에서 Scaffa가 서술하고 있는 것처럼) 전통적인 병원이나 재활장면에서 볼 수 있었던 것과는 다른 케어의 패러다임을 보여주고 있다는 것이다. 지역에서 일하고 있는 치료사는 대부분이 실행에 대한 철학, 진료수가, 그리고 그 기대하는 것이 전통적인 의학적으로 정의된 장면과는 매우 다른 조직 안에서 일하고 있을 것이다. 더욱이 서비스를 받고 있는 사람들의 목소리나 눈초리가 전통적인 장면에서보다도 한층 무게를 갖는 일이 적지 않을 것이다. 지역사회 실행에서 효과적이기를 바라는 치료사는 새로운 역할을 담당하고 일반적으로는 없는 모험을 하고 그리고 창조적인 방법에 의한 서비스를 마음에 그린다는 준비를 해야 한다. 이와 같이 지역사회 실행은 25년 전처럼 변칙적인 것은 아닐지라도 그것은 작업치료의 대부분의 사람에게는 여전히 새로운 분야를 대표하는 것이다.

Marjorie Scaffa와 그녀의 동료는 지역사회 실행에서의 작업치료사를 위해 주목할 만한 자료를 정리해 주었다. 각 단원이 다루는 범위와 그 내용의 깊이는 동시에 이 책을 지역사회 실행에 대한 신뢰할 만한 연구이고 또한 소중한 자료가 되게 하였다.

Gary Kielhofner, DrPH, OTR

서문 / *Preface*

이 책은 내가 심리학을 학부전공으로 하고 건강과학을 부전공으로 한 학부학생이었을 때에 시작되었고 작업치료사가 되기 위해 자격취득 수준의 석사과정에 진학한 전문직으로 가는 여행에서의 한 측면의 집대성이다. 나는 Virginia Commonwealth대학의 작업치료학생이었던 시절에 인간작업 모델을 소개받고 비의료 장면에서의 실행을 향한 가능성에 차츰 흥분을 느끼게 되었다. 리포트의 테마를 선정할 기회가 주어졌을 때 나는 지역사회 건강에서의 작업치료의 역할에 대해서 썼고 훗날에 이 책으로 발전하게 된 씨앗이 뿌려진 것이었다.

나는 작업치료사로서의 실행 중에서 다양한 장면에서의 경험을 쌓아 왔는데 가장 에너지를 소모하고 또한 흥분한 것은 재가건강의 실행이었다. 재가에서의 서비스를 제공하는 것은 나를 신변처리, 일, 레저에 참여하는 그 사람의 일상생활의 맥락의 일부가 되게 하였다. 나는 작업이 현실의 생활환경 속에서 사람들과 그 가족에게 얼마나 많은 의미를 갖는 것인가라는 것에 깊은 인상을 받았다.

만일 작업이 기능을 회복할 수 있고 장애인과 그 가족의 생활의 질을 강화할 수 있다고 한다면 아마도 그것은 또한 장애를 예방하고 건강을 증진시키기 위해서도 사용할 수 있을지도 모른다는 생각이 나의 머리 안에 떠올랐다. 이리하여 가족과 지역사회의 건강에 초점을 맞춘 건강교육에서의 박사학위를 향해서 나의 추구가 시작되었다. 나는 작업치료학에서 학습한 것의 대부분이 예방과 건강증진에 도움을 줄 수 있다는 것, 그리고 작업치료사의 사고방법과 개념적 틀과는 전혀 다른 건강교육자의 사고방법과 개념적 틀에 접하여 자신이 문화적으로 변화할 필요가 있다는 것을 머지않아 실감하게 되었다. 나는 개인을 향한 재활적인 개입보다도 그룹이나 모집단으로 향한 예방적인 개입을 계획하고 실행하고 평가하는 것에 흥미를 갖게 되었다.

전문직으로 가는 여행의 이 시점에서 나는 실망, 혼란 그리고 어떤 의미에서는 전문가로서의 특권의 박탈을 느끼기 시작하였다. 나는 작업치료에도 건강교육에도 전면적으로 속하여 있지 않았었고 그러한 의미에서는 되돌아갈 곳이 없는 잡종이었기 때문에 어느 쪽에도 적임자가 아니었다. 마음의 탐구를 한 수년 후 나는 자신의 양쪽의 전문직으로서의 정체성을 이해하기 시작하여 그것이 나에게 이 책을 구상하게 하였고 편집을 하여 저술하게 되었다. 이것은 명백하고 동시에 솔직한 건강의 맥락으로서의 지역사회의 중요성에 대한 인식을 갖는 작업치료의 교과서이다.

독자에 따라서는 이 책을 이 전문분야에서의 개척자라 칭찬하는 사람도 있을지도 모른다. 그러나 이것은 정확하게는 1900년대 초기에 Hull House에서 실행한 것 같은 작업치료로 되돌아가는 것이다. 독자에 따라서는 이 책이 피상적이고 작업치료 실행을 위한 매우 전통적인 지역사회에 기반을 둔 장면을 반영한 것이며 또한 치료사를 위한 매우 유망한 몇 가지의 새로운 역할을 무시한 것이라고 비판하는 사람도 있을지도 모른다. 이 교과서는 문헌에 얽매어 있고 또한 현재 이용할 수 있는 문서를 지지하고 있는 것은 사실이다. 그러나 이 책을 통해서 장래의 실행방향을 모색하기 위해서 또한 임상에 기반을 둔 작업치료사를 지역사회에 기반을 둔 실행 장면의 동료로서 참여하도록 촉구하기 위해 노력이 경주되었다.

이 책은 오늘날의 작업치료에서의 지역사회 실행에 관계되는 논점에 관해서 도움이 되는 책이며 또한 이 실행이 이루어지는 다양한 장면의 설명이 되기를 바라고 있다. 이것은 학부학생을 위한 교과서로 예정되어 있지만 또한 의학모델의 실행에서부터 지역사회에 기반을 둔 실행으로 용이하게 옮겨가기를 바라는 치료사에게도 도움이 된다는 것을 보여주고 있을 것이다. 나는 예방, 건강증진, 지역사회 건강에서의 이 전문직의 확대되고 있는 역할에 참여하고 또한 공헌할 기회를 가진 것에 감사한다.

Marjorie E. Scaffa

역자 서문

고령인구의 증가를 통해 노인성 만성질환자 및 중추신경계 손상환자의 수가 증가하였으며 도시화, 산업화에 따른 생활환경의 변화와 함께 선 · 후천적 장애인이 증가하여 재활서비스를 필요로 하는 대상자의 수요가 점점 증대되고 있다. 이러한 요구에 부응하기 위하여 재가 장애인들을 위한 실제적이고 효율적인 의료전달방식으로 가족이나 지역사회의 인적, 물적 자원을 활용하여 보다 적은 경비로 간편하고 폭넓게 의료서비스를 제공할 수 있는 재가 환자 중심의 지역사회중심 재활의료 서비스가 관심을 받고 있다.

급변하는 사회에 비하여 우리의 보건 · 복지 시스템 발전 속도가 미흡하여 Care 부분에 대한 노인장기요양보험제도가 시작 된지 3년이 되었지만, 아직도 Medical 영역의 시행은 예정되고 있지 못한 실정이다. 선진국에서는 Medical 영역의 장기요양보험제도가 시행되고 있으며, 증가하는 의료수요에 대응하는 일환으로 병원과 가정의 중간 단계 치료기관이 운영되고, 가정방문치료의 정착으로 지역사회 재활의 역할이 큰 비중을 차지하고 있으며, 지역사회 재활 구성원들의 왕성한 활약이 사회에 기여하는 바가 크다. 지역사회 재활은 고령화 사회의 큰 주역이므로 구성원들은 급변하는 보건 · 복지 흐름의 최신 정보를 신속히 파악하고, 시대의 변화에 탄력적으로 대처할 수 있는 역량을 강화하여, 사회 변화에 능동적으로 대응하여야 할 필요성이 요구되어지고 있다.

따라서 이 책은 체계적인 지역사회 재활 시스템을 이해하고 지역사회 재활 구성원들이 실제 임상에 적용하고 그 역할을 수행하는데 용이할 수 있도록 전개하였으며, 궁극적으로는 대상자의 잠재능력을 계발하고 삶의 질을 향상시키기 위한 수단과 방법을 제공하고 있다.

본서를 번역하는데 있어서 원저에 충실하게 번역하려고 하였으나, 부족한 부분은 앞으로 계속 수정 보완을 통해 개선할 것이며, 지역사회 재활의 알찬 교재가 되어 많은 학생들과 선생님들에게 도움이 될 것으로 생각한다.

마지막으로 이 교재를 활용하시는 분들과 지역사회 재활 전문가들의 아낌없는 조언과 편달을 부탁드리며, 이 책이 나오기까지 수고를 아끼지 않은 영문출판사 박병조 사장님을 비롯한 편집관계자 여러분들에게도 마음 깊은 감사의 뜻을 전한다.

2011년 7월
대표역자 황 현 숙

감사의 글 / Acknowledgments

지역사회에 기반을 둔 실행에 대한 나의 전망, 관여, 흥분을 공유해주신 동료나 집필자 여러 분 그리고 나를 조직화시켜주고 집필하고 있을 때에 중단하지 않도록 지켜준 관리보좌역 Cherie McGee씨가 제공해준 시간과 재능이 없었다면 이 책은 출간되지 않았을 것이다. 또한 Lynn Borders Caldwell, Sharon Lee, Christa Fratantoro 그리고 Margaret Biblis의 여러 분을 비롯한 F. A. Davis사의 훌륭한 스태프, 그리고 프리랜서 Maryann Foley씨로부터는 이 기획에 대한 각별한 길잡이와 지원이라는 호의를 베풀어주셨다.

유명한 물리학자 Werner Heisenberg의 말을 바꿔 말하면 "2개의 상이한 사고방법이 충돌할 때에 인간의 사고에서의 가장 혁신적인 전개가 일어나는 일이 많다"는 것이 된다. 이러한 것은 나의 전문성에서의 2개의 자기 자신을 통합하려는 시도를 부분적으로 상징하고 있는 책으로서도 의심의 여지없이 가장 진실이다. 작업치료에서의 은사 Gary Kielhofner박사, 건강교육에서의 은사 Robert Gold박사와 Glen Gilbert박사 그리고 내가 나의 전문가로서의 길을 찾는 데에 기꺼이 도와주신 남 앨라배마대학 교육문제 담당 부학장 Pat C. Covey박사에게 특별히 감사드린다.

그리고 마지막으로 결코 작다고만 할 수 없으나 나의 가족, 특히 내가 아주 젊었을 무렵에 교육의 즐거움과 가치를 가르쳐주시고 또한 독서와 하습을 좋아하도록 격려해주신 어머니 Doris R. Scaffa에게 감사를 드린다. 그리고 나와 이 책을 믿고 자기 자신이 의문이 있을 때에도 원고를 검토하고 이 책에 포함된 사고방법에 대해서 나와 이야기를 나누기 위해 수많은 시간을 내준 남편, S. Blaise Chromiak, MD에게 감사한다. 그는 나의 이 저술의 여행에 동반하면서 때로는 내가 이 길에서 벗어나지 않게 길안내를 하였다. 그의 사랑은 나를 별의 저편에 다다를 만큼 나를 계속 고무시켰고 나는 마음으로부터 감사한다.

집필자 / *Contributors*

Felecia Moore Banks, MEd, OTR
Department of Occupational Therapy
Howard University
Washington, DC

Robin E. Bowen, EdD, OTR, FAOTA
Occupational Therapy Education Program
Rockhurst College
Kansas City, Missouri

Brent H. Braveman, MEd, OTR
Director of Clinical Services
University of Illinois at Chicago
Chicago, Illinois

Carol A. Brownson, MSPH
Division of Health Behavior Research
Washington University in St. Louis
School of Medicine
St. Louis, Missouri

S. Blaise Chromiak, MD
Family Physician
Mobile, Alabama

Sharon Desmond, PhD
Department of Health Education
University of Maryland
College Park, Maryland

Kathy E. Gifford, MA, OTR
Department of Occupational Therapy
University of South Alabama
Mobile, Alabama

Linda Gray, OTR
Department of Occupational Therapy
University of South Alabama
Mobile, Alabama

Gary Kielhofner, DrPH, OTR, FAOTA
Department of Occupational Therapy
University of Illinois at Chicago
Chicago, Illinois

Penelope A. Moyers, EdD, OTR, FAOTA
School of Occupational Therapy
University of Indianapolis
Indianapolis, Indiana

Michael Pizzi, MS, OTR, CHES, FAOTA
Clinical Assistant Professor and Wellness Consultant
Program in Occupational Therapy
Sacred Heart University
Fairfield, Connecticut

S. Maggie Reitz, PhD, OTR, FAOTA
Department of Occupational Therapy
Towson University
Towson, Maryland

Vanessa Russell, OTR
Department of Occupational Therapy
University of South Alabama
Mobile, Alabama

Marjorie E. Scaffa, PhD, OTR, FAOTA
Department of Occupational Therapy
University of South Alabama
Mobile, Alabama

Marian Scheinholz, MS, OTR
Mental Health Program Manager
American Occupational Therapy Association
Bethesda, Maryland

Supriya Sen, MS, OTR
Department of Occupational Therapy
University of Illinois at Chicago
Chicago, Illinois

Anne Shordike, MOT, OTR
Department of Occupational Therapy
Eastern Kentucky University
Richmond, Kentucky

Virginia C. Stoffel, MS, OTR, FAOTA
Department of Occupational Therapy
University of Wisconsin–Milwaukee
Milwaukee, Wisconsin

Nancy Van Slyke, EdD, OTR
Department of Occupational Therapy
University of South Alabama
Mobile, Alabama

Donna A. Wooster, MS, OTR, BCP
Department of Occupational Therapy
University of South Alabama
Mobile, Alabama

논평을 해주신 분들 / *Reviewers*

S. Kay Ashworth, MAT, OTR/L
Program Director and Professor
Department of Occupational Therapy Assistant
Sinclair Community College
Dayton, Ohio

Rebecca R. Bahnke, OTR/L
Program Director
Occupational Therapy Assistant Program
Parkland College
Champaign, Illinois

Carol A. Brownson, MSPH
Division of Health Behavior Research
Washington University School of Medicine
Saint Louis, Missouri

Julie Carson, MA, OTR
Program Director
Department of Occupational Therapy
St. Mary of the Woods College
St. Mary of the Woods, Indiana

E. Nelson Clark, MS, OTR/L
Lt. Com. MSC, USN Retired
Currently Part-Time Drug and Alcohol Counselor
Hollidaysburg, Pennsylvania

Jeanenne Dallas, MA, OTR/L
Instructor and Community Practice Therapist
Program in Occupational Therapy
Washington University School of Medicine
Saint Louis, Missouri

Stephen L. Heater, OTR, EdD, FAOTA
Dean, Waldron College of Health and Human Services
Radford University
Radford, Virginia

Gary Kielhofner, DrPH, OTR, FAOTA
Professor and Head, Department of Occupational Therapy
Professor, School of Public Health
University of Illinois at Chicago
Chicago, Illinois

Heather J. Moulton, MS, MPH, OTR/L
Faculty
Graduate Program in Occupational Therapy
Department of Occupational Therapy
Mercy College
Dobbs Ferry, New York

Karin J. Opacich, PhD (cand.), OTR/L, FAOTA
Occupational Therapy Program Developer/Director
North Park University
Chicago, Illinois

S. Maggie Reitz, PhD, OTR, FAOTA
Associate Professor and Chairperson
Department of Occupational Therapy
Towson University
Towson, Maryland

Sharan L. Schwartzberg, EdD, OTR, FAOTA
Professor and Chair
Tufts University
Boston School of Occupational Therapy
Medford, Massachusetts

Ruth Zemke, PhD, OTR, FAOTA
Professor and Graduate Program Coordinator
Department of Occupational Science and Occupational Therapy
University of Southern California
Los Angeles, California

차례 / Contents

제1부 기본원리와 관련사항

제2부 지역사회에 기반을 둔 다양한 실행 장면

제3부 장래의 전망

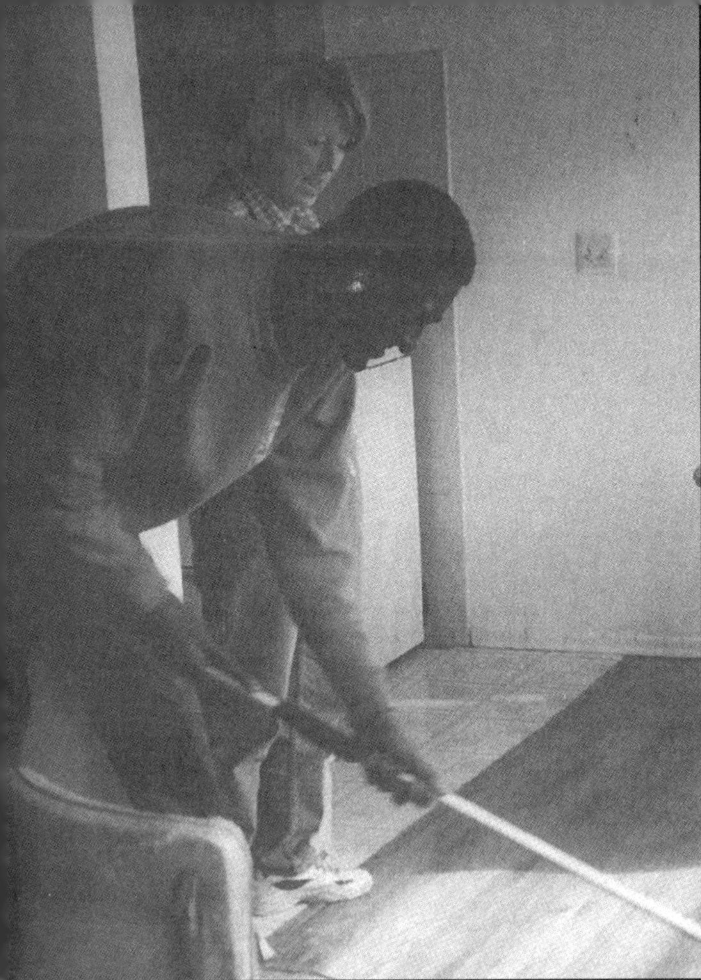

제 1 부

기본원리와 관련사항

Basic Principles and Relevant Issues

제 1 장

지역사회에 기반을 둔 실행 : 맥락 속에서의 작업

Community-Based Practice : Occupation in Context

■ **개요**

핵심이 되는 용어

사례관리자(case manager)
지역사회(community)
지역사회에 기반을 둔 실행
(community-based practice)
지역사회에 기반을 둔 재활
(community-based rehabilitation)
지역사회에 기반을 둔 서비스
(community-based service)
지역사회에서의 건강증진
(community health promotion)
지역사회 모델(community model)
상담역(consultant)
능력 장애(disability)
기업가(entrepreneur)
건강(health)
건강의 중개자(health agent)
작업수행(occupational performance)
패러다임의 전환(paradigm shift)
시스템적 견해(systems perspective)

학 습 목 표

이 단원은 독자가 아래의 것을 할 수 있도록 적은 것이다.

- 능력 장애라는 개념을 작업치료가 전형적인 서비스에 포함되어 있지 않은 모집단으로 확대하는 것이 이 전문직에 미치는 영향을 논의하면서 “능력 장애”라는 용어를 정의하는 것.
- 과거 25년간에 걸친 작업치료 종사자의 실행 장면의 경향을 설명하는 것.
- 지역사회 모델의 서비스의 중심적 특징을 확인하는 것.
- 작업치료에서의 지역사회에 기반을 둔 실행의 역사를 설명하는 것.
- 지역사회에 기반을 둔 실행에서의 작업치료 종사자의 다양한 역할을 설명하는 것.
- 효과적인 지역사회에 기반을 둔 전문직 종사자의 특징을 설명하는 것.
- 지역사회 장면에서 제공할 수 있는 헬스 서비스의 종류를 확인히면서 “지역사회”라는 용어를 정의하는 것.
- 작업치료사의 “탈시설화(deinstitutionalization)”와 관계되는 핵심 문제를 확인히는 것.

우리들은 자기가 누구인지를 알지만 자기가 어떻게 될 것인지를 모른다.

셰익스피어

서론/INTRODUCTION

1961년에 Mary Reilly는 “작업치료는 20세기 의료의 위대한 관념의 하나가 될 수 있다(Reilly, 1962)”라는 제목의 Eleanor Clarke Slagle 기념강연을 하였다. 21세기에 들어선 오늘날, 이 말은 시간의 틀이 극히 약간의 수정을 필요로 할 뿐이지 그 어느 때보다도 더 진실로 되어있다. Reilly(1962)는 “작업치료는 의료가 지원하고 또한 사회가 보답할만한 가치가 있는 충분히 활력에 가득 찬 특유의 서비스인가”라는 질문을 던졌다. 오늘날의 헬스 케어 시장에 비추어 보았을 때 작업치료는 의료계의 지원을 확인해야 하고 그 사명과 역할을 더 넓은 범위를 가진 것으로 재정의해야 한다.

그로부터 30년 이상이 지난 후에 Gail Fidler(1997)는 Christianson과 Baum의 “Occupational Therapy : Enabling Function and Well-Being(작업치료 : 기능과 건전한 상태를 가능케 하는 것)”이라는 제목의 교과서의 서문 안에서 작업치료는 의학(medical science)보다는 건강과학(health science)으로서 개념을 고쳐 형성할 필요가 있다고 언급함으로써 Reilly의 의견을 다시 확인하였다. 오늘날의 사회가 강조하고 있는 문제는 의학만으로는 해결할 수 없으며 오히려 헬스 케어, 사회 서비스, 지역사회 연계, 공적 정책을 포함하는 개입 시스템으로 해결될 것이다. 작업치료의 전문지식의 철학이나 범위는 사회의 여러 문제에 특유한 해결을 제공한다. 작업치료는 현재도 하나의 전문직으로서 그 철학적 기반에 충실하면서 개인, 가족, 지역사회 그리고 사회의 건강을 추구하는 니즈를 충족하기 위해 그 견해, 역할, 서비스를 확대하고 있다. 작업치료의 "본질적인 가치"는 이 전문직이 이들의 도전을 어떻게 수행하는가라는 것, 그리고 건강에 영향을 미치는 많은 사회적 문제를 해결하는 데에 어떠한 리더십을 발휘하는가를 보여줄 것이다.

Paul Steib는 OT Week지(1997년 2월 13일호)의 논문에서 과거 10년간에 출현한 헬스 케어에서의 열가지의 경향을 설명하였다. 이들 추세는 아래의 것을 포함한다.

1. 관리진료(managed care)의 확대
2. 1990년의 미국장애인복지법(Americans with Disabilities Act)의 성립
3. 컴퓨터의 이용과 인터넷으로의 접근의 증가
4. 헬스 케어 영역의 시장에서의 경쟁의 증가와 헬스 케어에서의 소비자에 대한 권리부여의 증가
5. 성과연구에 초점을 맞춤
6. 지역사회에 기반을 둔 서비스의 증가
7. 장애인개별교육법(Individuals with Disabilities Education Act)에 의한 학교에서의 서비스의 증가
8. 사례관리(case management)에 역점을 두는 것의 증가
9. 대체의료 수용의 확대
10. 신규 작업치료 직원 수의 극적인 증가

이들 추세의 대부분은 서로 연관성이 있으며 작업치료 실행에 현저한 영향을 미치고 있다. 관리진료의 증가와 경비억제의 강조에 따라서 헬스 케어 비용을 경감하는 하나의 방법으로서 지역사회에 기반을 둔 서비스로의 전환이 촉진되어 왔다. 시설・설비에 대한 집행 명령권을 가진 1990년의 전미국장애인복지법(ADA)이나 조기개입을 강조한 장애인개별교육법(IDEA) 등의 법률의 영향은 작업치료사에게 헬스 케어에서의 옹호자, 사례관리자(case manager), 지역사회 조직자(organizer)라는 새로운 역할을 제공하였다.

작업치료의 실행, 관리, 연구에서의 컴퓨터 및 관련되는 인터넷 자원의 이용은 이 전문직을 특정 서비스 제공의 장에 얽매이게 함이 없이 이동을 가능케 하고 있다. 더욱더 정보를 갖고 권리가 부여된 소비자는 치료를 위한 것과 마찬가지로 건강증진과 장애예방을 위해 작업치료 서비스를 선택하거나 요구하는 능력을 갖추었다. 작업치료사는 엄밀한 의미에서는 이미 의료사회의 처방에 의존할 필요는 없어졌다. 현재는 시설장면에서 시행되고 있는 성과 연구도 지역사회에서의 서비스가 효과적이고 동시에 효율적이라는 것을 확인하기 위해 지역사회에 기반을 둔 장면에서 실시될 필요가 있다. 동시에 지역사회에서의 작업치료 서비스는 병원 장면에서 제공되는 서비스보다도 효율적이고 동시에 비용대비 효과가 있을 가능성이 매우 높다.

일반 대중이나 전통적 의료사회에 의한 대체의료의 수용이 높아지고 대체의료나 보완의료의 연구를 위해 미합중국 국립건강연구소에의 센터의 설치, 건강증진과 질병예방에 대한 역점의 강화 등은 모두가 작업치료의 철학이나 실행과 양립할 수 있는 것이다. 작업치료 전문직은 건강증진이나 장애예방의 전략을 편입시킨 새로운 실행영역을 만들어낼 수 있다. 치료사의 인력의 확대는 작업치료가 새로운 적절한 장을 개발하는 데에 필요한 직원을 공급하고 또한 이러한 새로이 창안되는 지역사회에 기반을 둔 장면에 서비스를 침투시킬 것이다.

플로리다주 Orlando시에서 개최된 1997년의 미국작업치료협회 총회에서 Gail Fidler, Carolyn Baum, Susan Fine의 3명의 과거 Slagle 기념강연 수상자들이 자신들의 원래의 강연에 현 시점의 메시지를 추가하여 가장 최신의 것으로 갱신하였다. 그녀들의 메시지는 사람들을 감동시키지 않을 수 없는 것이었고 또한 거의 긴박한 어조로 말하였다. 작업치료사가 된지 50년이 되는 Fidler는 작업치료사들에게 전통적인 재활을 초월하여 social work, 교육, 심리 등의 전문가들과의 새로운 연계를 만들어내도록 열심히 설

득하였다. Baum은 이 전문직이 고객 중심의 케어라는 방향으로 향하는 운동의 최전선에 서도록 호소하였다. 그녀는 작업치료사가 스스로의 서비스를 확대하여 복지를 받고 있는 사람들이나 집 없는 사람들을 자신들의 대상에 포함시키도록 주장하였다. Fine은 작업치료사들이 새로운 직업경력을 만들어내기 위해 나설 것을 주장하였다. 그녀는 이 전문직이 헬스 케어에서의 새로운 현실에 상응하는 새로운 패러다임을 만들어낼 필요가 있다고 언급하였다.

이 단원에서는 작업치료를 위한 지역사회에 기반을 둔 실행의 개요를 나타냈다. 이 단원은 패러다임 전환의 기초로서 헬스 케어의 과도기를 나타내는 "능력 장애"라는 용어의 범위를 확대하였다. 이 단원에서는 작업치료사가 현재 일하고 있는 실행 장면에서의 극적인 전환을 강조하면서 또한 지역사회에 기반을 둔 실행과 관련되는 다양한 역할을 확인하면서 지역사회에 기반을 둔 실행의 역사를 되돌아본다. 이 단원에서는 또한 효과적인 지역사회에 기반을 둔 작업치료 실행에 필요한 작업치료의 역할과 특징을 설명한다.

능력 장애의 특성 / THE NATURE OF DISABILITY

작업치료는 오랜 세월에 걸쳐서 장애인에 대한 서비스에 초점을 맞춰왔다. 그러나 능력 장애(disability)를 매우 폭이 좁게 정의하였고 따라서 서비스를 받는 모집단을 제한하여왔다. 작업치료사가 전형적으로 무시해온 다른 모집단을 포함시키기 위해 능력 장애라는 용어를 더 넓힐 필요가 있다. American Heritage College사전(1997, p.394)은 능력 장애를 아래와 같이 정의하였다.

1. 할 수 없다는 상태 : 무능력
2. 불리 또는 결함. 특히 정상적인 달성을 방해하는 신체적 또는 정신적인 기능장애
3. 방해하거나 무능력으로 만드는 어떠한 것.

따라서 능력의 잠재적 가능성을 최대화시키지 않거나 방해한다는 제한을 가진 어떠한 개인, 가족, 집단, 조직, 지역사회도 작업치료 서비스의 후보자이다. 이 폭넓은 정의를 나타내기 위해 "능력이 없다(dis-ability)"라는 사고방법을 검토해보자. 노숙자의 보호시설, 학대를 받고 구타를 당하는 배우자나 어린이들, 흉악한 폭력배들 그리고 빈곤 속에서 생활하는 사람 등의 모두가 작업치료 개입의 후보자가 된다. 이들의 모든 사례는 일상생활활동, 일, 놀이나 레저라는 작업수행 영역에서 그리고 다양한 작업수행 요소에서 현저한 기능장애가 명백하다.

Fidler(1997)는 결함이나 기능장애에 맞춘 좁은 초점에서부터 인간의 수행에 대한 보다 포괄적인 견해로 이 전문직을 움직였다고 하여 Baum과 Christianson을 칭찬하였다. 정상적 발달에서도, 건강과 질병에서도 이 전문직이 그 초점을 평생에 걸친 작업수행에 맞추고 있는 것은 사회의 매우 큰 니즈(needs)와 관심사에 대처하는 독특한 틀을 제공한다.

이에 더해서 작업치료는 그 개입의 초점을 건강증진과 장애예방을 포함하도록 확대해야 한다. 작업치료의 원리에 의한 개입을 이미 장애가 일어난 후까지 기다릴 필요가 있을까? 작업치료의 철학과 원리는 재활에 적용이 가능할 뿐만 아니라 건강증진과 예방에도 적용이 가능하다. 작업치료는 헬스 케어의 전체 영역에 걸쳐서 제공하는 전문적 기술과 서비스를 기다리고 있는 것이다.

이러한 폭넓은 관점을 갖기 위해서는 이 전문직이 "전체적인 치유(holistic healing)"라는 그 신념을 심신의 전체론과 인간과 환경의 상호의존성이라는 작업치료의 신념을 도입한 시스템 지향적 문제해결을 포함하는 것으로 확대할 필요가 있다. 장애를 가진 "개인"을 바꾸는 것에 맞춘 초점은 사회에서의 능력 장애를 영속시키고 있는 모든 요소, 즉 환경적, 태도적, 사회정책적인 요소를 바꾸는 것에 초점을 맞춘 시스템적 관점으로 대체되어야 한다.

헬스케어에서의 과도기 / TRANSiTIONS IN HEALTH CARE

"Healthy America : practitioners for 2005(건강한 미국 : 2005년을 위한 전문직 종사자)" 라 이름이 붙여진 Pew 보건전문위원회 리포트는 미합중국의 건강관련 전문양성학교를 위한 의제(agenda)를 설명하고 있다(Shugars, O'Neil, Bader, 1991). 이 리포트는 확대한 능력과 보다 폭넓은 관점을 가진 새로운 형태의 헬스 케어 종사자의 필요성을 보여주고 있다. 이 저자들이 권장하는 전문직 종사자의 여러 능력에는 아래의 것이 포함된다.

- 테크놀로지를 적절히 평가하여 사용하는 것
- 헬스케어의 소비자와 가족을 의사결정 과정에 포함시키는 것
- 헬스케어의 모든 실행영역에 예방 전략을 도입하는 것
- 건강한 생활양식을 촉진하는 것
- 생활을 위한 건강한 환경을 촉진하는 측정을 실시하는 것
- 지역사회의 건강에 주의를 기울이는 것

케어에서의 현재의 개혁은 전문가나 기관이 그 서비스를 이용하는 개인이나 가족과 과계를 가지는 방법의 근본적인 전환 즉 의학 모델에 의한 서비스 제공에서부터 지역사회 모델에 의한 서비스 제공으로의 전환을 수반하고 있다. 지역사회 모델은 개인이나 지역사회를 지원하는 것과 개인이나 지역사회가 독자적인 선택을 하도록 하는 데에 전념하고 있다. 이것은 전문가의 역할을 의사결정자가 아니라 중재자(facilitator)라 다시 정의하고 있다.

이 지역사회의 개혁은 많은 혼란, 토론, 관심, 논쟁을 발생시켰다. 어떤 전문가는 다른 전문가보다도 신속하게 반응하거나 수정하고 있다. 작업치료는 그 역사와 철학의 힘에 의해서 이 개혁에 길을 열어줄 수 있다. 작업치료의 내부에서는 어떤 종사자(practitioner)들은 여러 해에 걸쳐서 이 패러다임 전환을 주장하고 지지하여 왔다. 그러나 이 영역은 전체적으로는 서비스 제공에서의 중대한 패러다임 전환을 요구하는 목소리에 느리게 밖에는 반응하지 않았다(Baum, 2000 : Finn, 1972 : Laukaren, 1977 : West, 1969 : Wiemer와 West, 1970).

Wiemer와 West(1970, p.32)는 "이 실행의 순화(refinement)는 사회의 니즈에 민감하고 적절한 방응이며 현재의 지식 모체의 이용의 강화이고 그리고 작업치료의 의학과의 전통적인 동일화의 침해라기보다는 오히려 강화이다" 라고 언급하였다.

작업치료는 케어의 단위를 개인에서부터 개인이 생활하는 물리적, 사회적, 문화적 환경으로 확대함과 동시에 건강증진과 예방을 포함하는 것으로 초점을 확대해야 한다.

지역사회 헬스케어는 지역사회에 대한 사회봉사를 통한 서비스의 분산 이상의 것이다. 그것은 또한 개인의 건강에 더하여 지역사회의 건강에도 초점을 맞추는 것을 포함하고 있다. 작업치료 종사자가 지역사회 안에서 효과적으로 기능을 하려면 새로운 범위의 역할과 일련의 특유한 지식, 기술(skill), 태도가 필요해질 것이다(Wiemer와 West, 1970).

Wiemer와 West(1970)가 거론한 지역사회 건강 모델과 여기서 제안되는 모델의 주된 차이는 Wiemer와 West가 지역사회 건강을 지역사회에 기반을 둔 장으로의 의학 모델의 단순한 연장이라고 생각한 점이다. 현재의 사고방법은 지역사회 건강은 환원주의자의 관점인 의학 모델의 패러다임과는 별개의 패러다임 즉 새로운 패러다임으로의 전환을 필요로 하고 있다는 것이다. 그리고 이 새로운 패러다임은 작업치료의 초기의 원리로 회귀하는 것을 나타낸다.

현재 일어나고 있는 패러다임의 초석은 "지역사회에 대한 헌신, 인간관계, 기능적 교육, 개별성 그리고 유연성(Karan과 Greenspan, 1995, p.1)" 이다. 인간의 존엄성, 기호(preference), 개별성에 초점을 맞추는 것은 서비스 공급 모델의 대들보이다.

현재로서는 의학 모델은 전문직의 자금조달의 증가, 연구, 훈련에 의해서 치료할 수밖에 없다는 심각

한 한계를 갖고 있다. 명백한 것은 이러한 것들이 헬스케어의 재편성의 시대에서는 이것 이상 증가하는 일은 없다는 것이다. 관점과 실행에서의 극적인 변화가 필요하다.

지역사회에 기반을 둔 실행 / COMMUNITY_BASED PRACTICE

용어의 정의

지역사회에 기반을 둔 작업치료 실행을 개념화하고 조작할 수 있게 하기 위하여 이 단원의 목적에 따라서 몇 가지의 용어의 정의를 채택하였다. 이들 용어에는 건강, 지역사회, 지역사회에 기반을 둔 재활, 지역사회에 기반을 둔 서비스 그리고 지역사회의 건강증진이 포함된다.

건강(health)

건강이란 "개인이나 집단이 한편에서는 포부를 실현하고 니즈를 충족할 수 있으며 다른 한편으로는 환경을 바꾸거나 환경에 잘 대처할 수 있는 정도" 이고, 따라서 "건강은 일상생활의 수단이라 간주되며 ………신체적 능력은 물론 사회적, 개인적 수단을 강조하는 긍정적인 개념이다(World Health Organization, 1986, p.74)" 라 정의된다.

지역사회(community)

지역사회란 사람들이 다르면 사물이 다르다는 것을 의미한다. 지역사회의 정의를 다음과 같이 생각해보자. 이 용어의 풍요함과 다양성을 파악할 수 있다고 생각되는 단독의 정의는 없다. 그러나 이들의 정의를 조합하면 넓은 범위에 기초한 이해할 수 있는 관점을 제공한다.

American Heritage College사전(1997, p.282)은 지역사회를 아래와 같이 정의하고 있다.

1. 같은 구역 안에서 같은 행정단위 하에서 생활하고 있는 사람들의 집합
2. 공통의 이해관계를 가진 사람들의 집단
3. 유사성 또는 동일성, 공유, 참여 및 동료의식

지역사회란 "공통의 목표 또는 다른 목적을 위해 함께 연계된 사람들의 비제도적인 집합체(Green과 Raeburn, 1990, p.41)" 를 가리킨다. 지역사회는 장애가 있는 사람도 장애가 없는 사람도 똑같이 누구에게나 동일한 것이다. 그것은 사람들이 자신들의 일을 생각하고 이상을 꿈꾸며 그리고 공통의 인간다움을 만들어 내거나 축하하기 위해 함께 모이는 공간이다(O'Connell, 1988). 지역사회는 "하나의 사회단위이고 그 단위를 만들어내고 있는 사람들 사이에 공통되는 것은 생활이라는 교류이다" (Green과 Anderson, 1982, p.26). 이 사회집단은 독자적인 규범(norm)을 갖고 자원에 관한 규칙을 통해서 환경 및 개인과 집단의 행동의 양자를 조직화한다.

지역사회 또는 근린지역이라는 장면은 사람들이 자라고 가족을 양육하고 그리고 현대생활의 많은 도전이나 스트레스에 조우하는 활기찬 곳이다(Warren과 Warren, 1979), Nisbit(1972)에 따르면 사람들이 지역사회 속에 함께 들어오는 것은 단순히 함께 있기 위해서가 아니라 고립해서 시행하기에는 용이하지 않은 일들을 시행하기 위해서이다.

지역사회에 기반을 둔 재활

지역사회에 기반을 둔 재활이란 "모든 장애인의 재활, 기회균등 그리고 사회적 통합을 위한 지역개발에서의 하나의 전략(International Labour Organization, United Nations, Educational, Scientific and Cultural Organization, World Health Organization, 1994)" 을 가리킨다. 1960년대에 지역사회 재활 서비스의 배경에 있었던 철학은 - 작업치료의 궁극적인 목표이기도 한 - 인간은 가정이나 지역사회 안에서 가능한 한 자립해서 기능하는 것을 학습하기 위해 자기 자신의 실제의 지역사회 장면 속에서 지역사회의 수단을 활용하여 연습할 기회를 가져야 한다는 관념이었다(Howe와 Dippy, 1968 ; Watanabe, 1967).

지역사회에 기반을 둔 서비스

지역사회에 기반을 둔 서비스는 지경사회 재활보다도 포괄적이다. 지역사회 서비스에는 건강에 관련되는 광범위한 서비스가 포함된다. 즉 예방과 건강증진, 급성기와 만성기의 의학적 케어, 교육훈련(habilitation)과 재활(rehabilitation), 직접 간접의 서비스 제공이며 이들 모두는 지역사회 장면에서 제공되는 것이다. 이 틀에서의 지역사회는 "실행을 위한 지리적 위치 이상의 것을 의미하고 집단적 건강, 사회적 우선순위 그리고 상이한 양식에 의한 서비스 제공의 지향성을 포함하고 있다(Kniemann, 1997, p.540)". 지역사회 모델은 가정, 직장, 지역사회기관에서 개인과 가족의 건강에 대한 니즈에 책임을 갖는다. 이러한 형태의 지역사회 모델의 목표는 고객과 치료사가 지역사회에 반드시 필요한 부분이 되는 것이다. 환자나 고객에게 지역사회에의 실지견학이나 지역사회 사람들에 대한 건강 설명회를 제공하는 병원이나 재활 센터도 있으나 이들의 활동은 지역사회에 기반을 둔 서비스라고는 생각되지 않는다. 이러한 활동은 "지역사회에 대한 봉사활동(outreach)(Robnett, 1997)" 이라 불린다.

지역사회 건강증진

지역사회 건강증진이란 "건강에 이바지하는 행동에 대한 교육적, 사회적, 환경적 지원을 조합하는 것(Green과 Anderson, 1982, p.3)" 이라 정의할 수 있다. 교육적 프로그램은 학교, 직장, 조직, 매스미디어를 통해서 개인, 가족, 집단, 지역사회에서 지도되는 일이 있다. 사회적 접근은 건강과 건전한 상태를 지원하는 조직, 법률, 정치, 경제의 변화에 초점을 맞추는 것이다. 환경적 개입은 건전한 상태를 강화하는 환경 인자를 최적의 것으로 하면서 건강을 손상시키는 환경조건을 감소시킨다는 목적을 갖는다(Green과 Anderson, 1982). "지역사회의 조직적 노력이 지역사회 건강의 열쇠이다. 개인이 전적으로 혼자서 할 수 있는 일이 얼마간 있지만 건강의 혜택의 대부분은 지역사회의 통합된 노력을 통해서만 획득될 수 있는 것이다" (Green과 Anderson, 1982, p.4).

역사적 관점

지역사회에 기반을 둔 실행은 작업치료에서는 새로운 개념은 아니다(표 1-1). 이 전문직의 창시자인 George Barton과 Eleanor Clarke Slagle의 두 사람은 1900년대 초기에 지역사회에 기반을 둔 프로그램을 개발하였다. 결핵과 하지 절단에 의한 장애를 가졌던 Barton은 1914년 뉴욕에 "위안의 집(Consolation House)" 을 설립하였다. 그 프로그램은 회복기의 환자가 생산적 생활에 복귀하는 것을 가능케 하기 위해 작업을 사용한 것이었다(Punwar, 1994 ; Sabonis-Chafee, 1989). Eleanor Clarke Slagle은 1915년에 정신장애나 신체장애를 가진 사람들을 위해 일할 기회를 제공하고 자급자족하기 위한 프로그램을 개발하기 위해 고용되었다. 이 프로젝트는 자선사업기금에 의해서 이루어진 것으로 시카고의 사회복지관(settlement house)인 Hull House에 차려졌다. 이 프로그램의 시작 후 1년째에는 수작업 기술(manual skills)을 익히고 자기가 한 일에 대한 임금을 받게 된 77명에 대해서 도움을 주었다. 이 워크

표 1-1

작업치료에서의 지역사회 실행에 관한 역사적 연대표

연도	역사적 사건
1914	Geroge Barton이 뉴욕에서 "위안의 집"을 설립하였다.
1915	Eleanor Clarke Slagle이 시카고에서 Hull House를 설립하였다.
1937	Humphreys가 발달장애의 사람들에 대한 지역사회에서의 치료를 제창하였다.
1938	Banyai가 결핵환자를 요양소에서부터 퇴소한 후에 지역사회로 유도하도록 제창 하였다.
1940	미국작업치료협회(AOTA)가 연차총회에서 시행된 원탁 토론에서 지역사회 건강에서의 작업치료의 역할에 대해서 보고하였다.
1968	Bockhoven이 작업치료는 지역사회에서의 작업의 개발에 책임을 갖도록 시사하였다.
1969-1973	미합중국에서는 West, Reilly, Mosey가 지역사회에서의 작업치료의 필요성을 기술하였다.
1972	Llorens가 샌프란시스코에서 임신한 틴에이저(teenagers)에 대한 지역사회에 기반을 둔 프로그램을 기술하였다.
1972	Finn.은 이 전문직이 치료사의 역할을 "건강의 기관(health agent)"으로 확대할 것을 기술하였다.
1973	캐나다에서는 Opzoomer와 McCordic이 지역사회에서의 작업치료 서비스의 필요성을 기술하였다.
1973	Hasselkus와 Kiernat가 고령자를 위한 자립생활 프로그램을 기술하였다.
1974	AOTA의 "표적 모집단에 관한 특설위원회"가 이 전문직의 역할에 건강증진과 장애예방을 포함하도록 확대하였다.
1977	Laukaren은 지역사회에 기반을 둔 실행의 주요 장벽에 대해서 기술하였다.
1982	Kirchaman, Reichenback, Giambalvo는 건강한 고령자에 대한 예방 프로그램을 기술하였다.

숍에서 생산된 제품에는 바구니, 봉제품, 바닥의 일부에 까는 깔개, 소형 진열장, 완구 등이 있었다 (Reed와 Sanderson, 1999).

1930년대에는 Humphreys(1937)나 Bayai(1938)가 "American Journal of Occupational Therapy(미국 작업치료 저널)"의 전신이고 "Occupational Therapy and Rehabilitation(작업치료와 재활)"이라 이름 붙여진 초기의 잡지에 지역사회 실행에 대해서 저술하였다. Humphreys(1937)는 발달장애자에 대한 작업치료 서비스를 기술하고 이 모집단의 치료에 임하는 작업치료사에 대해서 정형외과적 기능과 사회 경제적 기능이라는 2개의 광범위한 기능을 제안하였다. 정형외과적 기능은 어떠한 신체기능장애의 치료에 명확히 초점이 맞춰졌다. 사회경제적 기능이란 Humphreys(1937)에 따르면 발달장애자를 사회의 전반적인 사회경제적 정치적 생활에 적합하도록 지원하는 것에 초점을 맞추었다. 사회경제적 기능은 그 사람이 생활하는 실제의 지역사회 안에서 이루어지는 것이 최선이다(Humphreys, 1937). 그녀는 전문적 관점의 결여는 작업치료사가 전통적인 시설장면에서부터 나와 지역사회로 옮겨가는 것과 국가의 보다 큰 사회적 경제적 니즈에 대한 작업치료의 책무를 인지하는 것을 방해한다고 생각하였다.

Banyai(1938)는 요양소에서의 결핵의 치료에 대해서 기술하였다. 그녀는 시설에서의 작업치료 개입의 중요성을 알리는 한편 환자를 지역사회로 유도하는 것의 필요성을 강조하였다. 치료의 최종목표는 개인을 사회경제적으로 만족할 수 있는 기능상태의 수준으로 회복시키는 것이었다. Banyai(1938)는 이를 위해서는 사람들이 시설에서부터 퇴소한 후에 작업치료사가 지역사회 안에서 이 사람들에게 작용할 필요가 있다고 생각하였다.

미국작업치료사협회(1940)는 전국 학회에서 시행된 토론의 보고서를 출판하였다. 이들의 원탁 토론은 다양한 장면에서의 작업치료 실행에 초점을 맞춘 것이었다. 검토된 과제에는 지역사회 건강에서의 작업치료의 역할, 작업치료와 직업재활과의 관계, 치료수단으로서의 레크리에이션, 다른 전문직 집단에 대한 작업치료의 해석이 포함되었다.

1960년대의 전문적인 문헌은 이 분야가 그 서비스를 전통적인 의료장면의 바깥쪽으로 확대하려 하고 있었다는 것을 시사하고 있었다(Laukaran, 1977). West(1969, p.231)는 "작업치료사의 전통적인 역할인 사회기능의 재통합이라는 것은 병원에서의 서비스가 아니라 지역사회 속에서 가장 잘 충족될 수 있는 기능이다"라 주장하였다. Reilly(1971)는 이 전문직의 장래의 발전은 작업치료 서비스를 병원에서부터 지역사회로 전환하는 것에 있다고 제안하였다. 그녀의 관점으로는 작업치료는 그 사람의 적응능력을 강화하는 지역사회 환경 속에서의 경험이나 프로그램의 전개에 초점을 맞춰야 한다.

Mosey(1973)는 이 전문직의 역할은 개인의 건강에 대한 니즈를 충족시키는 것에 있다고 강조하였다. 그녀는 "건강의 니즈"를 인간이 건전한 상태라는 감각을 성취하는 것을 충족해야 하는 인간 고유의 요구라 정의하였다. 이 관점은 작업치료의 전통적 관점보다도 훨씬 폭넓은 것이다. Mosey(1973)는 만일 치료사가 자기의 역할을 개인의 기능장애의 회복에만 초점을 맞추는 것이 아니라 개인의 건강 니즈를 충족하는 것에 지역사회의 구성원을 촉진하는 것이라 한다면 실행의 시설장면 밖으로의 이동은 강화될 것이라고 하였다.

캐나다에서는 Opzoomer와 McCordic(1972)이 마찬가지의 의견을 표명하였다. 이들의 캐나다인 치료사들은 전통적인 작업치료의 초점은 스스로의 건강을 추구하는 소비자의 니즈에 대응하는 데에는 부적절하였다고 생각하였다. 그녀들은 치료사가 능력 장애에 의해서 야기된 특정 제한에 더해서 그 사람의 가족, 지역사회, 문화라는 틀을 고려할 필요성을 암시하였다(Opzoomer와 McCordic, 1973). 이러한 폭넓은 관점은 전문직이 가정, 직장, 지역사회를 포함하는 개인의 주위환경(milieu) 속에서 치료계획을 세울 것을 요구하고 있다.

보다 광범위한 건강 니즈에 초점을 맞추고 시설장면 이외에서의 서비스를 제공한다는 이러한 초기의 충고에도 불구하고 지역사회에 기반을 둔 실행으로의 이행은 일과성의 것으로 그 범위가 매우 제한되어 있었다. 1970년대와 80년대에는 지역사회에의 봉사활동(outreach)의 예에는 고령자를 위한 자립생활 프로젝트, 샌프란시스코에서의 임신한 10대의 소녀들을 위한 프로그램, 그리고 건강한 노인에 대한 예방적 서비스가 있었다.

고령자를 위한 자립생활 프로젝트에는 성인교육, 교통, 가옥의 상담(consultation)이라는 3개의 기본적 구성요소가 편입되어 있었다. 한 사람의 작업치료사가 이 프로그램의 상담역이 되어 가옥평가를 시행하였다. 이 정부 조성금에 의한 프로젝트는 참가자에게 무료의 서비스를 제공하게 되었다(Hasselkus와 Kiernat, 1975).

임신한 10대 소녀들을 위한 프로그램은 사춘기의 발달과정과 어머니로서의 준비에 초점을 맞춘 것이었다. 더욱이 이들 젊은 어머니의 아이들은 발달의 이정표에 관한 정기적적인 선별검사(screening)를 받았다. 어머니들은 발달을 자극하는 것과 창조놀이 활동의 훈련을 받았다(Llorens, 1972).

건강노인에 대한 예방 프로그램은 서비스 제공과 연구 프로젝트를 조합시킨 것이었다(Kirchman, Reichenback과 Giambalvo, 1982). 이 프로그램의 목표는 고령의 참여자가 지역사회 안에 계속 거주할 수 있는 지원 서비스를 제공하는 것이며 또한 생활만족도의 개선을 제공하는 것이었다. 프로그램 실행의 전후에 인터뷰가 시행되었다. 그 결과는 전반적 감정, 생활만족도, 사회자원 그리고 경제적 자원이라는 4개의 중요한 영역에서 개선을 보였다(Kirchman et al., 1982).

Laukaran(1977)에 따르면 그 시점에서 지역사회에 기반을 둔 실행에는 3개의 큰 장벽이 있었다. 이들의 장벽은 실제적 제한, 이 영역의 역사적 요인, 그리고 지역사회에 기반을 둔 실행에 관한 지식과 이론 사이의 갭(gap)이었다. 실제적 제한이란 그 시점에서의 지역사회에 기반을 둔 실행의 장이 수적으로 제한되어 있었다는 것과 작업치료를 의료의 영역으로 간주하는 일반 대중의 인식과 연관성이 있는 것이었다. 역사적으로 작업치료 전문직의 정체성은 의료시설에서의 작업과 결부되어 있었다. 더욱이 전문교육 프로그램은 지역사회에 기반을 둔 장면보다도 의료장면에서의 실행에 대한 준비를 강조한 것이었다. Laukaran(1977)은 그 시대의 이론적 틀의 몇 가지(작업행동 모델, 생물심리사회 모델 및 발달 모델)는 지역사회에 기반을 둔 실행과 양립할 수 있는 것이라 하였다. 그러나 이들 초기의 모델은 지역사회 장면에서의 서비스를 위한 가이드라인이나 이론적 합리성을 제공하는 데에는 부적절하였다.

그러나 이들과 같은 장벽의 몇 가지는 오늘날에도 상이한 형태로 볼 수 있다. 작업치료의 전문지식을 지역사회 장면에서 이용하는 기회가 한정되어 있는 것이 아니라 전형적으로는 작업치료의 지위가 부여되지 않은 것이다. 이 전문직이 이들 장면으로 이동해가기 위해 치료사는 '작업치료'라고는 이름 붙여져 있지 않지만 이 전문영역 특유의 공헌이 이익을 가져올 가능성이 있는 지위를 찾아내야 한다.

작업치료를 의료의 전문직이라고 하는 엄격한 인식은 이 전문직의 외부에도 또한 내부에도 계속 존재한다. "의료전문직"이라는 정체성은 그것이 과거에 정통성이라는 영기(aura)를 나타내고 있었던 것처럼 매력적인 것이다. 오늘날의 작업치료사의 대부분은 아직도 보다 폭넓게 정의된 역할을 위해서 그 한정적 이미지를 "그대로 내버려두기를" 싫어한다. 이에 더해서 이 전문직의 준비 프로그램은 초점이 옮겨가는 것에 대해서 완만하다. 그러나 많은 교육자는 이 전문직의 미래는 실행의 범위를 지역사회에 기반을 둔 장면으로 확대하는 그 능력에 의해서 대부분 결정될 것이라는 점에서 의견이 일치하고 있다.

1960년대보다는 오늘날이 보다 많은 이론적 틀을 가지고 있다. 이들의 새로이 출현한 모델은 이전의 이론가들의 연구에 기초하는 것이며 지역사회에 기반을 둔 실행에 용이하게 적용할 수 있다. 작업과학, 인간작업 모델, 작업적응을 포함하는 이들의 이론이나 모델의 몇 가지는 다음의 단원에서 상세하게 설명한다.

흥미 있는 것은 지역사회에서의 작업치료 서비스의 타당성에 대한 가장 대담한 예언과 가장 강력한 지원은 1968년에 한 의사로부터 왔다. Bockhoven(1968, p25)은 "사업가, 도시계획자, 경제학자와 함께 ………작업에서의 인간의 독자성에 대한 존중의 성장을 지원하기 위해 ………지역사회의 작업적 발전에 책임을 지는 것"이라 기술함으로써 작업치료사를 위한 새로운 역할을 제안하였다. 미국작업치료사협회(1974, p.158)의 "표적 모집단에 관한 특설위원회"는 작업치료를 "작업을 건강의 결정요인으로서 사용하는 과학"이라 다시 정의하였다. 이 정의는 작업치료는 중증이고 만성의 질환에 한정하는 것이 아니라 경증에서부터 중등도의 기능장애를 개선할 수 있고 또한 건강증진과 장애예방에 공헌할 수 있다는 사고방법을 추진하게 되었다. 1971년의 Eleanor Clarke Slagle 강연에서 Finn은 아래와 같이 언급하였다(Finn, 1972, p.59).

> 어떤 전문직이 그 적절성을 유지하기 위해서는 그 시대의 추세에 반응해야 한다. ………
> 작업치료사는 치료사로서의 역할을 넘어서 건강의 중개자로서의 역할로 옮겨가도록 요구받고 있다. 이 역할 정체성의 확대는 현재의 지식의 재해석, 새로운 지식과 기술의 추가 그리고 교육과정의 개정을 필요로 할 것이다.

이들의 말은 21세기의 오늘날에도 여전히 진실이다. 건강의 중개자라는 확대된 역할은 치료사에게 지역사회로 이동하도록 요구하고 또한 이 전문직이 일반적으로 제공하고 있는 개입 서비스에 더해서 건강증진과 상해예방을 포함하는 서비스의 연속성을 제공한다. 건강의 중개자는 "치료사" 이상의 것이다. 상담역, 옹호자, 지역사회의 조직자, 프로그램 개발자, 사례관리자라는 다른 역할도 포함하게 된다.

실행 장면의 추세

미국작업치료협회(1997)에 따르면 작업치료사의 취업 장면에는 매우 극적인 전환이 일어나고 있다. 1973년 이후 병원 장면에 취업한 작업치료사의 비율은 현저하게 저하하였다. 1973년에는 13.8%의 작업치료사가 정신병원에 취업하고 있었다. 1996년에는 이 비율은 1.7%로 저하하였다. 소아병원에 취업한 작업치료사의 데이터는 1973년의 2.9%에서부터 1996년에는 1.6%로 저하하여 있고 또한 재활병원에의 취업은 1973년의 13.4%에서부터 1996년에는 9.5%로 감소하였다.

1990년에서부터 1996년의 6년간에서조차 일반병원에 취업한 작업치료사의 비율에 극적인 변화를 볼 수 있었던 것은 분명하다. 이 데이터는 재활 특정병동, 정신병동 및 신생아 집중치료병동을 포함하는 일반병원의 모든 병동을 반영한 것이다. 일반병원에 취업한 작업치료사의 비율은 1990년의 25.4%에서부터 1996년에는 17.6%로 감소하였다. 이 감소는 비용을 최소한으로 하기 위한 입원 침상 수의 삭감과 재원기간의 단축을 지향한 관리 케어(managed care)라는 전국적인 경향을 반영하고 있다.

일반병원에서의 작업치료사의 고용이 차츰 감소하고 있는 것과 동시에 지역사회에 기반을 둔 장면에 취업하는 치료사의 비율은 증가하고 있다. 이 경향은 재가 건강기관(1973년의 0.9%에서부터 1996년의 6.1%로), 외래진료소(1982년의 2.5%에서부터 1996년의 5.1%로), 개업(1973년의 1.3%에서부터 1996년의 7.3%로), 학교(1973년의 11.0%에서부터 1996년의 17.9%로)에서 가장 두드러진다. 이에 더해서 전문 노인케어시설에 취업하는 작업치료사의 비율은 1973년의 6.2%에서부터 1996년의 18.2%로 증가하고 있다. 이들의 데이터는 병원을 기반으로 하는 서비스에서부터 지역사회 내의 보다 작고 보다 비용이 저렴한 시설에서 제공되는 서비스에의 전환을 가리킨다. 자격이 있는 작업치료 조수(COTA)의 고용 장면에서의 변화도 작업치료사의 고용에서의 경향을 반영하고 있다.

지역사회에 기반을 둔 실행에서의 역할

30년 이상 전에 West(1967)는 지역사회에 대한 변화하는 작업치료사의 책임에 관한 비전(vision)을 언급하였다. 이 비전은 예방과 건강증진을 의학에서 최근에 새로이 만들어진 초점이라 인식하고 그 새로운 초점의 영향이 실행 장면, 역할 그리고 책임에 미칠 것이라고 하는 것이었다. West(1967, p.312)는 초점이 변화하는 결과로서 실행은 새로운 장면 "즉 우리들의 잠재적인 환자가 생활하고 일하고 노는 지역사회"로 이동할 것이라고 예측하였다. 그녀는 임상적인 기반에 선 작업치료사의 전통적 역할에 대해서 네 가지의 새로운 역할을 언급하고 그 시점에서 새로운 측면으로서 부가되고 있다고 하였다. 이들의 새로운 역할에는 평가자, 상담역, 감독자, 연구자가 포함되었다. West(1967)는 지역사회에서 변화하고 있는 이러한 책임을 수행할 수 있는 치료사를 만들어내기 위해 전문직 준비교육 프로그램을 헬스 케어 공급에서의 이들의 변화에 대응시키도록 제창하였다.

지역사회에 기반을 둔 전문직 종사자가 수행하는 다른 역할에는 프로그램의 계획자와 평가자, 스태프의 훈련자, 지역사회 건강 조언자, 정책입안자, 사례관리자, 1차 치료 제공자, 옹호자가 포함된다. 지역사회 건강의 옹호자로서 전문직 종사자는 지역사회 구성원이 최적의 기능 상태로 있기 위한 사회적, 신체적, 정서적, 의학적, 교육적 그리고 작업적 니즈를 확인할 수 있고 이들의 니즈를 충족하기 위한 서비스를 제창한다. 그리고 전문직 종사자는 정보를 제공하고 법률이나 정부의 정책을 형성함으로써 옹호자나 로비스트로서 일할 수 있으며 이것에 의해서 지방과 국가의 신체적 및 정신적 건강에 관한 문제에 영향력을 발휘하여 건강증진을 위한 환경조건을 바꿀 수 있다.

작업치료의 역할

미국작업치료협회(1993)의 역할에 관한 공식문서는 작업치료사와 작업치료 조수를 위한 다양한 잠재적 역할을 기술하고 있다. 실행 장면에서의 이들의 역할로서 보다 일반적이고 보다 알려져 있는 것에는 전문직 종사자, 감독자, 관리자 그리고 실습교육자가 포함된다. 그다지 명료하지는 않고 또한 전통적인 실행 장면 이외에서의 기타의 역할에는 아래의 것이 포함된다.

- 상담역
- 교육시설의 구성원
- 연구자

● 개인 개업자와 기업가

역할에 관한 이 공식문서는 모든 역할을 남김없이 열거한 것은 아니다. 오히려 이것은 작업치료 전문직 내의 역할만을 나타내고 있다. 이 문서에 그 개요가 보여주고 있는 역할은 서로 배타적인 것은 아니다. 인간은 그 직업경력 상의 어딘가의 시점에서 다양한 작업치료의 역할을 수행하게 될 것이다.
전문직 밖에서의 기타의 잠재적 역할에는 아래의 것이 포함된다.

● 활동지도자
● 사례관리자
● 재활 코디네이터
● 프로그램 매니저
● 병원관리자나 전문노인케어시설 관리자

미국작업치료협회(1993, p.5)에 따르면 "직업경력의 진보는 역할 내에서의 승진과 함께 또 다른 역할로의 변화를 수반한다. 변화가 일어난 경우 전문직 종사자는 수행의 잠재력과 그 새로운 역할을 위한 적절한 교육적 준비를 보여줄 필요가 있다. 새로운 역할을 위한 준비에 포함되는 일이 많은 것으로서는 자기반성, 계속교육이나 상급의 교육 그리고 새로운 역할에 필요한 경험과 기술의 획득이다.
작업치료 종사자는 사람들을 그 자택이나 직장에서 지원하거나 그 사람들의 자립을 촉진하거나 지역사회에의 통합을 촉진함에 있어 수행할 수 있는 특유의 역할을 갖고 있다(Stalker, Jones & Ritchie, 1996). 작업치료 역할의 확대에는 어떤 특정 과제의 자격과 책임을 위임하거나 포기한다는 학습이 필요하다. 지역사회에서의 전문직 종사자는 상담역, 사례관리자, 프로그램 계획자 그리고 직원훈련자라는 기능을 수행하는 일도 있다. 다른 작업치료사나 작업치료 조수, 건강 및 사회적 서비스의 전문직, 지역사회 지도자에 대한 지원이나 그들과의 협동을 위해 네트워크를 전개하는 것은 지역사회에 기반을 둔 전문직 종사자로서 중요한 일이다.

역할의 설명

아래의 역할 설명은 미국작업치료협회(1993)의 공식문서에 기초한 것이다.

상담역

작업치료의 상담역은 개인, 집단, 프로그램 또는 조직에 대한 상담 서비스를 제공한다. 상담의 내용은 실행상의 문제, 프로그램 개발, 관리상의 관심사 그리고 연구계획서와 관계되는 경우도 있다(American Occupational Therapy Association, 1993).
상담역의 역할을 맡는 작업치료 종사자는 프로그램의 개발과 평가, 감독자의 모델, 조직상의 여러 문제 그리고 임상상의 관심사에 관한 정보와 전문적 조언을 제공한다. 상담 서비스는 새로운 프로그램을 개발하는 경우나 큰 변화가 이루어지고 있는 경우에 가장 빈번하게 이용된다. 상담 서비스는 그 프로그램의 니즈에 따라서 단기간이 될 수도 장기간이 될 수도 있다. 지역사회 안에서는 작업치료 종사자는 스카우트 활동이나 소년소녀 클럽, 성인교육 프로그램, 성인 데이케어(day care), 이행적 생활 프로그램(transitional living program), 자립생활 센터, 지역사회 개발이나 주택기관(housing agencies), 직장의 안전이나 건강 프로그램이라는 다양한 그룹의 상담역으로서 일할 수 있다.

사례 관리자

전문직 종사자는 사례 관리자로(case manager)서 서비스 제공을 조정하고 소비자나 가족이나 양육자에게 조언을 하며 경제력을 평가하여 필요로 하는 서비스를 제창한다(American Occupational Therapy

Association, 1993). 사례관리(case management)에는 충분한 임상경험을 갖고 비용지불의 메커니즘을 이해하고 있으며 또한 양호한 조직기술을 가진 전문직이 필요하다. 사례 관리자의 자격과 책무는 주정부의 규정에 따라 정해져 있는 경우가 많다. 작업치료 종사자는 정신건강과 소아의 실행에서의 사례관리자로서 가장 빈번하게 지명되고 있다. 사례관리는 만성 장애에 대처하고 있는 사람들이나 가족에 대한 서비스 제공을 조정하는 장기간의 과정에 관계하는 경우가 있다.

개인 개업자와 기업가

역할에 대한 공식문서에 따르면 작업치료의 기업가(entrepreneur)란 파트타임 또는 풀타임으로 자영업을 하고 있는 사람이다(American Occupational Therapy Association, 1993). 전문직 종사자는 개인 개업의 오너가 되거나 계약에 기초하여 서비스를 제공하거나 상담역으로서 기능을 하는 경우도 있다. 기업가로서 성공하기 위해서는 그 지역사회의 특유한 니즈를 평가하고 그것에 반응할 수 있어야 한다.

효과적인 지역사회에 기반을 둔 작업치료 종사자의 특징 /CHARACTERISTICS OF EFFECTIVE COMMUNITY-BASED OCCUPATIONAL THERAPY PRACTITIONERS

Linda Learnard는 오랜 세월에 걸쳐서 지역사회 장면에서의 작업치료 서비스 제공의 옹호자였다. 그녀는 지역사회 건강에 대한 독특한 철학과 접근에 대해서 많은 학회에서 이야기 해왔다. Robnett(1977)는 OT Practice 잡지에 게재된 논문 중에서 Learnard에게 인터뷰를 하여 지역사회 실행 패러다임에 대해서 기술하고 있다.

Learnard에 따르면 "지역사회 건강에서의 작업치료는 예술(art)임과 동시에 과학(science)이다(Robnett, 1997, p.30)". 과제분석의 기술과 환경적 맥락의 영향과 그 기능과의 관계에 관한 이해라는 일반적인 작업치료에 더해서 지역사회에 기반을 둔 작업치료 종사자에게는 기타의 다양한 기술(skill)과 속성(attributes)이 필요하다. Robnett(1997)에 따르면 Learnard는 효과적인 지역사회에 기반을 작업치료 종사자의 몇 가지의 특징을 제창하였다. 그것에는 아래의 것이 포함된다.

- 긍정적인 희망이라는 것에 대한 감각.
- 개개인을 그 특정의 개인적 상황 속에서 이해하는 것.
- 다양한 가능성을 상상하는 창조성.
- 자기의 문화적, 개인적, 전문적 편견(biases)을 일단은 제쳐두고 판단을 전달하는 것이 아니라 개인의 선택을 존중하는 능력

Learnard에 따르면(Robnett, 1997) 지역사회에서의 작업치료의 초점은 개인을 바꾸는 것에 맞추는 것이 아니라 환경을 바꾸는 것에 맞춰야 한다. 목표는 장애인을 위해 환경을 조절하여 이를 받아들이게 하는 것에 있다.

더욱이 지역사회 장면에서의 실행을 계획하고 있는 사람에게는 다음과 같은 속성과 기술이 권장된다.

- 전문가로서의 자율성
- 유연성
- 애매한 것에 대한 인내성
- 협동의 자세
- 우수한 대인 의사소통 기술

- 조직 기술에 능통할 것
- 네트워크를 만들어내는 기술
- 프로그램을 계획하고 평가하는 기술
- 높은 수준의 문제해결 능력
- 양호한 PR(public relation)의 기술
- 간접적인 서비스 제공에 쾌적성을 느끼는 것.
- 조성금 신청서를 작성하는 기술

맺는말 / CONCLUSION

자기의 기억 만으로가 아니라 자기의 상상으로 생활하기 시작할 때가 왔다.

과거의 교훈은 우리들에게 많은 것을 가르쳐주고 있다. 정신장애자가 시설에서 해방되어 지역사회 안으로 옮겨졌을 때 작업치료사는 그들을 지도하는 것에 실패하였다. 그 결과 작업치료사를 위한 많은 일이 영원히 상실되는 한편, 많은 가능성이 있었던 역할을 다른 전문직이 차지하게 되었다. 다른 장애인이 서비스를 받기 위해 지역사회로 옮겨갈 때 그들의 니즈에 대해서 서비스 제공을 하기 위해서는 작업치료사가 거기에 있어야 한다.

Dasler(1984)는 작업치료사는 자신의 실행영역의 여하에 관계없이 전통적인 병원환경보다도 지역사회에 기반을 둔 장면에 더 직장을 만들어내어 차지하는 것에 자기의 주의를 돌려야 하는 것에 초점을 맞춰야 한다고 하였다. 만일 작업치료 전문직이 자기의 구직활동을 "작업치료"라 이름 붙여진 지위에만 한정하고 있다면 지역사회에 기반을 둔 실행에는 거의 참여할 수 없을 것이다. 치료사는 "밖의" 지역사회 환경에 자기를 맞추도록 역할과 기능을 적응시켜야 한다. Dasler(1984, p.31)는 이러한 것을 "작업치료사의 시설에서부터의 해방"이라 불렀다. 만일 치료사가 클리닉이나 병원환경을 선호하여 자기들의 서비스가 가장 필요하다고 하는 지역사회에 기반을 둔 장면으로의 이동에 대해서 계속 저항을 한다면 이 전문직의 미래가 필요 이상으로 한정될 것은 확실할 것이다.

작업치료의 철학과 서비스는 지역사회에 기반을 둔 서비스의 제공과 극히 양립이 가능하다. 지금이야말로 치료사가 자신감을 갖고 전진하여 다른 사람들이 따라올 길을 개척해야 한다. 만일 이 전문직이 지역사회 안에서 최근에 새로이 만들어지고 있는 이러한 역동적이고 새로운 역할을 담당하는 것에 실패한다면 다른 전문직이 우리들을 대신할 것은 확실하다.

1972년에 Finn은 이 전문직이 의학적 임상 서비스에 대한 역점에서부터 건강증진과 지역사회에 기반을 둔 서비스로 이동할 때에 대처해야 할 9개의 문제를 제시하였다. 이들의 문제를 현대적으로 해석하면 아래와 같이 된다. 작업치료사에게는 아래의 것이 필요하다.

1. 지역사회의 조직과 제도에 대해서 그리고 그들이 어떻게 조작되고 있는가에 대해서 알아야 한다.
2. 자기들이 지역사회 장면에서 제공할 수 있고 이들의 서비스를 명료하게 전달할 수 있는 특유의 서비스에 관한 이해를 획득한다.
3. 지역사회의 니즈에 대응하는 실제적 프로그램으로 치환할 수 있는 지식과 방법을 개발한다.
4. 친숙하지 않은 환경에서의 도전에 직면하였을 때에는 기꺼이 리스크를 감수한다.
5. 비의료 직원과 관계를 갖고 의사소통을 잘 하며 또한 전문용어의 사용을 피하는 것을 학습한다.
6. 적극적이 되도록 유념하고 자기들의 서비스가 요구되는 것을 기다리는 것이 아니라 서비스를 제공하기 위해 지역사회에 들어간다.
7. 자기들의 전문적 정체성을 확고하게 갖고 건강의 중개자라는 역할을 전개하여 개인적 성장과 전문적 성장의 기회를 경험할 수 있다는 것에 감사한다.

이에 더해서 이 전문직은 지역사회에 기반을 둔 장면에 적절한 새로운 실행 모델을 창조적으로 생각하거나 전개함과 동시에 지역사회에 기반을 둔 이니셔티브를 지원하기 위해 자기들의 지식기반을 재해석하거나 확대해야 한다.

작업치료를 21세기의 훌륭한 그리고 영광스러운 개념의 하나로 할 때가 왔다. 하나의 전문직으로서 빈곤, 노숙자, 약물남용, 우울, 폭력 등 21세기의 사회문제의 해결에 대응하고 지지하는 것은 우리들의 책무이다. 비전과 창조성을 갖춤으로써 이 전문직의 지역사회 공헌의 가능성은 무한정인 것이다.

학습문제 / STUDY QUESTIONS

1. 장애의 정의를 작업치료 서비스가 일반적으로는 시행되지 않는 집단을 포함하는 것으로 확대하는 것은 OT에게 적절한 것일까? 왜 그런지 또는 왜 아닌지의 이유는?
2. 이 전문직이 임상에 기반을 둔 실행에서부터 지역사회에 기반을 둔 실행으로 패러다임 전환을 하는 것에는 어떠한 의미가 있는 것일까?
3. 이 전문직이 임상에 기반을 둔 실행에서부터 지역사회에 기반을 둔 실행으로 패러다임 전환을 하지 않는 것에는 어떠한 의미가 있는 것일까?
4. 지역사회에 기반을 둔 실행의 효과적인 전문직 종사자의 특징이란 어떠한 것일까?
5. 작업치료 종사자의 "시설로부터의 해방"을 가로막는 장벽은 어떠한 것일까?
6. 지역사회 장면에서의 실행을 시행하기 위한 당신 자신의 준비상태를 평가하시오. 이 전환을 수행하려면 어떠한 것을 학습할 필요가 있는가?

인용문헌

American heritage college dictionary (3rd ed.). (1997). Boston: Houghton Mifflin.

American Occupational Therapy Association. (1940). Editorial: Reports of roundtables, AOTA convention. *Occupational Therapy and Rehabilitation, 19,* 387–411.

American Occupational Therapy Association. (1974). Task force on target populations: Report of the task force on target populations, report I. *American Journal of Occupational Therapy, 28,* 158–163.

American Occupational Therapy Association. (1993). Occupational therapy roles. *American Journal of Occupational Therapy, 47,* 1087–1099.

American Occupational Therapy Association. (1997). Percentage of registered occupational therapists and certified occupational therapy assistants by primary employment setting 1973–1996. Source: AOTA Member Surveys.

Banyai, A.L. (1938). Modern trends in the treatment of tuberculosis. *Occupational Therapy in Rehabilitation, 17,* 245–254.

Baum, C. (2000). Reinventing ourselves for the new millennium. *OT Practice, 5*(1), 12–15.

Bockhoven, J.S. (1968). Challenge of the new clinical approaches. *American Journal of Occupational Therapy, 22,* 23–25.

Christianson, C., and Baum, C. (1997). *Occupational therapy: Enabling function and well-being.* Thorofare, NJ: Slack.

Dasler, P.J. (1984). Deinstitutionalizing the occupational therapist. *Occupational Therapy in Health Care, 1*(1), 31–40.

Fidler, G.S. (1997). Foreword in C. Christianson and C. Baum (1997), *Occupational therapy: Enabling function and well-being*. Thorofare, NJ: Slack.
Finn, G.L. (1972). The occupational therapist in prevention programs. *American Journal of Occupational Therapy, 26*, 59–66.
Green, L.W., and Anderson, C.L. (1982). *Community health* (4th ed.). St. Louis: Mosby.
Green, L.W., and Raeburn, J. (1990). Contemporary developments in health promotion, definitions and challenges. In N. Bracht (Ed.), *Health promotion at the community level*. Newbury Park, CA: Sage.
Hasselkus, B.R., and Kiernat, J.M. (1973). Independent living for the elderly. *American Journal of Occupational Therapy, 27*(4), 181–188.
Howe, M., and Dippy, K. (1968). The role of occupational therapy in community mental health. *American Journal of Occupational Therapy, 22*, 521–524.
Humphreys, E.J. (1937). The value of occupational therapy to the developmentally deficient child. *Occupational Therapy and Rehabilitation, 16*, 1–13.
International Labour Organization, United Nations, Educational, Scientific and Cultural Organization, World Health Organization (1994). *Community-based rehabilitation for and with people with disabilities*. Geneva: WHO.
Karan, O.C., and Greenspan, S. (1995). *Community rehabilitation services for people with disabilities*. Boston: Butterworth-Heinemann.
Kirchman, M.M., Reichenback, V., and Giambalvo, B. (1982). Preventive activities and services for the well elderly. *American Journal of Occupational Therapy, 36*, 236–242.
Kneipmann, K. (1997). Prevention of disability and maintenance of health. In C. Christianson and C. Baum, *Occupational therapy: Enabling function and well-being* (pp. 531–555). Thorofare, N.J.: Slack.
Laukaran, V.H. (1977). Toward a model of occupational therapy for community health. *American Journal of Occupational Therapy, 31*(2), 71–74.
Llorens, L.A. (1972). Problem-solving the role of occupational therapy in a new environment. *American Journal of Occupational Therapy, 26*(5), 234–238.
Mosey, A.C. (1973). Meeting health needs. *American Journal of Occupational Therapy, 27*, 14–17.
Nisbit, R. (1972). *Quest for community*. New York: Oxford.
O'Connell, M. (1988). *The gift of hospitality*. Evanston, IL: Center for Urban Affairs and Policy Research.
Opzoomer, A., and McCordic, L. (1973). Occupational therapy—a change of focus. *Canadian Journal of Occupational Therapy, 40*, 125–129.
Punwar, A.J. (1994). *Occupational therapy: Principles and practice* (2nd ed.). Baltimore, MD: Williams and Wilkins.
Reed, K.L., and Sanderson, S.N. (1999). *Concepts of occupational therapy* (4th ed.). Philadelphia: Lippincott.
Reilly, M. (1962). Occupational therapy can be one of the great ideas of 20th century medicine. *American Journal of Occupational Therapy, 16*, 1–8.
Reilly, M. (1971). The modernization of occupational therapy. *American Journal of Occupational Therapy, 25*, 243–246.
Robnett, R. (1997). Paradigms of community practice. *OT Practice, 2*(5), 30–35.
Sabonis-Chafee, B. (1989). *Occupational therapy: Introductory concepts*. St. Louis: Mosby.
Shugars, D.A., O'Neil, E.H., and Bader, J.D. (Eds.). (1991). *Healthy America, practitioners for 2005: An agenda for U.S. health professional schools*. Durham, NC: The Pew Health Professions Commission.
Stalker, K., Jones, C., and Ritchie, P. (1996). All change? The role and tasks of community occupational therapists in Scotland. *British Journal of Occupational Therapy, 59*(3), 104–108.
Steib, P.A. (1997). A decade of change: 10 trends. *OT Week*, February 13, 1997, 18.
Warren, R., and Warren, D. (1979). *The neighborhood organizer's handbook*. Notre Dame, IN: University of Notre Dame.
Watanabe, S.G. (1967). The developing role of occupational therapy in psychiatric home service. *American Journal of Occupational Therapy, 21*, 353–356.
West, W.A. (1967). The occupational therapist's changing responsibility to the community. *American Journal of Occupational Therapy, 21*, 312–316.
West, W.A. (1969). The growing importance of prevention. *American Journal of Occupational Therapy, 23*, 226–231.
Wiemer, R.B., and West, W.A. (1970). Occupational therapy in community health care. *American Journal of Occupational Therapy, 24*, 323–328.

제 2 장

패러다임 전환 : 의학모델에서부터 지역사회 모델로

Paradigm Shift : From the Medical Model to the Community Model

■ 개요

핵심이 되는 용어

고객중심의 접근 (client-centered approach)
직업재활의 임상적 모델 (clinical model of vocational rehabilitation)
지역사회 구성원(community membership)
지역사회 실행 패러다임 (community practice paradigm)
탈시설화(deinstitutionalization)
직업재활의 생태학적 또는 환경적 모델 (ecological or environmental model of vocational rehabilitation)
시설화(institutionalization)
계층성의 법칙(laws of hierarchy)
의학 모델(medical model)
패러다임(paradigm)
패러다임 효과(paradigm effect)
작업 패러다임(paradigm of occupation)
패러다임 전환(paradigm shift)
공중위생학(public health)
환원주의 패러다임(reductionist paradigm)
시스템 이론(systems theory)

학 습 목 표

이 단원은 독자가 아래의 것을 할 수 있도록 적은 것이다.

- 패러다임의 특징과 목적을 설명한다.
- 패러다임 전환의 단계를 그려낸다.
- 작업치료에서의 패러다임 전환의 역사를 설명한다.
- 작업치료에서 최근에 새로이 만들어지고 있는 패러다임의 특징을 확인한다.
- 시스템이론의 기본적 개념과 원리와 작업치료와의 연관성을 설명한다.
- 공중위생학과 직업재활에서의 패러다임 전환의 역사와 작업치료에 대한 의미를 설명한다.
- 작업치료를 위한 지역사회 실행 패러다임의 중심적 특징을 확인한다.

자기가 어디를 향하고 있는지 모르면 어딘가 모르는 장소에서 끝나버리게 될 것이다.

노자(Lao Tsu)

서론/*INTRODUCTION*

패러다임(paradigm)이라는 말은 예, 패턴, 모델을 의미하는 그리스어인 paradeigma에 유래하고 있다(American Heritage College 사전, 1997). 패러다임은 현상(phenomena)의 설명과 조사를 가능케 하는 개념적 틀이다.

Thomas S. Kuhn(1970)은 "과학혁명의 구조"라 이름 붙인 고전적 교과서 안에서 패러다임이라는 개념을 상세하게 설명하였다. Kuhn(1970, p.viii)은 패러다임을 "전문직 종사자들의 공동체에 대해서 어떤 시기 동안, 모델이 되는 문제와 해결방법을 제공하는 세계적으로 인지된 과학적 업적"이라 정의하였다. 패러다임은 (1)경합하는 연구영역의 대부분의 구성요소를 그려내는 충분하고 전례가 없는 과학적 업적, (2)다양한 문제에 대한 해결방법의 탐색을 충분히 가능케 하는 적절한 개방성이라는 2개의 개념적 특징을 갖는다.

패러다임은 공통의 관심사를 갖는 특정의 집단 또는 학문영역을 특징짓고 있는 하나의 세계관이다. 그것은 "어떤 분야의 가장 근본적인 신념(belief) 또는 가정(assumption)에 관한 합의에 의해서 결정된 매트릭스이다(Kielhofner, 1983, p.6)". 어떤 전문직 또는 학문영역의 특정 패러다임은 아래의 사항을 결정한다.

- 전문직의 사람들은 자기가 관심을 갖는 현상을 어떻게 보고 있는가.
- 전문직 종사자들은 자기의 일 속에서 퍼즐(난문), 문제, 의문 등을 어떻게 해결하려 하는가.
- 어떠한 해결방법이 만들어질 것인가.
- 그 전문직의 방향성으로서 어떠한 목표가 설정되는가.

패러다임은 "그 학문영역의 문화적인 핵심"이고 "전문직의 정체성을 제공한다(Kielhofner 1977, p.17).

단적으로 말하면 Barker(1992, p.32)에 따르면 패러다임은 "경계를 만들거나 한정하는 일련의 (문자로 기록된, 문자로 기록되지 않은) 규칙과 규정"이며 성공하기 위해서는 이들의 경계 내에서의 행동을 지시할 것이 요구된다. 모든 패러다임은 그것이 잘 대처할 수 있는 범위의 문제를 갖고 있다. 패러다임이 확고하고 강력하면 할수록 그것을 적용할 수 있는 문제는 더 다양해진다.

패러다임은 지각(perception)의 필터로서 작용한다. 자기의 패러다임과 대립하는 정보나 데이터는 지각 필터에 의해서 제거되거나 또는 그 효과는 최소화가 된다. 이것은 패러다임 효과(Barker, 1992)라 불린다. 어떤 패러다임에서부터 보면 명료한 것일지라도 또 다른 패러다임에서부터 보면 불명료한 경우도 있다. 패러다임은 전문직에 대해서 긍정적 효과와 부정적 효과의 양자를 가질 가능성이 있다. 적절하게 이용된다면 패러다임은 의미가 있고 정보를 유익한 카테고리로 분류할 수 있다. 또한 실행을 위한 가치 있는 가이드라인을 제공한다. 패러다임의 위험성은 사고(thinking)와 지각을 억제함으로써 문제해결과 개혁을 제한한다는 그 잠재력에 있다. 전형적으로는 패러다임은 고의로 편견을 갖게 하거나 현혹시키기 위해 사용되는 것은 아니지만 때로는 패러다임을 부적절하게 적용한 결과 잘못된 표상을 볼 수 있다. 최악의 시나리오의 경우 분명하고 명료한 데이터를 지각하는 능력이 없고 그 결과 신념을 바꾸는 것이 불가능해진다. Barker(1992, p.92)는 "오늘날 「불가능」이라고 정의되어 있는 것도 현재의 패러다임의 맥락 속에서만 그러한 것이다"라 언급하였다.

패러다임은 어떤 특정의 학문영역 안의 전문직 종사자에게는 명백한 형태로 의식적으로 선택되지 않는 경우가 흔히 있으나 그 전문직의 훈련과정을 통해서 내재화되거나 환경의 요청에 응답해서 수정된다. 어떤 학문영역에서 개인이나 집단이 우세하게 되어있는 패러다임과 충분한 거리를 두고 그것을 냉정하게 검토하는 것이 어려운 경우가 많다.

이 단원에서는 시스템 이론의 영향을 강조하면서 작업치료에서의 주된 패러다임 전환을 나타내어 보여준다. 공중위생학이나 의학, 그리고 직업재활이라는 다른 학문영역에서의 패러다임 전환에 대해서도 설명한다. 실행을 위한 고객 중심의 접근으로서의 지역사회 실행의 패러다임을 논의하는 것으로 이 단원을 끝낸다.

패러다임 전환 / PARADIGM SHIFTS

전문직이나 과학 발달의 존재론(ontology)을 되돌아보면 일정한 패턴이 명백해진다. Kuhn(1970)은 패러다임의 획득과 그 결과로서 허용된 연구나 조사가 그 학문영역 또는 과학영역에서의 성숙을 반영하고 있다고 주장한다. 물리학이나 다른 충분히 발달한 학문영역의 역사는 패러다임 획득과 연구 합의에의 길은 멀고 험준한 것이라는 것을 시사한다.

Kuhn(1970, p.15)에 따르면 "패러다임의 부재 또는 패러다임 후보의 부재는 그 과학의 발전을 위해 적합한 가능성을 갖는 모든 사실을 똑같이 적절한 것으로 간주하기 쉽다". 이러한 학문영역에서의 사실의 수집(fact gathering)은 무작위 시행착오적 활동이 되는 경향에 있다. 이 활동은 패러다임을 새로이 만들어내기 위해 반드시 필요하지만 이것은 참된 의미에서 과학적이라고 부를 수 있는 문헌의 모체를 마들어내는 것이 아니라 정보의 미로를 만들어내기 쉽다.

Kuhn(1970)은 어떤 학문영역 또는 전문직 내에서의 변화가 서서히 일어나는 것은 아니라고 주장하였다. 그것은 오히려 매우 극적으로 일어난다. 어떤 학문영역이 그 세계의 관점을 또 다른 관점을 위해서 포기할 때 혁명(revolution) 즉 철저한 개념의 재구성과 패러다임 전환이 일어난다. 패러다임 전환에 대해서 또는 그들을 시작하는 패러다임에 대해서는 큰 저항을 나타내는 일이 적지 않다. 패러다임 전환은 기존의 규칙을 극적으로 바꾸고 새로운 경향을 만들어내며 그리고 혁신(innovation)을 유발한다. 패러다임 전환은 전 패러다임(pre-paradigm), 패러다임, 위기 그리고 패러다임으로의 회귀라는 4단계로 일어난다(그림 2-1).

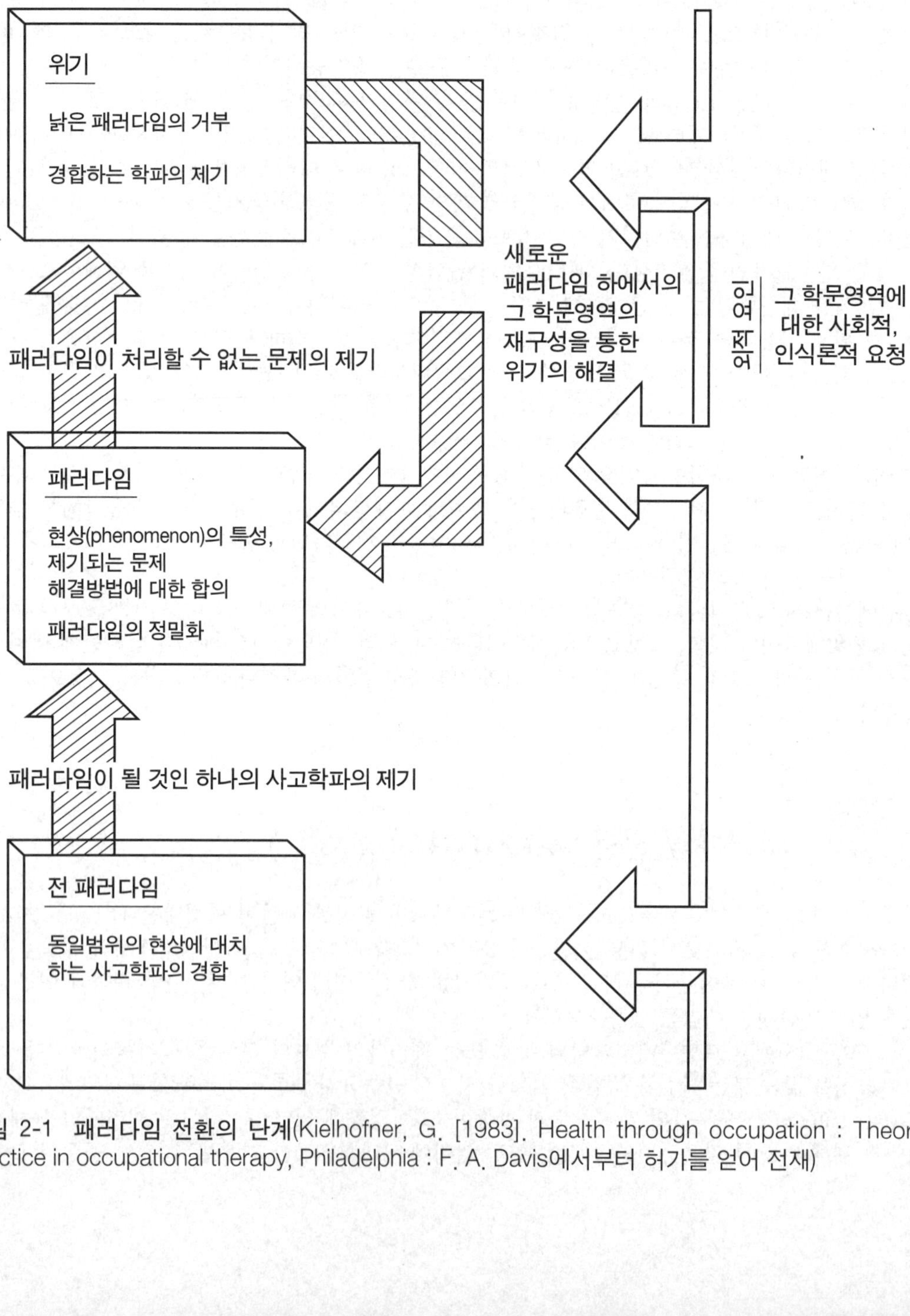

그림 2-1 패러다임 전환의 단계(Kielhofner, G. [1983]. Health through occupation : Theory and practice in occupational therapy, Philadelphia : F. A. Davis에서부터 허가를 얻어 전재)

전 패러다임 단계는 어떤 학문영역이 초기의 전 형성화의 시기(pre-formalization phase)에 있다는 것을 나타낸다. 몇 개의 구릅이 일련의 어떠한 현상에 대해서 공통적으로 관심을 나타내지만 그 현상을 각각이 별개로 보거나 정의하거나 조작하려고 한다. 결과적으로 어떤 1개의 사고의 흐름이 우세하게 되어 그 학문영역을 지배하는 패러다임이 된다. 이 패러다임 단계의 동안에 이 세계관은 그 전문직이 문제를 발견하여 해결하는 사고의 필터가 된다. 시간이 경과함에 따라 기존의 패러다임 범위 안에서는 해결할 수 없는 문제가 출현한다. 이러한 "해결할 수 없는" 문제가 축적되어감에 따라 낡은 패러다임은 비판에 노출되고 그리고 그 학문영역은 위기단계에 돌입한다. 이 위기단계의 동안에는 현상에 관한 또 다른 사고방법이 출현하고 그 전문직 안에서 우위를 차지한다. 결과적으로는 이전에는 "해결할 수 없다"라고 하여온 문제에 잘 대처할 수 있는 새로운 패러다임이 새로이 만들어진다. 이 패러다임으로의 회귀는 그 학문영역의 지식기반에 현저한 재 조직화를 요구한다. 그러나 일반적으로는 낡은 패러다임에 의해서 만들어진 정보나 기술은 유지된다(Kielhofner, 1983).

Barker(1992)의 모델에 따르면 패러다임의 발전과 패러다임 전환은 예측 가능한 형태로 일어난다(그림 2-2). 제1의 시기(또는 A기)의 동안에는 문제해결의 새로운 방법이 새로이 만들어진다. 이 새로운 접근을 사용해서 흥미로운 다수의 문제가 해결된다. Kuhn(1970)은 이들의 특별한 해결을 "본보기"로 간주하였다. 이 새로운 패러다임의 범위가 탐구되고 규칙이나 법칙이 발견되었다. 새로운 패러다임에 대해서 많은 것이 알려지면 알려질수록 보다 많은 문제가 해결되고 B기의 선(line)의 궤도 또는 경사가 극적으로 증가한다. 여기서 문제해결이 급격하게 가능해지고 새로운 기술이 만들어지고 새로운 접근이 발전한다.

C기의 어느 시점에서 문제해결은 완만해지고 해결될 필요가 있는 문제가 점점 어려워진다. 이 시점에서 해결할 수 없는 문제가 출현하기 시작함에 따라서 그 패러다임은 그 유용성을 상실하기 시작한다. 새로운 패러다임은 일반적으로는 보통은 B기의 어딘가에서 이미 뿌리를 내리고 있다. 그러나 새로운 패러다임이 도입되면 보통은 성공을 거둔 낡은 패러다임에 의해서 거부된다. Barker(1992, p.52)는 "새로운 문제를 발견하는 과정에서 모든 패러다임은 그것이 해결할 수 없는 문제를 노출하며 그리고 이들의 해결할 수 없는 문제가 패러다임의 전환을 유발하는 계기가 된다"라고 언급하였다.

작업치료에서의 패러다임 전환 / PARADIGM SHIFTS IN OCCUPATIONAL THERAPY

Kielhofner는 작업치료에서의 패러다임 전환의 역사적 검토를 하였다(그림 2-3). Kielhofner (1983)에 따르면 작업치료에서의 전 패러다임 단계는 그 뿌리를 인도주의에 초점을 맞춘 도덕요법운동(moral treatment movement)에까지 거슬러 추적할 수 있다. 도덕요법의 제창자들은 정신질환자의 치료는 가족과 같은 분위기 속에서 작업을 일상적으로 반복하는 것을 강조해야 한다고 제창하였다(Neistadt와 Creapeau, 1998). 작업에 대한 참여는 문란한 습관이나 행동을 정상화한다고 생각하였다(Kielhofner, 1997). 18세기와 19세기의 동안에 그 도덕요법의 사고방법은 정신질환자의 치료에서의 병리 지향적 접근과 경합하고 있었다.

20세기의 첫 40년 동안에 전문직 종사자들의 사이에 또한 문헌 안에 "작업"을 중심적인 관심을 갖는 현상이라는 커다란 합의가 태어났다. 이 작업 패러다임은 정신건강분야에 기원을 갖는 것이었으나 신체장애에도 용이하게 적용할 수 있는 것이었다. 작업은 일, 놀이, 신변처리, 휴식의 균형을 가리키게 되었다. 이 시기의 작업치료사는 인간을 정신과 신체의 쌍방으로부터 성립되고 자기의 환경과의 교류 속에서 일상과제에 참여하는 존재라고 전체론적으로 보고 있었다. 작업은 개인의 능력에 따라서 단계가

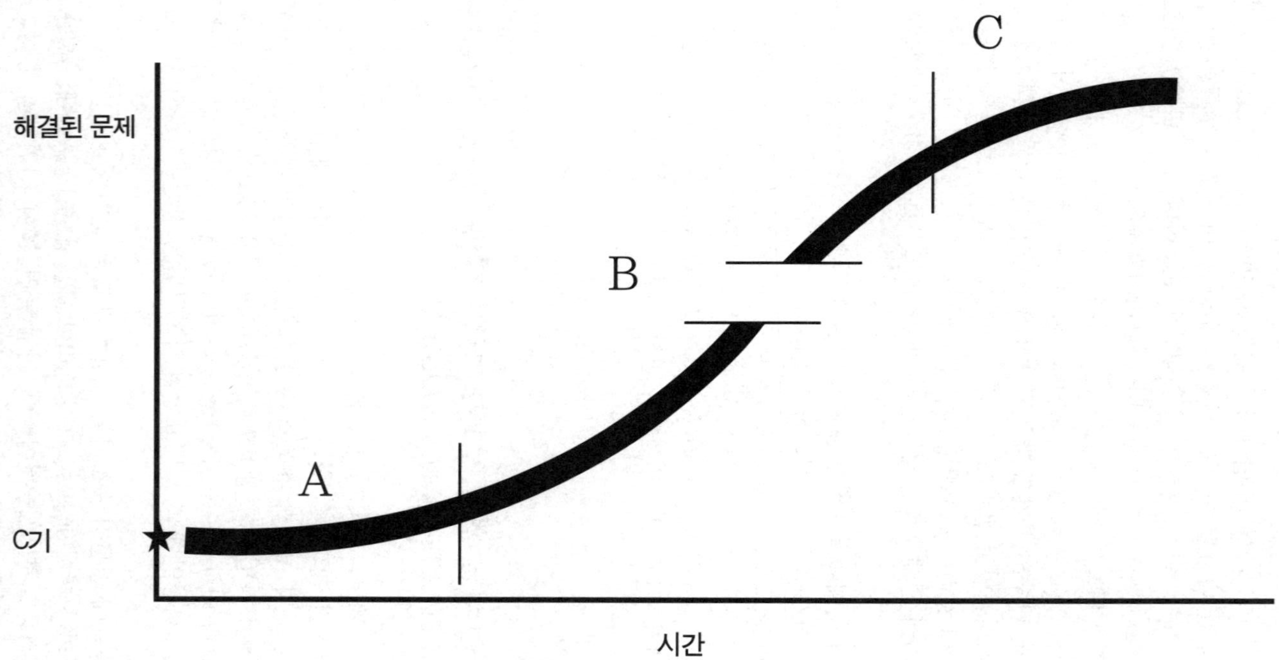

그림 2-2 패러다임 곡선
(Future Edge by Joel Arthur Barker. Copyright ⓒ1992 by Joel Arthur Barker. HarperCollins Publishers. Inc. 에서부터)

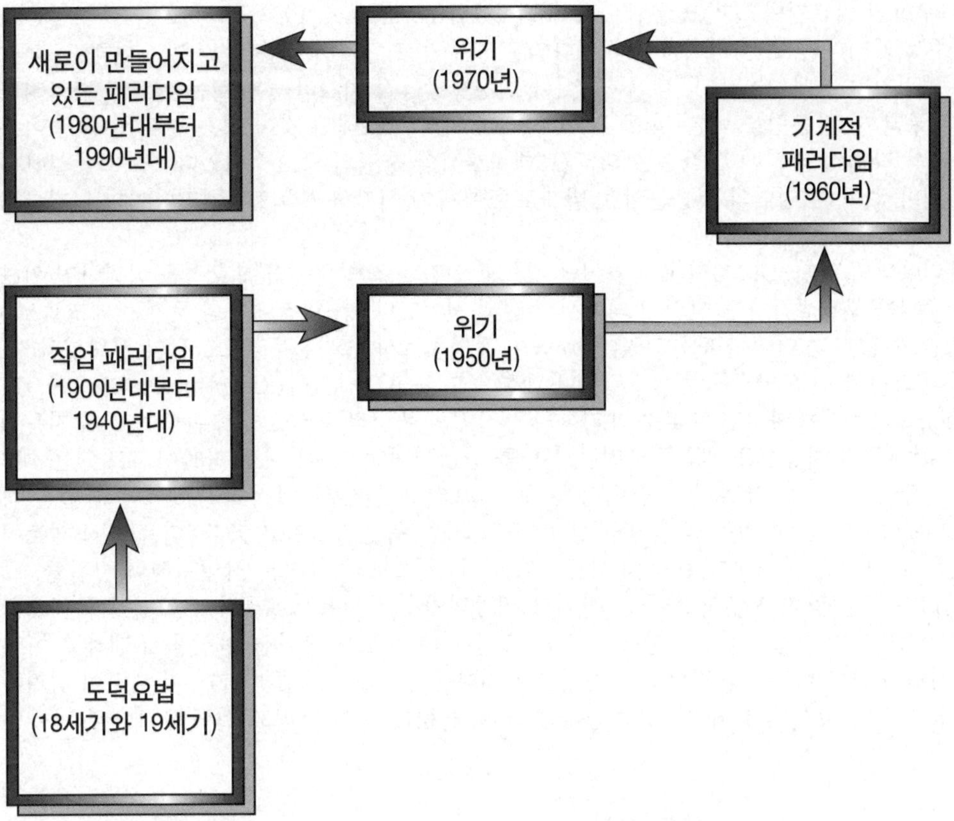

그림 2-3 작업치료에서의 패러다임 전환
(Kielhofner, G. [1997, p.48]. 작업치료의 이론. 제2판. Philadelphia : F. A. Davis. 허가를 얻어 전재)

부여되었다. 사람들은 여러 감각을 자극하는 단순한 활동에서부터 주의집중과 기술(skill)이 보다 더 요구되는 작업으로 진전하였다(Kielhofner, 1997).

패러다임의 최초의 위기는 1940년대 후반부터 1950년대 초기의 이 전문직의 문헌 안에 제시되어 있다. 보다 과학적이어야 한다는 의학으로부터의 압력의 증가는 작업 패러다임을 의문시하는 방향으로 유도하여 갔다. 문헌은 작업치료 실행에 대해서 운동학적, 신경생리학적 그리고 정신분석적 접근을 뒷받침하기 시작하였다. 1930년대의 공황이 직업에 대한 큰 불안감을 야기하고 의학과의 보다 긴밀한 관계를 발전시킬 것을 작업치료에 강요하게 되었다. 미합중국 의사회가 작업치료 교육과정을 인정하기 시작하였다. 작업치료 실행은 의학 모델과의 보다 긴밀한 관계를 맺기 시작하여 환원주의라는 의학 패러다임을 거의 수정함이 없이 채택하였다(Kielhofner, 1983).

1960년대의 환원주의 또는 기계론적 패러다임은 질병과 능력 장애의 내적 메커니즘(신경생리학, 해부학, 운동학 및 정신분석학)에 초점을 맞추는 것에 의해서 작업치료는 실제로 기능을 바꿀 수 있고 그리고 그것에 의해서 과학적 학문영역의 전문직으로서의 존경을 받을 수 있다고 주장하였다. 초기의 작업 패러다임은 인간생활의 작업적 특성을 전체적으로 인식하고 있었다. 이 새로운 패러다임은 보다 깊이 생각한 견해를 초래하고 전문직의 사고방법을 전체성에서부터 부분이라는 환원주의적인 초점으로 전환하였다. 의학 모델 또는 환원주의 패러다임(reductionist paradigm)은 작업 패러다임에 부가되었을 뿐만 아니라 작업 패러다임으로 대체되어 그 결과 1960년대와 1970년대에는 작업치료 실행의 초점은 극적으로 변화하였다. 작업치료 종사자들은 치료에서부터 "작업"을 삭제하고 운동, 이야기를 나누는 그룹, 특수화된 치료기법 그리고 수단으로 바꾸어갔다(Kielhofner, 1983).

환원주의 패러다임 또는 기계론적 패러다임은 모두가 부정적인 것은 아니었고 현재도 그렇지 않다. 새로운 지원기기나 테크놀로지, 감각통합이나 신경발달학적 치료라는 새로운 치료기법 그리고 의학의 공동체로부터의 큰 존경을 받은 것 등은 이 접근에 의해서 초래된 것이었다. 주된 손실은 이 전문직의 인간존재의 작업적 특성에 대한 관여와 치료매체로서의 작업의 중요성이었다. 초기의 실행에 공통된 이들의 테마 없이 이 영역의 전문분야는 별개로 표류하기 시작하여 제2의 패러다임의 위기를 초래하였다.

이 패러다임의 위기는 1970년대에 일어난 것으로 인간의 작업행동의 복잡성을 이해하기 위한 틀로서는 환원주의는 부적절하다는 인식에 의해서 촉진된 것이었다. 만성 장애자의 문제는 테크놀로지만으로는 해결할 수 없다는 인식이 확산되었다. 더욱이 작업치료사들은 전문직으로서의 정체성의 상실, 개념론의 붕괴 그리고 전문직의 통일성의 결여에 대한 불만을 표명하였다(Kielhofner, 1983, 1997).

Kielhofner(1997)에 따르면 새로운 패러다임은 작업의 핵심적 구성요소에 관여하고 이 전문직의 정체성과 그 전체론적 지향성을 재획득하려는 시도를 만들어내었다. 이 새로 만들어지고 있는 패러다임은 "인간의 작업적 특성, 작업기능 장애라는 문제 그리고 건강의 결정인자로서의 작업을 해명한다(Kielhofner, 1997, p.90)"라는 핵심적 구성요소에 의해서 특징지어지고 있다. 더욱이 이 새로이 생겨나고 있는 패러다임은 시스템의 관점을 이용하고 있다. 시스템의 관점은 작업수행이 사람들, 그 환경적 배경 그리고 그 사람이 시행하고 있는 작업과 역동적인 상호작용으로부터 초래되었다는 것을 강조한다. 더욱이 그것은 작업수행에 영향을 미치는 요인에 대한 보다 복잡한 관점을 초래하고 이로 인해서 작업수행에 대한 잠재적인 해결방법의 범위를 가져다준다(Kielhofner, 1997). 이 새로이 생겨나고 있는 패러다임은 또한 고객 중심의 접근, 능동적인 관여, 능력의 부여 그리고 실행의 예술과 과학의 균형에 가치를 두고 있다.

시스템 이론의 기본원리

일반 시스템 이론(General System Theory : GST)은 과학적 사고에 널리 침투하고 있는 환원주의 패러다임으로부터의 큰 전환을 대표하는 것이다. 이 전환은 과학이 현실을 개념화하는 방법과 새로운 지식을 어떻게 만들어내는가라는 방법에서의 방향전환이라 이해하는 것이 최선일 것이다. von Bertalanffy(1969, p.57)는 환원론에서부터 GST에의 패러다임 전환의 특징을 "지식의 기본적 카테고리에서의 변화이고, ……복잡성, 전체성, 시스템, 조직화라는 것을 다루는 것이며 ……과학적 사고방법에서의 전환 또는 재 방향부여"라 하였다.

현상(phenomena)을 양적으로 측정할 수 있는 가능한 한 최소의 단위로 분해하는 환원주의와는 대조적으로 시스템 이론은 패턴이나 윤곽으로서 개념화되는 보다 큰 단위 또는 시스템에 초점을 맞추고 있다. 환원주의에서의 현상의 설명은 인과관계와 선형모델에 기초하는 것이며 이에 반해서 시스템 이론에서의 설명은 계층성의 법칙과 순환 모델 또는 나선 모델에 기초하는 것이다. 더욱이 환원주의는 기계론적 세계관인 것에 반해서 시스템 이론은 기본적으로는 더 조직론적이다. 규범적 반응에 역점을 두는 환원론과는 대조적으로 GST는 인간행동의 맥락상의 적절성이 중요하다고 인식하고 있다.

역사적으로 환원주의는 기초과학에서 거대한 성공을 거두고 있으며 또한 의학기술을 극적으로 높여왔다. 그러나 행동과학이나 사회과학의 패러다임으로서는, 그리고 인간이나 사회 시스템의 행동을 설명하는 수단으로서는 그것은 불완전하고 부적절하며 또한 과도하게 단순화하는 것이었다. 시스템 이론은 환원론적 접근에 대신하려고 하는 것은 아니다. 오히려 그것은 이전의 패러다임을 강화 확대하려는 것이다. 환원주의는 특정의 계급현상에는 순수하게 적절하고 유용하지만 작업치료를 포함하는 행동과학이나 사회과학에의 적용은 지나치게 확대한 것이고 부적절하게 이용되어 왔다.

Capra(1982, p.43)에 따르면 시스템 이론은 "세계의 모든 현상을 상호연관성과 상호의존성이라는 점에서 보고 있으며 이 틀 안에서는 그 특성을 부분으로 분해할 수 없는 통합된 전체가 시스템이라 불린다". 복잡성의 수준에 기초하는 시스템의 형태별 계층성이 개발되고 복잡성이 가장 작은 것에서부터 가장 큰 것 즉 물리적 시스템, 생물적 시스템 그리고 사회적 시스템을 포함하는 것이라 하였다(von Bertalanffy, 1968).

모든 시스템과 시스템의 구성요소는 수준에 의해서 조직화되고 그리고 계층성의 법칙에 따라서 조작된다. 계층성의 법칙은 시스템의 보다 저차원 수준이 보다 고차원 수준을 억제하고 또한 보다 고차원 수준은 저차원 수준을 지도한다고 언급하였다. 이러한 것은 개방 시스템 또는 생물 시스템은 보다 저차원 수준의 물리 시스템을 지도하고 조직화하지만 반대로 물리 시스템은 보다 고차원의 생물 시스템의 활동을 제한하거나 억제한다는 것을 의미한다. 계층성의 또 다른 법칙은 변화와 관계가 있다. 보다 고차원 수준에서 일어나는 변화에는 보다 저차원 수준보다도 많은 시간과 노력을 필요로 하지 않으며 또한 어떤 시스템의 하나의 수준에서의 변화는 다른 모든 시스템으로 공명하고 전체로서의 시스템의 변화를 야기한다. 생물 시스템의 수준에서는 개방 시스템은 살아있는 시스템을 폐쇄한 살아있지 않은 시스템으로부터의 구분점이라는 것을 시사한다.

시스템 이론의 최근의 재설정은 "역동적 시스템 이론(dynamic system theory)" 이라 불리고 계층성이라는 개념을 "자기조직화의 과정" 이라는 개념으로 바꿔놓고 있다. 역동적 시스템 이론은 "복잡계(complex system)에서는 중심이 되는 작용인 또는 바탕을 이루는 인과적 메커니즘 없이 조직화된 행동을 포함하는 질서의 상태가 자발적으로 일어난다(Kielfohner, 1997, p.75)" 고 주장한다. 이 관점에서는 계층성은 역동적인 과정에 사용되는 기능적 실체이고 고정적인 구조는 아니다.

개방 시스템이란 환경과 상호교류하고 입력 · 처리 · 출력 · 피드백이라는 메커니즘을 통해서 자기유지를 하는 시스템이다(Kielhofner, 1978). 개방 시스템은 정보, 물질, 에너지를 환경으로부터 입력한다. 그것은 다음으로 처리과정 속에서 입력을 변형하거나 조작하여 환경에 대해서 어떠한 새로운 행위나 행동을 출력한다. 시스템과 환경과의 교류는 피드백 과정에 의해서 한층 정교하게 되고 인도된다. 시작된 새로운 행위나 행동의 결말이나 성과에 관한 피드백은 이후의 출력에 영향을 미친다(Kielhofner, 1978). 피드백은 또한 시스템이 환경의 요청에 대한 반응 속에서 그 내적 구성요소의 수정을 가능케 한다.

시스템 이론의 바탕 이루는 테마나 원리는 몇 가지의 건강관련 영역을 포함하는 광범위한 학문영역의 연구, 실행 그리고 이론개발에도 다양한 정도로 포함되어 있다. 이들의 학문영역에서의 시스템의 사고방법, 접근, 이론의 이용을 검증하는 것은 작업치료에서의 시스템의 적용을 개발하고 강화하기 위한 틀을 제공할 가능성이 있다.

다른 학문영역에서의 패러다임 전환 / PARADIGM SHIFTS IN OTHER DISCIPLINES

공중위생학과 의학 / PUBLIC HEALTH AND MEDICINE

공중위생학은 아래와 같이 정의를 내릴 수 있다(Green과 Anderson, 1982, p.3).

> 환경위생, 전염병의 조절, 질병의 조기진단과 예방을 위한 의학이나 간호학에 의한 서비스의 조직화, 건강에 관한 개인교육 그리고 건강의 유지나 개선을 위한 표준적이고 적절한 생활을 모든 사람에게 보증하기 위한 사회조직을 개발하는 조직적인 지역사회의 노력을 통해서 질병을 예방하여 생명을 연장하며 건강과 건전한 상태를 촉진하는 과학이고 예술이다.

미합중국에서는 공중위생학의 "근대시기(modern era)"는 건강상의 문제나 질병에 대한 조직적이고 엄중한 대처를 보여준 1850년대까지 거슬러 올라갈 수 있다. Green과 Anderson(1982)에 따르면 이 "근대시기"는 아래의 "5개"의 명확히 구분된 시기로 나눌 수 있다.

1. 독기(miasma)의 시기 (1850~1880)
2. 질병 조절 또는 건강보호의 시기(1880~1920)
3. 건강자원 또는 의학의 시기(1920~1960)
4. 사회공학의 시기(1960~1975)
5. 건강증진의 시기(1975~현재)

독기의 시기 (1850~1880)

American Heritage College사전(1997, p.860)에 따르면 독기란 "유독한 대기 또는 영향을 말하며 한때는 늪이나 부패물로부터 발생하여 질병을 일으킨다고 생각되었던 유해한 대기"를 의미한다. 1800년대의 중기에서부터 후기에는 유독한 공기, 쓰레기 그리고 청결성의 결여가 질병을 일으킨다고 생각되고 있었다. 질병예방의 노력은 쓰레기 수거, 공공위생설비, 길거리의 청소, 식료품의 취급, 개인적 위생교육에 초점을 맞춘 것이었다(Green과 Anderson, 1982).

질병 조절 또는 건강보호의 시기(1880~1920)

공중위생학의 이 시기는 Louis Pasteur에 의해서 시작되고 Robert Koch나 Walter Reed에 의해서 계승되었다. Pasteur는 미생물이 질병의 원인이라는 것을 실증하고 미생물학이 탄생하였다. 질병 조절의 노력은 광견병이나 장티푸스 등의 질환에 대한 예방접종의 개발과 전염성 질환의 확대를 예방하기 위해 검역에 대해서 강조하는 것에 초점이 맞추어졌다.

건강자원 또는 의학의 시기(1920~1960)

제2차 세계대전 때의 육군징병 건강진단은 약 1/3의 사람들이 신체적 또는 정신적으로 보아 군대에서의 복무에는 부적격하다는 것을 보여주었다. 이러한 결과는 공중위생학과 의학의 노력에 다시 초점을 맞추게 되었고 병원의 건립과 확장, 건강전문직의 개발. 그리고 생물학적 연구의 강화를 위해 재원이 투입되었다. 이 시기에는 새로운 병원에 스태프를 보충하기 위해 의학, 간호학, 치과학 등의 다수의 건강전문직의 학교가 지수 함수적으로 증가하였다.

국립건강연구소가 설립되었다. 나아가서는 건강에 과한 임의단체가 일반대중의 주의를 건강에 대한 관심으로 끄는 데에 현저한 공헌을 하였다(Green & Anderson, 1982). 의학 모델 안에서의 작업치료 서비스는 이 시기에 현저하게 확대되었으나 작업에 맞춘 초점이 작아지고 수행의 구성요소에 초점을 크게 맞췄다(Kielhofner, 1983).

사회공학의 시기(1960~1975)

1960년대 초기에 모든 미국인이 의학 발전의 혜택을 받은 것은 아니라는 것이 명백해졌다. 경제적으로 혜택을 받고 있지 않는 사람들은 헬스 케어 서비스의 주류에 거의 접근할 수 없었다. 1967년의 메디케어(Medicare, 미국 노인 의료보험 제도)와 메디케이드(Medicaid. 미국 생활보호 대상자의 의료보험) 법의 통과는 모든 국민에게 헬스 케어 서비스를 받을 수 있도록 하는 노력의 하나였다.

주택, 교육, 빈곤을 포함하는 건강과 연관성이 있는 많은 사회적 관심사도 연방정부 수준에서 대처되었다. 의학적 케어, 테크놀로지, 생물학적 연구의 비용은 전례가 없는 비율로 상승하였다. 그러나 국민의 전반적인 건강이 이것과 비례하여 개선된 것은 아니었다(Green과 Anderson, 1982).

건강증진의 시기(1975~현재)

1970년대 후반까지에 건강에 관한 남겨진 문제 중의 상당부분이 개인의 생활양식과 행동에 기인할 수 있다는 인식에 기초하여 건강증진과 질병예방에 대한 관심이 명백해졌다. 이환율(morbidity), 사망률(mortality), 능력 장애(disability)의 대표적 원인(심장질환, 암, 뇌졸중, 인간면역부전 바이러스[HIV]에의 감염 그리고 사고)은 특유한 생활양식과 행동학적 병인과 결부되어 있다.

건강증진의 노력은 질병과 장애를 예방하여 건강과 건전한 상태를 유지하기 위한 건강교육과 행동변화를 위한 전략을 수반하는 사회적 · 환경적 지원을 조합한 것이다. 1970년대 중기에서부터 후기에는 전미국건강정보 · 건강증진법(1976)이 제정되고 "건강한 사람들(Healthy People)(1979)" 과 "건강증진과 질병예방 : 미국의 목표(Promoting Health, Preventing Disease : Objectives for the Nation)(1980)" 라는 국가의 건강에 관한 2권의 공중위생국장 보고서가 간행되었다. 이것은 연방정부로 하여금 2000년을 향한 질병예방과 건강증진의 의정서를 제정하게 하여(Green과 Anderson, 1982) "건강한 사람들 2000년(U.S. Department of Health and Human Services, 1990)" 의 출판을 가져왔다. 이들의 문서는 작업치료 실행에도 중요하며 상세한 것에 대해서는 제3장에서 논의한다.

장애인에 대한 헬스 케어의 공급

장애를 가진 모집단에 대한 서비스 제공의 역사에는 3개의 구분된 시기 또는 패러다임 전환을 확인할 수 있다. 제1의 시기는 대략 1970년대 중반 무렵에 끝난 시설화(institutionalization)의 시기이다. 인지적, 감정적 또는 신체적 장애를 가진 사람들은 큰 시설에 수용되고 그 가족, 친구 그리고 일반대중으로부터 격리되었다. 시설에서의 케어의 부적절함이나 학대는 집단소송이 증가함에 따라 뚜렷하게 인식되어 장애인은 보다 큰 목소리를 내어 자기들의 자율을 요구하게 되었다(Bradley와 Knoll, 1995).

제2의 시기는 탈시설화(deinstitutionalization)와 지역사회 전개이고 장애인의 지역사회로의 이동과 보다 "가정에 가까운" 장면에서의 특별한 주거와 서비스를 제공하는 것에 초점을 맞추었다. 이 시기에 널리 보급된 가치는 개인의 권리 즉 인간의 잠재능력을 최대로 하는 것 그리고 "가장 제한을 적게 한 환경" 안에 두는 것이었다. 그러나 전문직은 여전히 서비스의 계획자이었고 권위를 계속 유지하였다.

이 시기의 주도적 원리의 하나는 "발달이론" 이라 불리는 것이었다. 이 이론은 어떤 사람이 어떠한 수준의 기능이든 보다 고차원의 발달수준을 반영한 기술(skill)과 행동을 발달시킬 수 있다고 가정한 것이었다. 이 전제는 이 시대의 재활상의 초점을 만들어내는 책임을 맡았다. 일반적으로는 이 서비스의 모델은 1970년대 중반 무렵부터 1980년대 후반까지 지배적이었다. 이 접근의 한계의 하나는 개개인은 인위적 맥락 속에서 기술(skill)과 행동을 발달시킬 수 있고 다음으로 그 사람이 생활하는 지역사회로 일반화된다는 그 전제 그 자체에 있다(Bradley & Knoll, 1995).

현재의 시기는 지역사회 구성원의 시대라 부를 수 있는 것처럼 현재는 통합, 자율, 생활의 질 그리고 자립을 촉진하는 지역사회 지원을 강조한 것이다. 이 현재의 초점은 사람들이 생활하는 환경 속에서 그들이 보다 효과적으로 기능할 수 있는 것 같은 서비스와 지원을 제공하는 것에 맞춰져 있다. 이 주도적 원리는 개인을 그 환경에 적응하도록 교육하는 것보다도 환경을 개인의 니즈에 맞추도록 개선하는 것이다. 현실에는 기능장애는 개인의 제한이나 자질과 환경의 요청이나 제약과의 사이의 역동적 상호작용이다.

이 모델의 철학적 기반은 행동은 인간과 환경과의 상호작용의 하나의 기능이라는 Kurt Lewin(1935)의 고전적 공식으로부터 유도된 것이다. 그 후의 Dembo, Leviton, Wright(1956)에 의한 신체장애자에 초점을 맞춘 연구는 장애인이 체험하는 제한은 그들의 신체장애에 고유의 것이 아니라 사회적 · 환경적 제약의 결과라는 경우가 많다는 것을 발견하였다.

이 지역사회 구성원이라는 관점은 (1) 개인, (2) 환경, (3) 사회적 기대와 태도라는 변화의 3개의 잠재적 영역이 있다. 과거에는 초점의 대부분이 개인을 바꾸는 것에 맞춰져 있었고 특정의 환경에 접근할 수 있도록 변경하는 것에는 약간의 주의 밖에는 돌려지지 않았다. 이 새로운 패러다임은 보다 큰 역점을 환경의 변경과 사회의 태도의 극적인 변화에 두고 있다. 개인, 가족, 지역사회, 헬스 케어 서비스, 공적 정책, 사회규범 사이의 역동적 상호작용이라는 것을 인식해서 평가하는 것은 시스템 접근에의 변화를 보여주는 것이다.

시설 케어와 환자나 장애인의 격리라는 이제까지의 의학 모델의 관점은 그 강도가 감소하였다고는 하지만 뿌리 깊게 남아있다. 특수화된 가옥에서의 탈시설적 케어와 격리된 "치료" 프로그램이 보다 큰 규범이 되고는 있지만 여전히 장애인에게 "완전한" 지역사회 구성원으로서의 자격을 준다는 것은 추구하여야 할 큰 꿈으로서 남아있다.

직업재활

1980년대에 Stubbins와 Albee는 직업재활(vocational rehabilitation)의 실행에서의 이데올로기(ideologies) 또는 패러다임의 변화에 대해서 언급하였다. 그들은 실행의 2개의 모델 즉 임상 모델과 생태적 모델을 설명하고 이들의 모델은 "과학 모델을 대체하는 것 이상의 것이지만 장애인의 고용문제에 어떻게 대처하는가에 대해서는 상이한 가치, 태도 그리고 도덕적 관점을 내포하고 있다(Stubbins와 Albee, 1984, p.350)" 고 주장하였다.

직업재활의 임상 모델에서는 장애인은 원래로 되돌아갈 수 있을지도 모르고 되돌아갈 수 없을지도 모르는 어떠한 개인적 결함을 갖기 때문에 고용되지 않는다고 생각되고 있다. 따라서 장애인은 자기가 고용되기 위해 평가를 받고 상담을 받고 그리고 치료를 받아야 한다. 직업재활의 이 모델의 주된 초점은 개인의 심리적 및 직업적 기술(skill)과 행동을 수정 또는 재구축하는 것이다(Stubbins와 Albee, 1984). 이 접근은 "희생자를 비난하는" 경향을 갖는다. 격리된 가옥과 교육, 건축 상의 장벽 그리고 사회의 태도는 장애인을 발달적으로 불리하게 한다는 사실에는 유의한다 해도 거의 유의하지 않는 정도였다. 임상 모델은 장애인 특히 중증의 신체장애자나 정신질환자의 직업적 니즈를 충족하는 데에는 일반적으로 성공하지 못하였다.

직업재활의 임상적 모델에 대한 또 다른 옵션은 직업재활의 생태적 모델 또는 환경 모델이다. 이 패러다임의 바탕이 되는 전제는 환경적, 사회적, 경제적인 수많은 요인이 장애인에게 영향을 미친다는 것이다(Stubbins와 Albee, 1984). 이들의 힘은 개인에게 최대의 이익을 가져오도록 기능하기 위한 그 사람의 능력을 제한하거나 확대하는 가능성을 가지며 따라서 이러한 것을 개입의 표적으로 하고 있다. 최적의 직업적 기능을 지원하기 위해 환경의 온갖 측면(물리적, 사회적, 정치적)을 변경하는 것에 초점이 맞춰진다. Stubbins와 Albee (1984)는 직업재활을 이들의 관심영역에 포함하도록 확대하는 것은 임상적 개입을 통해서 개인의 능력을 바꾸는 것으로 향한 한정적인 초점과 비교하면 전문직으로서의 큰 진보라 생각한다.

지역사회 실행의 패러다임 / COMMUNITY PRACTICE PARADIGM

헬스 케어 공급에 관한 의학 모델의 한계를 비판하는 것은 쉽지만 새로운 지역사회 지향적인 패러다임의 본질적인 구성요소를 설명하는 것은 매우 어렵다. 명백한 것은 전문직의 역할이나 제공자 측과의 사이에 치료 상의 관계는 이 2개의 패러다임에서는 다르다는 것이다(표 2-1). 더욱이 "환자"라는 의학 모델의 기본 용어의 몇 가지는 지역사회 장면에서는 분명히 부적절하다.

작업치료사는 환자에서부터 "고객"으로, 치료에서부터 "개입"으로, 진료수가에서부터 "지불"로 자

표 2-1

패러다임의 대비

의학 모델	지역사회 모델
전문직이 책임을 진다.	지역사회 구성원이 책임을 진다.
전문직은 힘이 있다.	지역사회 구성원은 힘이 있다.
전문직이 결정한다.	지역사회 구성원이 결정한다.
전문직은 "전문가" 이다.	지역사회 구성원은 "전문가" 이다.
전문직은 기관에 대해서 답한다.	전문직은 소비자에게 답한다.
계획은 단편적으로 된다.	계획은 협동적으로 이루어진다.
문화는 부정된다.	문화는 평가된다.

기들이 사용하는 용어를 바꾸는 의식적 노력을 해야 한다. 의학적 용어의 사용은 자기의 관점을 제한하거나 전문직의 초점을 불필요하게 좁히거나 의견을 인식하는 능력을 낮춰버릴 가능성이 있다.

지역사회 패러다임은 실행을 위해 고객중심의 접근을 필요로 한다. 고객중심의 접근은 "참여, 정보교환, 고객의 의사결정 그리고 선택의 존중을 촉진하고" 또한 "그 사람과 가족에게 가장 중요한 사항에 초점을 맞춘다(Law, 1998, preface). 고객이 작업 수행 상의 문제를 확인하여 문제해결에 관여하고 그리고 자기 특유의 개인적 니즈와 상황에 걸맞은 해결방법을 제안하는 것을 가능케 하기 위해 협동과정이 계획된다. 작업치료사는 이 과정 속에서는 중재자(facilitator)이고 교육자이며 지도자이다(Law, 1998). 이 지역사회 패러다임에서의 "고객" 이라는 용어의 사용은 개인, 가족, 조직 또는 지역사회 전체를 가리키는 것이다. 고객이라 인식되는 형태에 관계없이 고객중심의 실행의 원칙은 아직도 적절한 것이다.

의학 모델 패러다임에서부터 지역사회 실행 패러다임으로의 전환에서는 전문직들은 서비스를 받는 사람, 고객 또는 지역사회 구성원에 대한 책임, 힘, 조정 등을 포기할 필요가 있다. 고객이야말로 자기의 상황, 니즈, 희망에 관한 전문가이다. 따라서 고객이야말로 이용하는 서비스의 결정자이다. 지역사회 실행을 성공시키기 위해서는 계획의 입안은 지역사회 안의 다양한 기관, 조직, 개인과 협동되어야 한다. 문화의 영향도 또한 인식되고 평가되고 서비스 공급에 편입되어야 한다. 최종적으로는 전문직은 제공되는 서비스를 받는 사람이고 평가자이기도 한 고객에게 보고한다.

지역사회 실행 패러다임에서는 전문직은 잠재능력을 내세워 강화하고 그리고 다른 사람들 속에서의 리더십을 발휘하는 역할을 가지는 중재자(facilitator)로서 기능을 한다. 이를 위해서는 겸손함, 다른 사람들과 성공을 공유하는 능력 그리고 인내력이 필요하다. 지역사회에서의 실행의 성공을 위해서는 개개인을 그 사람이 선택한 지역사회 안에서의 만족이 가는 생활양식을 유지하도록 지원하기 위해 합의를 형성해야 하거나 자원을 명백히 하여 획득해야 한다는 것처럼 전형적인 임상장면에서의 경우보다도 많은 시간이 필요하다.

지역사회 실행이라는 개념을 만들어내는 데에 있어서 시스템의 관점이 매우 도움이 된다. 역사를 통해서 아래와 같이 말할 수 있을 것이다(Green과 Anderson, 1982, p.22).

> 인간은 환경에 대해서 또한 서로의 행동에 대해서 보다 큰 조정을 발휘하려고 하여 가족, 제도, 시설, 사회에로 자기를 조직화하여왔다. 행동의 규칙은 지역사회의 규범이 되고 문화라는 형태로 어떤 세대에서부터 다음의 세대로 전달되었다. 문화는 개개인의 행동과 마찬가지로 받아들일 수 있는 사회적 조직(가족의 교류 패턴, 시설이나 리더의 역할과 책임, 정부의 기능)을 정의하였다. 이러한 문화, 경제, 조직, 시설이라는 힘의 환경, 개인의 행동 그리고 건강에 대한 영향은 건강의 사회역사라 불릴 것이다.

시스템 접근은 건강의 사회역사의 복잡성을 이식하고 있고 개인, 개인사이, 조직, 지역사회, 공적 정책의 수준을 포함하는 시스템의 다양한 수준에서의 평가와 개입을 위한 틀을 제공하고 있다. 지역사회 실행에서의 개입은 개개의 서비스를 받는 사람에게 초점을 맞춘 것이 될 것이다. 그러나 개입의 초점은 그다지 빈번하지는 않지만 대체적으로 가족이나 지역사회에 맞춰지는 일도 자주 볼 수 있다. 시스템의 계층성에서의 어떤 수준에 대한 영향은 간접적으로 다른 수준에 영향을 줄 것이다. 개입의 초점이 개인 수준에 맞춰져 있는 경우에도 개인은 대처해야 할 다수의 시스템 안에 편입되어 있다. 지역사회 안에서의 개인 수준의 자기실현과 자립은 개인의 능력 장애보다는 환경, 제도, 사회의 장벽의 기능이 더 클지도 모른다. 따라서 개입은 시스템의 몇 가지의 수준에 동시에 초점을 맞추는 것이 될 것이다.

지역사회 패러다임에서의 개인의 평가는 수행능력과 수행 구성요소에 기초를 둔 전통적인 작업치료 평가의 구성요소를 포함하는 일도 있다. 그러나 이 종류의 평가는 보통 지역사회 장면에서는 불충분하다. 수행의 구성요소는 의학 모델에서 주된 초점이 되는 경우가 많다. 지역사회 패러다임에서는 일상생활활동, 일이나 생산적 활동, 놀이나 레저 활동 그리고 수행의 맥락이 보다 큰 의미를 띠고 있다. 만일 개입의 초점이 개인이 아니라 예컨대 가족, 지역사회 또는 고령자 센터의 구성원 등이라는 어떠한 지역사회 하위의 모집단과 같은 개인의 집합으로 맞춰지는 경우 평가는 보다 폭넓은 관점에서 이루어져야 한다. 지역사회 장면에서의 평가는 서비스를 받는 모집단과 그 서비스가 공급되는 맥락(context)에 주의할 필요가 있다(Box 2-1). 개입계획은 종합적인 평가로부터 발생한 정보를 활용하고 서비스의 가능성을 가진 프로그램은 의도된 서비스를 받는 사람과 지역사회의 단체로부터의 정보를 인식하는 것에 의해서 확인된다. 학교, 교회, 유태교회, 사회적 조직, 헬스 케어의 제공자 그리고 정치단체라는 지역사회 시설은 모두가 서비스의 맥락의 일부이며 따라서 평가와 개입의 통합적 구성요소이다. 지역사회 장면에서의 프로그램 개발의 과정에 대해서는 제6장에서 상세하게 설명한다.

Box 2-1

모집단과 맥락의 평가

1. 모집단의 평가

A. 일반적 인구 통계(연령, 성, 진단명 등)
B. 현재 및 예측되는 생활과 일의 환경과 역할 기대
C. 일상생활활동, 일과 생산적 활동, 놀이나 레저 활동 영역에서의 현재의 수행
D. 전반적인 수행 구성요소의 이점과 문제점
E. 지역사회 구성원의 목표나 니즈라는 점에서의 이들의 요인의 의미

2. 맥락의 평가

A. 기관이나 프로그램의 전반적 특징(사명, 목표 등)
B. 물리적 환경의 특징
C. 사회적 환경의 특징(규범, 정서적 · 문화적 분위기 등)
D. 자원의 입수가능성(공간, 대상물, 스태프 등)
E. 지역사회 구성원의 목표와 니즈라는 점에서의 이들 요인의 의미

맺는말 / CONCLUSION

지역사회에서의 작업치료 서비스가 증가함에 따라, 또한 전문직 종사자가 간접적인 서비스의 제공이나 모집단에 대한 개입의 계획에 익숙해짐에 따라 지역사회 실행 패러다임이 출현할 것이다. 현재로서는 임상 장면에서의 개인에 대한 직접적 서비스의 제공이라는 패러다임은 지역사회에서의 실행이라는 새로이 생겨나고 있는 영역에 있어서는 부적절하다. 낡은 패러다임은 적절한 문제점을 확인하고 지역사회에서의 실행과 결부되어 있는 문제를 해결하기 위해서는 불충분하다. Kielhofner(1997)가 설명한 것처럼 새로 생겨나고 있는 패러다임이 이 빈 공간을 채워줄 가능성을 갖고 있다. 그 존재의 모두 또는 대부분이 지역사회에 초점을 맞추고 있는 다른 학문영역(예컨대 사회학, 사회심리학, 공중위생학, 지역사회 건강교육)으로부터 배우는 것은 작업치료의 지역사회에의 전환을 촉진하는 데에 강력한 무기가 될 수 있다. 작업치료사, 교육자 그리고 학생의 모두는 이 전문직에서의 기념비적인 패러다임 전환과 결정적으로 연결되어 있다.

학습문제 / STUDY QUESTIONS

1. 이 전문직이 충분히 발달된 패러다임을 갖는 것의 긍정적 측면과 부정적 측면을 설명하시오.
2. 작업치료에서 새로이 생겨나고 있는 패러다임의 특징을 설명하시오.
3. 공중위생학이나 직업재활에서의 패러다임 전환과 작업치료에서의 패러다임 전환을 비교 대조하시오.
4. 지역사회 실행에 대한 시스템 이론의 유용성을 논하시오.
5. 당신이 작업치료에서의 지역사회 실행 패러다임의 기본적 구성요소와 특징이어야 한다고 생각하는 것을 기술하시오.
6. 당신의 개인적 생활이나 전문직으로서의 생활에 관점을 바꾸는 것, 또는 패러다임의 전환이 필요하다고 생각하는 상황에 대해서 설명하시오.

인용문헌

American heritage college dictionary (3rd ed.). (1997). Boston: Houghton Mifflin.

Barker, J.A. (1992). *Future edge*. New York: William Morrow.

Bradley, V.J., and Knoll, J. (1995). Shifting paradigms in services to people with disabilities. In O.C. Karan and S. Greenspan, *Community rehabilitation services for people with disabilities*. Boston: Butterworth-Heinemann.

Capra, F. (1982). *The turning point*. New York: Bantam.

Dembo, T., Leviton, G.L., and Wright, B.A. (1956). Adjustment to misfortune—a problem of social psychological rehabilitation. *Artificial Limbs*, *3*, 4–62.

Green, L.W., and Anderson, C.L. (1982). *Community health*. St. Louis: Mosby.

Kielhofner, G. (1978). General systems theory: Implications for theory and action in occupational therapy. *American Journal of Occupational Therapy*, *32*(10), 637–645.

Kielhofner, G. (1983). *Health through occupation: Theory and practice in occupational therapy*. Philadelphia: F. A. Davis.

Kielhofner, G. (1997). *Conceptual foundations of occupational therapy*. Philadelphia: F. A. Davis.
Kuhn, T.S. (1970). *The structure of scientific revolutions* (2nd ed.). Chicago: The University of Chicago Press.
Law, M. (1998). *Client-centered occupational therapy*. Thorofare, NJ: Slack.
Lewin, K. (1935). *A dynamic theory of personality*. New York: McGraw-Hill.
Neidstadt, M.E., and Crepeau, E.B. (1998). *Willard and Spackman's occupational therapy*. Philadelphia: Lippincott.
Stubbins, J., and Albee, G.W. (1984). Ideologies of clinical and ecological models. *Rehabilitation Literature, 45*(11–12), 349–353.
U.S. Department of Health and Human Services. (1980). *Promoting health/preventing disease: Objectives for the nation*. Washington, DC: U.S. Government Printing Office.
U.S. Department of Health and Human Services. (1990). *Healthy people 2000: National health promotion and disease prevention objectives* (Publication No. 017-001-00474–0). Washington, DC: U.S. Government Printing Office.
U.S. Department of Health, Education and Welfare. (1979). *Healthy people: Surgeon General's report on health promotion/disease prevention* (Publication No. 79–55071). Washington, DC: U.S. Government Printing Office.
von Bertalanffy, L. (1968). General systems theory—the skeleton of science. In W. Buckley (Ed.), *Modern systems research for the behavioral scientist*. Chicago: Aldine.
von Bertalanffy, L. (1969). Chance or law. In A. Koestler and J.R. Smythies (Eds.), *Beyond reductionism*. Boston: Beacon.

제 3 장

공중위생, 지역사회 건강, 작업치료

Public Health, Community Health and Occupational Therapy

■ **개요**

핵심이 되는 용어

활동제한(activity limitation)
지역사회(community)
지역사회 건강(community health)
지역사회 건강 개입
(community health interventions)
건강의 결정인자(determination of health)
기능제한(functional limitation)
역학(epidemiology)
건강(health)
건강증진(health promotion)
건강한 사람들(healthy people)
건강한 사람들 2010년
(healthy people 2010)
발생률(incidence)
작업 소외(occupational alienation)
작업 박탈(occupational deprivation)
작업의 불균형(occupational imbalance)
유병률(prevalence)
예방(prevention)
예방적 작업(preventive occupation)
1차 예방(primary prevention)
공중위생(public health)
회복인자(resiliency factors)
위험인자(risk factors)
2차 예방(secondary prevention)
3차 예방(tertiary prevention)

학 습 목 표

이 단원은 독자가 아래의 것을 할 수 있도록 적은 것이다.

- 공중위생, 지역사회 건강, 역학, 위험인자 등의 용어를 정의하는 것.
- 공중위생에 관련되는 주요 개념을 검토하는 것.
- 공중위생과 의학을 구별하는 것.
- 1차 예방, 2차 예방, 3차 예방의 방법을 논하는 것.
- "건강한 사람들 1979년"의 공문서와 "건강한 사람들 2010년"의 보고서의 국가 건강목표와 목적의 발전을 비교하는 것.
- 건강증진, 지역사회, 공적 건강이라는 맥락 속에서의 작업치료의 역할을 설명하는 것.

서론/INTRODUCTION

독자는 작업치료에 관한 건전한 지식기반을 갖고 있을 것이지만 공중위생이나 지역사회 건강의 영역에는 별로 깊은 지식이 없을지도 모른다. 이 단원에서는 지역사회라는 관점에서의 작업치료를 제공하는 기초로서 공중위생과 지역사회 건강의 바탕을 이루는 개념과 원리를 제시한다. 이 단원은 건강증진, 예방, 국가건강 목표, 능력 장애라는 공중위생이나 지역사회 건강의 핵심이 되는 개념을 검토한다. 또한 작업치료가 담당하게 되는 역할이나 지역사회의 건강을 개선하기 위해 실행되는 경우가 있는 측정방법에 대해서도 다룬다.

공중위생/PUBLIC HEALTH

공중위생은 모집단의 건강상태를 최선으로 하는 것에 관여한다. Detels와 Breslow(1997, p.3)는 공중위생은 "사람들이 건강할 수 있는 조건을 확실한 것으로 하기 위해 지방, 주, 국가 나아가서는 국제간의 자원을 이동하는 과정"이라 언급하였다. 이러한 건강조건을 달성하기 위해 (1) 건강을 증진하여 질병을 예방하는 것, (2) 의학적 케어를 개선하는 것, (3) 건강을 향상시키는 행동을 증진하는 것, (4) 환경을 조정하는 것, 이라는 4개의 공중위생의 방법이 사용된다(Detels와 Breslow, 1997). 이 저자들은 건강에 대한 염려를 경감하기 위해 취할 수 있는 어떠한 행위에도 앞서서 고려해야 할 공중위생의 3개의 원리를 확인하였다. 이들은 (1) 지역사회의 건강에 영향을 미치는 특정의 문제를 평가해야 하는 것, (2) 실행되는 어떠한 방법도 과학적 지식과 입수할 수 있는 자원에 기초하는 것이어야 한다는 것, (3) 기존의 사회적 및 정치적인 관계의 수준을 결정해야 한다는 것이다.

공중위생의 포괄적 정의는 1920년에 Winslow(p.30)에 의해서 아래와 같이 되어있다.

> 공중위생이란 환경위생이나 전염병의 조절, 개인적 위생 등의 원리에 기초하는 개인의 교육, 질병의 조기진단과 예방적 치료를 위한 의학적 · 간호학적 서비스의 조직화 그리고 지역사회 내에서의 모든 사람들에게 건강유지를 위해 적절한 생활수준을 보증하는 사회기관의 육성 등을 향한 조직화된 지역사회의 노력을 통해서 질병을 예방하고 생명을 연장하며 신체적 건강과 능력을 증진하는 과학이고 예술이다.

공중위생은 어떤 특정의 지식기반에 뿌리를 내린 것이라기보다 그 목적이나 목표라는 점으로 정의되는 경우가 많다(Fee, 1997 : Detels, Holland, McEwen, Omenn, 1997). Winslow의 광범위한 정의는 역학, 생물학과 임상과학, 생물통계학, 간호학, 건강교육, 위생학, 산업위생학, 사회학, 심리학, 경제학, 법학 및 공학이라는 많은 학문영역이 공중위생이라는 분야에 공헌하고 있다는 것을 의미한다. 그러나 공중위생의 근본적인 과학적 기반은 인간의 모집단에서의 질병, 손상, 장애의 분포, 빈도 및 결정인자를 연구하는 역학이다(MacMahn과 Trichopoulos, 1996).

역학(epidemiology)은 다양한 모집단에서의 질병, 손상, 장애를 추정하고 건강의 경향을 분석하여 공중위생의 이니셔티브(initiative)를 계획하거나 평가하고 또한 정보를 가진 건강정책을 결정하기 위해 발생률이나 유병률의 측정을 포함하는 건강통계학을 사용한다. 발생률이란 보통은 1년간이라는 특정 시간적 틀 안에서의 질병, 손상, 장애의 새로운 사례 수를 가리킨다. 유병율이란 어떤 지역사회, 시읍면, 주, 전국에서의 질병, 손상, 장애의 어떤 시점에서의 전체 사례 수를 가리킨다(Pickett와 Hanlon, 1990).

Pickett와 Hanlon (1990)에 따르면 질병이나 손상의 발생률을 저하시키기 위해서는 예방적 개입이 이루어지고 질병기간을 단축하기 위해서는 조기발견의 절차와 신속한 치료가 이루어진다. 어느 방법도 유병률의 저하를 가져올 것이다. 전체적인 유병율을 저하시키기 위한 가장 효과적인 접근은 예방과 조기발견이라는 두 가지 방법을 결부시키는 것이다.

공중위생에 종사하는 사람은 또한 건강을 손상하는 위험인자에 대해서 그것을 수정할 수 있는지 아닌지에 관계없이 매우 큰 관심을 갖는다. 위험인자란 질병에 걸리거나 장애를 초래하거나 손상을 장기화시키는 개인이나 모집단의 취약성을 높이는 전조(precursors)를 말한다(Scaffa, 1998). 사람들은 "위험인자"라는 말을 듣거나 사용하는 경우 질병에 기여하는 신체적 조건이라 생각하는 경우가 많다. 예컨대 높은 콜레스테롤 수치, 고혈압, 비만은 심장혈관계 질환에 기여할 가능성이 있는 위험인자이다. 그러나 위험인자는 신체적, 행동적 또는 유전적인 것만은 아니다. 그것은 또한 사회적, 경제적, 정치적, 환경적인 것이기도 할 것이다. 그 위험인자가 없다면 건강상의 문제가 일어나지 않기 때문에 어떤 위험인자는 인과관계라 생각된다. 또 다른 위험인자는 다른 위험인자와의 상호작용에 의해서 질병, 손상, 장애의 발생, 악화, 지속을 초래하기 때문에 원인요소라 생각된다(Scaffa, 1998).

공중위생에 종사하는 사람은 위험인자에 더해서 건강과 건전한 상태에 기여하는 회복인자 또는 보호인자를 높이려고도 한다. 회복인자(resiliency factor)란 질병이나 장애의 진행이나 손상의 장기화에 대한 개인이나 모집단의 저항력을 높인다고 생각되는 전조(precursors)를 말한다(Scaffa, 1998). 회복인자는 개인의 유전적 인자, 인격, 건강행동의 패턴, 건강에 대한 환경이나 제도가 포함될 것이다. 공중위생의 개입은 모집단의 전반적 건강과 건전한 상태를 강화하기 위해 모든 형태의 위험인자를 수정하고 회복인자나 보호인자를 강화하려고 하는 것이다.

건강증진

공중위생의 중요한 방법의 하나인 건강증진은 개인, 집단, 지역사회의 건강에 이득이 되는 생활의 행위나 조건에 대한 교육, 정치, 법률, 환경, 조직을 계획적으로 결부시킨 지원이라 정의된다(American Hospital Association, 1985 ; Green과 Kreuter, 1991). 더 간단히 말하면 "사람들에게 건강을 조절하고 개선시키는 과정"이다(World Health Organization, 1986, p. iii). 건강증진은 개인, 집단, 조직, 지역사회, 정부의 정책입안자를 포함하는 모든 사회적 수준에 영향을 미치는 방법을 포함하고 있다. 건강증진의 중요한 목적은 개인과 모집단에서의 질병과 장애의 예방이다.

예방

예방이란 "어떤 사건이나 상태가 발생하거나 커질 가능성을 감소시키기 위해 취하는 또는 만일 이들이 발생하였다면 그 사건이나 상태로부터 야기되는 피해를 최소한으로 하기 위해 취하는 예상하고 하는 행위"를 말한다(Pickett와 Hanlon, 1990, p.81)". 이 용어를 공중위생에 적용하면 예방은 최적의 건강과 생활의 질을 높이기 위해 질병이나 장애 발생의 가능성을 감소시키는 것 또는 진행을 억제하는 것을 말한다. 특히 1차, 2차, 3차라는 3개 수준의 예방이 있다. 각 수준은 그 질병과정의 자연스런 연속성을 따라서 어떤 특정의 시점에서 질병을 예방하거나 억지하는 것에 초점을 맞추고 있다.

1차 예방은 어떤 특정의 건강문제에 대해서 잠재적으로 위험한 가능성을 가진 건강한 사람에게 초점을 맞춘다. 이 목표는 그 사람의 현재의 건강상태를 유지하거나 감수성을 낮추기 위해 질병발생을 단계를 밟아 예방하는 것이다. 예컨대 아직도 건강한 사람은 영양분이 있는 음식을 적절한 양만 먹거나 규칙적으로 운동을 하는 것 등을 계속할 수 있다. 이렇게 하는 것은 비만이나 당뇨병이나 심장질환을 예방할 가능성이 있다. 1차 예방의 또 다른 주요 방법은 자동차 안에서는 안전벨트를 항상 착용함으로써 만일 사고가 일어난 경우에 손상을 회피할 가능성이 있다는 것이다.

2차 예방은 질병의 전 임상단계(preclinical stage)나 임상단계(clinical stage)의 조기에 그 질병의 검사와 치료에 초점을 맞춘다. 목표는 그 질병의 진행을 지연시키는 것, 가능한 한 조기에 그 질병을 치유 또는 조정하는 것, 그리고 합병증이나 장애를 예방하는 것이다. 감염증의 조기치료는 다른 사람 안에 나타나는 것을 제한하는 것이 될 것이기 때문에 질병의 전염성의 저지 또는 가역성에도 초점이 맞춰진다. 2차 예방의 예는 고혈압이 있는 사람이 운동을 하거나 최적의 체중을 유지함으로써 정상혈압으로 하여 심근경색(MI)이나 뇌혈관장애(CVA)의 위험성을 저하시키는 것이다.

제3의 수준은 3차 예방이고 질환의 진행단계에서 장애나 그 합병증을 방지하기 위해서 사용되는 지표를 가리킨다. 3차 예방은 어떤 사람이 이미 병에 걸렸거나 최초의 손상이 발생한 경우에 실행된다. 목표는 가능한 한 기능성을 회복하는 것, 그 사람을 재활시키는 것, 그리고 더 한층 손상을 예방하는 것이다. 이 수준의 예방은 작업치료에 종사하는 사람에게 가장 친숙한 것이다. 예컨대 작업치료에 종사하는 사람은 류마티스성 관절염의 사람에게는 일상적인 일로서 변형을 예방하기 위해 관절보호의 테크닉을 가르친다. 심장에 문제를 가진 사람에게는 심근경색을 예방하기 위해 에너지 보존의 기법을 가르친다.

의학과의 구별

의학과 공중위생의 각각에 특유의 특성을 검토하는 것은 세 가지 유형의 예방에 관한 보다 나은 이해를 제공하고 이 2개의 전문직을 거듭 명확하게 할 것이다. 공중위생의 주된 관심사는 모집단(population) 전체의 건강에 있다. 건강이란 인간이 단순히 질병이 없다는 것만이 아니고 건전한 상태와 최적의 가능성을 달성하는 하나의 수단이라 생각된다(Pickett와 Hanlon, 1990). 거기에는 사회적 책임과 정의(justice)라는 강력한 감각이 있다. 헬스 케어의 비용과 비용대비 효과의 분석에 주의를 기울여 서비스의 보급과 우선권을 확인하기 위해 정부를 참여시킨다(Pickett와 Hanlon, 1990). 사회적 · 환경적 요인의 영향과 건강이나 질병에 대한 그 기여도가 강조된다(Pickett와 Hanlon, 1990).

한편, 의학의 주된 관심사는 비용에 상관없이 개인의 건강과 개인에게 혜택을 주는 것에 있다. 초점은 1차 예방에 대해서가 아니라 임상의학 즉 질병의 치유와 3차 예방에 맞춰진다(Pickett와 Hanlon, 1990). 기술적 · 의약적 · 외과적인 개입이 강조된다. 심신이원론(mind-body dichotomy)이 유지되어 있다. 중심적인 관심사는 신체를 수복하는 것이다(Pickett와 Hanlon, 1990).

이상적으로는 공중위생에 종사하는 사람은 1차 및 2차 예방 즉 건강한 모집단이나 위험상태에 있는 모집단에게 사람들이 질병이나 장애가 된 다음부터 어떠한 처리를 할 때까지 기다릴 것이 아니라 질병이나 병이 최초의 단계에서 생기는 것을 예방하기 위해 일하는 것에 초점을 맞춘다. 이 방향성은 의사가 우선순위와 테크놀로지를 결정하고 환자는 케어를 피동적으로 받는 사람인 전통적 의학 모델과는 다른 움직임을 반영한다. 오늘날에는 고객은 헬스 케어의 활동적인 소비자가 되도록 장려되고 있다. 예방과 생활의 질이 강조된다.

현실적으로는 이들의 세 가지(1차, 2차, 3차)의 모든 예방은 최적의 건강을 위해서는 반드시 필요하다. 그러나 역사적으로 보면 미합중국은 그 에너지, 자원, 노력의 대부분을 오로지 3차 예방에 충당하여 왔다. 그러나 최근이 되어서 헬스 케어 비용의 상승, 자원의 유한성, 사망에 이르는 병인의 만성적인 특성 그리고 모집단의 고령화에 수반하여 연구자들은 1차 예방에 초점을 맞추도록 제안하고 있다. 이러한 방향성은 모든 사람들의 건강상태를 개선하고 결국은 비용의 효율성을 한층 높이는 것이 될 것이다.

현재 미국인은 헬스 케어 서비스를 어떻게 하여 얻고 있는가라는 점에서는 전환기의 한가운데에 있다. 외래환자 센터나 진료소에서의 서비스를 이용하는 것이 증가하고 있다. 그 결과 병원 중심의 입원 케어가 감소 추세에 있는 것에 반해서 지역사회에 기반을 둔 헬스 케어가 성공을 거두고 있다. 관리 케어도 규범으로 되어 있다. 이와 같이 작업치료에 종사하는 사람이나 다른 건강관련 전문직들이 고객에게 서비스를 제공하거나 작용하는 방법은 차츰 1차 및 2차 예방으로 향한 지역사회에 기반을 둔 것으로 되어가고 있다.

지역사회 건강 / *COMMUNITY HEALTH*

사람들이 "지역사회"나 "건강"이라는 용어를 사용하는 경우 일반적으로는 다른 사람들이 그 용어를 마찬가지로 정의하고 있다고 생각한다. 현실적으로는 그 정의는 폭넓은 다양성을 가질 가능성이 있다. 오해를 피하기 위하여 여기서 이들 2개의 용어를 정의하여 둔다. 지역사회(community)란 "공통의 목표나 다른 목적을 위해 서로 연결된 사람들의 비제도적인 집합(Green과 Raeburn, 1999, p.41)"이라 한다. 지역사회에 고유한 것은 어떤 특정의 지리적 구역 내의 사람들로 구성되는 것은 아니라는 점이다. 건강이란 개인이 만족할 수 있는 생산적인 생활을 즐기기 위해 필요한 발달과정을 터득할 수 있도록 그 사람의 신체적, 감정적, 사회적, 지적 및 정신적인 자원을 조화하는 것이라 정의한다(Dintiman과 Greenberg, 1980). 이와 같이 보면 지역사회 건강이란 지리적인 가까움이나 공통의 흥미라는 어떠한 점에서 서로 결부되어 있는 모집단의 신체적, 감정적, 사회적 및 정신적으로 건전한 상태를 가리킨다.

개개인에게 예방이나 헬스 케어 서비스를 제공하는 경우 지역사회에 기반을 둔 접근의 이용이 최적일 가능성이 있다. 복합적 수준에서 대처하는 문제의 경우 사회적 지원, 다수의 소비자에게 손을 내미는 능력, 특정 지역사회 니즈를 충족시키는 것에 표적을 둔 개입, 적극적인 지역사회 참여, 지역사회의 이니셔티브(initiative)에 의한 우선순위 부여 그리고 시스템 접근에 대한 잠재능력 등이 포함된다. 시스템 지향적 접근을 사용하는 것은 큰 전체의 그림을 보기 위해, 또한 관계, 결부, 의존성 등을 보다 잘 이해하기 위해 모든 사람들이 관여하도록 요구한다. 중심적 구성요소가 성과와 상호작용이기 때문에 지역사회 니즈에 우선순위를 매기거나 문제해결방법을 결정하는 경우에 시스템의 관점을 사용하는 것이 도움이 된다.

지역사회 건강 개입이란 "건강에 도움이 되는 행동에 대한 교육적, 사회적, 환경적인 지원의 모든 형태의 조합"이라 정의를 내릴 수 있다(Green & Anderson, 1982, p.3). 또한 Green & Anderson(1982, pp.3-4)에 따르면 다음과 같이 된다.

> 교육적 개입이란 높은 위험성을 가진 개인, 가족 또는 모집단이나 지역사회 전체를 매스미디어, 학교, 직장 그리고 조직을 통해서 유도하는 것일 것이다. 사회적 개입에는 건강에 도움이 되는 행위를 지원 하도록 계획된 경제, 정치, 법률, 조직의 변화가 포함될 것이다. 환경적 지원에는 사람들이 건강을 지키기 위해 필요한 물리적, 화학적, 생물적 자원 및 시설이나 물자의 구조와 분포가 포함된다. 지역사회의 건강행동에는 그 건강이 문제로 되어있는 사람들의 행위와 지역사회 내에서의 건강행동, 자원, 서비스에 영향을 미칠 것인 지역사회의 의사결정자, 전문가, 친구, 교사, 고용자, 부모, 기타의 사람들의 행위가 포함된다.

지역사회 건강증진의 목표는 지역사회의 모든 구성원이 자기가 지역사회의 활동을 선택하고 참여하고 즐길 수 있는 어떠한 수준의 건전한 상태와 활기(vitality)를 경험하는 것에 있다.

미합중국의 국가건강 목표와 목적/NATIONAL HEALTH GOALS AND OBJECTIVES FOR THE UNITED STATES

1979년에 U. S. Department of Health, Education and Welfare(미합중국 보건 · 교육 · 복지성), 현재의 Department of Health and Human services[DHHS : 건강 · 인적 서비스성]의 공중위생국이 "건강한 사람들"이라는 제목의 공문서를 출판하였다. 이 공문서는 국가건강 목표를 확인하고 미합중국의 건강증진과 질병예방을 검토함으로써 서서히 높아지고 있었던 헬스 케어 자금에 대한 불안을 가장 효율적이고 동시에 효과적으로 활용할 수 있도록 하기 위해 기획된 것이었다. "건강한 사람들"의 근저를 이루는 개념은 1974년에 캐나다인의 건강상태를 설명하기 위해 출판된 공문서인 캐나다의 LaLonde 보고로부터 가져온 것이었다. 이 틀은 모든 이환율이나 사망률은 (1) 기존의 헬스 케어 시스템의 부적절함, (2) 행동적 요인 또는 불건강한 생활양식, (3) 환경의 위험성, (4) 인간의 생물학적 요인이라는 4대 요인에 귀착시킬 수 있다, 라고 제안하고 있다(LaLonde, 1974).

"건강한 사람들"이라는 공문서(U. S. Department of Health Education and Welfare, 1979)는 모든 사망원인의 거의 50%에 불건강한 행동이나 생활양식이라는 요인이 기여하고 있다는 이유를 근거로 하여 이환율과 사망률의 감소에 관한 생활양식 변화의 중요성을 강조하였다. 현재도 여전히 계속되고 있지만 당시는 성인의 주요 사망원인은 심장혈관계의 질병 등의 만성질환이나 암이었다. 생활양식의 요인은 또한 의도적인 상해와 비의도적인 상해로 청년기나 성인 전기의 큰 사망원인으로도 되어있다.

미합중국의 5대 건강목표는 인생의 각 단계에 따라서 확인되고 분류되었다. 즉 하나의 큰 목표가 연령 그룹(영아, 유아, 청년 및 성인 전기, 성인, 노인)마다 확인되었다. 그 특정의 연령 그룹에서 체험되는 목표, 하위목표, 다른 문제도 각 연령 그룹마다 제시되었다. 예컨대 성인에 대한 국가 건강목표는 성인의 건강을 개선하여 1990년까지 25세 이상 64세까지의 사람들의 사망을 적어도 25% 감소하는 것으로 하였다(U. S. Department of Health, Education and Welfare 1979). 하위목표는 심근경색, 뇌졸중, 암을 체험하는 인원수를 감소시키는 것이 포함되었다. 또한 대처할 필요가 있는 문제에는 알코올 의존증, 정신건강의 문제, 치주질환(Periodontal disease)이 포함되었다.

1980년에 공중위생국은 "건강한 사람들"과 한 쌍이 된 보고서 "국가 건강증진과 질병예방의 목적

(Promoting Health/Preventing Disease Objectives for the Nation. U. S. Department of Health and Human Services, 1980)"을 공표하였다. 이 공문서의 목적은 5개의 국가 건강목표의 달성을 가능케 하는 특정의 목적을 확인하는 것이었다. 15개의 대상영역이 인식되고 3개의 큰 표제 하에 분류되었다. 예컨대 가족계획이나 예방접종 등의 예방 건강서비스를 5개영역, 예컨대 작업의 안전성과 건강이나 지역사회의 상수도 공급에서의 불소 첨가 등의 건강보호를 5개영역, 그리고 예컨대 흡연의 중단이나 영양의 개선 등의 건강증진을 5개영역으로 하였다. 합계 226의 특정 건강목적이 이 보고서에 제시되어 있다.

1983년에 출판된 "공중위생보고" 특별호는 국가 건강목적을 달성하는 데에 여러 기관이 도움을 줄 수 있는 실시계획과 다양한 방법을 해설하고 있다. 1986년에는 "중간보고"라는 공문서가 출판되고 목적달성을 향한 개선에 관한 최신정보를 독자에게 제공하였다. 몇 가지의 목적은 이미 달성되거나 1990년까지의 달성이 확실하게 되어있으나, 한편 몇 가지의 목적은 달성될 것 같지 않고 또한 몇 가지의 목적은 부득이 철회되어 있다. "중간보고"에 의해서 인식된 최대의 문제는 몇 가지의 목적을 측정하기 위해 입수 가능한 데이터가 불충분하다는 것이었다.

"건강한 사람들"과 그 후에 이어진 위에서 언급한 관련 공문서의 경험에 기초하여 U. S. Department of Health and Human Services(건강 · 인적 서비스성) 공중위생국은 몇 가지의 변경을 더해서 1990년에 새로운 공문서 "건강한 사람들 2000년"을 공표하였다. 이 공문서에 의해서 단순히 사망률의 저하를 도모하는 것보다도 사람들의 생활의 질과 건전한 상태라는 인식의 개선에 초점을 맞추게 되었다. 새로운 국가 건강목표는 아래와 같았다.

1. 미국인의 건강한 기간을 연장한다.
2. 미국인 사이의 건강의 격차를 줄인다.
3. 모든 미국인을 예방적 건강 서비스에 접근할 수 있도록 한다(U. S. Department of Health and Human Services, 1990).

"건강한 사람 2000년"에서는 국가의 건강증진과 질병예방의 노력에 초점을 맞추기 위해 22개의 우선영역이 제시되었다. 이들의 영역은 1979년의 공문서에서 사용된 것과 같은 3개 카테고리(건강증진, 건강보호, 예방적 건강 서비스)와 질병감시(surveillance)와 데이터 시스템이라는 카테고리를 부가하여 리스트로 하였다. 이 마지막의 카테고리의 목적은 데이터 수집방법을 개선하는 것에 있었다.

1990년의 공문서는 또한 모집단의 몇 개의 하위 집단의 니즈라는 또 하나의 중요한 영역에 목표를 설정하였다. 이전에도 그리고 현재도 모집단의 대다수와 특정의 하위집단과의 사이의 건강상태와 헬스케어에의 접근은 큰 격차가 있다. 이들의 하위 집단에는 저소득자, 장애인, 그리고 소수민족 집단(아프리카계 미국인, 히스패닉계 미국인, 아시아태평양계 미국인, 원주민족계 미국인, 알래스카계 미국인을 포함)의 사람들이 포함된다. 1990년의 공문서에 의해서 인식된 국가 건강목표의 3개 중의 2개는 특히 이러한 격차에 대처하고 있다. 더욱이 이들의 목표를 달성하기 위해서는 개인의 행동에 초점을 맞추는 것만으로는 불충분하기 때문에 사회적, 환경적 요인에 대처해야 한다. 도움이 되는 다른 방법에는 새로운 정책, 규칙, 법률을 채택하는 것이나 조직의 변경을 제도화하는 것이 포함될 것이다.

최신의 공문서 "건강한 사람들 2010년"은 2001년 1월에 공표되었다. 예방적 치료, 예방접종과 약제, 지원 테크놀로지, 컴퓨터화된 시스템 등의 진보에 의해서 "건강한 사람들 2010년"이 개발된 맥락은 "건강한 사람들 2000년"이 입안된 맥락과는 달랐다(U. S. Department of Health and Human Services, 1998). "건강한 사람들 2010년"은 (1) 건강한 생활의 질과 햇수를 증가시키는 것, (2) 건강의 격차를 없애는 것, 이라는 2개의 포괄적 목표를 갖는다. 이들의 목표를 향한 진보는 28개의 초점 영역(Box 3-1 참조)으로 조직된 467개의 목적에 의해서 측정을 하게 된다. U. S. Department of Health and Human

Services(1998, 목표 3)에 따르면 아래와 같이 된다.

> "건강한 사람들 2010년"의 제1목표는 건강한 생활을 보내는 세월과 마찬가지로 그 질을 높이는 것이다. 여기서는 단순히 오래 사는 것이 아니라 건강상태와 생활의 특성에 역점이 두어져 있다. ……사람들은 장애의 예방, 기능의 개선 그리고 신체증상이나 감정증상에 의해서 야기된 고통이나 고뇌의 구제라는

Box 3-1

"건강한 사람들 2010년"의 초점영역

질적인 헬스 서비스에 접근하는 것
관절염, 골다공증, 만성허리통증
암
만성콩팥질환
당뇨병
장애와 2차적 증상
교육프로그램과 지역사회에 기반을 둔 프로그램
환경건강
가족계획
식품 안전성
건강에 관한 의사소통
심장질환과 뇌졸중
HIV
예방접종과 전염병
손상과 폭력의 예방
모성, 영아, 유아의 건강
의료제품의 안전성
정신적 건강과 정신질환
영양과 비만
직업적 안전성과 건강
구강위생
신체활동과 신체적성
공중위생의 인프라 구축
호흡기질환
성전염병
물질남용
흡연
시력과 청력

자료출처 : U. S. Department of Health and Human Services (2000). Healthy People 2010(Conference ed., p17). Washington DC. U. S. Government Printing Office.

> 이제까지와는 다른 건강목표에 차츰 관심을 갖게 되었다. ……건강한 생활이란 개인의 입장으로부터는 영아에서부터 노인까지의 각각의 인생단계에서 다른 사람들과의 만족이 가는 관계를 유지하는 것, 일하는 것, 노는 것이라고 하는 능력을 가져오는 모든 범위의 기능적 능력을 의미한다. 국가의 입장에서는 건강한 생활이란 지역사회의 번영과 국가의 번영에 공헌하고 활기차게 창조적이고 그리고 생산적인 국민을 의미한다.

"건강한 사람들 2010년"은 개인의 건강과 지역사회의 건강의 관계 그리고 "개인의 생물학적 측면과 행동, 물리적 환경과 사회적 환경, 정책과 개입 그리고 질이 높은 헬스 케어에 접근하는 것(U. S. Department of Health and Human Services, 2000. p.20)"을 포함하는 건강의 6개의 건강의 결정인자(determinants of health) 사이의 복잡한 상호작용을 인식하고 있다. "건강한 지역사회 안에서의 건강한 사람들"이 "건강한 사람들 2010년"의 기본적 전제이다. 개인의 건강은 지역사회 안의 물리적 사회적 환경에 어느 정도는 의존하고 있다. 마찬가지로 지역사회의 건강은 지역사회 구성원의 집단적인 태도와 행동에 영향을 받는다.

"건강한 사람들 2010년"은 예방과 건강증진의 활동에 대한 많은 직종의 협동의 틀을 제공하고 있다. 그 목적 달성에는 조직적 개입이 필요하고 따라서 사회의 어딘가 하나의 부분이라는 범위의 것은 아니다. 작업치료에 종사하는 사람들은 이러한 국가적 우선순위를 인식하고 이들의 목적 달성에 참여할 필요가 있다.

능력 장애의 인구통계학과 예방의 필요성 / DEMOGRAPICS OF DISABILITY AND THE NEED FOR PREVENTION

전체로서 능력 장애의 조건 하에 있는 다수의 사망률의 저하와 미합중국 인구의 고령화에 수반해서 능력 장애자의 유병률은 증가하고 있다. 예컨대 1980년에는 중증의 외상성 뇌손상이 있는 미국인에서 손상 후 2년 이상 생존은 10%이하 밖에 없었다. 그러나 1997년에는 외상 케어의 진보에 따라 생존율은 90%이상으로 높아지기까지 개선을 보였다. 더욱이 CVA 후의 사망률은 저하하였어도 그 발생률은 저하하지 않았다(Jones, Sanford와 Vell, 1997).

Jones 외(1997, p.36)에 따르면 아래와 같이 된다.

> 응급의료의 진보, 포괄적 재활 팀에 맞춘 초점, 지원 테크놀로지에 의한 새로운 장래성을 전개하는 여구의 속행 그리고 건강 프로그램의 성장은 장기간에 걸쳐서 능력 장애가 있는 사람들의 증가에 기여하고 있다. 베이비붐 시대의 사람들의 고령화는 이들의 인원수에 부가되는 것뿐일 뿐이고 또한 이 커지고 있는 소수파에 힘을 주는 것이 될 것이다.

"능력 장애"라는 용어는 다양하게 정의되어 있다. 몇 개의 연방기관은 능력 장애를 활동제한이라는 관점에서 정의하고 있고 한편 다른 기관은 능력 장애를 기능적 제한과 관계를 부여하고 있다. 국립건강통계 센터(National Center for Health Statistics)는 미합중국 인구의 14%가 활동제한이 있다고 추계하고 있다. 활동제한이란 "그 사람의 연령집단에 관련되는 활동에서 일반적인 종류와 양을 수행하는 능력의 장기간에 걸친 저하"라 정의되어 있다(U. S. Department of Health and Human Services, 1990, p.317). 활동제한이 있는 사람의 약 38%가 이동에 기능장애가 있다고 보고하고 있다. 활동제한의 원인은 연령에 따라서 다양하다. 아동과 청년에서는 활동제한의 대부분은 인지제한, 천식, 벙어리, 음성 언어의 장애, 정신질환과 연관성이 있다. 고령자에서는 활동제한은 퇴행성질환, 특히 관절염과 심장혈관장애와 가장 연관성이 있다(U. S. Department of Health and Human Services, 1990).

미합중국 국세조사국에서는 15세 이상의 미국인의 약 20%가 기능적 제한이 있다고 추정하고 있다. 기능적 제한이란 9개의 특정 감각과제나 신체과제를 수행하는 그 사람의 능력이라는 점에서 정의된다. 활동제한, 기능적 제한 그리고 능력 장애의 발생률은 연령에 수반해서 증가한다. 추계는 2040년에는 베이비붐시대 인구의 가령(aging)에 수반하여 장애를 가진 미국인의 수는 1997년의 3배로 증가할 것이라 한다(Jones 외, 1997).

"건강한 사람들 2010년"에 개략적으로 기술된 국가 건강목표의 상당한 수가 특히 능력 장애가 있는 모집단에 대처하고 있다. Box 3-2는 이들 목표의 예를 나타내고 있지만 그 대부분은 작업치료 개입과 직접적으로 연관성이 있는 것이다.

작업을 통한 지역사회 건강의 개선 / IMPROVING THE HEALTH OF THE COMMUNITY THROUGH OCCUPATION

"작업치료 실행 가이드라인(Moyers, 1999)"은 이 전문직이 건강증진과 장애예방에 참여하는 것을 단언하고 있다. 작업치료사가 제공하는 건강증진 서비스는 일반적으로는 "생활양식의 재설계" 또는 활동을 하지 않는 것이 건강하지 못한 영향을 주는 것을 예방하는 수단으로서 작업에 건강하게 종사하는 것에 대한 지원의 개발을 포함한다.

Wilcock(1998, p.110)은 작업의 관점에서부터 건강을 아래와 같이 정의하고 있다.

> 병이 없는 것, 그러나 반드시 능력 장애가 있는 것은 아닌 것 ; 사회적으로 가치가 있고 개인에게 의미 있는 작업을 통해서 달성되는 신체적, 정신적, 사회적으로 건전한 상태 ; 개인의 잠재능력을 위해 노력하는 능력과 기회의 강화 ; 지역사회의 화합과 기회 ; 사회의 통합, 사회적인 지원과 정의, 이 모두가 유지할 수 있는 사회 생태학의 안에 있으며 또한 그 일부분인 것.

건강에 대한 다양한 위험인자는 작업에서 최적이 아닌 사용, 선택, 기회, 균형으로부터 야기될 수 있다. 작업 기능장애(occupational dysfunction)에 대한 위험인자에는 작업의 불균형, 작업 박탈, 작업 소외(occupational alienation)가 포함된다(Wilcock, 1998).

작업의 불균형이란 개인의 신체적, 심리사회적 니즈를 충족시키는 일이 없는 신변처리, 일, 휴식, 놀이나 레저 사이의 균형의 결여이며 따라서 건강과 건전한 상태의 저하를 일으킨다. 작업박탈이란 어떤 작업을 얻거나 사용하거나 즐기는 일을 방해하는 상황 또는 제한을 포함한다. 작업박탈을 일으키는 조건에는 건강의 저하, 능력 장애, 교통수단의 결여, 고립, 노숙자 등이 포함된다. 작업소외란 자기의 작업에 대한 만족의 결여이다. 스트레스가 많은, 무의미한, 지루하게 하는 등이라 간주되는 과제는 작업소외라는 체험을 초래하는 경우가 있다(Wilcock, 1998).

작업치료 실행은 의미 있는 작업에의 참여가 작업수행과 전반적 건강을 개선할 수 있다는 전제에 기초하고 있다. 따라서 예방적 작업은 작업에 대한 의미 있는 종사를 통해서 질병과 장애의 예방 그리고 개인과 지역사회의 건강과 건전한 상태의 증진에서의 작업과학의 적용이라 특징을 지울 수 있다.

건전한 고령자의 연구

예방적 작업이 갖는 힘에 관한 우수한 사례는 남 캘리포니아대학에서 실시된 "건전한 고령자의 연구"라 일반적으로 불리고 있는 포괄적 연구 프로젝트에 제시되어 있다(Clark 외, 1997). 이 연구는 60세

Box 3-2

장애인을 대상으로 한 목적

이 초점영역의 전반적 목표는 "미합중국에서 장애인의 건강을 증진하고 2차적 증상을 예방하여 장애가 있는 사람들과 없는 사람들 사이의 격차를 없애는 것" 이다.

- "건강한 사람들 2010년" 의 질병 감시도구의 모두에 관련되는 핵심에 "장애인" 을 인식한 표준적 질문을 포함하는 것.
- 슬픔, 불행, 우울 등이 있다고 보고가 된 장애아나 장애청년의 비율을 낮추는 것.
- 슬픔, 불행, 우울 등의 감정상태 때문에 적극적으로 되는 것을 방해받고 있다고 보고가 된 장애 성인의 비율을 낮추는 것.
- 사회적 활동에 참여하는 장애 성인의 비율을 높이는 것.
- 충분한 감정적 지원을 받고 있다고 보고가 된 장애 성인의 비율을 높이는 것.
- 생활에 만족하고 있는 장애 성인의 비율을 높이는 것.
- 보편적 계획 입안의 원리와 모순이 됨이 없이 집합 케어시설에 있는 장애인의 수를 감소시키는 것.
- 성인 노동인구의 장애 유무에 따른 고용율의 격차를 낮추는 것.
- 적어도 80% 이상의 시간을 보통교육 장면에서 지내는 장애아나 장애청년의 비율을 높이는 것.
- 장애인이 완전히 접근할 수 있는 건강, 복지, 치료의 프로그램이나 시설의 비율을 높이는 것.
- 필요한 지원기기나 테크놀로지가 없다고 보고가 되는 장애인의 비율을 낮추는 것.
- 가정, 학교, 직장, 지역사회의 활동에 참여하는 데에 환경적 장벽이 있다고 보고가 되는 장애인의 비율을 낮추는 것.
- 지역사회, 주, 컬럼비아 특별구에서 자애인과 케어 제공자에 대한 공중위생의 조사나 건강 증진 프로그램의 수를 증가시키는 것.

자료출처 : U. S. Department of Health and Human Services(2000). Healthy People 2010 (Conference ed. pp.6-2-6-22). Washington DC, U. S. Government Printing Office.

이상에서 지역사회에서 자립하여 생활하고 있는 361명의 남녀 고령자를 대상으로 한 무작위화 비교시험이고 예방적 작업치료 프로그램의 효과성을 평가하기 위해 계획되었다.

이 실험적 디자인은 (1) 작업치료 서비스를 받은 그룹, (2) 사교적 활동에 참여한 그룹, (3) 전혀 아무것도 받지 않았던 통제 그룹이라는 3개 그룹의 사전, 사후의 검사로 구성되는 것이었다. 개입은 2개소의 고령자용 공적 아파트에서 9개월간 계속되었다. 사전 및 사후의 측정은 아래와 같았다.

- 기능상태 질문지(Functional Status Questionnaire)
- 생활만족도 지표(Life Satisfaction Index-Z)
- 역학연구 센터(CES)판 우울척도(Center for Epidemiologic Studies Depression Scale)
- 의학적 연구의 성과 (MOS)판 단축판 일반적 건강조사(Medical Outcomes Study(MOS) Short Form

General Health Study)
- RAND 36항목 건강상태 조사 ; 단축판 36(RAND 36-Item Health Status Survey, Short Form-36)

흥미로운 주된 성과 측정은 "신체적 및 사회적 기능, 자기평가에 의한 건강, 생활 만족도 및 우울증상(Clark 외, 1997, p.1321)" 이었다.

작업치료 그룹에 무작위로 배치된 대상자는 집단에서 1주일에 2시간의 작업치료 서비스와 합계 9시간의 개별 작업치료 서비스를 받았다. 이들의 기간(session)에 이루어진 주제는 아래와 같은 것이었다.

- 건강과 건전한 상태에 대한 활동의 중요성
- 관절보호와 에너지 절약의 원리
- 적응기기의 이용
- 공공교통수단의 이용
- 자택과 지역사회의 안전

사교적 활동에 참여한 대상자나 아무 치료도 받지 않았던 대상자와 비교할 때 작업치료 서비스를 받은 대상자에게는 통계적으로 의미 있는(p〉0.5) 건강에 관한 이득이 인지되었다. 작업치료 서비스를 받은 대상자는 활력(vitality), 신체적 및 사회적인 기능상태, 생활만족도 그리고 일반적인 정신적 건강이 개선되었다. 그들은 또한 정서적 또는 신체적인 건강상의 문제의 결과로서 간주되던 신체적인 통증이나 역할의 제한을 감소시키고 있었다.

사회적 활동 그룹과 비교할 때 의미 있게 이득을 얻은 작업치료 그룹이 보여준 것은 "활동 그 자체를 위한 단순한 활동" 이 건강을 향상시킨다는 사고방법이 잘못된 것이라는 것을 밝힌 것이다. 이 연구결과는 작업치료의 이론적 원리에 기초하여 전문적으로 제공된 서비스가 사회적 활동 프로그램에의 참여보다도 훨씬 우수하다는 것을 보여준 것이다. 실제로 사회적 활동은 전혀 아무것도 받지 않은 것보다도 지역사회에서 생활하는 고령자의 건강과 건전한 상태의 유지와 개선에 효과적이지는 않았다.

지역사회 건강에서의 전문직 종사자의 역할

손상, 질병 그리고 능력 장애의 위험에 노출되어 있는 고령자 수의 급격한 증가를 포함하는 인구통계학상의 변화는 작업치료에 종사하는 사람들에게 스스로의 역할을 건강증진과 질병이나 장애의 예방으로 확대하는 기회를 제공하고 있다.

작업치료에 종사하는 사람은 건강증진과 질병이나 장애의 예방에 세 가지의 큰 역할을 담당하고 있다.

1. 장애의 상태에 관계없이 모든 고객과 그 가족에 대한 건강한 생활양식의 증진. 흡연, 불건강한 방법에 의한 다이어트, 신체능력의 저하, 물질남용과 같은 생활양식 상의 위험인자는 장애인에게는 간과되는 경우가 많다. 표준적인 건강증진 프로그램과 서비스도 장애인에게는 부적절할지도 모른다. 작업치료사는 이들의 프로그램을 장애라는 조건을 가지면서 생활하고 있는 사람들의 특별한 니즈에 적합하도록 수정할 수 있다.
2. 건강교육, 영양, 운동 등 영역의 전문가에 의해서 개발된 프로그램에 작업이라는 특유한 관점을 부가함으로써 기존의 건강증진의 노력을 보완하는 것. 예컨대 당뇨병 때문에 다리를 절단한 사람과 함께 작업할 때 작업치료사는 음식물을 사용한 식사의 준비라는 작업과 영양사의 건강증진 프로그램에서 추천된 준비방법에 초점을 맞추게 될 것이다. 이러한 것은 능력 장애가 진행하는 것을 예방하기 위해 적절한 영양의 중요성을 강조하면서 부엌에서의 기능적 자립이라는 작업치료 목표의 달성을 가능케 한다.

3. 개인(장애인도 그렇지 않은 사람도), 집단, 조직, 지역사회, 정부의 정책을 포함한 사회의 다양한 구성원과 수준을 목표로 설정한 작업에 기초한 건강증진 프로그램의 개발이나 작업에 초점을 맞춘 건강증진 개입방법의 다양한 예는 Box 3-3에 열거하였다.

손상예방

손상예방은 작업치료 개입의 큰 가능성을 가진 영역의 하나이다. 미합중국 과학 아카데미(National Academy of Science)에 따르면 손상은 오늘날의 국가가 직면하고 있는 아마도 가장 인식이 낮은 주요 공중위생상의 문제이다. 손상은 "신체를 인간 내성(human tolerance)의 문턱값(threshold)을 초과한 양

> **Box 3-3**
>
> **작업에 기초한 건강증진의 개입**
>
> 각각의 수준에서의 작업에 초점을 맞춘 건강증진 개입에는 아래의 것이 포함될 것이지만 이들에 한정되는 것은 아니다.
>
> **개인수준의 개입**
> - 장애인에 대한 신체적 활동이나 운동의 적응
> - 케어 제공자의 요통예방을 위해 들어 올리는 것에 대한 적절한 신체 역학(body mechanics)의 교육
> - 신체장애자나 인지장애자에 대한 자동차 운전의 평가와 훈련
>
> **집단수준의 개입**
> - 근로자에 대한 반복성 긴장장애교육과 예방・관리 프로그램
> - 미성년의 어머니에 대한 어머니 기술훈련
> - 보육원의 보육사에게 정상발달, 행동상의 문제에 대한 대처 그리고 발달 지체의 위험성을 가진 어린이를 발견하는 것에 관한 교육
>
> **조직수준의 개입**
> - 직장공간의 생체계측학적 디자인의 이점이나 직장에서의 손상예방 방법에 관한 공장 관리자에 대한 상담
> - 항공회사, 호텔, 레스토랑 등의 서비스산업의 종업원에 대한 장애인 배려훈련
>
> **지역사회 수준의 개입**
> - 장애인의 접근 가능성을 높이는 것 같은 지역사회 레크리에이션 시설의 개조
> - 접근 가능성과 유니버설 디자인에 관한 건축업자, 설계자, 도시 계획자에 대한 상담
>
> **정부의 정책에 대한 개입**
> - 학교나 보육시설에 대한 장애아의 완전한 수용의 추진
> - 위험한 상태에 있는 모집단의 생활의 질을 개선하는 프로그램을 지원하기 위해 공적 자금을 획득하는 로비활동

또는 비율로 접촉하는 것에 의해서 기계적 에너지, 열, 전기, 화학물질, 전리방사선 등의 물리적 작용요인에 심하게 노출된 (U. S. Department of Health and Human Services, 1997, p.15)" 결과이다.

손상은 사고와는 달리 전형적으로는 우연에 의해서 일어나는 것은 아니다. 손상의 과학적 연구는 손상이 우연히 일어나는 것이 아니라는 것을 보여주고 있다. 질병과 마찬가지로 손상은 인식할 수 있는 패턴에 따르고 있다. 손상에 의한 사망률은 "유아보다도 영아에 비교적 높은 비율이고 20대 전기부터 중기에 걸쳐서 증가하며 그 후 중년까지 감소하고 고령자에서 다시 증가한다(U. S. Department of Health and Human Services, 1997, p.20)" 고 제시된 것처럼 연령에 따라서 다양하다. 고의가 아닌 손상은 수송에 관련된 사건, 유해물질이나 환경에 대한 노출, 물건이나 도구와의 접촉, 넘어짐, 화재나 폭발 등이 포함되고 손상에 의한 사망의 높은 비율을 차지하고 있다. 손상과 관련된 죽음의 나머지의 대부분은 자살과 살인이 차지한다. 손상의 원인과 패턴을 이해하는 것이 상당한 비율의 손상을 예측하여 예방하는 것을 가능케 한다.

작업치료사는 손상예방의 다양한 이니셔티브에 큰 역할을 발휘할 수 있다. 작업치료 개입에 적절한 프로그램의 몇 가지 예를 개략적으로 기술한다.

고령자의 넘어짐 예방 넘어짐의 예방 프로그램은 전형적으로는 넘어짐을 야기하는 3개의 주요 영역에 영향을 미친다. 3개영역의 평가와 개입은 (1) 개인, (2) 환경, (3) 사회이다. 인간을 넘어지기 쉽게 하는 개인에 관한 속성은 감각이나 지각의 결함, 근골격상의 제한, 균형의 문제, 심장혈관계의 기능장애 등이 포함된다. 넘어짐 예방의 노력은 에어로빅스에 의한 신체적성, 근력, 균형의 개선으로 돌려지는 경우가 많다. 환경을 목표로 설정한 개입은 빛의 양을 개선하는 것, 바닥 표면을 개조하는 것, 안전을 위한 위험물의 철거 그리고 지원기기의 설치 등이 포함될 것이다. 넘어짐의 예방 프로그램에는 보행지원용구나 기타의 안전을 위한 기기의 수용과 이용을 높이는 노력 안에서의 일반대중의 교육도 포함될 것이다(Holliday, Cott와 Torresin, 1992).

7쌍의 양로원(nursing home)에서 실시된 무작위화 비교시험과 통제 그룹을 가진 연구에서 연구자는 휠체어의 수리, 신발의 적합성의 확인, 난잡한 실내의 정리정돈, 향정신약의 모니터링, 환자지원 횟수의 증가, 환자에 대한 안전을 인지하게 하는 방법 등의 간단한 개입이 고령자가 반복해서 넘어지는 횟수를 19% 감소시키는 데에 도움이 되었다는 것을 발견하였다. 더욱이 이들 개입의 결과 이제까지 3회 이상의 넘어짐을 경험한 고령 거주자의 손상을 수반하는 넘어짐을 50%나 감소시켰다(Ray 외, 1997).

레크리에이션 손상 예방 스포츠나 레크리에이션에서의 손상은 병원의 응급치료실로 운송하게 되는 큰 원인으로 되어있다. 이러한 손상의 대부분이 농구, 축구, 야구, 자전거 그리고 놀이터에서의 놀이기구와 연관성이 있다(U. S. Department of Health and Human Services, 1997). 어떤 전향적인 집단 연구(cohort study)는 충격발산형 베이스(break-away base)를 이용하는 것이 "높은 동작능력을 가진" 야구선수의 슬라이딩에서의 손상 수와 중상정도를 80% 감소시켰다. 충격발산형 베이스는 레크리에이션 장면에서도, 스포츠 장면에서도 표준 고정형 베이스(standard stationary base)보다도 가격이 저렴하고 안전하다(Janda 외, 1993). 작업치료사는 레크리에이션 시설이나 프로그램에서의 안전에 대한 위험성을 평가하고 손상의 위험을 감소하는 방법을 제안하기 위해 이들 장면에서의 서비스를 제공할 수 있다.

일(work)의 손상 예방 미합중국에서는 일과 관련된 손상은 수억 달러에 이르는 임금의 손실, 생산성의 저하, 헬스 케어 비용의 폭등 등 고비용으로 되어있다. 작업치료사는 허리통증이나 축적되는 외상성 손상을 예방하고 근무 중의 안전성을 높여 생체계측학적으로 효율적인 작업공간을 계획하는 프로그램을 개발하여 실행하는 전문지식을 갖고 있다. 더욱이 작업치료사는 일과 관련된 손상의 특성과 범위를 평가하고 직무요구를 평가하여 종업원을 안전하게 일에 복귀하도록 촉진할 수 있다(Rothman과 Levine, 1992).

맺는말 / CONCLUSION

철학적으로 보면 작업치료와 공중위생은 매우 호환성이 있으며 또한 보완적이다. 작업치료사는 1차 및 2차 예방의 방법과 지역사회 건강의 이니셔티브라는 점에서는 공중위생, 건강증진 그리고 건강교육의 전문가들과의 협동으로부터 많은 것을 학습할 수 있다. 공중위생 프로그램도 작업치료 전문직이 제공할 수 있는 작업과 작업과학의 관점에서의 특유한 공헌으로부터 득을 볼 수 있다. 생활의 질, 만족스러운 관계, 그리고 일과 놀이를 위한 기능적 능력에 맞춘 "건강한 사람들 2010년"의 초점은 작업치료 전문직의 공중위생, 건강증진, 예방 그리고 지역사회 건강의 이니셔티브에의 참여를 초래하는 것이다.

학습문제 / STUDY QUESTIONS

1. 다음의 개념과 용어의 유사성, 차이점, 관계를 확인하고 설명하시오: 공중위생, 예방, 건강증진, 지역사회 건강.
2. 건강과 질병에 대한 공중위생과 의학적 접근의 차이를 설명하시오. 작업치료 실행과 연관을 시켜 이들의 두 가지 접근의 의미를 검토하시오.
3. 예방의 1차, 2차, 3차의 각 수준에서의 작업치료의 잠재적 전략을 확인하시오.
4. "건강한 사람들"이라는 틀 안에서 국가 건강목표와 목적의 전개에 관한 역사와 작업치료사의 역할의 가능성을 설명하시오.

인용문헌

American Hospital Association. (1985). *Health promotion for older adults: Planning for action.* Chicago: Center for Health Promotion.

Clark, F., Azen, S.P., Zemke, R., Jackson, J., Carlson, M., Mandel, D., Hay, J., Josephson, K., Cherry, B., Hessel, C., Palmer, J., and Lipson, L. (1997). Occupational therapy for independent living older adults: A randomized controlled trial. *Journal of the American Medical Association, 278,* 1321–1326.

Detels, R., and Breslow, L. (1997). Current scope and concerns in public health. In R. Detels, W.W. Holland, J. McEwen, and G.S. Omenn (Eds.), *Oxford textbook of public health.* New York: Oxford.

Detels, R., Holland, W.W., McEwen, J., and Omenn, G.S. (1997). *Oxford textbook of public health.* New York: Oxford.

Dintiman, G.B., and Greenberg, J.S. (1980). *Health through discovery.* Menlo Park, CA: Addison Wesley Longman.

Fee, E. (1997). The origins and development of public health in the United States (Chap. 3, pp. 35–54). In R. Detels, W.W. Holland, J. McEwen, and G.S. Omenn (Eds.), *Oxford textbook of public health.* New York: Oxford Univerity Press.

Green, L.W., and Anderson, C.L. (1982). *Community health.* St. Louis: Mosby.

Green, L.W., and Kreuter, M.W. (1991). *Health promotion planning: An educational and environmental approach* (2nd ed.). Mountainview, CA: Mayfield.

Green, L.W., and Raeburn, J. (1990). Contemporary developments in health promotion, definitions and challenges. In N. Bracht (Ed.), *Health promotion at the community level.* Newbury Park, CA: Sage.

Holliday, P.J., Cott, C.A., and Torresin, W.D. (1992). Preventing accidental falls by the elderly. In J. Rothman and R. Levine (Eds.), *Prevention practice: Strategies for physical therapy and occupational therapy.* Philadelphia: Saunders.

Janda, D.H., Maguire, R., Mackesy, D., Hawkins, R., Fowler, P., and Boyd, J. (1993). Sliding injuries in college and professional baseball—a prospective study comparing standard and break-away bases. *Clinical Journal of Sports Medicine, 3*, 78–81.

Jones, M., Sanford, J., and Bell, R.B. (1997). Disability demographics: How are they changing? *Team Rehab Report, 8*(10), 36–44.

LaLonde, M. (1974). *A new perspective on the health of Canadians: A working document.* Ottawa: Ministry of National Health and Welfare.

MacMahon, B., and Trichopoulos, D. (1996). *Epidemiology principles and methods.* Boston: Little, Brown.

Moyers, P.A. (1999). *The guide to occupational therapy practice.* Bethesda, MD: American Occupational Therapy Association.

Pickett, G., and Hanlon, J.J. (1990). *Public health: Administration and practice.* St. Louis: Times Mirror/Mosby.

Ray, W., Taylor, J., Meador, K., Thapa, P., Brown, A., Kajihara, H., David, C., Giddeon, P., and Griffin, M. (1997). A randomized trial of a consultation service to reduce falls in nursing homes. *Journal of the American Medical Association, 278*(7), 557–562.

Rothman, J., and Levine, R. (1992). *Prevention practice: Strategies for physical therapy and occupational therapy.* Philadelphia: Saunders.

Scaffa, M.E. (1998). Adolescents and alcohol use. In A. Henderson, S. Champlin, and W. Evashwick (Eds.), *Promoting teen health: Linking schools, health organizations and community.* Thousand Oaks, CA: Sage.

U.S. Department of Health and Human Services. (1980). *Promoting health/preventing disease: Objectives for the nation.* Washington, DC: U.S. Government Printing Office.

U.S. Department of Health and Human Services. (1986). *The 1990 health objectives for the nation: A midcourse review.* Washington, DC: U.S. Government Printing Office.

U.S. Department of Health and Human Services. (1990). *Healthy people 2000: National health promotion and disease prevention objectives* (Publication No. 017-001-00474-0). Washington, DC: U.S. Government Printing Office.

U.S. Department of Health and Human Services. (1997). *Health, United States, 1996–97 and injury chartbook.* Hyattsville, MD: National Center for Health Statistics.

U.S. Department of Health and Human Services. (1998). *Healthy people 2010 objectives: Draft for public comment.* Washington, DC: U.S. Department of Health and Human Services.

U.S. Department of Health and Human Services. (2000). *Healthy people 2010* (Conference ed.). Washington, DC: U.S. Department of Health and Human Services.

U.S. Department of Health, Education and Welfare. (1979). *Healthy people: Surgeon General's report on health promotion/disease prevention* (Publication No. 79-55071). Washington, DC: U.S. Government Printing Office.

Wilcock, A.A. (1998). *An occupational perspective of health.* Thorofare, NJ: Slack.

Winslow, C-E.A. (1920). The untilled fields of public health. *Science, 51*, 23–33.

World Health Organization. (1947). Constitution of the World Health Organization. *Chronicle of the World Health Organization, 1.*

World Health Organization. (1986). The Ottawa charter for health promotion. *Health Promotion, 1*, iii–v.

제 **4** 장

지역사회에 기반을 둔 실행을 위한 이론적 틀

Theoretical Frameworks for Community-Based Practice

■ **개요**

서론

이론과 지식의 조직화

지역사회에 기반을 둔 실행에 대한 이론의 중요성

용어의 검토

지식의 조직화

지역사회에 기반을 둔 실행에 관련되는 이론

작업치료 실행의 개념모델의 선택

건강교육과 공중위생의 모델과 이론의 선택

지역사회 조직화의 이론과 모델

핵심이 되는 용어

지역사회 조직화(community organization)
개념(concept)
실행의 개념모델
(conceptual model of practice)
구성개념(construct)
인간수행의 생태학
(ecology of human performance)
관계의 틀(frame of reference)
건강신념 모델(health belief model)
모델(model)
인간작업 모델
(model of human occupation)
작업적응(occupational adaptation)
작업과학(occupational science)
패러다임(paradigm)
인간-환경-작업수행 모델
(person-environment-occupational performance model)
PRECEDE-PROCEED 모델
(PRECEDE-PROCEED model)
원리(principle)
사회적 학습이론(social learning theory)
이론(theory)
건강행동 변화의 이론횡단적 모델
(transtheoretical model of health behavior change)

학 습 목 표

이 단원은 독자가 아래의 것을 할 수 있도록 적은 것이다.

- 전문직 종사자가 이론의 이용에 있어서 지식을 갖고 유능하게 된다는 필요성을 아는 것.
- 이론에 관련되는 용어와 이들 용어 사이의 관계를 확인하고 정의하는 것.
- 지역사회에 기반을 둔 실행에서 사용할 수 있는 몇 가지의 작업치료 이론의 일반적 특징과 원리를 설명하는 것.
- 이들 작업치료 이론의 지역사회의 실행과 연구에 대한 적절성을 비평하는 것.
- 지역사회에 기반을 둔 실행에서 사용할 수 있는 건강교육과 공중위생의 몇 가지 이론을 설명하는 것.
- 이들 건강교육과 공중위생 이론의 지역사회의 실행과 연구에 대한 적절성을 비평하는 것.
- 건강 니즈를 충족하는 지역사회를 조직화하기 위한 방법을 설명하는 "지역사회 조직화"라는 용어를 정의하는 것.
- 지역사회에 기반을 둔 작업치료 서비스의 성장을 제한하고 있는 이유를 몇 가지 확인하는 것.

서론/INTRODUCTION

이 단원에서는 건강증진의 계획입안과 실행을 강조하면서 지역사회에 기반을 둔 작업치료 실행에 관해서 이해하는 공통 기반을 만들어내기 위해 사용되는 용어를 간단히 검토한다. 그 후에 작업치료와 다른 건강에 관한 학문영역의 이론적 틀의 설명으로 옮겨간다. 이들의 이론적 틀은 주민의 건강과 생활의 질을 개선하는 노력 중에서 지역사회 지원에 더욱더 관여하도록 원조하기 위해 사용할 수 있는 것이다.

이론과 지식의 조직화

지역사회에 기반을 둔 실행에 대한 이론의 중요성

참된 전문직의 근본적 특징의 하나에 그 실행의 근저를 이루는 이론적 기반 즉 그 전문직이 조작하는 파라미터의 정의부여가 있다(Shireffs, 1984). 과학의 발전에서는 일반적으로 이론은 적용에 선행한다. 다양한 이유로부터 지역사회에 기반을 둔 실행을 위해서는 충분히 개발된 이론적 기초가 반드시 필요하다. 이론과 모델은 기초연구와 응용연구, 프로그램의 작성 · 실행 · 평가를 위한 기초와 맥락을 제공한다(Scaffa, 1992). 따라서 작업치료 및 관련영역의 이론에 관한 최신의 지식은 지역사회에 기반을 둔 포괄적 프로그램으로서 반드시 필요하다.

경험이 풍부한 작업치료 종사자는 새로이 전개되고 있는 실행의 개념 모델이나 이론에 뒤지지 않고 따라갈 기회가 제한되기 쉽다(Reitz, 1998a). 직장의 요청도 또한 치료 종사자의 현재의 이론에 대한 지식을 억제한다. 작업치료 전문직이 현재의 이론발전을 잘 모르면 현재 또는 새로운 지역사회에 기반을 둔 프로그램의 개발이나 정밀화에 이득을 가져오는 잠재적인 영역을 무시하게 될지도 모른다.

프로그램 계획의 입안에 이론을 사용하는 것은 많은 이유에 의해서 제한된다(Reitz, 199a). 그 중에서 가장 두드러진 두 가지 이유는 급속한 페이스로 진행되는 오늘날의 변화와 전문직 실행에서의 불확실성에 대한 현재의 감각이다. 이에 더해서 다수의 전문직 종사자가 학교를 졸업하게 됨에 수반해서 이 영역에서 지식의 폭발적인 증가가 일어나고 있다. 과거에는 자기의 임상실습체험 중에 이론의 적용을 볼 기회가 있었던 학생은 거의 없었다. 전문직 종사자는 일단 졸업을 하고나면 평생교육 안에서 이론에 역점을 두는 것은 제한되어왔다. 일관성이 없고 갈등을 유발하는 용어의 사용도 문제여서 이론을 학습하는 사람에게 혼란을 초래할 가능성이 있었다. Miller(1993b)는 작업치료 전문직이 왜 이론의 사용을 위해 지식을 갖추고 이론의 사용에 유능해야 하는가에 관한 다섯 가지의 이유를 밝혔다(Box 4-1). 학생도 임상전문가도 작업치료의 이론적 기반에 대해서 분명히 의견을 말하고 치료나 프로그램 계획 입안에 대한 이론의 적용에 편안함을 느껴야 한다.

이 단원은 작업치료 실행의 네 가지 개념 모델의 개요를 제공함과 동시에 지식 모체에 부가할 수 있

> **Box 4-1**
>
> **Miller가 이론에서의 지식과 유능함을 옹호하는 사유**
>
> - 실행을 타당한 것으로 하고 유도하기 위해
> - 진료수가를 정당화하기 위해
> - 전문성의 문제를 명확히 하기 위해
> - 전문직의 성장과 구성원의 전문성을 강화하기 위해
> - 유능한 전문직 종사자를 교육하기 위해
>
> 자료출처 : Miller, R.J. (1993b). What is the theory, and why does it matter · In R.J. Miller and K.F. Walker(eds.). Perspectives on theory for the practice of occupational therapy(2nd ed., pp.7-11). Gaithersburg, MD : Aspen

는 다른 학문영역의 모델을 소개한다. 급격한 변화라는 현재의 분위기와 작업치료의 역할을 정통적인 것으로 함과 동시에 구체화한다는 니즈에 대처함에 있어 이론을 안다는 것은 반드시 필요하다. 새로이 전개되고 있는 모델은 헬스 케어의 시설이나 지역사회에서의 작업치료의 역할을 지원하는 것에 충분히 적합하다. 그러나 이들 모델을 완전히 이해하고 실행하기 전에 이론의 적용을 위하여 사용되는 용어를 명확히 하는 것은 지식의 다양한 수준을 조직화하고 지원하는 가장 광범위한 구조를 이해하는 것과 마찬가지로 중요하다.

용어의 검토

개념, 구성개념, 원리, 모델, 이론, 패러다임, 관계의 틀, 실행의 개념모델이라는 용어를 정의하고 설명한다. 이들의 용어는 이론의 기본적인 초석을 설명하기 위해 사용되는 용어에서부터 보다 고차원 수준의 개념형성을 설명하는 용어로 순서를 따라서 제시한다. 그러나 배열 안에서 "관계의 틀"과 "실행의 개념모델" 이라는 2개의 용어는 그 순서의 위치에서는 예외로 되어 있다.

개념과 구성개념

개념(concept)이란 일군의 사실에서의 어떠한 규칙성 또는 관계를 설명하는 것이며 어떠한 기호(sign)나 상징(symbol)에 의해서 나타낸다(Payton, 1988, p.12). "개념" 이라는 용어는 때로는 개념과 구성개념이라는 2개의 용어로 구분되는 경우가 있다. 이 구분이 사용되는 경우 "개념" 이라는 용어는 부목(splint)이나 공(ball)과 같은 만져서 알 수 있는 대상물에 기초하는 이미지를 설명하기 위해 사용되고 한편 구성개념(construct)은 지능과 같은 만져서 알 수 없는 관념의 이미지를 가리키기 위해서 사용된다(Miller, 1993b).

Fidler(1981)는 "개념" 이라는 용어를 만져서 알 수 있는 관념과 만져서 알 수 없는 관념의 양자를 확인하거나 가리키기 위해서 사용하였다. "능력, 숙달, 성취, 자부심, 자기가치, 가치(worth)는 서로 관련되는 개념이다(Fidler, 1981, p.568)". Fidler는 이들의 여러 개념은 " 정량화하는 것이 곤란"한데 " 이것은 정신과영역과 비교해서 신체장애영역에서의 이들의 사용빈도가 낮다는 것을 어느 정도 설명해주고 있다(Fidler, 1981, p.568)"고 개탄하였다. 이 문장은 Gillett와 Kielhofner(1979)가 보고한 1917년에서부터 1977년까지의 작업치료 문헌에서의 " 개념"에 관한 Fidler의 리뷰에 기초하는 것이다. 이들의 개념을 지역사회에 기반을 둔 실행에 대한 공헌의 잠재적 가능성이라는 점에서 검토하고 정의부여하여 설명하는 것은 반드시 필요하다.

원리

원리(principle)는 2개 이상의 개념이나 구성개념 사이의 관계 또는 구성개념이나 개념의 결합을 말한다. 관련되는 원리는 그 다음에 이론으로 조직화된다(Miller, 1993b : Payton, 1988). Nelson이 말하는 "치료적 작업의 개념적 틀(Nelson, 1997, p.13)"이라는 원리의 예는 아래와 같다.

- 작업은 그 사람을 에워싸고 있는 세계에 영향을 준다.
- 인간은 자기 자신의 장래의 작업형태에 영향을 미칠 수 있다.
- 인간은 작업에 종사함으로써 문자 그대로 자기의 특성을 바꾼다.
- 간단한 작업은 보다 높은 수준의 작업에 포함되어 있다.

모델

모델(model)은 여러 개념과 그들의 상호관계의 의미적 또는 도표적인 표상이라 정의된다. 이 표상은 어떤 이론의 조작가능화(operationalization), 실험적 평가 그리고 적용을 감안한다(Parcel, 1984). 모델은 이론의 하위단계라 간주할 수 있다(McKenzie와 Smeltzer, 1997). 그러나 모든 이론이 대응하는 모델을 반드시 갖는 것은 아니며 또한 모든 모델이 특정의 잘 정의된 이론에 기초하는 것도 아니다.

이론

과학적 이론(theory)이란 어떤 특정의 현상에 관한 하나의 모델이고 그 현상과 관련되는 대부분의 계층의 관찰을 정확히 설명하고 예측하는 일련의 규칙 또는 법칙이라 정의된다(Hawking, 1988). 현실에 기반을 둔 이론은 우리들을 에워싸는 세계를 이해하는 것과 이에 대한 어떠한 통제의 발휘라는 양자를 위한 강력한 도구이다. 강건한 이론은 일련의 개념을 상세하게 설명하고 이들의 개념을 차원화하며 개념 사이의 관계를 시스템화하고 시간 속에서의 변화과정을 확인하여 그것을 반박하려고 하는 강력한 시도에 견뎌내는 것이다(Strauss와 Corbin, 1990). 이론을 설명하는 힘은 아래의 것을 포함시키면 더한층 증가한다(Strauss와 Corbin, 1990).

- 그 현상의 발달이나 발생을 초래하는 원인 또는 선행조건의 설명
- 그 현상이 일어나는 맥락 또는 일련의 조건
- 그 현상을 촉진하거나 제한하는 개입의 조건
- 그 현상을 관리하거나 반응하기 위해 사용할 수 있는 행위나 교류의 전략
- 행위나 교류의 귀결, 성과 또는 결과

잘 구성된 이론은 (1) 적합성, (2) 이해성, (3) 일반성, (4) 제어성이라는 4개의 기본적 기준을 충족하고 있다. 이론이 양호한 "적합성"을 갖기 위해서는 그것이 표상하기 위해 만들어진 현상의 일상적 현실을 방영해야 한다. "이해성"이란 이론이 연구자나 이론가에게도 연구되는 사람들에게도 합리적이고 논리적이고 그리고 의미가 있을 것이 필요하다. "일반성"이란 잘 개발된 이론이 포괄적인 것을 의미하고 다양한 맥락에의 적용 가능성을 제공하는 충분한 변화(variation)를 갖는 것이다. 마지막으로 그것은 문제가 되어있는 현상에 어느 정도의 조절(control)을 감안하는 것이어야 한다(Strauss와 Corbin, 1990).

패러다임

패러다임(paradigm)은 새로운 지식을 어떤 학문분야에서 사용하기 위해 생각하거나 개발하는 것을 유도한다. 그것은 다양한 학문분야에서 그 학문분야의 전체적 비전과 그 학문분야의 일상 활동에서 사용되는 실질적 지식의 양자에 대처하기 위해 사용된다. 간호학의 문헌에서는 Marriner(1986, p.22)는 패러다임을 아래와 같이 설명하였다. 패러다임이란 ;

> 어떤 학문분야에 받아들여진 과학, 철학 및 이론의 널리 미친 네트워크를 의미하기 위해 사용되고 있다………이 널리 미친 패러다임은 그 학문분야의 활동을 유도하고 있다. 이와 같이 그것은 학문분야 내의 다수의 사람들에 의해서 받아들여지고 있고 그 학문분야로서 이득이 되는 연구 분야와 이들을 연구하는 수단을 시사하고 있다.

패러다임이라는 용어는 어떤 전문직에서의 지식의 전반적인 개념형성을 설명하기 위해 사용된다. 그러나 작업치료에서는 이 용어의 사용에 관한 완전한 합의에 이르지 않았다(Kielhofner, 1997 ; Miller, 1993b). Kielhofner는 패러다임이라는 용어를 최초로 사용한 Kuhn의 영향을 받고 있으며 작업치료의 지식의 조직화에 관한 저서 중에서 Kuhn의 고찰을 인용하고 있다(Kielhofner, 1985, 1997). 패러다임에 관한 Kielhofner의 서술은 시간과 함께 전개되고 있다. 1985년에는 Kielhofner는 패러다임이라는 개념과 그 작업치료와의 관계를 다음과 같이 설명하고 있다(Kielhofner, 1985 p. x vii).

> ………그것은 이론을 2개의 수준으로 나눠서 생각하는 데에 도움이 된다. 가장 고차의 수준은 그 분야의 관심사, 개념, 기술적 전문지식의 "모두"를 일체화하고 있는 그 분야의 전체적 지식(gestalt knowledge)이다. 지식의 이 가장 고차 수준은 또한 그 분야를 정의하고 그 활동의 분야를 정하며 그리고 그 가치와 목표를 특정화한다. 작업치료에서의 이 전체적 지식수준은 이 분야의 "패러다임"이라 불린다.

최근에 와서 Kielhofner는 작업치료 패러다임의 3 요소 즉 (1) 핵심적 구성개념, (2) 초점을 맞춘 관점, (3) 통합하는 가치를 확인하였다(Kielhofner, 1997). 이들의 요소는 그림 4-1에 나타냈다.

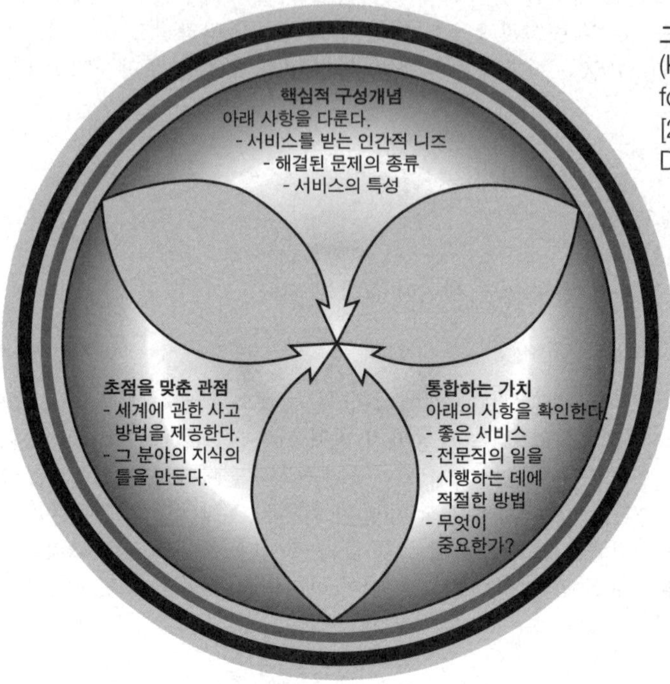

그림 4-1 Kielhofner의 패러다임의 3요소 (Kielhofner, G. [1997]. Conceptual foundations of occupational therapy [2nd ed., p.18]. Philadelphia : F. A. Davis. 허가를 얻어 전재)

관계의 틀

이 용어는 "1968년 이전의 작업치료 문헌 중에서 때때로 사용되고 있었다(Mosey, 1981, p.129). Mosey는 관계의 틀(frame of reference)을 " 그 전문직에서의 관심영역의 특정한 측면 안에서 전문직 종사자들의 상호작용을 위해 조직적인 설명을 하고 그 상호작용을 위해 처방을 제공하는 내적인 일관성을 가진 일련의 개념, 정의, 가정" 이라 정의하였다. Dutton, Levy, Simon(1993)에 의해서 확인된 일반적으로 사용된 관계의 틀의 예는 행동학, 생체역학, 인지장애, 발달, 신경발달, 감각통합, 인간작업 모델, 재활, 정신역동, 시공적인(spatiotemporal) 적응 그리고 작업적응과 같은 것이다.

실행의 개념 모델

실행의 개념 모델(conceptual model of practice)은 "치료사가 자기의 일 안에서 사용하는 다수의 이론적 개념을 제시하고 조직화하는 것이다. 각각의 모델은 기능상태의 영역을 설명하고 특정 종류의 문제에 관한 개입을 명기한다(Kielfhofner, 1997, p.22)". Kielhofner에 의해서 제시된 실행의 개념 모델의 예에는 생체역학 모델, 인지장애 모델, 인지-지각 모델, 집단사업 모델, 인간작업 모델, 운동조절 모델, 감각통합 모델, 시공적인 모델을 포함한다.

이 안에는 앞에서 언급한 관계의 틀의 리스트에도 열거되어 있었던 몇 가지의 "모델" 이 있으나 이러한 것은 실행의 개념 모델과 관계의 틀은 같은 수준의 지식을 설명하고 있는 것은 아닌가라는 가설을 이끌어낼 것이다. Kielhofner(1997)는 양자는 "속성"을 공유하고 있다하더라도 2개의 실체(entities)는 명확히 구분되어 있다고 보았다. 즉 관계의 틀은 흔히 "다른 학문분야의 이론을 빌리고 있고 그것을 특유의 작업치료 이론을 형성함이 없이 작업치료에 적용하고 있다(Kielhofner, 1997, p.24)". 이에 더해서 "성숙한 실행의 개념 모델은 그 개념을 그 분야 내외로부터 그 전문직의 패러다임을 반영하는 특유의 이론적 논의로 정리하였다(Kielhofner, 1997, p.24)".

지식의 조직화

지식은 관념에 관한 논의를 촉진하고 사고의 발전을 육성하기 위해 시스템으로 조직화되어 왔다. 이들의 시스템은 철학, 이론, 여구, 실행 사이의 관계를 설명하려 하고 있고 상이한 방법으로 시각화되거나 설명되어 왔다. 학문분야는 지식을 실용적으로 사용하기 위해 이론, 모델, 관계의 틀로 조직화한다. 이러한 조직화의 구조는 어떤 전문직에 의해서 사용되는 지식을 포함하고 지지하는 보다 크고 보다 복잡한 조직화 시스템의 부분으로 간주할 수 있다. 그림 4-2에서부터 그림 4-5는 작업치료의 지식을 조직화하는 4개의 상이한 도식(scheme)을 보여주고 있다. 이들의 조직화를 위한 도식은 보다 고차원 수준의 관점을 제공하기 위해 제시되었으며 작업과 건강의 "과학(science)", 그 전문직의 핵심적인 가치와 신념 그리고 지역사회에 기반을 둔 실행의 역사적인 이상(ideal) 사이의 연결을 보여준다는 점에서 도움이 되는 도구로서 작용하고 있다.

지식을 조직화하기 위한 이들 5개의 관점 사이에는 많은 공통점이 있기는 하지만 근본적인 차이점도 있다. Kielhofner(1997)는 그 전문직의 패러다임을 핵심으로 하고 그 패러다임이 제공한 가치와 초점을 맞춘 관점에 유도되어 관련지식으로부터 그려지거나 사용되는 개념적 실행 모델을 갖는다고 보고 있다. Christiansen(1991)은 또 다른 관점을 제시하고 있다. 그는 패러다임과 이론과 관계의 틀과의 관계에 초점을 맞추고 있다.

Reitz(1986b)는 이 전문직을 위한 지식의 조직화를 검토하는 가운데에서 포함시킬 필요가 있는 중요한 하나의 실체로서 아마도 개인, 가족, 지역사회를 포함하는 서비스를 받는 사람을 추가하였다. 이 패

그림 4-2 관련지식, 개념적 실행모델, 패러다임의 관계
(Kielhofner, G. [1997]. Conceptual foundation of occupational therapy [2nd ed., p.15], Philadelphia : F. A. Davis의 허가를 얻어 전재)

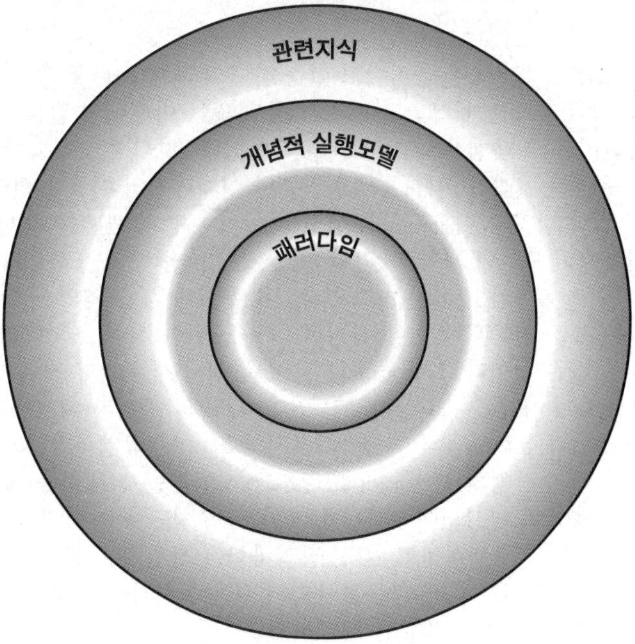

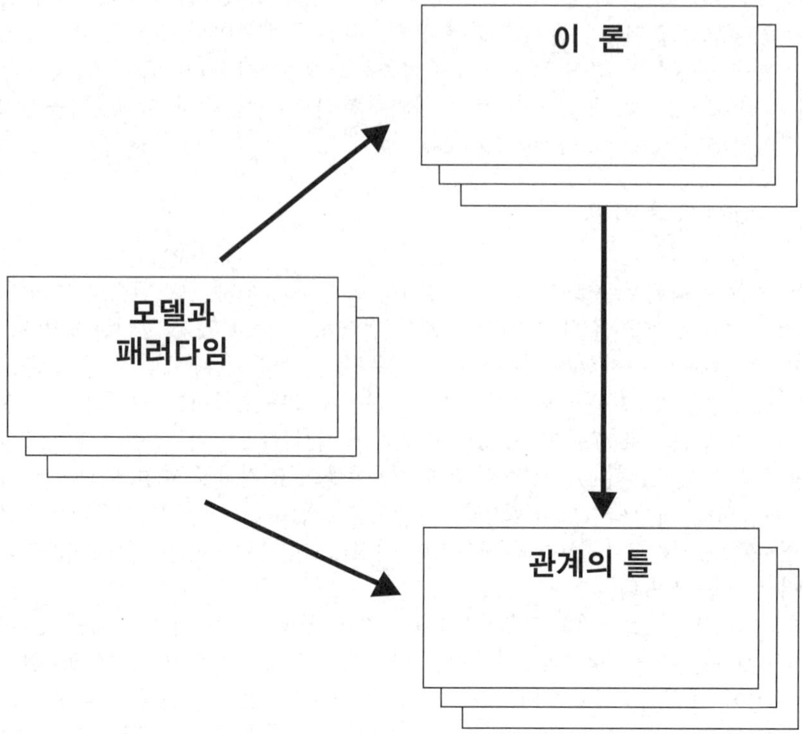

그림 4-3 이론, 관계의 틀, 모델과 패러다임과의 관계
(Christiansen, C,. and Baum, C. (eds.). Occupational therapy : enabling function and well-being, p.41, 1997. SLACK Incorporated의 허가를 얻어 전재)

러다임은 시간 속을 움직이고 있는 하나의 혜성(comet)과 유사한 것으로서 시각화되어 있다. 이 혜성은 하나의 역사, 현재 그리고 혜성의 궤도 또는 미래에의 길을 갖는다. 이 혜성은 또한 시간에 수반해서 변화하지만 그 핵심은 그대로 안정되어 있다. 지식의 조직화에 관한 이 방법의 또 하나의 측면은 그 혜성의 윤곽과 미래의 여행은 역사를 통한 이제까지의 여행에 의해서 의미심장하게 영향을 받고 있다.

Levy(1983)는 이론, 철학, 실행 사이의 계층적 관계를 제시하였다. 그러나 Mosey(1981)는 철학을 이 전문직의 모델의 과학, 윤리학, 예술에 영향을 주고 또한 반대로 이 전문직의 모델과 그 계속적인 발전의 주요 촉매라고 묘사하고 있다. 이 관점은 다른 영역의 "과학적 기반으로부터(Levy, 1993, p.61)" 의 이론은 그 전문직에 의한 실질적 이용을 위한 지식 조직화의 출발점이라고 주장하는 Levy의 관점과는 매우 다른 것이다. Levy는 이론은 실행에서 사용되기 전에 현태를 바꿀 필요가 있고 이리하여 이론의 계층성이 시작된다고 생각하고 있다. Levy의 관점과 여기에 제시하여온 다른 방법과의 또 하나의 차이는 작업과학을 포함시키는지 아닌지의 점이다. 작업과학(occupational science)은 "그 독자적 이론적 기반을 가진 작업치료(Hopkins, 1993, p.59)"라는 전문직을 제공하는 것에 주로 책임을 가지는 학문분야로서 명백히 제시되어 있다. Reiz(2000)도 최근에 와서 작업치료 지식의 조직화를 묘사할 때에 작업과학의 역할을 구체화하고 있다. 작업과학은 작업치료 실행을 지지하는 학문이라 간주되고 있다. 이에 더해서 작업과학은 다른 학문분야의 지식을 선별하는 과정에서 작업치료사를 원조함과 동시에 다른 학문분야의 지식체계에 정보를 제공하였다.

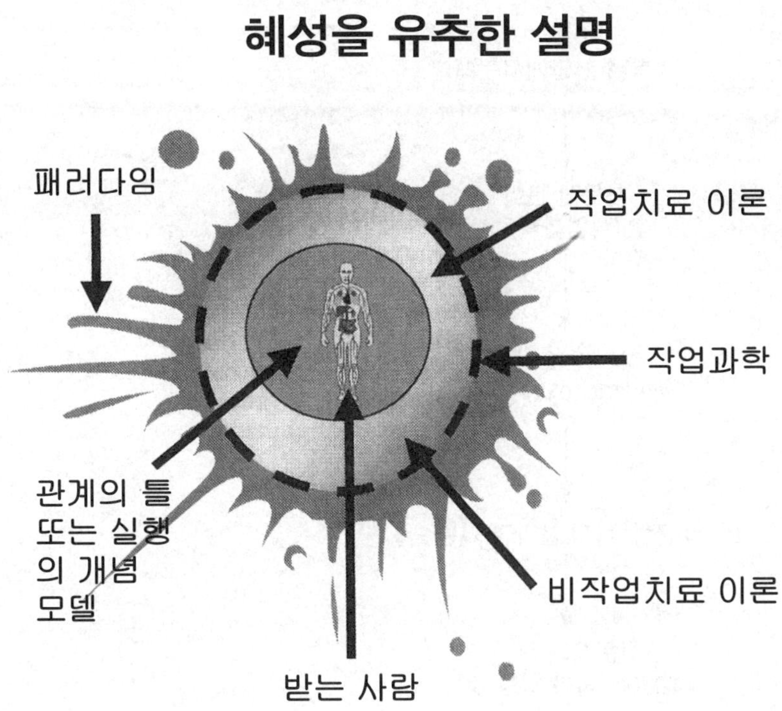

그림 4-4 패러다임, 관계의 틀/실행의 개념 모델, 서비스를 받는 사람 사이의 관계
(Reitz, S. M. [2000]. Ways to organize OT knowledge Course Packet [OCTH 611]. Towson, MI) : Towson University. 허가를 얻어 게재)

지역사회에 기반을 둔 실행에 관련되는 이론 / THEORIES RELATED TO COMMUNITY-BASED PRACTICE

아래의 것은 이 전문직의 문헌에 볼 수 있는 일반적인 구성개념, 개념, 이론, 모델의 설명이며 또한 지역사회에 기반을 둔 실행과 연구에 대한 적절성에 관한 비판이다. 이 설명은 적절한 이론적 접근의 철저한 설명을 의미하는 것이 아니라 지역사회에 기반을 둔 작업치료 실행에 관계되는 이론을 묘사하기 위한 하나의 견본이다. 작업과학은 학문적 분야의 하나라 간주되고 있기 때문에(Hopkins, 1993 : Levy, 1993 : Zemke와 Clark, 1996) 포함되지 않는다. 작업과학의 목적은 "인간작업의 형태, 기능 그리고 의미에 관한 지식을 마들어내는 것이다(Zemke & Clark, 1996, p.vii)". 이러한 것은 작업과학은 치료사가 지역사회에 기반을 둔 프로그램의 개발에 적절하지 않다는 것은 아니다. 실제로 지역사회는 남 캘리포니아대학 작업치료 · 작업과학과에 의해서 실시된 매우 매력적인 연구의 맥락(context)으로 되어있다(Clark 외, 1997 : Jackson, Carlson, Mandel, Zemke, Clark, 1998). 그 연구의 결과는 작업치료와 지역사회에 기반을 둔 실행의 효과성에 관한 본질적인 데이터를 제공하고 있다.

작업치료 실행의 개념 모델의 선택

과거 10년간에 이 전문직에서의 실행의 개념 모델이나 관계의 틀의 전개에 큰 변동이 일어났다. 인간작업 모델 등의 몇 가지 모델은 계속 발전하고 있으나(Kielhofner, 1997) 한편 극히 최근에 와서 인간수

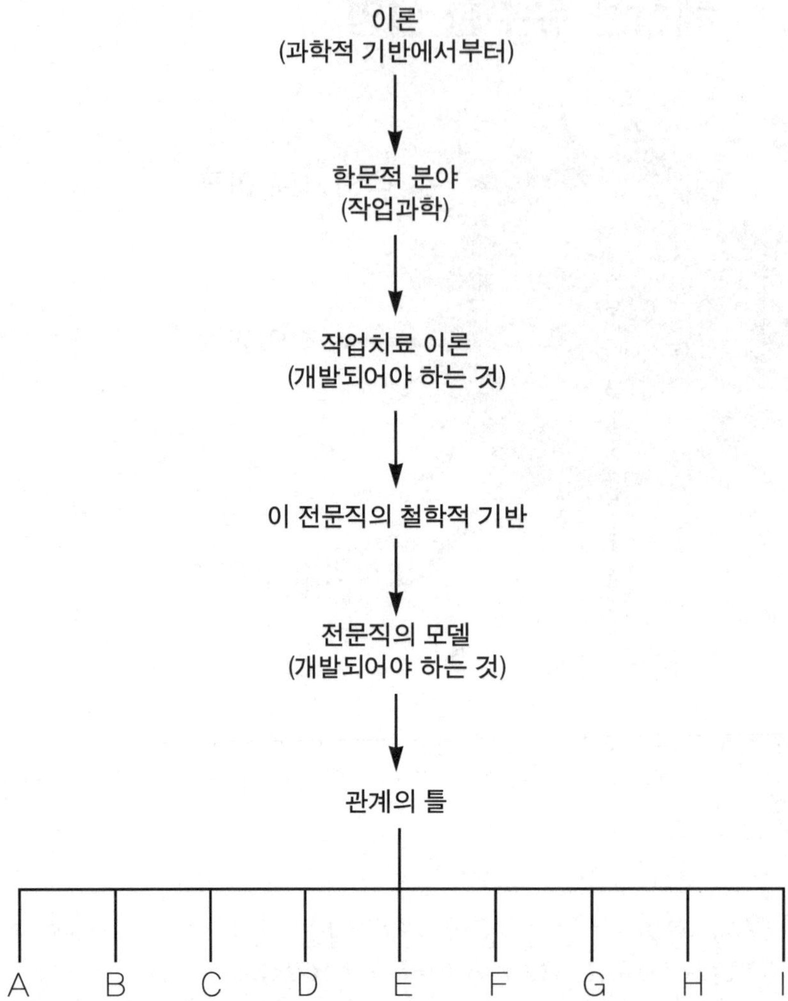

그림 4-5 이론, 철학, 실행의 관계에 관한 Levy의 관점
(Levy, L.L. [1993]. Current basis for theory and philosophy of occupational therapy, section 2 - theory base. In H. L. Hopkins and H. D. Smith(Eds.), Willard and Spackman's occupational therapy [8th ed., p.61]. Philadelphia : Lippincott의 허가를 얻어 전재)

행의 생태학(Dunn, Brown, McGuian, 1994)이나 치료적 작업이라는 개념적 틀(Nelson, 1997)과 같은 다른 모델도 이 전문직의 이론 기반에 추가되었다. 이에 더해서 실행에서의 적용을 위해 개발된 작업적 응(Schkade와 Schultz, 1992 : Schultz & Schkade, 1992)과 같은 몇 가지의 모델도 교육과 연구를 위해 사용되고 있다. 이러한 것은 교육과정의 계획, 가르침 그리고 임상 실행을 지원하기 위해 사용될 수 있는(E. Breines, 개인 편지, 1998년 6월 23일) 작업발생(occupational genesis)(Breines, 1995)에 대해서도 마찬가지이다.

지역사회 건강 프로그램 계획 입안을 지원하기 위해 사용할 수 있는 많은 작업치료 모델 중에서 이 단원에서는 4개의 모델을 선택하여 분석한다. 그러나 다양한 다른 모델도 지역사회에 기반을 둔 실행에 유용하다. 독자에게는 자기의 특유한 지역사회의 건강 니즈에 대응하기 위해 가장 적합한 모델을 결정하기 위해 다른 모델도 탐구하여 독자적인 분석을 시행할 것을 바란다. 이 단원에서 검토하는 4개의 모델은 그 자체 또는 이 단원에서 후에 제시하는 다른 학문분야의 모델이나 접근과 연관시켜 사용하다는 적용 가능성 때문에 선택되었다.

인간작업 모델

인간작업 모델(Model of Human Occupation : MOHO)은 실행과 Reilly의 작업행동이라는 이론을 연관시키기 위해 Kielhofner와 Burke에 의해서 개발되었다(Miller, 1993a). 1980년에 MOHO를 설명한 4부작 논문이 American Journal of Occupational Therapy에 발표되었다. Kielhofner는 이들 논문의 단독 또는 공동 저자이고 이 모델의 개발에 촉매역할을 수행하였다. 그러나 "현재는 세계적인 학자나 임상의사(clinician)가 그 발전과 적용에 공헌하고 있다(Kielhofner, 1997, p.187)". 이 모델의 원래의 논문에 따르면 인간 시스템은 입력, 처리, 출력, 피드백이라는 사이클을 통해서 환경과 교류하고 있다(Kielhofner와 Burke, 1980). 이 모델의 전통적인 적용을 따르면 개인은 환경으로부터의 입력을 받는 것은 물론 처리 과정의 장이라고도 볼 수 있다. "처리"는 3개의 서브시스템(subsystem) 즉 (1)의지(volitional), (2)습관화(habituation), (3)수행(performance)으로 구성되는 하나의 과정이다. 이 과정은 원래 보다 고차원의 서브시스템이 "보다 하위의 서브시스템에 명령하고 …보다 하위의 그것은 보다 고차원의 그것을 구속한다(Kielhofner, 1985, p.504)"라는 계층적(hierarchial) 특성을 갖는다고 하였었다. 최근에 와서 그것은 하부조직의 각각이 "미리 정해지거나 또는 고정된 구조에 따르는 것이 아니라 자기가 시행하고 있는 상황의 요청에 따라서(Kielhofner, 1995, p.34)" 작업행동을 수행하기 위한 조화 속에서 작동하는 복합조직(heterarchy)이라 설명되어 왔다.

이 시스템의 출력은 작업행동 또는 화경과의 합목적적 상호작용이다(Kielhofner, 1997). 이 상호작용은 "피드백"이라 불리고 개개인에게 자기의 수행에 관한 추가적인 정보를 만들어낸다. 이 모델을 적용하거나 수정하기 전에 처리의 3개의 계층적 서브시스템(subsystem)의 역할에 대해서 철저하게 이해하여 두는 것이 반드시 필요하다. 이들의 하부조직이 조화롭게 작동할 때 환경에 대한 개인의 반응을 조직화하기 위해 도움이 된다.

세월이 경과하는 가운데 환경의 구성요소에 관한 설명은 이 모델의 계속적 발전과 다른 이론의 영향의 양자를 반영하는 형태로 수정되어 왔다. MOHO의 현재의 표현으로는(Kielhoner, 1997) 환경의 물리적 측면(즉 대상물과 공간)과 사회적 측면(즉 작업형태와 집단)으로 구성된다. 환경은 그 사람에게 "제공하고" 또한 "압력을 가한다(Kielhofner, 1997)". 즉 그것은 인간 시스템을 동시에 촉진도 구속도 한다. 그림 4-6은 이들의 구성요소와 하부조직의 관계에 관한 시각적인 영상을 보여주고 있다.

처리의 각 서브시스템은 중요한 역할을 수행하고 있다. 수행 서브시스템은 수정되어 "정신-뇌-신체의 수행 서브시스템"이라 개명되었다(Kielhofner, 1995, 1997). 이 서브시스템은 개인이 환경과 다른 2개의 서브시스템의 요구를 충족하는 것을 가능케 하는 "근골격, 신경, 지각, 인지라는 현상의 상호작용(Kielhofner, 1997, p.194)"에 관여한다. 이 서브시스템의 주된 기능은 "작업을 성취하기 위해 요구되는 행위"를 만들어내는 것이다(Kielhofner, 1997, p.194)".

"습관화 서브시스템"은 "의식적 선택 없이 일상생활의 행동패턴(Kielhofner & Burke, 1988, p.24)을 제공함으로써 유기체를 유지한다는 기능을 수행한다. 이 유지는 습관과 내재화된 역할(예컨대 근로자, 학생, 어머니, 배우자)의 발달과 정교화를 통해서 이루어진다. 습관과 내재화된 역할은 인간에게 질서와 예측 가능성이라는 감각을 제공한다. 이에 더해서 이들은 인간에게 에너지와 시간의 효율성을 가져다준다.

"의지 서브시스템(volitional subsystem)"은 처리 시스템의 마지막 구성요소이며 개개인에게 행위를 "일으키게(enact)" 하거나 "동기부여"를 하도록 원인을 제공한다. 원래는 다른 서브시스템을 지배하는 서브시스템이라 간주되던 이 서브시스템은 (1)개인적 원인귀속(personal causation), (2)가치, (3)흥미라는 세 가지 "구조적인 구성요소"로 구성된다(Kielhofner와 Burke, 1980, p.576). Kielhofner와

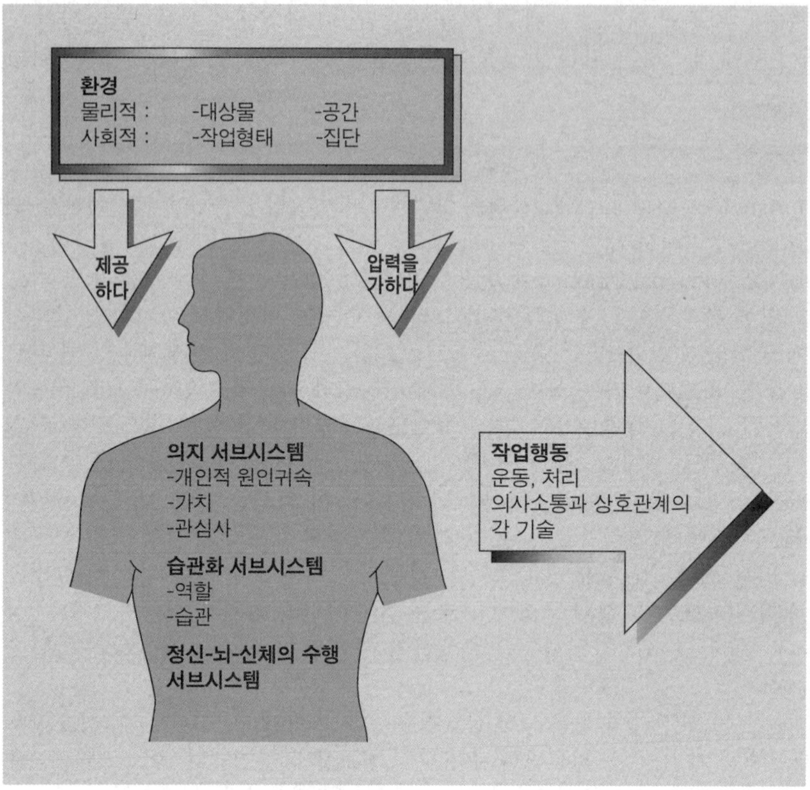

그림 4-6 MOHO의 주요 구성개념
(Kielhofner, G. [1997]. Conceptual foundations of occupational therapy [2nded., p.189]. Philadelphia : F. A. Davis. 허가를 얻어 전재)

Burke(1985)는 "개인적 원인귀속"을 "인간이 그 환경 내에서의 자기의 효과성에 대해서 갖고 있는 신념과 기대의 집합체(p.15)"라 정의하였다. 이들의 신념에는 '기술(skill)에 대한 신념, 기능의 효과성에서의 신념, 성공이나 실패의 예측 그리고 내적 · 외적 통제(Kielhofner와 Burke, 1985, p.16)"를 포함하고 있다. 이에 더해서 Kielhofner와 Burke는 가치를 "무엇이 좋고 바르고 중요한지에 대한 이미지(p.17)"라 보고 있고, 한편 흥미는 그 사람에게 기쁨을 가져다주는 활동이나 작업에 관한 자기지식(self-knowledge)과 관계가 있다. 이 자기지식에는 좋아하는 활동패턴을 인식하는 능력과 다른 활동보다도 어떤 활동이 "잠재적인 힘"을 갖고 있는가에 대한 이해를 포함하고 있다.

이 모델을 사용할 때에 이해하여 두어야 할 중요한 사항은 시간의 경과 속에서 인간 시스템이 환경에 대한 반응을 어떻게 바꾸는가를 설명하는 2개의 관련되는 구성요소이다. 이들의 구성요소는 "변화의 궤도"와 "적응적 순환(adaptive cycle)과 부적응적 순환(maladaptive cycle)"이다. "변화의 궤적"이란 시간 경과 중에서의 시스템의 자기변화이다. "적응적 순환"은 그 사람이 자기의 내적 요구와 환경의 요구를 충족하는 것을 지원한다(Kielhofner와 Burke, 1980 ; Miller, 1993a). Kielhofner는 "부적응적 순환"을 위에서 언급한 내적 또는 환경적 요구의 "어느 것인가 또는 쌍방을 충족하는 것(1980, p.737)"의 실패라 설명하였다. 그러나 부적응적 순환을 "역전하는" 것이나 적응적 순환의 발달을 촉진하는 것은 가능하다.

MOHO는 다양한 장애를 가진 사람들의 치료에 적용되고 있다. 이 모델은 또한 지역사회에 기반을 둔 작업치료 프로그램에서 건강한 사람들에 대해서도 사용될 가능성을 갖는 것이다. 더욱이 이것은 서비스를 받는 사람이 개인이나 가족보다도 지역사회가 되는 지역사회에 기반을 둔 건강증진 프로그램을

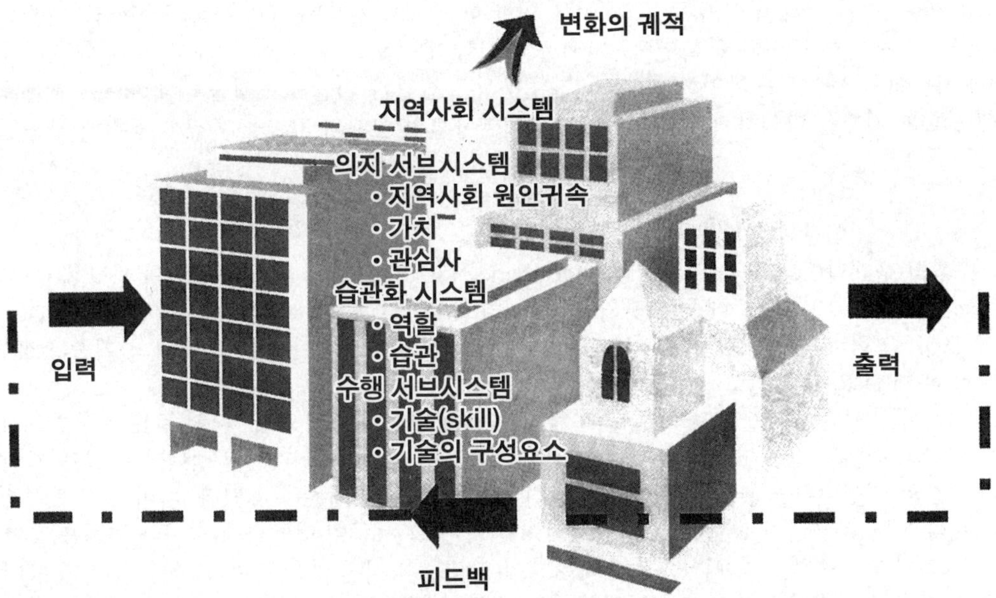

그림 4-7 지역사회에 기반을 둔 실행에서 사용하기 위한 틀로서의 인간작업 모델
(Reitz, S. M., [1990]. Community development model : An application of the model of human occupation. Unpublished paper for HEALTH 688-P. Community Health Issues for Minority Populations. University of Maryland, College Park, Adapted from Kielhofner, Burke and Igi[1980] and Kielhofner [1985, 1992]. 허가를 얻어 게재)

사용할 수 있을 가능성도 있다. 그림 4-7은 MOHO를 지역사회 권한부여(empowerment) 모델로서 사용하기 위해 단순화한 각색(simplified adaptation)을 분명히 보여주고 있다(Reitz, 1990). 비록 최신의 교과서(Kielhofner, 1995, 1997)는 개정된 수행 서브시스템을 서술하고 있으나 이 모델의 초판(Kielhofner, 1985, 1992) 쪽이 지역사회에 기반을 둔 실행에 도움이 되는 틀을 제공한다고 생각된다. 따라서 그림 4-6과 그림 4-7에서는 수행 서브시스템의 묘사가 다르다.

아래의 가상의 예는 지역사회에 기반을 둔 실행을 위해 그림 4-7에 나타낸 수정판 MOHO의 이용 가능성을 보여준다. 이 시나리오에서는 학교 시스템에 고용되고 있는 어떤 작업치료사는 부모와 교사와 학생의 모임(PTSA)으로부터 그 군(county) 안에서 유일한 고등학교에서의 폭력예방 프로그램의 개발을 지원하도록 요청받았다. 이 예에서는 지역사회의 의지 서브시스템은 이미 지역사회가 지원요청의 결정을 하도록 하였다. 이와 같이 그 지역사회는 문제를 확인하고 그 학교를 보다 안전하게 하는 조치를 취할 힘을 갖고 있다고 믿음으로써 이미 "지역사회 원인귀속(community causation)"을 나타내고 있다.

그 지역사회 또는 PTSA가 취하기로 결정한 실제의 조치는 그 지역사회의 문화규범(즉 가치나 관심)에 의해서, 그리고 그 구성원의 습관이나 역할에 의해서 크게 영향을 받을 것이다. 전문직 종사자는 학교의 물리적 구조와 지역사회의 관습에서의 변화에 관한 의사결정에 영향을 준다고 생각되는 가치와 관심사를 확인함으로써 지역사회를 지원할 수 있다. 지역사회는 갈등을 일으킬 가능성이 있는 가치의 상대적 우선순위를 집단으로 결정할 필요가 있을지도 모른다. 예컨대 학생들에게 명찰을 붙이도록 요구할 것인가, 방범 카메라를 설치할 것인가의 어느 것인가를 결정하는 경우 지역사회가 가치를 개인의 자유에 두는가, 학생들의 안전과 쾌적성에 두는가를 비교 검토할 필요가 있을 것이다.

이 모델의 습관화 수준에 대처함에 있어 이 전문직 종사자는 잠재적으로 위험한 습관(예컨대 훈훈한

날에도 바깥문을 연 채로 내버려 두는 것)이나 역할(예컨대 학교라는 사회 안에서 명백한 역할이 없는 "한가로운" 학생은 누구인가를 확인하는 것)을 확인할지도 모른다. 이에 더해서 그 지역사회의 기술(skill)과 기능의 구성요소를 확인한다. 그리고 이 분석은 습관과 역할의 수행을 최대한으로 함과 동시에 발달에 필요한 기능을 확인하기 위해, 그리고 그 지역사회의 현재의 기능을 촉진하기 위해 사용될 것이다.

인간 수행의 생태학

인간수행의 생태학(Ecology of Human Performance : EHP) 모델은 평가와 개입의 쌍방에서의 "맥락의 복잡성에 대한 고려 부족"에 대처하기 위해 캔자스대학의 교수들에 의해서 개발되었다(Dunn 외, 1994, p.595). 그림 4-8은 이 실행의 개념 모델의 주요 구성요소 즉 인간과 그 사람의 기술(skill), 능력(abilities), 과제(task, T) 그리고 수행범위를 묘사하였다.

이 모델에서는 인간의 기술과 능력은 그 사람의 맥락의 인식과 조합되어 "어떤 목표를 성취하기 위해 필요한 일련의 객관적 행동(Dunn 외, 1994, p.599)"이라 정의된 특정 과제의 선택과 수행을 지원한다. 각각의 인간의 수행범위는 과거의 경험과 현재의 자원의 쌍방에 의존하고 있다. 아마도 문제의 일시적인 상황이나 보다 항구적인 상황에도 따를 것이지만 가령 그 사람이 다양한 기술이나 능력을 갖고 있다 하더라도 그 사람의 수행범위에는 한정된 자원밖에 영향을 미치지 않을 것이다. 예컨대 어린 아이를 가진 유능한 부모도 자기의 부모로서의 일의 레퍼토리(즉 수행범위)가 비행기의 좌석 안이라는 제한에 의해서 초래된 맥락의 변화에 의해서 현저하게 방해된다는 것을 알아차릴 것이다. 같은 유능한 부모가 10년간의 징역형 언도를 받으면 부모로서의 일에 대한 자원은 장기간에 걸쳐서 변화하는 것은 분명할 것이다. 이 부모가 다양한 기술과 능력을 갖고 있었다 해도 광범위한 수행범위를 지원하는 자원에 접근하는 일은 없는 것이다.

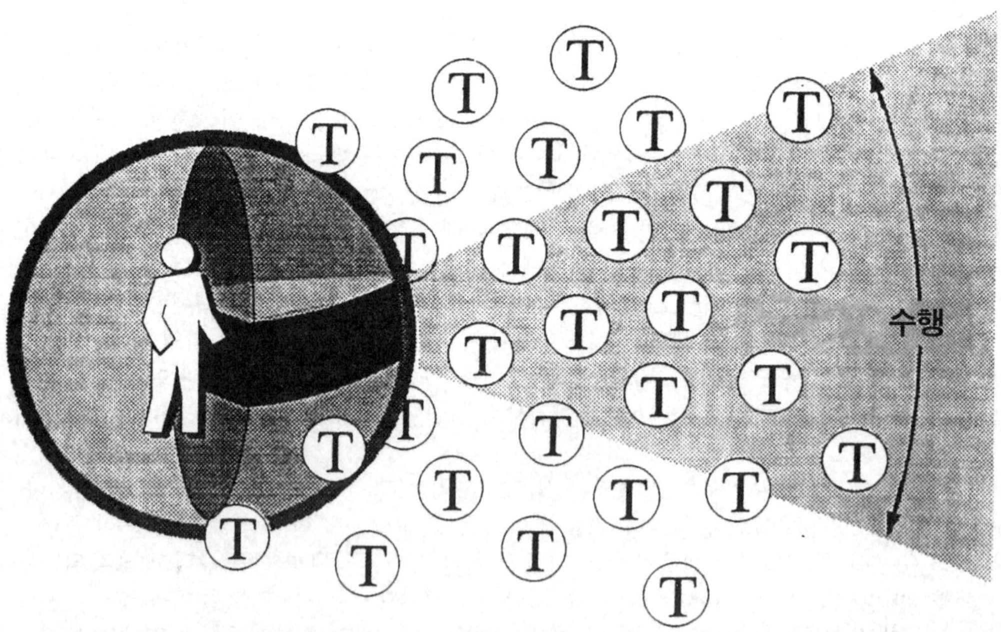

그림 4-8 EHP의 주요 구성요소
(Dunn. W., Brown, C,. and McGuian, A. [1994]. The ecology of human performances : A framework for considering the effort of context. American Journal of Occupational Therapy, 48, p.600. 허가를 얻어 게재)

EHP 모델은 "치료 개입의 5개의 대안(alternatives)(Dunn 외, 1994, p.603)"을 제공하고 있다. 이들 5개 수준의 첫째는 "확립/회복" 수준이라 확인되고 있다. 이 수준은 기술(skill)이나 능력의 개선을 통해서 기능(function)을 회복하려고 하는 전통적 개입을 포함한다. 또 다른 전통적 치료의 수준은 수정이다. 이 수준에서는 치료사는 "맥락 속에서의 수행을 지원하기 위해 맥락의 특징과 과제의 요청(p.604)을 수정한다. 또 하나의 치료수준은 "변경"의 수준이다. 이 수준에서는 치료사는 현재의 맥락을 수정하는 것이 아니라 실제의 맥락을 변경한다. 이 개입의 예는 보행기를 사용하고 있는 사람이 계단을 오르지 않아도 되도록 아파트의 1층으로 옮기는 것이다. 개입의 "예방" 수준은 "맥락 안에서 적응성이 없는 수행의 발생 또는 진행을 예방(p.604)하려고 한다. EHP의 마지막 개입의 수준은 "창조" 수준이다. 이 수준은 그 목표가 "맥락에 보다 적응할 수 있는 상황 또는 보다 복잡한 수행을 촉진하는 상황(p.604)"을 만들어내는 것이기 때문에 지역사회에 기반을 둔 실행을 위해 큰 잠재적 가능성을 갖는다. 정책의 이니셔티브, 프로그램의 개발, 지역사회의 개발, 지역사회의 권한 부여(empowerment) 등은 이 수준의 개입이다.

EHP 모델에서는 개입의 수준에 관계없이 치료는 항상 그 개인 또는 지역사회의 문화에 의해서 유도된다. 개인이나 지역사회가 추구하려고 선정한 과제는 인생경험과 문화적 가치의 양자에 의해서 유도되는 일이 많은 개인적 선택, 우선순위, 가치와 마찬가지로 기술(skill)과 능력에 의해서 유도된다. 예컨대 축구를 한다는 어린이의 선택은 첫째로 그 아이의 가족이 스포츠에 높은 가치를 두고 있다는 문화적 배경에 영향을 받고 있다. 계속되는 관심사는 해외에서 세미프로의 선수였던 할아버지의 과거의 업적에 대한 자부심과 서로 작용하여 자연의 소질과 초기의 기술 발달에 의해서 영향을 받는다.

이 유연한 모델은 또한 작업치료 실행이 변화하고 있는 요청에 부응하는 데에 매우 효과적일 수 있다. 예컨대 아래에 언급하는 것처럼 이것은 건강증진의 하나의 적절한 틀로서 확인되었다(Lutz, 1998, p.17).

> 개입은 개인이 자기의 건강 니즈를 인식하여 이러한 행동을 수행하고 능력을 획득하는 것을 지원하도록 의도된 것이다. EHP의 개입의 선택지 중의 2개가 예방적 건강행동과 직접적으로 관계가 있다. "예방"과 "창조"라는 대안(alternatives)은 치료사가 개인의 맥락을 어떻게 평가하는가에 초점을 맞추고 또한 부정적인 성과의 발생을 회피하거나 또는 개인의 성공을 격려하는 것 같은 새로운 일련의 상황을 만들어내는 조치를 취한다.

이들의 개입 수준은 지역사회에 기반을 둔 건강증진 활동의 개발을 촉진하기 위해 용이하게 수정할 수 있는 것이다. 예방수준의 개입에는 예컨대 당뇨병의 고령자가 조절하고 있지 않은 질병과정의 합병증을 피하기 위해 건강한 식습관과 요리법을 교육하는 여러 학문분야가 관련된 프로그램의 개발이 포함된다(Lutz, 1998). 운동, 레저기술, 건강한 생활양식을 촉진하기 위해 고령자 센터에서 매일 걷는 그룹을 구성하는 것은 창조수준의 개입의 예이다.

이 모델은 매우 새롭고 발표된 연구라는 견고한 기반 위에 존재하는 것은 아니다. 그러나 이것은 시설에서도 지역사회 실행에서도 사용할 수 있다는 가망성을 보여준다. 메릴랜드주 스프링필드 정신병원 센터에서 임상실습생에게 교육되고 또한 치료에 적용된 몇 가지의 모델 중의 하나이다(C. Hays, 개인편지, 1998년 7월 8일). 앞에서도 언급한 것처럼 다섯 번째의 치료 대안인 창조 수준은 그것이 "능력 장애가 있다는 것을 가정하고 있지 않고" 또한 "수행을 높일 것인 풍부한 맥락적 및 과제적 경험을 제공하는 것(Dunn 외, 1994, p606)"에 초점을 맞추고 있기 때문에 특히 지역사회 프로그램의 개발에 잘 맞는다고 생각한다.

작업적응

이 모델은 Schkade와 Schultz에 의해서 개발되고 그리고 텍사스여자대학에서 연구의 도구로서 채택

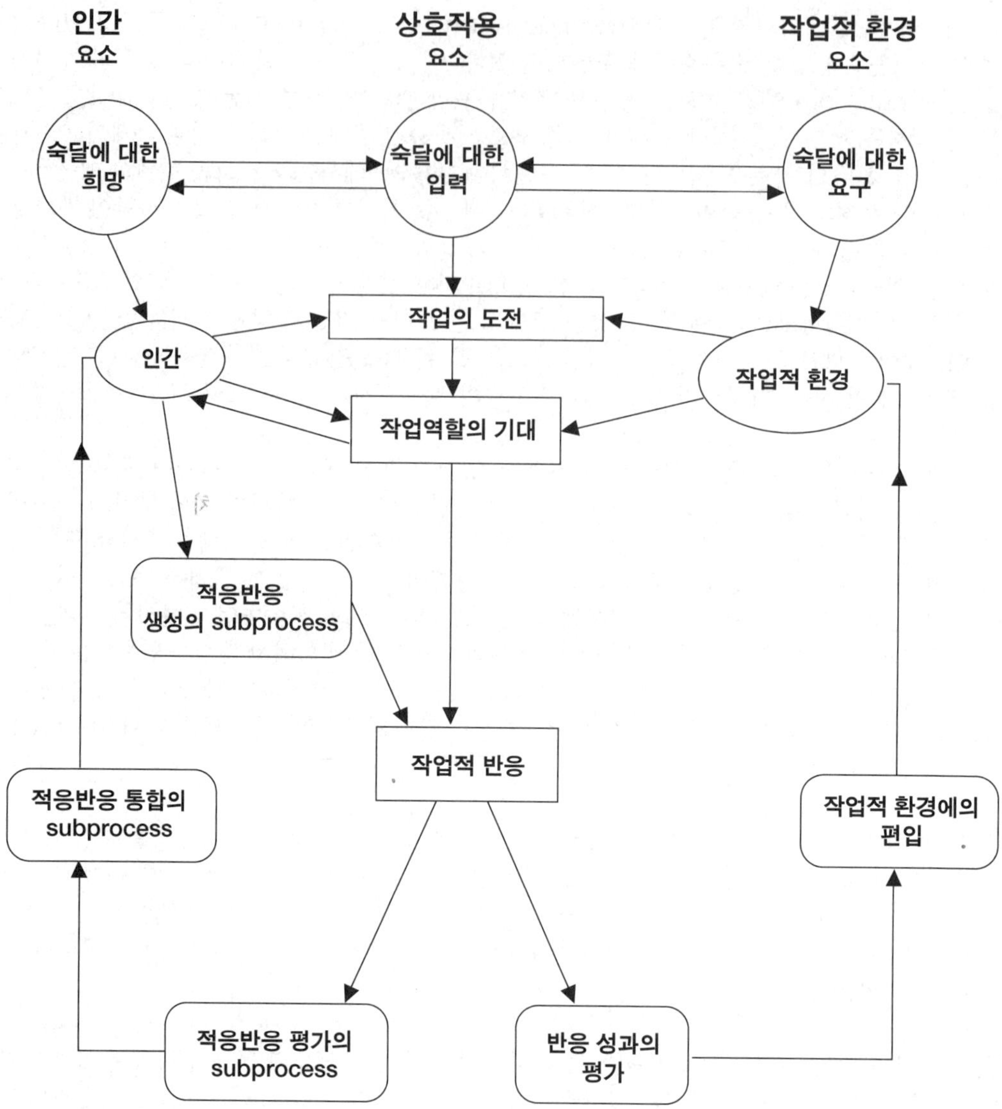

그림 4-9 작업적응 모델
(Schkade, J. K., and Schultz, S. (1992). Occupational adaptation. Toward a holistic approach for contemporary practice, part 1. American Journal of Occupational Therapy, 46, p.832. 허가를 얻어 전재)

된 것이다. 작업적응(Occupational Adaptation : OA)은 Schkade와 Schultz(1999, p.87)에 따르면 "작업과 적응 그리고 건강에 대한 이들의 관계에 대한 이해에 또 하나의 측면을 제공하는…… 하나의 통합적 관계의 틀"이라고 명기되어 있다. OA에 따르면 이 2개의 구성개념(즉 작업과 적응)은 "어떤 고유의 인간과정을 설명하는 통합된 현상(Schkade와 Schultz(1999, p.87)"으로 서로 엮여져 있다. 이 모델의 도식적 표현(그림 4-9)은 매우 복잡하게 보이고 처음에는 이에 압도될지도 모른다. 그러나 이 모델의 조직화는 흐름도(flow chart) 양식을 사용하는 것에 의한 상세한 검토에 기초하여 쉽사리 명백해질 것이다.

American Journal of Occupational Therapy(Schkade와 Schultz, 1992)에 게재된 원래 2부작인 최초의

논문은 OA 모델의 개념적 틀을 설명하고 있다. 이 논문의 제2부(Schkade & Schultz, 1992)는 OA 모델을 다양한 작업치료 실행의 예에 적용하고 있다. 이들의 예에는 아래의 것이 포함되어 있다.

- 손목굴(carpal tunnel)수술에서부터 회복하고 있고 외래치료를 받으면서 일하고 있는 어머니
- 외상성 뇌손상 후에 입원하여 치료를 받고 있는 사람
- CVA 후에 2차적 증상으로서의 우울상태와 실어증(aphasia)으로 입원하여 치료를 받고 있는 남편
- 행동이상과 미세운동조절 문제 때문에 공립학교에서 치료를 받고 있는 젊은이

이 모델은 기초연구와 응용연구의 쌍방에 적절하다고 확인되었지만 오늘날까지에 이 모델 자체에도 또한 이론적 틀로서의 그 이용에 대해서도 연구는 전혀 발표되어 있지 않다. 하나의 예외는 사춘기의 상대적인 습득에 대한 스키(skiing)의 영향에 관한 연구이다(Pasekae와 Schkae, 1996). 이 연구는 사지결손(limb deficiency)이 있는 14명의 사춘기의 젊은이에 대한 6일간의 스키여행의 영향을 조사한 것이다. 그 질적 연구 프로젝트의 이론적 틀로서 OA 모델이 선정되었다. 그러나 이 연구의 초점이 이 모델의 하나의 주된 구성개념(즉 상대적인 습득)과 자존심과의 관계에 한정되어 있었기 때문에 이 모델의 연구를 이끄는 참된 잠재능력은 이 연구로부터는 인식되지 않았다. 이 연구에서는 기간이 짧다는 것(즉 6일간)과 연구 상의 제한(즉 대학원의 프로젝트 연구) 때문에 또 다른 구성개념(예컨대 자기발동성의 변화나 일반화)은 인식되어 있지 않았으나 이 연구의 범위를 넓힘으로써 구조의 개선과 보다 명확한 결과가 초래될지도 모른다. 이제까지는 연구가 거의 공표되지 않았다 하더라도 OA 모델의 저자들은 뇌혈관장애 후의 지역사회로의 통합을 검토하는 연구를 포함하여 질적, 양적인 두 방법을 사용한 연구가 이루어지고 있다고 보고하였다(Schkade와 Schultz, 1992).

Stevens-Ratchford의 지도 아래 Towson대학의 대학원생들이 이 모델을 사용한 공표되지 않은 연구를 시행하였다(Barthel, Brzusz다, Weavef, 1998 : Bekkaer & Deijkers, 1998 : Meyer & Ray, 1998). 대학원생들은 뇌졸중의 생존자이고 자원자가 된 고령자 30명으로부터 수집한 데이터를 사용해서 적응적 회상(adaptive reminiscence)에 관한 일련의 질적 연구를 실시하였다. 하나의 그룹은 뇌졸중 생존자의 적응적 회상 패턴을 생활의 자율성에서의 변화라는 점에서 조사하였다(Bekkaer와 Deijkers, 1998). 또 다른 그룹은 뇌졸중 후의 생활역할의 변화의 회상을 탐구하고(Meyer와 Ray, 1998), 제3의 그룹은 "적응적 회상 요인의 coping mechanism"을 검토하였다(Barthel, Brzuszek, Weaver, 1998). 대학원생들은 OA 모델이 연구목적에 대해서 이론을 조직화하기 위한 유익한 도구였다고 보고하였다(Barthel 외, 1998). OA 모델은 회상을 사용한 지역사회에 기반을 둔 가령(aging) 프로그램을 성공적으로 확립하기 위해, 또한 그러한 개입의 영향에 관한 연구를 실시하는 도구로서 사용할 수 있었다.

Law 외(1997)는 이 모델은 "환자와의 긴밀한 치료적 관계"에 의존하고 있다는 것을 명백히 하고 "이러한 것은 특히 환자가 한번이나 두 번 밖에 오지 않는 급성기 장면이나 지역사회 장면 또는 상담 장면에서는 항상 가능한 것은 아니라고(Law et al. 1997, p.95)" 하였다. 긴밀한 치료적 관계는 현재의 지역사회에 기반을 둔 실행이나 상담역으로서의 실행에서는 있을 것 같지 않은 것이지만 만일 지역사회가 "고객"이거나 서비스에 개입하는 점인 것 같은 경우에는 그렇지는 않게 될 것이다. 시종일관한 치료에 의해서 일반적으로 유지되는 긴밀한 관계의 발전은 지역사회의 작업수행에서의 변화를 촉진하는 데에는 약점이 아니라 강점일 것이다.

인간-환경-작업수행 모델

인간-환경-작업수행 모델(person-environment-occupational performance model : PEOPM)은 Christiansen & Baum에 의해서 개발되고 1991년에 처음으로 공표되었다. 이 모델은 개정되었고 그림 4-10에 나타낸 것 같은 현재의 형태로 되었다(Law et al., 1997). PEOPM은 "인간과 그 환경과의 상호작용으로서의 수행의 관점을 강조하기 위해 개발되었다(Law et al., 1997, p.81).

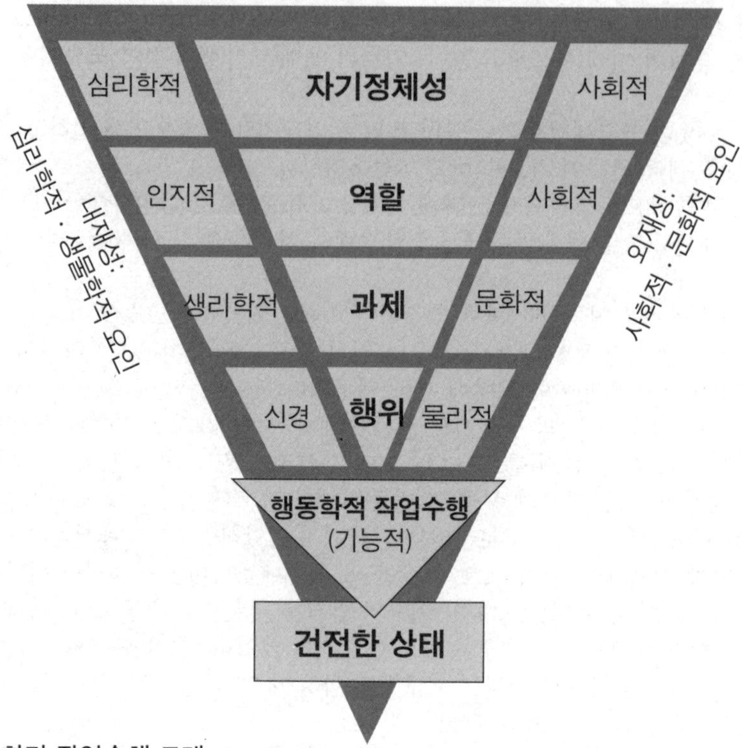

그림 4-10 인간-환경-작업수행 모델
(Law, M., Cooper, B.A., Strong, D., Rigby, P., and Letts, L., theoretical Context for the Practice of Occupational Therapy. In Christiansen, C., and Baum, C. (Eds.). Occupational Therapy : Enabling Function an Well-Being [2nd ed., p.88], 1997 허가를 얻어 전재)

Law et al.(1997,p.87)에 의해서 관념과 가설이라는 형태로 나타낸 이 모델의 원칙에는 아래의 것이 포함된다.

- 수행이란 그 사람과 그 사람이 과제나 역할을 시행하는 환경과의 사이의 복잡한 상호작용으로부터 초래된다.
- 발달단계는 수행에 영향을 미친다.
- 본질적으로 가능케 하는 것(개인 속의), 환경인자 그리고 작업의 의미가 수행을 촉진한다.
- 그 사람이 수행 상의 문제에 봉착하였을 때에 작업치료 개입은 그 사람의 적응을 촉진할 수 있다.
- 능력(competence)이라는 개인적 감각이 수행에 영향을 미친다.

이 모델은 새롭고 여전히 발전하고는 있지만 아직도 연구단체에 의해서 입증되어 있지 않다. 그러나 그 초점이 인간과 환경과의 상호작용에 맞춰지고 있기 때문에 지역사회에 기반을 둔 실행에 응용할 수 있는 가능성을 간직하고 있다. 이 모델에서의 치료사의 역할은 "교사 - 촉진자(teacher - facilitator)"의 역할로서 묘사되어 있다. PEOPM의 구조는 그것이 지역사회에 기반을 둔 실행에서 개인에게 사용되는 적절한 도구라는 것을 보여주고 있다. 이러한 예의 하나는 교정시설로부터 출소계획이 있는 사람들의 직업기술, 생활기술(예컨대 금전관리, 아파트 찾기)의 개발, 그리고 레저 활동의 건전한 발달을 촉진하는 여러 분야와 관계가 있는 팀의 일원으로서 일하는 작업치료 종사자이다.

이에 더해서 이 단원의 앞부분의 MOHO로 시행한 것처럼 PEOPM은 지역사회 서비스를 받는 사람으로서 검토하기 위해 용이하게 수정할 수 있다. 이 모델의 원칙은 발달단계와 유능감각과 관계가 있고 작업이 지역사회의 발달과 능력을 촉진하기 위해 어떻게 사용할 수 있는가를 검토하기 위해 수정할 수 있다. 만일 이 원칙이 이와 같이 사용된다면 자기정체성(self-identity)이라는 용어는 지역사회정체성(community-identity)으로 변경되고 관련되는 학문영역으로부터의 부가적인 원칙이 편입되어 이 모델을 지역사회 발전과 권한부여를 위한 유용한 틀로 할 수 있다.

건강교육과 공중위생의 모델과 이론의 선택

건강교육이나 공중위생의 문헌에는 많은 이론이 기술되어 있으나 가장 빈번하게 인용되는 것의 하나가 사회적 학습이론(Bandura, 1977a ; Rotter, 1954)이다. 이 이론은 적당히 상세하게 검토되지만 이 밖에 3개의 모델에 대해서도 그 개략을 설명한다. 1950년대 이래 건강교육, 공중위생, 건강심리학의 분야는 사람들이 왜 건강행동에 관여하거나 관여하지 않는가를 설명하기 위해 모델을 개발하여 사용해왔다. 건강신념 모델(Resenstock, Strecher, Becker, 1994)이나 Prochaska와 DiClemente의 건강행동 변화의 이론 횡단적 모델(1983, 1992)과 같은 새로운 모델이 폭넓게 연구되어왔다(DiClemente 외, 1994). 이들 2개의 모델은 PRECEDE-PROCEED 모델과 마찬가지로 전문문헌에서는 매우 일반적이고 지역사회에 기반을 둔 건강교육에 빈번하게 사용되고 있다. 건강신념 모델(health belief model, HBM)은 건강행동의 선구자적 모델이고 한편 건강행동 변화의 이론횡단적 모델(trans-theoretical model)은 사람들이 스스로의 건강행동을 바꾸려고 할 때에 경험하는 단계를 설명한다(McKenzie와 Smeltzer, 1997). PRECEDE-PROCEED 모델은 프로그램 계획입안과 평가의 도구이다.

사회적 학습이론

Rotter(1954)는 사회적 학습이론(social learning theory : SLT)의 기초를 확립하였으나 그것은 사회적 인지이론(social cognitive theory)이라 재 명명되었다(Bandura, 1986). Rotter는 어떤 특정 행위의 결말에 관한 개인의 기대가 그 행동이 시행되는지 아닌지를 결정한다고 가정하였다.

Bandura(1977b)는 Rotter의 연구를 확대하여 SLT의 통합적 구성요소인 자기 효능감(self-efficacy)이라는 개념을 전개하였다. "자기 효능감"이란 자기가 어떤 특정의 행동을 성공적으로 수행할 수 있을 것이라는 개인의 지각이라 정의된다(Bandura, 1977b). 그것은 바람직한 성과를 달성할 것이라는 행위를 실행하기 위한 그 사람 독자적인 능력에 관한 신념이다. SLT의 가장 기본적인 가정은 개인은 어떤 일정한 성과를 가져오는 행동을 수행한다는 것이다. 그러나 행동도 성과도 기대에 의해서 조정된다. "기대(expectancy)"란 개인이 어떤 특정의 성과에 두는 가치이다(Bandura, 1977b). 기대에는 (1)효과기대, (2)성과기대 그리고 (3)환경기대의 3종류가 있다. 기대는 인센티브(incentives)라고도 불리는 경우가 있으며 긍정적 또는 부정적 가치를 가짐과 동시에 세기(magnitude)를 갖는다(Parcel & Baranowski, 1981).

"효과기대(efficacy expectations)"란 개인이 어떤 특정의 행동을 수행하는 자기의 능력을 믿고 있는지 아닌지는 개인적 수행의 달성, 대리경험, 언어적 설득, 정서적 각성으로부터 유도된다. 어떤 행동수행의 성공은 장래의 노력에 대한 자기의 기대를 강화한다. 현재의 과제가 과거에 성공리에 수행한 과제와 유사하면 할수록 효과기대는 높아진다. 자기와 유사하다고 인식하고 활동에 참여하며 바람직한 성과를 달성하고 있는 다른 사람의 관찰도 역시 완성에 대한 자기의 기대를 높일 수 있다. 이 이론에 따르면 과제를 잘 실행하도록 유도하는 언어적 격려, 어떤 특정의 행동을 시도하도록 허락하는 것, 그리고 자각된 생리적 정서적 상태 등도 그 행동에 관여하는 개인의 자신감과 자기 효능감을 높일 것이다.

Bandura(1977a)에 따르면 "성과기대(outcome expectancy)"란 어떤 특정의 행동이 특정의 성과를 가져올 것이라는 개인의 신념이다. Bandura(1977a)나 다른 사람들(Eiser, 1985 : Tosenstock 외, 1988 :

Wodarski, 1987)은 조절의 소재(locus of control)가 성과기대라는 요소의 구성개념이라 생각하고 있다. 자기 효능감과 조절의 소재라는 구성개념의 상호작용은 SLT의 기초를 형성하고 있으며 또한 행동을 예측할 수 있다는 기반으로 되어있다(Bandura, 1977a). 이 이론에 따르면 어떤 행동에 대해서 높은 수준의 자기 효능감과 내적 조절의 소재를 가진 사람은 그 특정의 행동을 실행하려고 하기 쉽다. 이들의 사람들은 그 과제를 성공적으로 성취하는 자기의 능력에 높은 수준의 자신감을 갖고 또한 그 행동의 수행이 성과에 직접적인 영향을 미치고 있다고 생각하는 경향이 있다(Rosenstock 외, 1988). 어떤 행동에 대해서 낮은 수준의 자기 효능감과 외적 조절의 소재를 가진 사람은 그 특정의 행동을 시도하려고 하지는 않을 것이다. 전형적으로는 그 사람들은 그 행동을 수행하는 자기의 능력에 낮은 수준의 자신감밖에는 없으며 또한 자기의 행위가 바람직한 성과를 이룰 수 없을 것이라 믿고 있다(Rosenstock 외, 1988).

"환경기대(environmental expectancy)"란 사건(events)이 어떻게 서로 관계되어 있는가, 그리고 어떤 일정한 환경으로부터 무엇을 기대하는가에 관한 신념이다(Bandura, 1977a). SLT는 그 인간, 그 사람의 행동, 그 환경에는 연속적 상호 교차적 그리고 상호의존적인 상호작용이 있다고 하는 "상호 교차적 결정주의(reciprocal determination)"라는 가설에 기초하고 있다. 어떤 성과의 결정에서의 이들의 각 요인의 상대적 기여도는 문제가 되는 장면이나 행동에 따라서 다르다(Bandura, 1977a).

SLT 패러다임에서는 행동변화는 (1)직접적인 것이고 특정행동의 강화에 의해서, (2)간접적인 것이고 그 행동이 강화되어 있는 또 다른 사람을 사회적으로 모델링 또는 관찰을 통해서, (3)자기관리를 통해서 또는 개인적 모니터링이나 자기보수를 얻는 것에 의해서 달성할 수 있다고 한다(Parcel과 Baranowski, 1981). Rosenstock 외(1988)에 따르면 그 사람이 다음의 것을 믿는다고 하면 생활양식은 변화할 것이다.

- 현재의 행동이 개인적으로 가치가 있는 성과, 예컨대 건강이나 용모에 위협을 가한다(환경적 단서)
- 특정 행동의 변화가 이들의 위협을 감소시킨다(성과효과성)
- 자기 자신의 개인적 능력이 그 바람직한 행동의 수행을 할 수 있도록 할 것이다(효과기대).

일반적으로 SLT는 지역사회에 기반을 둔 실행에 대해서 특유의 관점을 제공한다. 자기 효능감, 성과기대, 행동능력, 모델링, 상호 교차적 결정주의 그리고 자기조절이라는 구성개념은 작업치료 개입의 전개에 특정의 연관성이 있는 것처럼 생각된다. 그러나 건강교육에서의 SLT의 유용성에는 몇 가지의 중대한 한계가 있다. 이것에는 다음의 것이 포함된다.

- 이 구성개념을 측정하기 위해 만들어진 신뢰할 수 있고 또한 타당한 도구가 수적으로 한정되어 있다는 것.
- 모델링의 적절한 자원의 묘사가 부족하다는 것.
- 구성개념 사이의 관계 및 시간 속에서의 변화의 특성에 관한 설명이 불충분하다는 것.

모든 구성개념을 즉각 측정하거나 구성개념 사이의 관계를 평가하는 연구가 결여되어 있다는 것은 이 이론에 의해서 예측할 수 있는 변동(variance)의 정도를 한정하고 있다. 만일 SLT가 건강행동의 변화를 위한 종합적이고 적절한 틀이라고 생각된다면 이 연구는 다음의 단계로서 반드시 필요한 것이다.

건강신념 모델

건강신념 모델(health belief model : HBM)은 건강관련 행동에 관한 모델의 하나이다. Cummings, Becker, Maile(1980)은 건강교육에 관한 연구에서 사용된 14개의 모델을 검토하고 이들의 틀을 만들어내고 있는 구성개념 또는 변수가 상당히 중복되어 있다는 결론을 유도해냈다. Cummings 외(1980)는 이들의 모델로부터 유도된 100개 이상의 변수를 분류하는 데에 다양한 모델의 저자들을 끌어들임으로써 건강행동을 설명하는 통일된 틀을 개발하려고 하였다. 다차원적 척도분석으로부터 (1)헬스 케어 서비스에의 접근 용이성, (2)헬스 케어에 대한 태도, (3)질병의 위협에 대한 자각, (4)사회적 네트워크, 상호작용, 규범, 구조의 특징, (5)병에 대한 지식, (6)인구 통계적 특징이라는 6개의 요인이 판명되었다(Cummings 외, 1980). Cummings 외(1980)가 검토한 모든 모델 중 HBM은 단연코 가장 광범위하게 사용되고 있다. HBM은 원래는 Hochbaum, Kegeles, Leventhal, Rosenstock에 의해서 예방적 건강행동을 설명하기 위해 개발된 것이었으나 병자의 역할이나 질병행동을 연구하기 위해 바로 수정되었다(Becker, 1974 : Kirscht, 1974). 이 모델은 사회심리학의 여러 이론, 가장 알려져 있는 것은 Lewin의 요구이론(aspiration theory)에 기초하고 있다(Maiman과 Becker, 1974). 이 모델의 현상학적 지향성과 역사 부정적 견해라는 2개의 근저를 이루는 가설은 Lewin론자의 전통으로부터 차용된 것이다. "현상학적 지향성(phenomenological orientation)" 이란 행동을 결정하는 것은 개개인의 자각이지 환경은 아니라는 것이다. "역사 부정적 견해(ahistorical perspective)" 란 개인의 행동에 영향을 미치는 것은 과거의 경력이나 이전의 경험이 아니라 현재의 다이내믹스(dynamics)에 초점을 맞추도록 요구하고 있다(Rosenstock, 1974).

이 건강신념 모델은 어떤 사람의 건강에 관한 신념과 그 사람의 건강에 특화한 행동과의 관계를 설명한다. 이 모델에 따르면 건강행동을 조정하는 이 신념은 질병감수성, 중증의 정도, 이익 그리고 장벽이라 이해되고 있다. 위에서 언급한 신념에 더하여 행위의 단서(cue)는 행동에 필요한 유발(trigger)이다. "자각적 질병감수성(perceived susceptibility)" 이란 그 사람이 주관적으로 받는 병이나 질환에 걸릴 위험성에 대한 인상(impression)이다. "자각적 중증의 정도" 란 어떤 사람이 특정의 건강상의 문제의 중증 정도에 관해서 가지는 확신을 가리킨다. "자각적 이익(perceived benefits)" 이란 질병의 위협을 감소시키는 것의 다양한 가능한 행위의 이용가능성과 효과성에 관해서 그 사람이 가지는 신념이다. "자각적 장벽(perceived barriers)" 이란 어떤 특정의 건강행동에 관여하는 것과 연관되는 비용이나 부정적 측면에 대한 것을 말한다. 행위의 단서란 행동의 시작을 자극하는 선동적 사건이라 정의된다. 이들의 단서는 통증의 자각이라는 내적인 것도 헬스 케어 제공자로부터의 피드백이라는 외적인 것도 있다(Rosenstock, 1974).

이 모델에 따르면 인간이 질병을 회피하기 위한 행동을 취하기 위해서는 긍정적인 힘이 부정적인 힘보다 우세할 필요가 있다. 만일 어떤 사람이 (1)자기는 개인적으로 그 질병이나 병에 걸리기 쉬울 것이다. (2)건강상의 문제가 발생하는 것은 자기의 생활에 부정적 영향을 미칠 만큼 시각하다. (3) 특정의 행동을 취하는 것은 이득을 초래하는 것 같은 효과가 있을 것이다. (4)그러한 행동에 대한 장벽은 이득을 압도하지 않는다. (5)자기는 행동의 단서에 노출되어 있다, 등이라 믿는 경우 건강한 행동이 일어날 것이다(Rosenstock, 1974).

HBM은 아래의 다양한 모집단이나 여러 가지 건강문제에 적용되어 왔다.

- 알코올중독(alcoholism)(Bandsley와 Beckman, 1988)
- 당뇨병 식이요법의 준수(Becker와 Janz, 1985)
- 유방암 자가진단(Champion, 1985)
- 피임행동(Herold, 1983 : Hester와 Macrina, 1985)
- 정신과의 외래환자 사이의 약물치료 준수(Kelly, Mamon과 Scott, 1987)

그러나 대다수의 연구는 그 특징이 후향적(회고적)이기 때문에 이 모델의 예측적인 가치는 의문시되고 있다(Kegeles와 Lund, 1982). 이 모델의 구성개념은 상당히 잘 정의되어 있기는 하지만 변수 사이의 인과관계나 특정의 요인이 또 다른 모집단보다도 어떤 모집단에서 보다 중요한가라는 이유의 설명은 아직 다루어지지 않았다.

자각적 질병감수성을 높이는 자각적 위협은 이 모델이 설명하는 건강해동의 연결 속에서 중요한 최초의 자각적 단계라는 것을 시사한다. 1994년에 Rosenstock, Strecher, Becker는 HBM의 최초의 도식을 제공하였다. 그들은 자기 효능감이라는 구성개념을 도입함으로써, 또한 신념행동의 연결을 보다 명확하게 설명하도록 이 모델의 구성요소를 다시 정리함으로써 도식을 개정하였다. 그림 4-11은 신체활동을 높인다는 목표에 적용된 HBM의 최신의 수정 도식을 나타내고 있다.

PRECEDE-PROCEED 모델

PRECEDE모델은 국립건강연구소로부터 연구자금을 얻은 Green, Kreuter, Deeds, Patridge(1980)에 의해서 개발된 것이며 역학, 교육학, 관리학 및 사회과학이나 행동과학의 이론적 · 응용적 원리에 기초하는 건강교육의 계획입안 모델이다. PRECEDE라는 머리문자로 된 말은 predisposing, reinforcing, enabling causes in education diagnosis and evaluation(교육적 진단과 평가에서의 병에 걸리기 쉬운, 증진하는, 가능케 하는 원인)을 의미한다(Green 외, 1980). 이 모델은 1991년에 건강증진이라는 새로이 전개된 특성과 보다 넓은 관점에 대처하도록 개정되었다. 그림 4-12에는 PROCEED(policy, regulatory, organizational constructions in educational and environmental development : 교육과 환경의 개발에서의 정책, 법규, 조직구축)이라 불리는 새로운 일련의 단계를 원래의 모델에 겹쳐 놓음으로써 완전한 PRECEDE-PROCEED 모델을 묘사하고 있다(Green & Kreuter, 1991).

PRECEDE 모델은 건강교육 프로그램의 계획입안과 평가의 구조와 조직을 제공하고 다양한 장면에 걸쳐서 용이하게 적용할 수 있는 것이다. 이 접근의 적용은 몇 가지의 단계(phase)에서 일어나고 또한 (1)사회적, (2)역학적, (3)행동적, (4)교육적, (5)관리적이라는 5개영역에서의 변수의 진단에 관여한다(Green 외, 1980). 이것은 요망되는 최종 성과로부터 시작되고 어떤 특정의 결과에 선행할(precede) 것

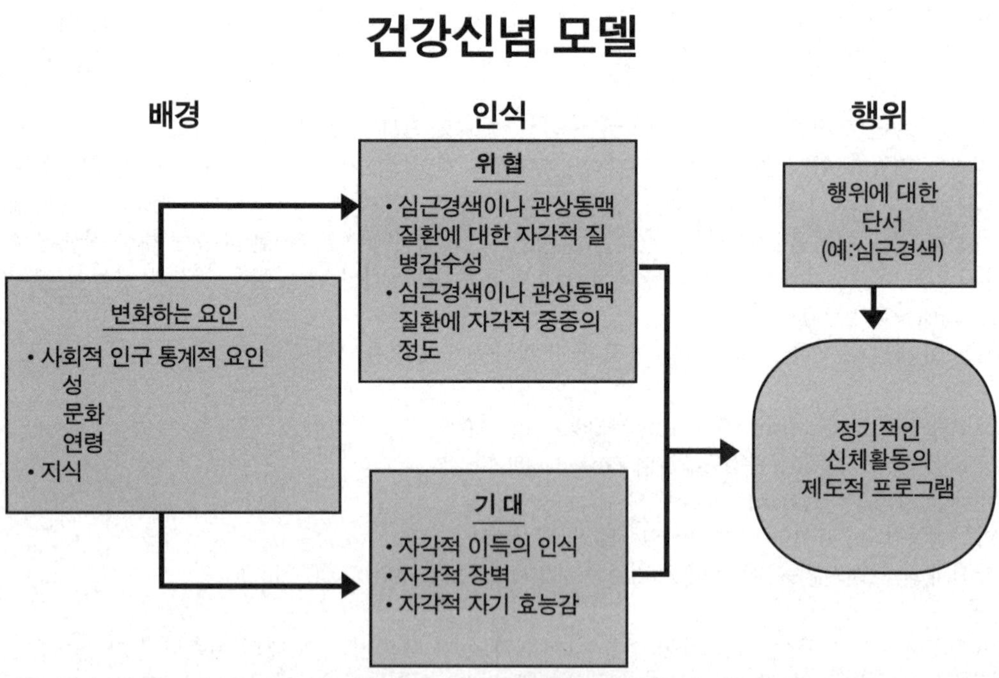

그림 4-11 필요로 하는 신체활동에 따라서 여러 검사를 하기 위한 틀로서의 개정판 건강신념 모델
(Rosenstock, I.M. Strecher, V.J., & Becker, M.H) [1994]. The health belief model and HIV risk behavior change. In R.J. DiClemente and J.L. Pereson [Eds.], Preventing AIDS : Theories and methods for behavioral interventions [p.11], New York : Plenum. 허가를 얻어 전재)

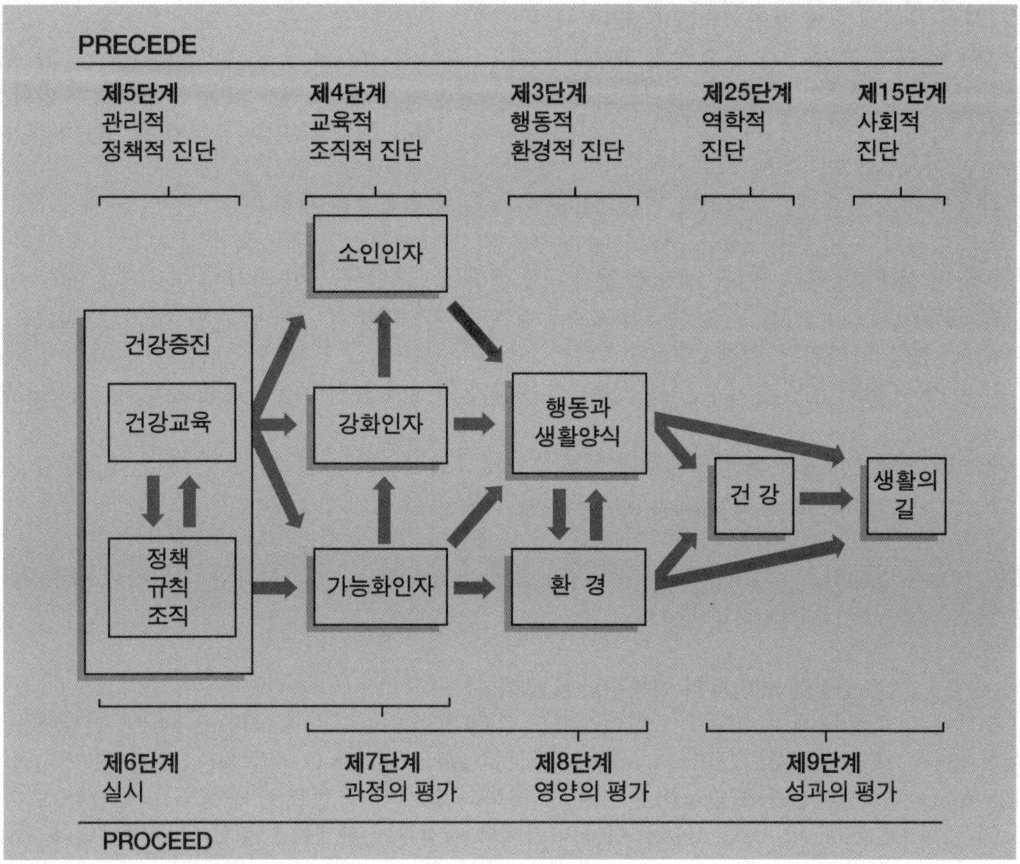

그림 4-12 PRECEDE-PROCEED 모델
(Health Promotion Planning : An Educational and Ecological Approach, Third Edition, by L. W. Green and M.W. Kreuter, copyright ©1999 by Mayfield Publishing Company. 출판사의 허가를 얻어 전재)

인 요인을 고려하여 소급해서 사용한다는 점에서 특유하다.

이 모델의 제1단계는 "사회적 진단"이다. 어떤 지역사회에 존재하는 사회적 문제의 분석은 대상 모집단의 생활의 질을 평가하기 위해 필요한 사전조건이다. 이 단계의 목적은 그 모집단의 특정의 건강상의 문제와 사회적 문제와의 관계를 확정하는 것이다. 제2단계는 "역학적 진단"이고 그 지역사회의 생활의 질과 결부되어 있는 건강상의 문제의 평가이다. 모집단의 건강의 주된 지표는 질병률, 사망률, 출생률, 장애율이다(Green 외, 1980).

제3단계는 "행동적 진단"이며 역학적 진단에서 분리된 건강상의 문제에 영향을 미치고 있는 건강관련 행동을 명백히 하려하고 있다. 이 단계에서는 또한 연령, 성, 환경이라는 관심이 있는 건강상의 문제에 기여할지도 모르는 비행동적 요인의 지식도 중요하다. 행동적 요인은 다음으로 중요성과 변화 가능성이라는 척도에 비추어 평정된다. 중요성과 변화 가능성이라는 점에서 높이 평가된 요인은 보통 개입의 표적으로 선정된다(Green 외, 1980).

제4단계는 "교육적 진단"이고 행동적 진단에서 밝혀진 건강행동을 소인인자, 가능화인자, 강화인자라는 3개의 영향을 주는 카테고리로 구분한다. "소인인자(predisposing factors)"는 그 행동에 동기부여 또는 합리적 이유를 제공한다. 예컨대 지식, 태도, 가치, 신념이다. "가능화 인자(enabling factors)"는 지역사회의 자원과 함께 개인의 기술(skill)이나 자산을 포함한다. 소인과 가능화의 두 인자는 건강행동에 앞서는 것이며 그 행동을 일으키게 하는 것이다. "강화인자(reinforcing factors)"는 행동의 유지나 소멸에 기여하는 행동의 보상, 인센티브 또는 벌을 제공한다. 각각의 인자 그룹은 중요성과 변화 가능성이라는 점에서 분석되고 개입을 위해 우선순위가 매겨진다. 개입 표적의 특성에 기초하여 교육방법이 선정된다(Green 외, 1980).

이 과정의 마지막 단계는 "관리적 진단"이다. 이것은 재정에 관한 사항을 평가하며 자원을 확인하여 배치하고 협력적인 합의의 특성을 정의하여 개입을 위한 현실적인 시간표를 작성한다. 이 중요한 단계를 무시하면 실행 가능한 개입을 실패로 돌아가게 한다. 이 모델에서 이 시점에 이용되는 PROCEED의 수정(Green과 Kreuter, 1991)은 건강증진 프로그램의 실시와 이들의 영향을 효과적으로 관리하는 방법의 개발에 영향을 미치는 정책, 법규, 조직적 요인의 평가를 포함하고 있다. 이에 더해서 개정판 PRECEDE-PROCEED 모델은 과정, 성과, 영향의 평가와 동시에 실시상의 문제를 검토하는 것도 포함하고 있다.

PRECEDE 모델은 사춘기의 학교에서의 성교육 프로그램(Rubinson과 Baillie, 1981), 학교건강 프로그램의 분석(Green과 Iverson, 1982), 고혈압 조절을 위한 교육적 개입(Levine 외, 1982) 등 많은 상이한 모집단에서의 다양한 장면에서 사용되어 왔다. 손상예방에 대한 적용을 그림 4-13에 나타냈다. 비록 이 모델은 적용의 가능성은 크지만 그 자체가 여러 요인 또는 변수 사이의 관계를 설명하고 있지 않기 때문에 이론 모델은 아니다(Parcel, 1984).

건강행동 변화의 이론횡단적 모델

이 모델은 더 간단하게 변화단계 모델이라고도 불린다(McKenzie & Smeltzer, 1997). 건강행동 변화의 이론횡단적 모델(trans-theoretical model of health behavior change : TMHBC)은 원래 1970년대 후반에서부터 1980년대 전반에 만들어진 것이며 변화의 단계와 과정으로 구성되는 복잡한 모델이다(Prochaska와 DiClemente, 1983, 1992). 이들의 단계와 과정과의 관계는 그림 4-14에 나타냈다. HBM과

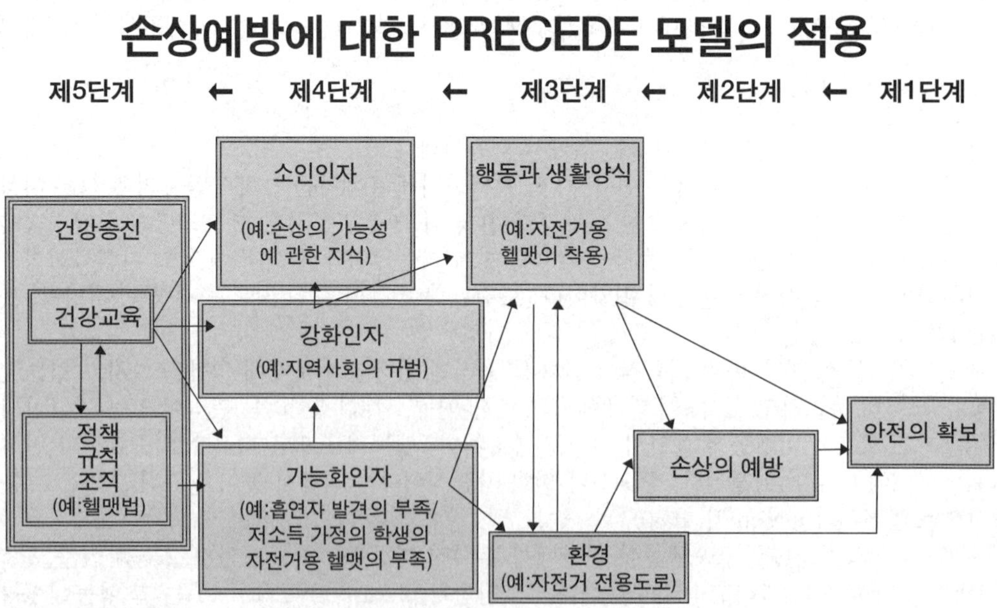

그림 4-13 손상예방에 대한 PRECEDE 모델의 적용

SLT로부터 선택된 구성개념과 이들의 단계와의 관계는 그림 4-15에 나타냈다. 이 그림은 이론적 구성요소 사이의 다양한 관계를 묘사하고 있으며 후에 설명하기로 한다.

이 그림에서 보고 알 수 있는 것처럼 자기유방검사(BSE) 또는 유방조영술(mammography)을 실시하는 여성의 경우 우선 유방암의 위험성이 있다든지, 유방암이 되기 쉽다는 위협을 느껴야 하고 또한 유방암이라 진단되는 것은 심각한 사안이라 믿을지도 모른다. 일단 이러한 자각이 일어나면(알아차리게 되면) 그 사람은 행위의 심사숙고 전(precontemplation) 단계에서부터 심사숙고(contemplation)단계로 이동한다. 행위의 단서는 자각이 높아짐에 따라 자각된 감수성이 높아지는 가운데서 조작할 수 있다. 이러한 행위의 단서의 예는 유방암의 유병률(prevalence)이나 BSE의 방법을 묘사한 샤워 카드(shower card)에 관한 정보를 받는 것일 것이다.

예컨대 샤워 카드라는 행위의 단서의 계속적 제시는 자기 자신에 의한 재검사를 격려하고 예상에서부터 준비에의 이동을 촉진할 것이다. 이에 더해서 이들의 표적이 되는 행동을 통한 유방암 조기진단의 사실에 관한 지식의 심화는 그 여성의 성과기대에 관한 신념에 영향을 미칠 것이다. 이러한 실행에 관한 긍정적인 신념은 이번에는 예상에서부터 준비에로 이동하는 자극으로서 작용할 것이다.

그 행동의 시작을 향한 계속적인 이동은 행위에 대한 단서의 계속적 존재, 자기 효능감(예 : BSE를 시행하는 능력에 관한 신념), 그리고 BSE를 시행하는 것에 대해서 남겨진 대인관계상의 장벽(예 : 자기 가슴을 만지는 것을 싫어하는 것)에 대항함으로써 자기해방을 실행하는 능력 등에 의해서 영향을 받을 것이다. 어떤 사람이 준비단계에서부터 행위에로 이동하는 경우 장벽은 장래의 개선에 심각한 영향을 미칠 가능성이 있다. 만일 이들의 장벽이 제거되면 그 사람은 그 행동에 착수하는 것과 그 행동이 가져오는 이득의 실현에 도달할 수 있다(예 : 유방에 응어리가 없는 것이 가져다주는 안도감이나 건강 니즈에 주의를 기울인 것에 대한 자존심의 앙양). 샤워 카드와 매스미디어 캠페인이라는 사회적 지원에 계속적으로 노출되는 것은 이 행동의 계속을 촉진할 것이다.

해동변화의 이론횡단적 모델

예상 전	예상	준비	행위	유지
	※의식을 높임			
		※자기재평가		
			※자기해방	
			※관계의 원조	
			※관리의 강화	
				※역조건부여
				※자극의 조절

그림 4-14 행동변화의 이론횡단적 모델
(Prochaska, J.O. & DiClemente, C.C.[1983]. Stages and processes of self-change of smoking : Toward and integrative model of change. Journal of Consulting and Clinical Psychology 51[3], 394, Copyright ©1983 by the American Psychological Association. 허가를 얻어 전재)

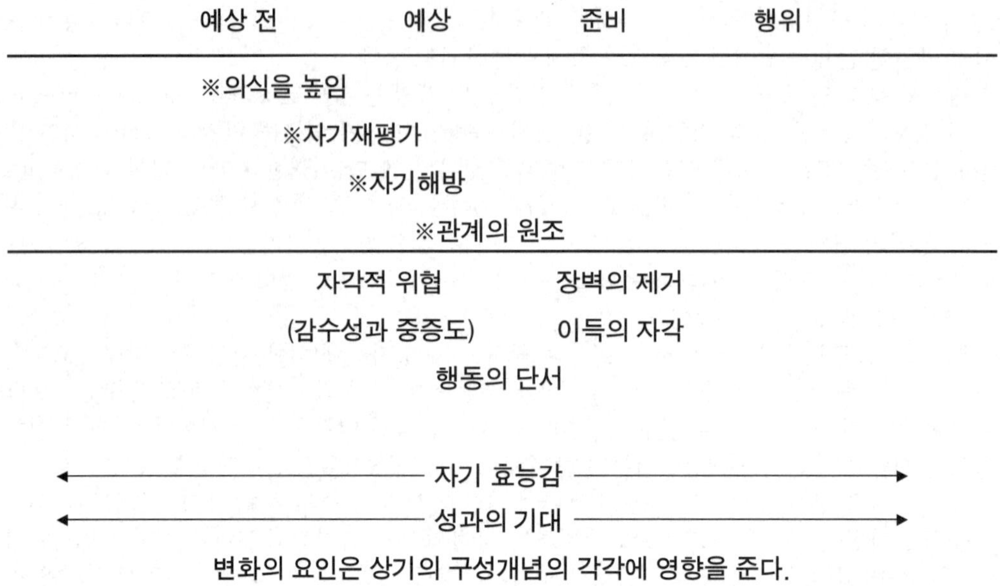

그림 4-15 HBM, SLT, THBC의 관련되는 구성개념 사이의 관계

지역사회 조직화의 이론과 모델

지역사회 조직화란 "지역사회의 그룹이 공통의 문제나 목표를 확인하거나, 자원을 동원하거나, 자기들이 설정한 목표를 달성하는 전략을 개발하여 실시하는 기타의 방법에 지원을 받는 과정"이라 정의되어 있다(Minkler, 1990, p.257). 지역사회 조직화의 노력을 시작하기 전에 중요한 것은 지역사회 개발의 용어나 지역사회 조직화의 가치와 전제에 정통함과 동시에 그 지역사회에 친숙해지는 것이다. 지역사회 조직화에 관한 용어는 정의와 함께 Box 4-2에 나타냈다(McKenzie와 Schmeltzer, 1997). Ross(1967)는 지역사회 조직화의 근저를 이루는 몇 가지의 전제를 열거하였다. 그것에는 다음의 것이 포함된다.

- 지역사회는 자기들의 특정 니즈와 문제에 상응하는 방법을 전개할 수 있다.
- 개인은 변화하는 능력을 가지며 또한 변화를 희망하고 있다.
- 지역사회의 구성원은 이 변화를 만들어내는 과정에 관여해야 한다.
- 내적으로 동기가 부여되는 변화는 외부로부터 강제된 변화보다도 큰 의미를 갖고 오래 지속된다.
- 변화에 대한 "전체적" 접근은 "단편적" 접근보다도 효과적이다.
- 민주주의는 지역사회 구성원의 "협동적 참여와 행위" 그리고 이것을 가능케 하는 필요한 기술(skill)을 요구하고 있다.
- 지역사회는 자기들의 니즈를 충족하기 위해 효과적으로 조직화하는 것에 지원을 필요로 할지도 모른다.

지역사회 조직화에 관한 전문적 문헌은 구조화된 이론 모델보다도 방법에 더 초점을 맞추고 있다. 이들의 방법은 상이한 시스템으로 분류되어 있다. 빈번하게 인용되는 분류방법의 하나는 Rothman(Minkler, 1990)에 의해서 개발된 것이며 모델을 (1) 지역사회의 개발, (2) 사회계획, (3) 사회적 행동이라는 세 가지로 분류하는 것이다(McKenzie와 Smeltzer, 1997 : Minkler, 1990). McKenzie와 Smeltzer(1997, p.160)는 각종 모델의 예를 다음과 같이 열거하고 있다. 미국의 평화 봉사단(Peace

Box 4-2

지역사회 조직화에 관련되는 용어

시민참여(citizen participation) :
지역사회의 어떤 조건을 개선하기 위해 활동을 시행할 목적으로 시민으로부터의 상향식 풀뿌리 동원

지역사회 개발(community development) :
지역사회의 적극적인 참여와 지역사회 주도에 의한 최대로 가능한 연계에 의해서 지역사회 전체의 경제적 사회적 개선을 위한 조건을 만들어내는 계획된 과정(United Nations, 1955, p.6).

지역사회 조직화(community organization) :
개인, 그룹, 조직이 사회문제에 영향을 미치기 위해 계획된 행위에 관여한다는 개입의 방법이다. 이것은 사회제도의 강화, 발전, 변화에 관여한다(Brager, Specht와 Torczyner, 1987, p.55)

지역사회 참여(community participation) :
사람들이 자기들의 생활에 영향을 주는 제도나 결정에 관여하는 과정(Checkoway, 1989, p.18)

권한 부여된 지역사회(empowered community) :
개인이나 조직이 자기들의 각각의 니즈를 충족하기 위해 자기들의 기술이나 자원을 집단적 노력에 적용하는 지역사회(Isael, Checkoway, Schulz와 Zimmerman, 1994).

풀뿌리 참여(grassroots participation) :
사람들이 자기들의 목적을 달성하기 위해 대결과 협력을 정교하게 혼합하여 사용하는 것을 포함하여 자기들의 이익을 위해 집단적 행위를 취하는 상향식 노력(Derlman, 1978, p.65).

마크로의 실행(macro practice) :
개인, 가족, 소집단의 수준을 넘어선 문제를 다루는 전문직의 변화의 방법.

자료출처 : McKenzie, J.F. and Smeltzer, J.L., Planning, Implementing, and Evaluating Health Promotion Programs. : A Primer(2nd ed.) Copyright ©1997 by Allyn & Bacon. 허가를 얻어 전재.

Corps)은 지역사회 개발의 하나의 예이며, United Way(미국의 자선단체)는 사회계획의 예이고 그리고 사회행동 모델은 "시민 평등권 운동이나 동성애자의 권리운동 사이에 가장 유용하였다". 이에 더해서 그들은 이 세 가지 형태의 모델을 조합시키는 사회조직에 대한 포괄적인 접근에게 가장 많이 사용되는 사회계획을 제공하였다(그림 4-16).

지역사회의 권한부여를 촉진하기 위해 어떤 모델을 선정하였는가에 관계없이 갈등이 일어날 가능성을 예측하고 또한 관리해야 하다. Flick, Reese, Rogers, Fletcher, Sonn(1994)은 지역사회 조직화를 성공시키기 위해서는 권한부여 교육이론과 갈등 관리의 지식을 결합시키는 것의 중요성을 강조하였다. Flick 외(1994)는 지역사회 내의 가장 불이익을 당하고 있는 사람들의 전체적이 건강을 개선하는 것을

목표로 내걸고 있는 대학과 지역사회와의 사이에 장기간에 걸친 파트너십을 설명하였다. 이 접근은 성인교육에 관한 Freire의 이론에 기초하고 있다. Marsick(1987)은 건강교육에서의 Freire의 이론의 이용을 잘 설명하고 있다. 7년간의 파트너십은 성공하였으나 적어도 2회의 갈등이 일어났다. Flick 외(1994)는 이들의 갈등을 사례연구로서 보여주고 있는데 그것은 지역사회 조직화에 참여하기 전에 도움이 되는 자료이다. 사례연구는 대학의 대표자(즉 교수와 학생)가 지역사회에 대한 서비스를 최선으로 시행하기 위해 다양한 기술(skill)과 적절한 수준의 기술의 쌍방을 갖는 것이 중요하다는 것을 묘사하였다. 결정적인 기술에는 갈등의 조기인식, 갈등분석 그리고 갈등관리가 포함된다.

작업치료 종사자는 그룹 다이내믹스와 심리사회적인 발달과 행동에 관한 지식과 훈련을 받고 있으며 지역사회 조직화에서의 갈등의 조기발견과 결정에 양호한 기술을 갖기 위해 사전에 필요한 지식을 갖

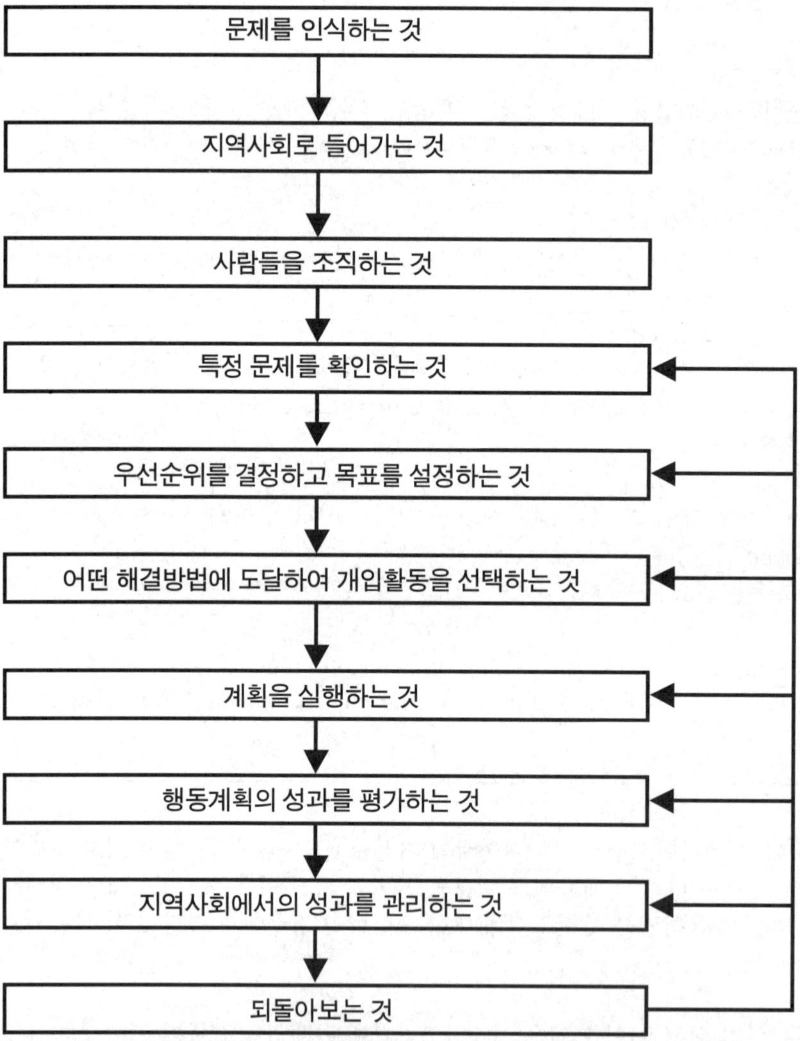

그림 4-16 지역사회 조직화의 단계
(McKenzie, James F., and Smeltzer, Jan. L., Planning, Implementing, and Evaluating Health Promotion Programs : A Primer [2nd ed.], Copyright ⓒ1997 by Allyn & Bacon. 허가를 얻어 전재)

고 있다. 그러나 이러한 기술의 적용에 초점을 맞춘 구성적 양식을 사용함으로써 보다 더 이익을 얻을 수도 있다. McKenzie와 Smeltzer(1997)가 설명한 단계는 새로이 지역사회에서 일하게 되는 작업치료 종사자에게는 서비스의 요점으로서 유익한 지침이 될 것이다. 이러한 단계는 지역사회에 들어가서 지역사회를 조직화하기 위해 요구되는 과제에 관한 기본적인 로드 맵(road map)을 제공한다. 그러나 이 단계는 개입을 개발하고 평가하는 데에 충분한 지침이 되는 것은 아니다. 이러한 원칙은 이 단원에서 검토해 온 하나 이상의 모델과 조합함으로써 권한이 부여된 지역사회 개발을 위한 우수한 틀을 제공한다.

작업치료 종사자의 지원이 요구되는 직역사회의 예에는 노숙자들의 보호시설(즉 개개인으로 구성되는 지역사회)이 있을 것이다. 이 예에서는 지역사회는 그 지역사회의 어린이들의 건전한 발달이라는 관심사에 기초하여 행동을 취하여왔다. 이 지역사회는 문제를 인식하는 것과 작업치료 종사자를 지역사회에 초빙하는 것에 의해서 이미 필요한 최초의 두 단계를 시행하고 있었다. 그 작업치료 종사자는 문제의 범위를 정의하기 위해 EHP를 사용할 수 있으나 다음으로 그림 4-16에 나타낸 것 같은 남겨진 단계에 따를 필요가 있을 것이다. 따라서 다음의 단계는 발견한 사안을 그 지역사회에 전문이 아닌 용어로 보고하는 것일 것이고 더욱이 우선순위를 결정하고 목표를 설정하기 위해 그 지역사회와 함께 일하는 것일 것이다. EHP에 따르면 다음으로 5개의 치료수준의 대안(alternatives)에서부터 개입을 선택하게 된다. 작업치료 종사자와 지역사회는 공동으로 활동을 실시하여 성과를 평가하게 될 것이다. 다음으로 그 지역사회는 계속적인 모니터링과 필요에 따라서 재평가의 지원을 위해 전문가에게 컨설팅을 요청한다는 책임을 지게 된다.

작업치료 실행의 모든 영역에 대해서와 마찬가지로 개입의 효과성을 평가하기 위해서는 성과연구가 필요하다. 이러한 것은 지역사회 실행에서는 특히 중요하다. 이 전문직은 공중위생이나 건강교육이라는 분야에서의 지역사회 권한부여의 이니셔티브에 관한 연구를 시행함으로써 개개인의 전문지식을 이용할 수 있다. 이러한 자료의 하나에는 "지방공중위생 케어 정책에 대한 지역사회 조직화의 영향을 연구하기 위해 개발된 연구 모델(Brown, 1984, p.205)"이라는 서술(description)이 있다. 그 연구방법론과 연구결과의 양쪽이 이 영역의 연구자가 될 가능성이 있는 사람에게는 도움이 되는 것이다. 예건대 연구결과의 하나는 "정치적 수단"을 사용한 그룹 쪽이 공청회에서의 사실적이고 교육적인 증거를 사용한 그룹보다도 더 성공적이었다는 경우가 있다. 또 하나의 연구에서 알게 된 것은 로비활동이나 "다른 그룹이나 복수의 리더"의 존재가 지역사회 내에서의 지원을 촉진하는 데에 도움이 된다는 것이다(Brown, 1984, p.229).

작업치료 종사자는 지역사회를 그 잠재능력에 도달하도록 지원하려고 하는 경우, 개입의 효과성을 결정하는 데이터를 동시에 수집할 필요가 있다. 연구를 회고적으로 시행하려고 하면 그 효과는 적고 비용이 더 들게 된다. 지역사회에 기반을 둔 실행에서의 작업치료의 효과성을 연구하는 프로젝트의 개발을 촉진하기 위해서는 지역사회 개발과 권한부여에 관한 다른 전문직의 연구를 이용할 수 있다.

맺는말 / CONCLUSION

작업치료 종사자들은 서서히 장래의 실행영역으로 되어있는 지역사회에 기반을 둔 실행에 들어가도록 촉구되고 있다(Baum과 Law, 1998). American Journal of Occupational Therapy의 1998년 1월호의 이 화제에 관한 특집은 이 실행영역의 성장이라는 미국작업치료협회의 태도를 반영하고 있다. 저자들은 역사적으로 보아 지역사회가 작업치료 실행의 장이었다는 것을 인식하고 있고(Brownson, 1998 : Reitz, 1992) 그 계속적 발전을 촉진하도록 바라고 있다. 지역사회에 기반을 둔 실행은 그 가능성이 아직도 완전히 인식되어 있지 않다. 그렇게 하기 위해서는 이론가와 실행가의 양쪽이 이 전문직의 창시자들의 신념과 함께 이 종류의 과거의 일, 이 형태의 실행과 이 전문직의 핵심적 가치와 신념과의 사이의 긴밀한 관계를 숙고해야 한다(American Occupational Therapy Association, 1993 : Townsend, 1991). 필자들은 이제까지 숙고한 성과가 지역사회 안에서의 개개인의 건강과 작업의 니즈를 충족시키기 위해 이 전문직의 가능성의 적극적 발전에 대한 지원을 가져올 것이라 생각한다.

지역사회에 기반을 둔 실행의 성장이 가장 낮은 이유의 하나는 지역사회에 용이하게 적용할 수 있는 이론 모델의 수가 한정되어 있다는 것에 있을지도 모른다(McColl, 1988). 이 단원은 지역사회에 기반을 둔 실행의 발전 속에서 사용할 가능성이 있는 이론 모델을 탐구하기 위해 몇 가지의 대안과 자원을 제공해왔다고 생각한다. 이 실행영역의 발전이 제한되어 있는 것에는 많은 사회적 정치적 이유도 있다(예 : 진료수가의 제한, 저임금, 지역사회에 기반을 둔 작업치료 종사자가 적다는 것).

지역사회에 기반을 둔 실행의 성장이 가장 낮은 또 하나의 이유는 작업치료 학생이 일반적으로 이 실행영역에 들어가기 위해 필요한 준비가 결여되어 있다는 것이다. McColl(1998)은 지역사회나 일반사회에서의 건강한 변화를 촉진하기 위한 도구나 방법과 마찬가지로 지역사회와 그 기능에 관한 지식을 학생에게 제공하는 대학의 책임을 강조하였다. 최근에는 건강증진과 지역사회 개발을 핵심적인 내용으로 하는 대학의 새로운 프로그램이 개발되어 왔다. 다른 교육 프로그램은 지역사회에 기반을 둔 실행에 관한 내용과 현장답사(fieldwork) 체험의 양쪽을 포함하는 코스를 추가하고 있다. 예컨대 Towson대학에서는 "지역사회에서의 작업치료의 건강증진에 대한 이니셔티브"라는 명칭의 새로운 과목을 제공하고 있다.

지역사회에 기반을 둔 실행을 널리 확립하는 것을 방해하고 있는 또 하나의 장벽은 이 영역에서의 공통용어의 부족일 것이다. 지역사회에 기반을 둔 실행은 팀의 구성원이 친숙하였던 전통적인 병원에 기반을 둔 여러 학문분야가 관련된 팀과는 합치하지 않는 팀 접근이 자주 수반된다. 지역사회의 이니셔티브에 대해서 함께 일하게 될지도 모르는 지역사회에 기반을 둔 팀 구성원이 될 가능성이 있는 사람들의 예에는 공중위생 전문가, 건강교육자, 지역사회개발자와 지역사회조직자 그리고 정치가가 있다. 이들 전문직의 대부분은 이 단원에서 제시한 비작업치료적 모델로 대표되는 공통 언어를 공유하고 있다. 작업치료 종사자가 이들의 모델에 접하는 것이 지역사회 안에서의 여러 학문분야가 관련된 일을 촉진할 것이 요망되고 있다. 작업치료가 지역사회 안에서 그 가능성에 도달하기 위해서는 작업치료 종사자는 창조적이고 동시에 비용 효과적으로 다양한 지역사회의 건강목표의 달성을 촉진하기 위해 이해관계자, 지역사회의 일을 돌보는 사람, 지역사회 구성원, 다른 건강전문직 등의 다양한 그룹에 함께 참여하기 위한 지식과 기술을 가져야 한다.

학습문제 / STUDY QUESTIONS

1. 작업치료 전문직이 이론의 사용에 관한 지식을 갖고 유능해야 하는 이유 다섯 가지를 열거하시오.
2. 다음의 용어를 확인하고 정의하시오. 개념, 구성개념, 원리, 모델, 이론, 패러다임, 관계의 틀, 실행의 개념모델, 그리고 이들의 용어가 어떻게 연관성을 갖고 있는지를 설명하시오.
3. 인간작업 모델, 인간수행의 생태학, 작업적응, 인간-환경-작업수행 모델의 일반적 특징과 원리를 설명하시오.
4. 이들의 작업치료 이론을 지역사회에 기반을 둔 실행과 연구에 대한 적절성이라는 점에서 비교하고 대비하시오.
5. 사회적 학습이론, 건강신념 모델, PRECEDE-PROCEED 모델 및 건강행동 변화의 이론횡단적 모델의 일반적 특징과 원리를 설명하시오.
6. 건강교육과 공중위생의 이들 이론은 지역사회에 기반을 둔 실행과 연구에 대한 적절성이라는 점에서 비교하고 대비하시오.

7. 건강 니즈를 충족하기 위해 지역사회 조직화에서의 작업치료사의 잠재적 역할을 설명하시오.
8. 지역사회에 기반을 둔 실행에 대한 장벽을 극복하고 지역사회 장면에서의 작업치료의 실행 가능성을 높이는 방법을 설명하시오.

인용문헌

American Occupational Therapy Association. (1993). Core values and attitudes of occupational therapy practice. *American Journal of Occupational Therapy, 47,* 1085–1086.

Bandura, A. (1977a). *Social learning theory*. Upper Saddle River, NJ: Prentice Hall.

Bandura, A. (1977b). Self-efficacy: Toward a unifying theory of behavioral change. *Psychological Review, 84,* 191.

Bandura, A. (1986). The explanatory and predictive scope of self-efficacy theory. *Journal of Social and Clinical Psychology, 4,* 359–373.

Bardsley, P., and Beckman, L. (1988). The health belief model and entry into alcoholism treatment. *International Journal of the Addictions,* 23, 19–28.

Barthel, J., Brzuszek, K.L., and Weaver, C. (1998). Adaptive reminiscence: Coping mechanisms of stroke survivors. Unpublished master's project, Towson University, Towson, MD.

Baum, C., and Law, M. (1998). Community health: A responsibility, an opportunity, and a fit for occupational therapy. *American Journal of Occupational Therapy, 52,* 7–10.

Becker, M. (Ed.). (1974). *The health belief model and personal health behavior*. Thorofare, NJ: Slack.

Bekker, S., and Deijkers, L.C.P. (1998). Adaptive reminiscence: Occupational responses of stroke survivors to changes in life autonomy. Unpublished master's project, Towson University, Towson, Maryland.

Becker, M., and Janz, N. (1985). The health belief model applied to understanding diabetes regimen compliance. *Diabetes Educator, 11,* 41–47.

Brager, G., Specht, H., and Torczyner, J.L. (1987). *Community organizing*. New York: Columbia University Press.

Breines, E.B. (1995). *Occupational therapy: Activities from clay to computers*. Philadelphia: F. A. Davis.

Brown, E.R. (1984). Community organization influences on local public health policy: A general research comparative study. *Health Education Quarterly, 10*(3/4), 205–233.

Brownson, C.A. (1998). Funding community practice. *American Journal of Occupational Therapy, 52,* 60–64.

Champion, V. (1985). Use of the health belief model in determining frequency of breast self-examination. *Research in Nursing and Health, 8,* 373–379.

Checkoway, B. (1989). Community participation for health promotion: Prescription for public policy. *Wellness Perspectives: Research, Theory and Practice, 6*(1), 18–26.

Christiansen, C. (1991). Occupational therapy: Intervention for life performance. In C. Christiansen and C. Baum (Eds.), *Occupational therapy: Overcoming performance deficits* (pp. 2–43). Thorofare, NJ: Slack.

Clark, F., Azen, S.P., Zemke, R., Jackson, J., Carlson, M., Mandel, D., Hay, J., Josephson, K., Cherry, B., Hessel, C., Palmer, J., and Lipson, L. (1997). Occupational therapy for independent-living older adults. *Journal of the American Medical Association, 278,* 1321–1326.

Cummings, K.M., Becker, M.H., and Maile, M.C. (1980). Bringing the models together: An empirical approach to combining variables used to explain health outcomes. *Journal of Behavioral Medicine, 3,* 123–145.

DiClemente, C.C., Prochaska, J.O., Fairhurst, S.K., Velcier, W.F., Velasquez, M.M., and Rossi, J.S. (1991). The process of smoking cessation: An analysis of precontemplation, contemplation, and preparation stages of change. *Journal of Consulting and Clinical Psychology, 59,* 295–304.

Dunn, W., Brown, C., and McGuigan, A. (1994). The ecology of human performance: A framework for considering the effect of context. *American Journal of Occupational Therapy, 48,* 595–607.

Dutton, R., Levy, L.L., and Simon, C.J. (1993). Current basis for theory and philosophy of occupational therapy, section 3—frames of reference in occupational therapy: Introduction. In H.L. Hopkins and H.D. Smith (Eds.), *Willard and Spackman's occupational therapy* (8th ed., pp. 62–63). Philadelphia: Lippincott.

Eiser, J.R. (1985). Smoking: The social learning of addiction. *Journal of Social and Clinical Psychology, 3,* 357–446.

Fidler, G.S. (1981). From crafts to competence. *American Journal of Occupational Therapy, 35,* 567–573.

Flick, L.H., Reese, C.G., Rogers, G., Fletcher, P., and Sonn, J. (1994). Building community for health: Lessons from a seven-year-old neighborhood/university partnership. *Health Education Quarterly, 21* (3), 369–380.

Gillette, N., and Kielhofner, G. (1979). The impact of specialization on the professionalization and survival of occupational therapy. *American Journal of Occupational Therapy, 33,* 20–28.

Green, L.W., and Iverson, D. (1982). School health education. *Annual Review of Public Health, 3,* 321–328.

Green, L.W., and Kreuter, M.W. (1991). *Health promotion planning: An educational and environmental approach* (2nd ed.). Mountainview, CA: Mayfield.

Green, L.W., Kreuter, M.W., Deeds, S.G., and Partridge, K.B. (1980). *Health education planning: A diagnostic approach.* Palo Alto, CA: Mayfield.

Hawking, S. (1988). *A brief history of time.* New York: Bantam.

Herold, E. (1983). The health belief model: Can it help us understand contraceptive use among adolescents? *Journal of School Health, 53,* 19–21.

Hester, N., and Macrina, D. (1985). The health belief model and the contraceptive behavior of college women: Implications for health education. *Journal of American College Health,* 33, 245–252.

Hopkins, H.L. (1993). Current basis for theory and philosophy of occupational therapy, section 1—philosophical base of occupational therapy. In H.L. Hopkins and H.D. Smith (Eds.), *Willard and Spackman's occupational therapy* (8th ed., pp. 58–59). Philadelphia: Lippincott.

Israel, B.A., Checkoway, B., Schulz, A., and Zimmerman, M. (1994). Health education and community empowerment: Conceptualizing and measuring perceptions of individual, organizational, and community control. *Health Education Quarterly, 21*(2), 149–170.

Jackson, J., Carlson, M., Mandel, D., Zemke, R., and Clark, F. (1998). Occupation in lifestyle redesign: The well elderly study occupational therapy program. *American Journal of Occupational Therapy, 52,* 326–336.

Kegeles, S., and Lund, A. (1982). Adolescents' health beliefs and acceptance of a novel preventive dental activity: Replication and extension. *Health Education Quarterly, 9,* 96–112.

Kelly, G., Mamon, J., and Scott, J. (1987). Utility of the health belief model in examining medication compliance among psychiatric outpatients. *Social Science Medicine, 25,* 1205–1211.

Kielhofner, G. (Ed.). (1985). *A model of human occupation: Theory and application.* Baltimore: Williams and Wilkins.

Kielhofner, G. (1992). *Conceptual foundations of occupational therapy.* Philadelphia: F. A. Davis.

Kielhofner, G. (Ed.). (1995). *A model of human occupation: Theory and application* (2nd ed.). Baltimore: Williams and Wilkins.

Kielhofner, G. (1997). *Conceptual foundations of occupational therapy* (2nd ed.). Philadelphia: F. A. Davis.

Kielhofner, G., and Burke, J. (1980). A model of human occupation, part 1: Conceptual framework and content. *American Journal of Occupational Therapy, 34,* 572–581.

Kielhofner, G., and Burke, J. (1985). Components and determinants of human occupation. In G. Kielhofner (Ed.), *A model of human occupation: Theory and application* (pp. 12–36). Baltimore: Williams and Wilkins.

Kirscht, J. (1974). The health belief model and illness behavior. In M. Becker (Ed.), *The health belief model and personal health behavior.* Thorofare, NJ: Slack.

Law, M., Cooper, B.A., Strong, S., Stewart, D., Rigby, P., and Letts, L. (1997). Theoretical context for the practice of occupational therapy. In C. Christiansen and C. Baum (Eds.), *Occupational therapy: Enabling function and well-being* (2nd ed., pp. 72–102). Thorofare, NJ: Slack.

Levine, D.M., Morisky, D.E., Bone, L.R., Lewis, C., Ward, K.B., and Green, L.W. (1982). Data-based planning for educational interventions through hypertension control programs for urban and rural populations in Maryland. *Public Health Reports, 97*, 107–112.

Levy, L.L. (1993). Current basis for theory and philosophy of occupational therapy, section 2—theory base. In H.L. Hopkins and H.D. Smith (Eds.), *Willard and Spackman's occupational therapy* (8th ed., pp. 59–62). Philadelphia: Lippincott.

Lutz, C. (1998). Interdisciplinary prevention in rural communities: Outcome evaluation of the *Strides for Life* walking program for older adults. Gerontology graduate research project. Unpublished master's project, Towson University, Towson, MD.

Maiman, L., and Becker, M. (1974). The health belief model: Origins and correlates in psychological theory. In M. Becker (Ed.), *The health belief model and personal health behavior*. Thorofare, NJ: Slack.

Marriner, A. (Ed.). (1986). *Nursing theorists and their works*. St. Louis: Mosby.

Marsick, V.J. (1987). Designing health education programs. In P.M. Lazes, L.H. Kaplan, and K.A. Gordon, *The handbook of health education* (2nd ed., pp. 3–30). Rockville, MD: Aspen.

McColl, M.A. (1998). What do we need to know to practice occupational therapy in the community? *American Journal of Occupational Therapy, 52*, 11–18.

McKenzie, J.F., and Smeltzer, J.L. (1997). *Planning, implementing, and evaluating health promotion programs: A primer* (2nd ed.). Boston: Allyn and Bacon.

Meyer, M.B., and Ray, H.M. (1998). Adaptive reminiscence of stroke survivors: Life role changes. Unpublished master's project, Towson University, Towson, MD.

Miller, R.J. (1993a). Gary Kielhofner. In R.J. Miller and K.F. Walker (Eds.), *Perspectives on theory for the practice of occupational therapy* (2nd ed., pp. 179–218). Gaithersburg, MD: Aspen.

Miller, R.J. (1993b). What is theory, and why does it matter? In R.J. Miller and K.F. Walker (Eds.), *Perspectives on theory for the practice of occupational therapy* (2nd ed., pp. 1–16). Gaithersburg, MD: Aspen.

Minkler, M. (1990). Improving health through community organization. In K. Glanz, F.M. Lewis, and B.K. Rimer (Eds.), *Health behavior and health education* (pp. 257–287). San Francisco: Josey-Bass.

Mosey, A.C. (1981). *Occupational therapy: Configuration of a profession*. New York: Raven.

Nelson, D.L. (1997). Why the profession of occupational therapy will flourish in the 21st century. *American Journal of Occupational Therapy, 51*(1), 11–24.

Parcel, G.S. (1984). Theoretical models for application in school health education research. Special combined issue of *Journal of School Health, 54* and *Health Education, 15*, 39–49.

Parcel, G., and Baranowski, T. (1981). Social learning theory and health education. *Health Education, 12*, 14–18.

Pasek, P.B., and Schkade, J.K. (1996). Effects of a skiing experience on adolescents with limb deficiencies: An occupational adaptation perspective. *American Journal of Occupational Therapy, 50*(1), 24–31.

Payton, O.D. (1988). *Research: The validation of clinical practice* (2nd ed.). Philadelphia: F. A. Davis.

Perlman, J. (1978). Grassroots participation from neighborhood to nation. In S. Langton (Ed.), *Citizen participation in America* (pp. 65–79). Lexington, MA: Lexington Books.

Prochaska, J.O., and DiClemente, C.C. (1983). Stages and processes of self-change of smoking: Toward an integrative model of change. *Journal of Counseling and Clinical Psychology, 51*(3), 390–395.

Prochaska, J.O., and DiClemente, C.C. (1992). Stages of change in the modification of behavior problems. In M. Hersen, R.M. Eisler, and P.M. Miller (Eds.), *Progress in behavior modification* (pp. 184–214). Sycamore, IL: Sycamore Press.

Reitz, S.M. (1990, Fall). Community development model: An application of the model of human occupation. Unpublished paper for HEALTH 688—P, Community Health Issues for Minority Populations, University of Maryland, College Park.

Reitz, S.M. (1992). A historical review of occupational therapy's role in preventive health and wellness. *American Journal of Occupational Therapy, 46*, 50–55.

Reitz, S.M. (1998a). Bridging the gulf between theory and practice. Poster session presented at the 12th International Congress of the World Federation of Occupational Therapists, Montreal.

Reitz, S.M. (1998b). Ways to organize OT knowledge. Course packet (OCTH 211). Towson, MD: Towson University.

Reitz, S.M. (2000). Ways to organize OT knowledge. Course packet (OCTH 611). Towson, MD: Towson University.
Rosenstock, I. (1974). Historical origins of the health belief model. In M. Becker (Ed.), *The health belief model and personal behavior*. Thorofare, NJ: Slack.
Rosenstock, I.M., Strecher, V.J., and Becker, M. (1988). Social learning theory and the health belief model. *Health Education Quarterly, 15*, 175–183.
Rosenstock, I.M., Strecher, V.J., and Becker, M.H. (1994). The health belief model and HIV risk behavior change. In R.J. DiClemente and J.L. Peterson (Eds.), *Preventing AIDS: Theories and methods for behavioral interventions* (pp. 5–24). New York: Plenum.
Ross, M.G. (1967). *Community organization: Theory, principles and practice*. New York: Harper and Row.
Rotter, J.B. (1954). *Social learning and clinical psychology*. Upper Saddle River, NJ: Prentice Hall.
Rubinson, L., and Baillie, L. (1981). Planning school based sexuality programs using the PRECEDE model. *Journal of School Health, 51*, 282–287.
Scaffa, M. (1992). *The development of comprehensive theory in health education: A feasibility study*. Dissertation Abstracts International.
Schkade, J.K., and Schultz, S. (1992). Occupational adaptation: Toward a holistic approach for contemporary practice, part 1. *American Journal of Occupational Therapy, 46*, 829–837.
Schkade, J.K., and Schultz, S. (1993). Current basis for theory and philosophy of occupational therapy, section 3K—occupational adaptation: An integrative frame of reference. In H.L. Hopkins and H.D. Smith (Eds.), *Willard and Spackman's occupational therapy* (8th ed., pp. 87–91). Philadelphia: Lippincott.
Schultz, S., and Schkade, J.K. (1992). Occupational adaptation: Toward a holistic approach for contemporary practice, part 2. *American Journal of Occupational Therapy, 46*, 917–925.
Shireffs, J.A. (1984). The nature and meaning of health education. In L. Rubinson and W.F. Alles (Eds.), *Health education: Foundations for the future*. St. Louis: Times Mirror/Mosby.
Strauss, A., and Corbin, J. (1990). *Basics of qualitative research: Grounded theory procedures and techniques*. London: Sage.
Townsend, B. (1991). Beyond our clinics: A vision of the future. *American Journal of Occupational Therapy, 45*, 871–873.
United Nations (1955). *Social progress through community development*. New York: United Nations.
Werch, C.E., and DiClemente, C.C. (1994). A multi-stage model for matching prevention strategies and messages to youth stage of use. *Health Education Research, 9*(1), 37–46.
Wodarski, J. (1987). Evaluating a social learning approach to teaching adolescents about alcohol and driving: A multiple variable evaluation. *Journal of Social Science Research, 10*, 121–144.
Zemke, R., and Clark, F. (1996). *Occupational science: The evolving discipline*. Philadelphia: F. A. Davis.

제 5 장

법률과 정책의 문제

Legislation and Policy Issues

■ **개요**

핵심이 되는 용어

1990년의 전미국장애인법
(Americans with Disabilities Act : ADA of 1990)
시민 평등권에 대해서 언급한 법률
(Civil rights referenced legislation)
소비자에 대해서 언급한 법률
(Consumer referenced legislation)
1975년의 전미국장애아교육법
(Education for All Handicapped Children Act of 1975)
교육과 발달에 대해서 언급한 법률
(Educational and developmental referenced legislation)
환경에 대해서 언급한 법률
(Environment referenced legislation)
기금(Funding)
장애인 개별교육법
[Individuals with Disabilities Education Act(IDEA)]
의학적 재활에 대해서 언급한 법률
(Medical rehabilitation referenced legislation)
보호와 케어에 대해서 언급한 법률
(Protection and care referenced legislation)
진료수가(Reimbursement)
1935년의 사회보장법
(Social Security Act of 1935)
1988년의 지원관련 테크놀로지법
(Technology Related Assistance Act of 1988)
사회보장법의 타이틀 XVIII 개정
(Title XVIII Amendment to the Social Security Act)
사회보장법의 타이틀 XIX 개정
(Title XIX Amendment to the Social Security Act)

학 습 목 표

이 단원은 독자가 아래의 것을 할 수 있도록 적은 것이다.

- 지역사회에 기반을 둔 실행에 관한 법률의 기본을 이해할 필요성을 검토한다.
- 서비스에 대한 진료수가를 지지하는 법률과 지원을 제공하고 프로그램에 자금제공을 하는 법률과 대비한다.
- 교육과 발달, 의학적 재활, 소비자의 권리, 환경문제와 같은 각각의 카테고리에 관련되는 사항에 초점을 맞춘 특정의 법률을 확인한다.
- 작업치료 종사자가 지역에 기반을 둔 장면에서의 자기의 역할을 결정할 때에 고려할 필요가 있는 여러 요인을 검토한다.

서론/*INTRODUCTION*

"장애인에 영향을 미치는 법률은 장애의 지역사회에 관여하고 있는 사람들에게 일시적인 관심 이상의 것이어야 한다. 법률은 그 서비스를 받는 것은 누구인지를 분명히 표현할 뿐만 아니라 어떠한 서비스를 어떻게 제공해야 하는지를 분명히 표시하는 것이어야 한다(Fifield and Fifield, 1995, p.38)".

보다 전통적인 의학 모델 안에서 실행하고 있는 작업치료사는 연방정부나 주정부의 자금 및 민간자금에 의해서 제공되는 프로그램을 포함하는 의료보험 제공자로부터의 보수(payment)를 기대하고 있으며, 따라서 이들 자금에 영향을 받고 있다. 서비스에 대한 진료수가(reimbursement)는 의학모델 안에 있는 작업치료 실행에 계속해서 영향을 줄 것이기는 하지만 서비스 제공에 대한 수가 모델(fee-for-service delivery model)에서부터 지역에 기반을 둔 실행에의 현재의 전환은 전문직 종사자가 지역사회 서비스 프로그램에 영향을 주는 법률에 관한 지식을 포함하는 그들의 관점을 넓히는 것을 필요로 하고 있다.

Baum & Law(1998)에 따르면 작업치료사는 그들을 지원하는 입법정책과 자금제공(특정 목적을 위한 금전의 제공) 자원을 포함하여 사회적 프로그램에 대한 서비스의 제공 메커니즘을 이해하여야 한다.

역사적으로는 특정 이익집단은 법률과 정책에 영향을 미치고 있으며 현재는 특정 모집단을 위한 이용할 수 있는 대다수의 지역사회 서비스와 프로그램의 발전을 가져왔다. 장애인을 위한 지역사회 프로그램에의 접근의 증가에 대한 연방법이나 규칙은 의학모델에서부터 지역사회 내의 다른 다양한 환경으로와 같은 작업치료 실행의 관심과 전환에 부분적으로 영향을 미치고 있다(Jacobs, 1996).

이 단원은 지역사회에 기반을 둔 실행에 영향을 줄지도 모르는 법률과 정책의 개요에 대해서 설명하고 있다. 모든 법률을 설명에 포함시킬 작정은 아니다. 정책은 끊임없이 변화하고 있고 그리고 전문직 종사자는 서비스를 받는 클라이언트의 모집단과 마찬가지로 실행 장면에 영향을 미치는 기존의 법률이나 계류 중인 법률의 양쪽에 신경을 써야 한다는 것을 강조해야 한다. 설명하는 기본적 테마는 Fifield & Fifield(1995)과 Reed(1992)에 의한 출판물에서 기술한 것을 융합한 것이다. 관련되는 법률의 광범위한 개요는 Box 5-1에 나타냈다.

법률과 장애 / LEGISLATION AND DISABILITIES

지역사회 모델로의 실행의 전환을 효과적으로 촉진하고 작업치료의 역할을 추진하기 위해 전문직 종사자는 장애인의 생활에 영향을 미치고 있는 법률의 역사적 배경을 기본적으로 이해하여두어야 한다. 일반적으로 대부분의 전문직 종사자는 서비스에 대한 진료수가에 영향을 미치는 법률에 대해서는 알고 있기는 하지만 그것은 전통적으로 서비스 제공의 장소(예 : 입원환자와 외래환자)에 기초하는 것이었다. Brownson(1998)에 따르면 현재의 법률과 자금제공 메커니즘은 클라이언트의 의학적 관리를 넘어서 건강에 영향을 미치는 다른 사회적 · 환경적 요인에 대한 대처로 옮겨가고 있다.

Reed(1992)는 작업치료의 영역에 유리한 영향과 불리한 영향을 미쳐온 장애인에 관계되는 연방법의 역사를 충분히 검토하였다. 그녀는 공공정책에 의한 영향을 받고 있는 13개의 영역으로 분류하고 있으나 아래의 영역은 지역사회 영역 내에서의 작업치료 실행과 가장 연관성이 있는 것처럼 생각된다.

- 기본교육과 특별교육
- 직업적 재활과 의학적 재활
- 경제적 지원
- 사회적 재활
- 시설 건설과 건축 상의 필요조건
- 탈시설화와 자립생활
- 수송과 공공시설
- 테크놀로지와 관계가 있는 지원 및 시민 평등권과 권리옹호

Reed(1992, p.397)에 따르면 "이들 영역의 몇 가지는 적어도 부분적으로는 성공한 연방법의 오랜 역사가 있지만, 한편 다른 영역은 이제 막 법률과 정부의 노력에 의해서 지원되기 시작되었을 뿐이다".

최근의 출판물 안에서 Fifield & Fifield(1995, p.38)는 "법률은 누가 서비스를 받는지를 명확히 표현할 뿐만 아니라 어떠한 서비스를 어떻게 제공할 필요가 있는지에 대해서도 명확히 표현하고 있고 또한 사회의 가치, 철학, 관심을 반영하고 있다"라고 언급하고 있다. 이들 저자에 따르면 초기의 법률의 대부분은 후에 손상에 대한 보상보다는 오히려 서비스를 위한 자금제공을 하는 재활과 교육에 관한 법률의 제정으로 유도하게 된 군대와 직업상의 손상에 대한 보상 프로그램을 제공하는 것이었다. Fifield &

Box 5-1

지역사회 실행에 영향을 미치고 있는 주요 법률의 개요

Ⅰ. 보호와 케어에 대해서 언급한 법률

A. 사회보장법(Social Security Act)
   1. 항구적이고 전적인 장애인의 지원
   2. 생활보조금 지급 프로그램(supplementary security income program)

B. 모자보건과 정신지체의 계획입안의 개정(공법 88-156)

C. 정신지체 시설과 지역사회 정신건강 센터 건설법(Mental Retardation Facilities and Community Mental Health Center Construction Act : 공법 88-164)

D. 국립 정신건강 지역사회 지원 프로그램 센터

E. 1981년의 총괄조정법(Omnibus Reconciliation Act) (공법 97-35)

F. 공법 102-321의 ADAMHA 재조직화법의 재인식 물질남용 예방 및 치료 서비스부문 자금

Ⅱ. 교육과 발달에 대해서 언급한 법률

A. 교육
   1. 국가보호교육법(공법 85-864)
   2. 모자보건과 정신지체의 계획입안의 개정(공법 88-156)
   3. 정신지체 시설 및 정신건강 센터 건설법(공법 88-164)
   4. 전미국장애아교육법(Education for All Handicapped Children Act. 공법 94-142)
      a. 공법 94-142의 수정 H

B. 발달에 대해서 언급한 법률/정책
   1. 1970년의 발달장애인법(Developmental Disabilities Act : 공법 91-517)
   2. 1973년의 개정 재활법(공법 93-112)
   3. 1975년의 전미국장애아교육법(공법 94-142)
   4. 공법 94-142의 H. 조기개입의 제공

Ⅲ. 재활 프로그램에 대한 진료수가와 기금에 관한 법적 정비

A. 1973년의 재활법(Rehabilitation Act of 1973. 공법 93-112)

B. 재활법의 계속적 개정
   1. 1986년 공법 99-506의 지원적 고용의 명확화

C. 사회보장법의 계속적 개정
   1. 1965년 공법 89-87의 메디케어와 메디케이드의 창시
   2. 1972년 공법 92-223의 정신지체자를 위한 중간 케어시설의 설치
   3. 1972년 공법 92-603의 표준화된 지원 프로그램에서의 사람들에 대한 최저 수입의 보증의 확립

D. 정신지체 시설 및 지역사회 정신건강 센터 건설법(공법 88-164)

Ⅳ. 시민 평등권에 대해서 언급한 법률

A. 1964년의 공민권법(Civil Rights Act of 1964. 공법 88-352)과 1988년의 공민권 부흥법 (Civil Rights Restoration Act)
B. 1968년의 건축 상의 장애물법(Architectural Barriers Act of 1968. 공법 90-40).
C. 발달장애법의 수정
D. 1973년의 재활법 제504 조항(공법 93-112)
E. 전미국장애아교육법(공법 94-142)
F. 1990년의 전미국장애인법(공법 101-336)

V. **환경에 대해서 언급한 법률**
A. 1986년의 건축 상의 장애물법(공법 90-480)
B. 1973년의 직업재활법(1973 Vocational Rehabilitation Act. 공법 93-112)의 자립생활의 제공
C. 전미국장애아교육법(공법 94-142)
D. 1988년의 테크놀로지 관련 지원법(Technology Related Assistance Act of 1988. 공법 100-407)

VI. **소비자에 대해서 언급한 법률**
A. 1970년대의 발달장애인법
B. 1977년의 재활법 개정
C. 전미국장애아교육법(공법 94-142)
D. 1988년의 테크놀로지 관련 지원법(공법 100-407)
E. 1990년의 전미국장애인법(공법 101-336)

자료출처 : Fifield B. & Fifield, M.(1995). The influence of legislation on services to people with disabilities. In O. C. Karan and S. Creenspan(Eds). Community rehabilitation services for people with disabilities(pp. 38-70). Boston : Butterworth-Heineman. Reed, K. L.(1992). History of federal legislation for persons with disabilities. American Journal of Occupational Therapy. 46, 397-408.

Fifield(1995)는 장애인에 대한 현행의 연방 프로그램의 대부분이 John F. Kennedy 대통령 정권 하에서 시작된 법률로부터 발전하였다고 언급하고 있다. 1962년의 지적 장애에 관한 대통령 자문위원회의 검토는 정신지체(mental retardation)에 초점을 맞추고 있기는 하였으나 온갖 정신지체에 적용되는 법률의 필요성과 프로그램의 개요를 서술하고 있었다. 이것에는 예방, 교육, 공적 자원, 연구, 서비스의 조정 그리고 소비자의 참여와 같은 사항이 포함되어 있었다. 그 후 법률은 이들 모든 영역으로 전개되었다. Fifield & Fifield(1995)는 법률을 아래의 다섯 가지 관심사 또는 테마에 따라서 출현하였다고 분류하고 있다. (1) 보호와 케어, (2) 발달과 기회, (3) 공민권, (4) 환경문제 그리고 (5) 소비자의 책임이다.

보호와 케어에 대해서 언급한 법률

보호와 케어에 대해서 언급한 법률은 이 법률에 의해서 유권자들의 안전을 제공하는 것을 의도한 것이다. 이 유형의 법률은 시민의 비호나 보호에 초점을 맞추고 있다. 보호와 케어에 관한 최초의 법률은 1935년의 사회보장법(Social Security Act of 1935)이었다. 이 법률은 빈곤한 부양자녀, 고령자, 맹인에게

구조와 지원을 제공하기 위해 주정부가 관리하는 프로그램에 연방정부의 재정적 조치를 강구하기 위해 만들어졌다. 이 사회보장법은 원래는 고령자의 원조(조항 Ⅰ)와 부양자녀가 있는 가족의 원조(조항 Ⅳ)를 규정하는 것이었다. 이에 더해서 이 법률은 맹인을 위한 프로그램(조항 Ⅵ)을 규정하고 주정부와 공중위생당국의 지위를 확고히 하였으며 또한 모자보건과 지체부자유아 서비스를 위한 보조금에 대한 권한을 주정부에게 부여하였다(조항 Ⅴ). 이 사회보장법은 여러 번 개정이 이루어져(1956, 1972, 1980) 장애가 있는 근로자가 은퇴하기 전에 연금을 받는 것을 가능케 하고 항구적인 장애인이나 전적인 장애인에 대한 생활보조금을 제공하며 또한 비시설 장면이나 지역사회에 기반을 둔 장면에서 생활하는 장애인과 그 가족에 대한 생활보조금과 건강상의 혜택(메디케이드와 메디케어)을 제공하였다(Fifield & Fifiels, 1995 ; Reed, 1992).

교육과 발달에 대해서 언급한 법률

교육과 발달에 대해서 언급한 법률은 이 법률에 의해서 유권자의 교육과 훈련의 니즈를 규정하는 것을 의도한 것이다. 이 유형의 법률은 장애인의 생산성을 높이는 것과 생활을 풍요롭게 하는 것에 초점을 맞추고 있다. 공교육은 주로 주정부의 책임이라고 생각되었기 때문에 장애아를 위한 조기교육법은 각 주의 의회로부터 나왔다. 장애인을 위한 공적 교육에 대한 최초의 중요한 연방정부의 지원은 1957년의 국가보호교육법(National Defence Education)을 통해서 제공되었다. 이 국가보호교육법(공법 85-864와 공법 85-926)의 개정은 정신지체의 연구에 자금을 제공하고 정신지체아의 교사를 훈련하는 최초의 연방정부 프로그램을 승인하였다. 1963년의 정신지체 시설 및 지역사회 정신건강 센터 건설법(Mental Retardation Facilities and Community Mental Health Center Construction Act : 공법 88-14)이나 1970년의 발달장애인법(Developmental Disabilities Act : 공법 91-517) 등과 같은 추가적인 공적 정책은 서비스의 격차에 대처함으로써 위험에 노출된 모집단이나 발달장애가 있는 사람들의 니즈를 잘 충족시키도록 의도한 것이었다.

1986년의 장애인들의 교육법 개정(Education of the Handicapped Act Amendments of 1986, 공법 91-517)은 장애아와 그 가족에 대해서 가장 영향력을 미치는 법률이었다. 이 법률의 H와 B의 부분은 각각 출생에서부터 2세까지와 3세에서부터 21세까지의 어린이에 대한 서비스를 확립하였다. 이 법률의 그 후의 개정인 1990년의 장애인 개별 교육법(Individuals wit Disabilities Education Act : IDEA)(공법 101-476)은 이들 서비스의 실행을 추가로 정의하여 개선보다도 오히려 예방의 중요성을 강화하였다(Stephens and Tauber, 1996).

의학적 재활에 대해서 언급한 법률

의학적 재활에 대해서 언급한 법률은 법률에 의해서 유권자의 건강을 규정하는 것을 의도한 것이다. 이 유형의 법률의 초점은 의학적 케어와 장애인의 특별한 건강상의 니즈에 대처하는 프로그램의 전개에 맞춰져 있다.

재활 서비스에 대한 공적 자금은 전형적으로는 보험이나 정부보조금(grant) 프로그램의 어느 것인가를 통해서 입수할 수 있다. "1965년과 1975년의 사이에 법률은 보호와 케어의 개념을 신체적 · 사회적 · 직업적 · 인지적인 여러 기술(skill)을 유지 또는 회복 하는 것에 초점을 맞춘 개입, 처치, 치료를 포함하도록 다시 정의하여 확대함으로써 법률 그 자체를 보호와 케어로부터 분리하였다(Fifield & Fifield, 1995, p.58). 가장 두드러진 것은 사회보장법의 조항 XⅧ(메디케어)과 조항 XⅣ(메디케이드)의 개정인데 그 이유는 이들의 개정은 병원, 외래시설, skilled nurse시설, 종합재활시설, 가정건강기관, 호스피스, 클리닉을 포함하는 광범위하게 걸치는 장면에서 공급되는 서비스에 대해서 수혜자에 대한 건강보험 보장을 규정하였기 때문이다.

1963년의 정신지체시설 및 지역사회 정신건강센터 건설법(공법 88-164)은 장애인 특히 정신지체가 있는 사람이나 장신장애자의 진단, 치료, 교육, 훈련을 위해 특별히 설계된 주정부 시설의 건설을 인가하였다. 더욱이 이 법률은 지역사회 정신건강센터를 설치하기 위해, 또한 시민에 대한 정신위생 서비스에 대한 접근 용이성과 입수가능성을 높이기 위해 자금을 제공하였다(Ellek, 1991 : Reed, 1992).

시민 평등권에 대해서 언급한 법률

시민 평등권에 대해서 언급한 법률은 이 법률에 의해서 유권자의 법에 적합한 권리를 보호하는 것을 의도한 것이다. 이 유형의 법률은 모든 시민이 법률 하에서 평등하게 보호된다는 것에 초점을 맞추고 있다. 1960년대 동안의 사회적 갈등은 모든 시민에게 기본적 인권을 확고히 하고 다수의 보호를 보증한 최초의 법률(1964년의 공민권법)을 만들게 하였다. 1968년의 건축 상의 장애물법, 1973년의 재활법, 1990년의 전미국장애인법과 같은 그 이후의 입법 활동은 장애가 있는 사람들의 권리를 보장하게 되었다. 1968년의 건축 상의 장애물법은 모든 연방정부의 건물에 장애인이 접근할 수 있게 하는 것을 의무화하였고 후에 1973년의 재활법의 개정에 의해서 제504절에 수록된 접근 용이성의 기준을 포함시켰다. 이 제504절은 1990년의 전미국장애인법의 기초가 되고 연방정부의 재정원조를 받거나 재정원조로부터 혜택을 받고 있는 어떠한 프로그램에서도 장애에 의한 차별을 금지하고 있다. 그것은 또한 그 이후의 법률에 광범위하게 이용되고 있는 연방법령에 의한 장애를 처음으로 정의하였다.

시민 평등권의 조항을 포함시킨 다른 법률은 1974년의 발달장애인법 개정과 전미국장애아교육법(공법 94-142)이다. 1974년의 발달장애인법의 개정은 주정부, 공적, 사적인 것을 불문하고 모든 서비스 기관이 장애인의 권리를 침해하지 않을 것을 확실히 하기 위해 모든 주정부에 보호와 옹호의 기관을 설치시켰다. 1975년의 전미국자애아교육법(공법 94-142)은 장애아가 무료로 적절한 공교육을 받을 권리를 확립하였다.

아마도 장애관련 법률 중 가장 중요한 것은 1990년의 전미국장애인법(ADA)(공법 101-336)이다. 이것은 주로 1973년의 재활법과 관련하여 차별하지 않는 규정을 민간부문과 공적 서비스를 포함하는 것으로 확대하였다. 종전의 법률은 연방정부기관과 연방정부의 지원을 받은 기관에 밖에는 영향을 미치지 않는 것이었다(Fifield & Fifield, 1995, Reed, 1992 : Stephens & Tauber, 1996).

환경에 대해서 언급한 법률

환경에 대해서 언급한 법률은 이 법률에 의해서 유권자에게 다양한 장면에의 물리적인 접근을 규정하는 것을 의도한 것이다. 이 유형의 법률은 모든 사람들, 특히 장애인에 대해서 프로그램에의 접근 용이성과 이용가능성에 초점을 맞추고 있다. 1968년의 건축 상의 장애물법(공법 90-480)을 실시한 이래 입법의 준비는 건물에 대한 환경적 장애물의 철거와 같은 원래의 초점을 정보, 서비스, 기회에의 보다 양호한 접근을 포함시키는 것으로 확대시켰다. 지역사회에서의 중요한 서비스는 소비자로서는 불편하더라도 제공자에게는 편리한 장소나 시간에 제공되는 일이 적지 않았다. 변경에 대한 관념은 정상화와 차별교육 철폐에서부터 장애인을 완전히 포함시키는 것으로 진보하였다. 조절의 초점이 제공자에서부터 소비자로 변화한 것은 1973년의 직업재활법의 자립생활 조항의 직접적인 결과였다.

1980년대에는 전미국장애아교육법(공법 94-142)은 장애아와 일반교육환경 사이의 조화를 개선하는 것에 초점을 맞췄다. 결과적으로 특별한 니즈가 있는 어린이를 일반학교에 편입시키는 것과 가장 제한을 적게 한 환경으로 배치하는 것에 대한 배려가 증가하였다.

1988년의 테크놀로지 관련 지원법(공법 100-407)은 전미국고령자법(Older Americans Act : 1986)과 발달장애인법(1985)에서 도입되고 지원기기의 정의를 자립, 생산성, 통합을 달성하기 위해 사용되는 기기나 서비스를 포함시키는 것으로 확대하였다(Fifield & Fifield 1995, p.63).

1988년 이후 지원 테크놀로지의 제공은 1990년의 장애인개별교육법과 1992년의 재활법 개정에 포함된 사안으로 확대하고 있다. 지원 테크놀로지에서의 진보는 전미국장애인법의 규정의 대부분을 실행에 옮기는 것을 가능케 하고 있다.

소비자에 대해서 언급한 법률

소비자에 대해서 언급한 법률은 이 법률에 의해서 유권자의 의사결정에서의 대표성을 제공하는 것을 의도한 것이다. 이 유형의 법률은 자치와 개인의 자기결정권에 초점이 맞춰지고 있다.

역사적으로 장애인을 색다른 사람으로 생각하여왔고 흔히 부정적 표현을 사용하여왔다. 1970년대와 1980년대를 통해서 장애인을 가리키는 경우 장애가 있는 사람(handicapped)과 클라이언트(client)라는 용어가 번갈아 사용되었다. 이 두 가지 용어는 제공자가 의사결정자라는 의존적 관계를 의미하는 것이었다. 1970년의 발달장애인법과 1977년의 재활법 개정은 정책자문회의와 증가하는 소비자의 대표권(representation)에 대한 조항의 개요를 서술하였고 이와 같이 하여 "소비자"라는 용어가 도입되었다(Fifield & Fifield 1995 : Reed, 1992).

전미국장애아교육법은 개별교육계획의 과정 전체에 대한 부모의 역할을 강화하였다. Fifield & Fifield(1995)에 따르면 이들 하나하나의 법률의 연속적인 재인가는 서비스 제공의 개발에 있어서의 계획, 감시, 우선순위의 설정, 의사결정에의 소비자의 참여수준과 깊이를 적극적으로 강화하여왔다. 1988년의 지원관련 테크놀로지법과 1990년의 전미국장애인법도 "존엄, 선택, 참여에 대처하는 '사람들이 우선' 이라는 언어를 사용하는 것"에 의해서 소비자의 책임을 강화하였다(Fifield & Fifield 1995, p.64).

맺는말 / *CONCLUSION*

역사적으로 장애인에 관한 연방법은 성인에 대한 초점에서부터 어린이에 대한 초점으로 발전하여왔다. 연방법은 주로 신체장애에 대한 관심에서부터 모든 종류의 장애에 대한 관심으로 발전하였고 또한 주로 장애가 있는 시민에 대한 의학적 관리에 대한 원조에서부터 비의학적인 기반을 가진 프로그램을 포함하는 원조로 확대되었다(Reed, 1992). 지역사회에 기반을 둔 프로그램은 서비스를 받은 지역사회에 특유하고 또한 재정적으로도 프로그램 입안으로도 다양한 지방정부, 주정부, 연방정부의 정책에 기초하는 것이 많기 때문에 보다 전통적인 실행무대에서부터 전환하고 있는 전문직 종사자는 자기들의 클라이언트에게 최적의 서비스를 확실하게 제공하기 위해 자기들이 의도한 실행의 환경을 연구하여야 한다. 작업치료 실행에 영향을 미칠지도 모르는 현행의 주정부와 연방정부의 법률의 양자를 연구하기 위해 용이하게 접근할 수 있는 자원은 미국작업치료협회의 웹 사이트(http://www.aota.org/)이다. 몇 가지의 지역사회에 기반을 둔 프로그램에서는 작업치료의 역할은 명확히 정해져 있지 않은 것 같다. 따라서 작업치료의 역할을 결정하는 것은 작업치료 종사자에게 의무로서 부과되어 있다는 것이다. 역할과 책임은 개인의 전문지식, 프로그램, 소비자의 니즈 그리고 적용할 수 있는 법률과 정책에 기초하는 것이어야 한다. 아래의 사항은 작업치료 종사자가 작업치료의 적절한 역할을 결정할 때에 고려해야 하는 질문이다.

- 지역사회에 기반을 둔 프로그램의 사명은 무엇인가?
- 서비스를 제공하는 것은 어떠한 모집단의 클라이언트인가?
- 어떠한 지방정부, 주정부, 연방정부의 어떤 규칙이 그 프로그램이나 서비스에 영향을 주고 있는가?
- 서비스의 수나 유형 또는 제공되는 방문에 제한이 있는가?

- 서비스를 받게 될 장소의 수와 종류에 제한이 있는가?
- 프로그램은 어떻게 자금이 제공되는가?
- 특정 서비스의 연간소비에 제한이나 상한이 있는가?
- 클라이언트가 서비스를 받아야 하는 제공자의 네트워크가 있는가?
- 작업치료사는 확인된 파라미터의 범위에 적합한 어떠한 특유의 서비스를 제공할 수 있는가?

이들의 정보는 전문직 종사자가 최적의 케어를 제공하기 위해서는 반드시 필요한 것이다. 시간의 변화 속에서, 또한 사회의 니즈의 변화에 수반해서 작업치료사는 소비자의 니즈와 그들에게 서비스를 시행하는 지역사회 프로그램에 대해서 책임을 가져야 한다. Powell(1992, p.562)에 따르면 "작업치료사는 새로운 프로그램에 다시 초점을 맞춰서 개발하기 위해 소비자와의 보다 강력한 유대를 만들어내고 소비자의 자립성을 높이며 또한 소비자의 지역사회에의 통합을 촉진하여야 한다".

학습문제 / *STUDY QUESTIONS*

1. "진료수가(reimbursement)"와 "기금(funding)"이라는 용어의 차이를 검토하시오. 각각에 대해서 이 유형의 재원을 제공하는 연방법의 예를 확인하시오.
2. 아래의 법률의 기본적 특징을 설명하시오.
   사회보장법, 미국장애인법(ADA), 장애인개별교육법(IDEA), 테크놀로지 관련 지원법.
3. 지역사회에 기반을 둔 장면을 확인하고 그 장면에서의 실행에 영향을 미칠지도 모르는 정책을 검토하시오.
4. 지역사회에 기반을 둔 프로그램을 확인하고 작업치료 종사자가 그 장면에서의 자기의 역할을 결정할 때에 고려하게 되는 요인을 검토하시오.
5. 작업치료 실행에 영향을 미칠지도 모르는 법률의 변화를 재검사하기 위해 어떠한 자원을 이용할 수 있을까?

인용문헌

Baum, C., and Law, M. (1998). Community health: A responsibility, an opportunity, and a fit for occupational therapy. *American Journal of Occupational Therapy, 52*, 7–10.

Brownson, C. (1998). Funding community practice: Stage 1. *American Journal of Occupational Therapy, 52*, 60–64.

Ellek, D. (1991). The evolution of fairness in mental health policy. *American Journal of Occupational Therapy, 45*, 947–951.

Fifield, B., and Fifield, M. (1995). The influence of legislation on services to people with disabilities. In O.C. Karan and S. Greenspan (Eds.), *Community rehabilitation services for people with disabilities* (pp. 38–70). Boston: Butterworth-Heinemann.

Jacobs, K. (1996). The evolution of the occupational therapy delivery system. In *The occupational therapy manager* (pp. 3–48). Bethesda, MD: American Occupational Therapy Association.

Powell, N.J. (1992). Supporting consumer-mandated programming for persons with developmental disabilities. *American Journal of Occupational Therapy, 46*, 559–562.

Reed, K.L. (1992). History of federal legislation for persons with disabilities. *American Journal of Occupational Therapy, 46*, 397–408.

Stephens, L.C., and Tauber, S.K. (1996). Early intervention. In J. Case-Smith, A. Allen, and P. Pratt (Eds.), *Occupational therapy for children* (pp. 648–653). St. Louis: Mosby.

참고문헌

Albrecht, G.L. (1997). The health politics of disability. In T.J. Litman and L.S. Robins (Eds.), *Health politics and policy* (pp. 367–383). Albany, NY: Delmar.

Bachelder, J. M., and Hilton, C. L. (1994). Implications of the Americans with Disabilities Act of 1990 for elderly persons. *American Journal of Occupational Therapy, 48*, 73–81.

Burke, J.P., and Cassidy, J.C. (1991). Disparity between reimbursement-driven practice and humanistic values of occupational therapy. *American Journal of Occupational Therapy, 45*, 173–175.

Hanft, B.E. (1991). Impact of federal policy on pediatric health and education programs. In W. Dunn (Ed.), *Pediatric occupational therapy: Facilitating effective service provisions* (pp. 273–294). Thorofare, NJ: Slack.

Kalscheur, J.A. (1992). Benefits of the Americans with Disabilities Act of 1990 for children and adolescents with disabilities. *American Journal of Occupational Therapy, 46*, 419–425.

Rochefort, D.A. (1997). Health politics and mental health care. In T.J. Litman and L.S. Robins (Eds.), *Health politics and policy* (pp. 352–366). Albany, NY: Delmar.

Sankar, A., Newcomer, R., and Wood, J. (1986). Prospective payment: Systematic effects on the provision of community care for the elderly. *Home Health Care Services Quarterly, 7*(2), 93–117.

Thomas, V.J. (1996). Evolving health care systems: Payment for occupational therapy services. In *The occupational therapy manager* (pp. 577–602). Bethesda, MD: American Occupational Therapy Association.

Thomasma, D.C. (1996). The ethics of managed care: Challenges to the principles of relationship-centered care. *Journal of Allied Health, 25*(3), 233–246.

Verville, R.E. (1990). The Americans with Disabilities Act: An analysis. *Archives of Physical Medicine and Rehabilitation, 71*, 1010–1014.

제 6 장

지역사회 건강을 위한 프로그램의 개발 : 계획입안, 실행, 평가의 전략

Program Development for Community Health : Planning, Implementation, and Evaluation Strategies

■ **개요**

핵심이 되는 용어

생태학적 관점(Ecological perspective)
형성적 평가(Formative evaluation)
목표(Goal)
집단과정(Group processes)
영향(Impact)
실행(Implementation)
개입(Interventions)
제도화(Institutionalization)
니즈 평가(Needs assessment)
목적(Objectives)
성과(Outcome)
사전계획 입안(Preplanning)
과정평가(Process evaluation)
프로그램 개발(Program development)
프로그림 평가(Program evaluation)
프로그램 계획입안(Program planning)
2차 자료(Secondary data)
사회의 수준(Social level)
이해관계자(Stakeholders)
최종평가(Summative evaluation)
이론(Theory)

학 습 목 표

이 단원은 독자가 아래의 것을 할 수 있도록 적은 것이다.

- 지역사회 건강이나 건강증진의 프로그램 개발에의 중요한 단계를 정의하는 것.
- 니즈 평가를 위한 데이터의 소스 세 가지를 설명하는 것.
- 니즈 평가 방법의 선택에 영향을 주는 네 가지 요인을 확인하는 것.
- 지역사회 건강이나 건강증진의 프로그램 계획입안에서의 건강행동이론의 역할을 예시하면서 보여주는 것.
- "목표"와 "목적"을 정의하는 것.
- 목적이 상이한 유형의 예를 열거하는 것.
- 지역사회 건강이나 건강증진의 프로그램에 대한 생태학적 접근의 다섯 가지 수준을 설명하는 것.
- 상이한 수준에서의 개입의 실행방법을 예시하는 것.
- 프로그램 평가의 세 가지 수준의 각각의 목적을 확인하는 것.
- 세 가지 프로그램 평가 계획을 기술하는 것.
- 프로그램 개발과 평가의 결과를 전파하는 것의 중요성을 논의하는 것.

서론/INTRODUCTION

계획입안, 실행전략의 개발 그리고 평가를 포함하는 프로그램 개발은 건강교육과 건강증진이 중요한 구성요소로서 1980년대에 출현하였다(Timmreck, 1995, p.xv). 헬스 케어 비용과 접근에 대한 관심이 높아짐에 수반하여 건강증진과 질병이나 손상의 예방활동은 장래의 헬스 서비스에서 큰 역할을 수행하게 될 것이다. 계획, 실행, 평가기술(evaluation skill)은 성공적인 건강증진, 건강교육 그리고 예방 서비스를 제공하는 데에 긴요하다.

프로그램은 주로 교육적이란 점에서 임상적 서비스와 구분된다. 때로는 개입이라 불리는 일도 있으나 프로그램은 기능이나 건강을 유지하거나 개선하기 위해 지식, 태도, 기술(skill) 및 행동에 변화를 초래하는 것과 같은 사전에 계획된 목적을 달성하기 위한 조직적 노력이다. 이러한 개입은 학교, 직장, 지역사회기관 그리고 헬스 케어 환경과 같은 다양한 장면에서 일어날 가능성이 있다.

Johnson and Jaffe(1989, pp 63-65)가 열거한 작업치료사가 건강교육과 건강증진 프로그램을 개발하고 그리고/또는 제공하는 데에 장벽이 되는 것에는 건강증진에서의 훈련의 부족과 효과적인 교육개입 방법의 작성과 실행의 부족이었다.

이 단원은 지역사회 건강과 건강증진의 프로그램 개발에 수반되는 단계를 서술하고 설명한다. 또한 이러한 프로그램에 기초한 이론적 기반과 모델의 몇 가지를 소개한다.

프로그램 계획입안상의 원칙/PROGRAM PLANNING PRINCIPLES

프로그램 계획입안은 우선순위를 수립하고 문제의 원인을 진단하며 그리고 목적 달성을 위해 자원을 배분하는 일련의 과정이라 설명되어왔다(Green, 1980). 사람들은 체계적인 방법을 사용하거나 사용하지 않거나에 관계없이 항상 계획입안을 하여왔다. 지식이 축적됨에 따라 계획입안은 점점 세련된 것으로 된다. 물론 완전한 모델이라는 것은 존재하지 않지만 Breckon, Harvey & Lancaster(1994)는 계획입안의 모든 모델에 공통되는 7개의 원칙을 지적하고 있다.

과정의 계획

사전계획입안은 만약 간과한다면 효과적인 개입전략의 성공을 약화시킬 수 있는 중요한 단계이다. 이 사전계획의 입안단계에는 포함시켜야 할 사람은 누구인가, 이 계획은 언제 실행되는가, 어떠한 자원이 필요한가, 그 후에는 어떠한 과정이 계속되는가와 같은 것이 고려된다. 태도, 정책, 입수 가능한 전문지식, 시간, 공간, 금전, 우선순위 그리고 그 조직의 사명에 적합한지 등을 포함하는 내외의 자원이 평가된다.

사람들과의 계획

계획입안 과정에 클라이언트를 포함시키는 것의 중요성은 경험으로부터 보여주어 왔다. 여기에는 두 가지 지역사회 건강증진의 원칙이 포함된다. 이들은 (1)관련성(relevance)의 원칙과 (2)참여(participation)의 원칙이다. 관련성의 원칙, 또는 "사람들이 있는 곳에서부터 시작하는 것"은 작업치료에서의 환자중심이라는 개념과 유사한 것이고 성공적인 프로그램은 계획자나 그 조직의 니즈가 아니라 클라이언트가 인식하고 있는 니즈를 고려하는 것부터 시작된다는 것을 우리들에게 가르쳐주고 있다.

참여와 영향은 효과적인 프로그램을 개발하는 데에 반드시 필요하다고 생각되며 또한 그들 자체가 건강을 향상시킨다고 생각된다. 사람들이 이 과정에 적극적으로 참여한 경우 자신의 목표를 보다 효과적으로 충족하거나 유지한다(Baker & Brownson, 1988 : Minkler & Wallenstein, 1997). 클라이언트의 참여는 프로그램 계획에의 피드백에 대한 요청에 반응하는 것에서부터 프로그램 활동의 설계, 실행, 평가에 적극적 역할을 담당하는 것까지 다양할 수 있다.

사람들과의 계획입안은 또한 협동이라는 개념을 포함하고 있다. 프로그램 계획입안은 일반적으로 그 문제에 관심이 있는 사람들의 집단(이해관계자)으로 시작된다. 관심과 목표를 공유하는 사람들이나 기관과 함께 일하는 것은 자원과 일의 양을 분담할 수 있다는 것, 노력의 중복을 최소한으로 할 수 있다는 것, 그리고 보다 창조적인 문제해결을 할 수 있다는 등의 많은 이점을 가져온다. 그 최종결과는 클라이언트에게 보다 양호한 서비스를 제공하는 프로그램이 된다.

데이터에 의한 계획

우수한 계획입안의 결정은 건강에 관계되는 문제와 연관성이 있는 요인, 그 서비스의 영역이나 장소, 표적으로 하는 모집단, 사회적 환경적인 지원 시스템 그리고 같은 문제를 다루고 있는 기존의 프로그램이나 이전의 프로그램과 같은 것에 관한 면밀한 지식에 기초하여 이루어진다. 수량적 정보의 대부분은 건강국, 도서관, 국립건강통계 센터, 상공회의소 그리고 건강 시스템과 같은 기존의 자원으로부터 수집할 수 있다. 계획입안자는 또한 태도, 신념, 장벽을 확인하는 데에 도움이 되는 질적인 데이터의 가능성이 높은 추가적인 데이터의 필요성을 확인할 수 있다. 입수할 수 있거나 수집된 데이터의 검토는 이치에 맞는 계획입안과 우선순위를 부여하는 맥락을 제공한다.

수행의 계획

이 원칙은 장기간에 걸치는 계획입안에 관한 것이다. 건강에 관한 가장 중대한 도전은 하나의 프로그램만으로 완전히 소멸할 수는 없을 것이라 생각하면 이 계획입안 과정에 실행 또는 제도화라는 사고를 포함하여 접근하는 것은 의미가 있다. 이러한 것은 최초의 개입 후에 이 프로그램을 어떠한 스태프나 재정으로 적절히 처리하는가, 또는 최종적으로는 그것이 어떤 기관의 서비스의 필수적인 요소에 어떻게 편입되는가를 생각하는 것을 의미하고 있다.

우선순위의 계획

가장 효율적인 프로그램은 최대의 니즈에 대처하고 주어진 자원의 범위 내에서의 최대효과를 발휘하도록 만들어지거나 알려진 프로그램이다. 우선순위를 부여하는 것은 사람들과의 계획입안이나 데이터에 기초한 계획입안으로부터 자연히 흘러나와야 한다. 이것은 종합적인 니즈 평가나 모든 이해관계자로부터의 정보제공이 있다는 것을 가정하고 있다.

평가의 계획

평가는 예컨대 "우리들은 바른 일을 하고 있는 것일까", "우리들은 일을 바르게 하고 있는 것일까" "우리들은 무엇을 어떻게 하는가를 알기 위해 무엇을 측정할 필요가 있는 것일까"와 같은 의문을 제기하는 연속적인 과정이다. 이들의 의문은 보통은 프로그램이나 클라이언트의 정보 "데이터"의 체계적 수집과 분석을 통해서 해답을 할 수 있는 것이다. 평가방법은 그 프로그램의 목표나 목적에 따라서 프로그램의 디자인 안에 편입시켜두어야 하고 또한 프로그램 안에서 설명해두어야 한다. 일단 필요한 정보가 결정되었으면 기록보존 시스템과 평가도구를 선택하고 그리고 적절한 데이터 수집을 확실히 하는 장에 편입시킬 필요가 있다. 이 계획입안 과정은 누가 데이터의 수집과 분석에 책임을 지는가라는 점을 다루어야 한다. 그것은 또한 모든 단계의 시간적 틀도 확립해야 한다.

측정 가능한 성과의 계획

이 원칙은 프로그램의 달성을 판단하는 어떠한 기준 데이터와 함께 명료하게 표현된 측정 가능한 프로그램의 목적을 갖는 것의 중요성을 보여주고 있다. 목적을 위한 양식과 평가는 일치해야 한다. 예컨대 어떤 프로그램의 목적이 2차적 증상을 악화시키는 위험성을 감소시키는 것이라면 그 성과는 사망률의 감소나 입원의 감소가 아니라 위험성의 감소라는 면에서 언급될 것이다.

계획입안의 과정

전형적인 프로그램 계획입안 과정은 작업치료 과정과 매우 유사한 단계를 따른다(표 6-1). 프로그램 계획입안은 니즈의 평가, 개입의 계획, 실행 그리고 평가라는 연속적 순환을 포함하는 하나의 과정이다(Dignan & Carr, 1992). 그림 6-1에 묘사되어 있는 것처럼 이들 계획의 하위과제는 별개의 역할을 갖고 있지만, 양호한 프로그램은 이전의 단계를 개정하거나 개선하기 위해 각 단계에서의 피드백을 사용한다는 상호의존적이고 상호교차적이다(Simons-Marton, Greene & Gottlieb, 1995).

표 6-1

프로그램 계획입안의 과정과 작업치료의 과정과의 비교

프로그램 계회입안의 과정	작업치료의 과정
사전계획 입안(탐색) ● 문제와 표적으로 하는 모집단을 확인한다/언급한다 ("문제의 확인" 이라고도 불린다). ● 관심을 가진 문제에 관한 기존의 정보를 확인한다. ● 내외의 자료와 장벽을 평가한다. ● 니즈 평가의 목표와 접근을 결정한다.	차트의 검토
니즈의 평가 (데이터 수집과 분석) ● 관련 데이터를 수집한다. ● 데이터를 분석하고 종합한다. ● 우선순위를 결정한다. ● 대체해결책을 확인하고 평가한다. ● 활동계획을 만들어낸다.	클라이언트의 평가
계획의 개발 ● 목표와 목적을 설정한다. ● 개입방법, 절차 그리고 시간표의 세부사항을 작성한다. ● 평가계획을 세운다. ● 자료나 절차를 사전에 검토한다.	치료계획
실행 ● 프로그램 또는 서비스를 실행하거나 제공한다.	치료의 실행
평가 ● 프로그램 과정, 그 영향 그리고 최종적으로는 성과를 모니터하여 평가한다.	재평가
제도화 ● 이해관계자, 동료, 클라이언트에게 결과를 피력한다. ● 프로그램을 필요에 따라서 개정하거나 다음 단계를 계획한다 (예 : 계속하다, 종료하다, 확대하다).	자택이나 지역사회로의 이어짐

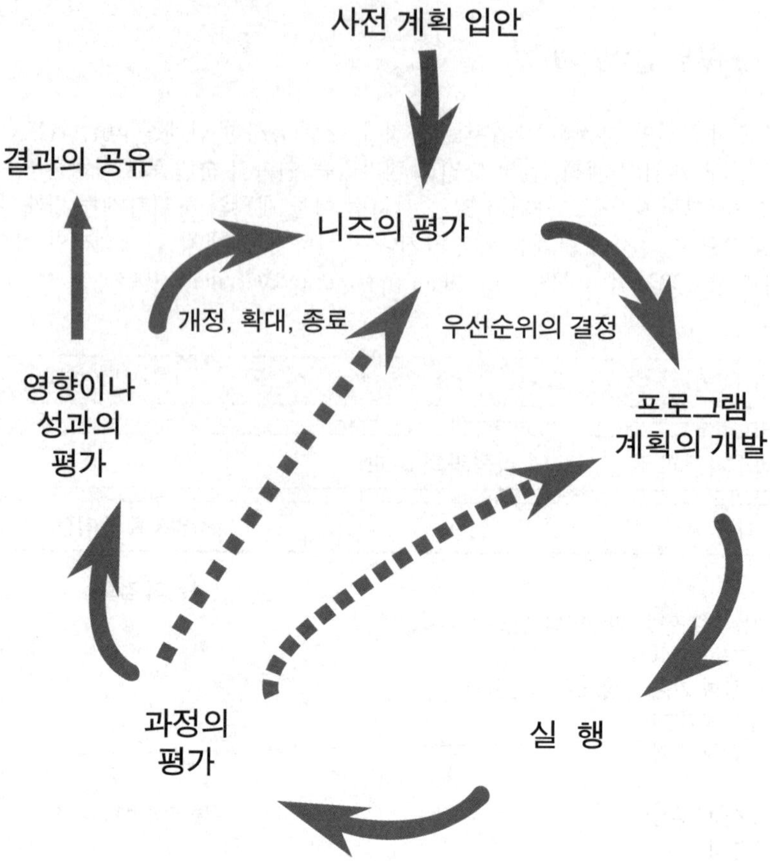

그림 6-1 프로그램 개발의 순환

사전계획 입안

사전평가 또는 사전계획 입안의 단계는 그 문제에 관한 기존의 데이터를 확인하여 검토하고 자원을 평가하여 그 니즈 평가의 목표를 확립한다는 탐색적 단계이다. 다루는 문제를 확인하는 것은 데이터, 전문적 판단, 관찰, 기존의 문헌, 관심을 가진 사람들이나 기관으로부터 나올 가능성이 있다.

누가, 무엇을, 왜, 라는 열쇠가 되는 의문에 대답한다. 예컨대 그 문제에 이해관계를 가진 열쇠가 되는 사람은 "누구인가"(예 서비스를 받는 사람, 서비스의 제공자, 그 분야의 전문가, 정책입안자, 기관의 대표) 또는 그들이 "무엇을" 희망하고 있는가는 니즈의 평가로부터 분명해질 것이고, 그리고 "왜" 이들이 그들의 관심을 끄는가, 그것이 어떻게 중요한가, 등과 같은 것이다(Soriano, 1995). 이들의 의문에 대한 해답은 니즈의 평가를 위한 열쇠가 되는 의문을 결정하는 데에 도움이 될 것이다. 계획입안은 계획위원회를 구성하는 하나의 그룹의 이해관계자를 통해서 수립되는 경우가 많다. 그러나 그 그룹의 폭이 넓은가, 좁은가 그리고 이해관계자 전원의 관점, 특히 잠재적으로 클라이언트가 될 가능성이 있는 사람들의 관점은 이 계획입안 과정에서 고려되고 그 안에 통합되어야 한다.

온갖 프로그램 계획입안의 이니셔티브는 그 과정을 지지 또는 억제할 수 있는 요인에 영향을 받는다. 이 과정의 이른 시기에 이러한 내외의 요인을 고려하는 것은 불필요한 위험(pitfalls)을 피하기 위해 중요하다. 첫째로 니즈는 조직의 사명에 비추어 일관성 또는 "적합성"이라는 점에서 분석되어야 한다. 적합하다고 생각된다면 아래의 점을 고려한다. 그 니즈가 다른 문제와 비교해서 얼마나 중요한가? 그 프로젝트 전체를 보기 위한 시간과 자원의 투입이 있는가? 긍정적인 변화를 일으키는 잠재력은 무엇인가? 다른 이해관계자는 무엇을 희망하거나 기대하고 있는가? 관심이 있는 문제를 다루는 다른 프로그램이 있는가?

자원의 평가는 자금제공이 있는지 없는지의 의문을 넘어서 진행시킨다. 계획되어 있는 프로그램의 특성에 따라서 장소, 공간, 자재, 적절하게 세련된 직원, 클라이언트의 이송 그리고 이 과정의 특정 단계에서의 전문가에의 접근 용이성 등이 고려되는 경우도 있다. 마지막으로 사전계획입안은 추구되는 문제나 접근에 영향을 미친다고 생각되는 기존의 규칙이나 정책의 평가도 포함시켜야 한다.

니즈의 평가

작업치료 종사자는 직접적인 케어의 제공 속에서 일상적으로 클라이언트의 니즈를 평가한다. 그러나 프로그램 계획이라는 맥락에서는 니즈의 평가는 개인에 관한 진단적 정보를 제공한다고 의도되어 있지는 않다. 그 대신에 그 목적은 사람들의 집단에 영향을 주는 프로그램이나 서비스의 우선순위의 의사결정을 하는 데에 있다.

"니즈"란 일반적으로는 어떠한 인식된 문제를 가진 특정집단에 있어서 문제의 현재의 상태(어떻게 되어있는가)와 어떤 장래의 바람직한 상태 사이의 격차라 정의된다(Mckillip, 1987 : Witkin & Altsduld, 1995). 니즈의 평가는 어떤 특정 모집단에서의 니즈의 특정 영역과 입수 가능한 자원을 확인하고 설명하는 것, 그 확인된 문제에 기여하는 요인을 발견하는 것, 우선순위를 부여하는 것 그리고 그 니즈에 대처하게 될 개입의 기준을 연구하는 것 등에 도움이 되는 일련의 체계적 절차라 정의될 것이다(Witkin & Altshuld, 1995). 니즈의 평가는 적절하게 이루어진다면 명확한 일련의 프로그램 목표와 목적으로 유도할 것이다.

데이터의 수집

니즈의 평가과정의 열쇠는 우선순위가 높은 니즈를 해결하기 위해 자원의 최적의 이용에 관한 의사결정을 함에 있어서의 정확하고 포괄적인 정보를 수집하는 것이다. 데이터의 수집방법은 다양하다. 여기서 필요한 것은 이들 방법의 몇 가지만을 간단하게 설명하게 될 것이다. 새로운 데이터의 수집에 앞서서 관심사에 관한 배경이 되는 과학적 문헌이나 개입에 관한 문헌의 검토, 유사한 상황에서 사용되고 있는 방법을 확인하는 것이 필요하다.

2차 자료, 조사, 그리고 집단과정과 같은 몇 가지의 공통되는 데이터의 자원이나 방법에 대해서는 표 6-2에 그 개요를 나타냈다. 2차 자료의 이용은 가장 간단하고 가장 경비절약을 할 수 있는 방법의 하나이다. 2차 자료(secondary data)는 기록 보관소의 데이터(archival data)라고도 불리며 여러 기관이 또 다른 목적을 위해 수집한 기존의 데이터이다. 예로서는 출생기록과 사망기록, 국세조사 기록, 질병 · 능력 장애 · 병 · 손상 및 위험에 대한 유병 데이터(prevalence date), 인구통계학적 자료, 사회적 지표 그리고 특별조사나 보고 등이다. 2차 자료는 일반적으로 입수하기 쉽고 또한 그 문제에 관한 이미 알고 있는 사항을 결정하는 니즈 평가과정의 탐색적 시기에는 특별히 도움이 된다. 이들의 자료는 현 상황에 관한 감각을 제공하고 또한 계획자에게 어떠한 정보를 더 수집해야 하는지의 아이디어를 제공한다. 2차 자료 그 자체는 니즈의 평가에는 포함되지 않는다. 그것은 맥락이나 클라이언트의 관점을 제공하기 위해 질적 자료와 합쳐서 사용하는 것이 가장 바람직하다.

조사(survey)는 니즈의 평가를 위한 정보 수집에서 가장 빈번하게 사용되는 방법이고 표적이 되는 모집단을 대표하는 다수의 사람들로부터의 정보 수집을 위해서는 가장 비용절약 효과가 높은 방법이다. 이들 서식에 의한 질문지법 또는 면접(대면이나 전화에 의한)과 같은 형태를 취할 것이다. 조사는 다른 어디에도 없는 정보를 얻기 위해 실시되어야 하며 또한 니즈의 우선순위나 중대성에 관해서 추론을 끌어낼 수 있도록 계획되어야 한다. 가장 비용절약 효과가 높은 니즈 평가의 조사는 사람들에게 자기의

표 6-2

니즈 평가를 위해 일반적으로 사용되는 데이터 수집방법의 개요와 비교

데이터 출처/방법	설명	결과로서 생기는 정보	이점	약점
2차(소의) 데이터 예 : 기록이나 일지, 이제까지의 연구, 인구통계학적 사회지표, 위험요인의 데이터, 역학연구, 국세조사 데이터, 치료조건하에 있는 비율	시, 군, 주 그리고 국가기관과 정부부서에서 보통 찾아볼 수 있는 기존의 자료.	니즈에 관해서 표적 모집단의 상태를 결정하는 것을 돕는 양적인 데이터이고 원인이 되거나 또는 기여를 하는 요인에 대한 정보를 제공한다.	비용이 비교적 적게 든다. 일반적으로 입수할 수 있다. 시간이나 직원의 투입을 최소로 한다. 편견이 없다. 데이터의 다른 출처를 보완한다.	클라이언트에 대한 입력이 없다. 표적으로 하는 대상의 대표성이 없다. 통계적 해석을 위한 기술적 원조가 필요하다.
조사방법 예 : 질문지법, 대면 면접법, 전화면접법, 핵심이 되는 정보의 면접법	구성요소 또는 프로토콜을 사용해서 개인으로부터 직접 정보를 수집하는 기법.	주로 질적인 데이터. 즉 가치, 인식, 의견, 중요성의 판단 그리고 관찰	클라이언트의 입력이 얻어진다. 양적 데이터가 보완된다.	일반적으로 2차 데이터 출처보다 더 시간과 노동집약적이다.
1. 질문지법			실시가 용이하다. 비용은 비교적 저렴하다. 시간의 효율성이 좋다. 정량화할 수 있다. 지역사회/표적으로 하는 모집단에 폭넓게 도달한다.	응답률이 낮아질 가능성이 있다. 대표성이 없을지도 모른다. 읽기와 쓰기를 할 수 없는 사람에게는 유용하지 않다. 질문의 디자인 문제에 크게 좌우된다. 질문지의 구성과 데이터 처리나 분석을 위해 기술적 원조를 필요로 할 가능성이 있다.

2. 대면 면접법	응답률이 높다. 응답과 면접 진행자의 캐묻기에 유연성이 크다. 비언어적 반응을 관찰할 기회가 있다. 읽기와 쓰기를 할 수 없는 사람이나 시력에 문제가 있는 사람도 참여할 수 있다. 라포르(rapport)를 형성할 수 있다.	견본 수가 적어진다. 시간과 출장에 의해서 비용이 든다. 훈련을 받은 면접 진행자가 필요하다. 스케줄을 잡는 것이 곤란하다. 시간을 소비한다. 편견이 있을 가능성이 있다. 클라이언트의 기대를 높일 가능성이 있다. 데이터를 해석하거나 요약하는 것이 더 어려워진다. 질문지의 구성과 데이터 처리나 분석을 위해 기술적 원조를 필요로 할 가능성이 있다.
3. 전화 면접법	실시가 용이하다. 출장가는 시간과 비용이 들지 않는다. 익명이라 받아들여진다. 응답률이 상당히 양호하다.	샘플링이 곤란하다. 대표성을 확보할 수 없다. 긴 질문에는 부적합하다. 비언어적 반응을 관찰할 수 없다. 클라이언트의 기대를 높일 가능성이 있다. 편견을 피하기 위해 면접 진행자의 훈련이 필요하다. 질문지의 구성과 데이터 처리와 분석을 위해 컴퓨터의 능력이나 기술적 원조를 필요로 할 가능성이 있다.

(계속)

표 6-2

니즈 평가를 위해 일반적으로 사용되는 데이터 수집방법의 개요와 비교(계속)

데이터 출처/방법	설명	결과로서 생기는 정보	이점	약점
4. 핵심이 되는 정보 제공자	표적으로 하는 모집단이나 해당 문제를 잘 알고 있고 접촉이 가능한 지역사회의 중심적 리더, 비공식적인 전문지식이 없는 리더 및 전문지식을 가진 사람 등, 선택된 그룹에 대한 조사(설문조사 또는 면접)		참여자의 수의 제한이 필요하다.	비공식적인 리더가 누구인지를 확인하는 것이 곤란할 가능성이 있다. 편견이 있는 결과를 가져올 가능성이 있다. 참여자는 이미 얻은 이익을 받을 가능성이 있다.
집단과정. 예 : 지역사회 포럼, 포커스 그룹, 명목상의 집단과정	이해관계자의 소집단 또는 대집단을 다양한 정도의 교류를 포함하는 테크닉(예 ; 서비스 수급자, 서비스 제공자, 그 분야의 전문가, 정책제정자, 정부기관의 대표자)	주로 질적이고 의견이나 전문적 판단, 가치나 니즈의 중요성에 관한 그룹의 기대와 예상. 원인이나 장벽에 관한 정보. 우선순위의 결정. 목표 또는 행동을 취하는 방법에 관한 피드백이나 합의.	어떤 문제를 중심으로 유동적이고 자연스런 토의의 기회가 된다. 다른 데이터의 보완.	

1. 지역사회 포럼	관심을 자진 모든 단체를 초대하여 하는 공개적 대집회, 대집단에서의 토론	모집단의 광범위한 부분에서부터의 아이디어와 의견.	폭넓은 관점이나 관심을 가져온다. 자연스런 대화의 형식. 상이한 견해를 가진 사람들 사이의 대화를 촉진한다.	일반적인 모집단의 의견을 반영하지 않을 가능성이 있다. 소수자가 우세하게 될 가능성이 있다. 분석이 곤란하다. 후방지원적인 것이다.
2. 포커스 그룹	8명에서부터 12명의 클라이언트 또는 클라이언트가 될 가능성이 있는 사람들의 집단이 일련의 구성된 질문에 응답한다.	초점을 맞춘 영역이나 테마에 관한 개인이나 그룹의 관점	테마를 깊이 파고들어가는 것이 가능하다.	능숙한 조력자가 필요하다. 데이터 분석에 기술적 지원을 필요로 할 가능성이 있다. 논리적 이의제기는 집단을 한데 모은다. 하나 이상의 그룹의 변수가 신뢰할 수 있는 결과를 위해 필요하다.
3. 명목상의 집단과정	집단방법의 가장 구성화가 된 방법이고 기입식 응답, 투표, 10명 이하의 소집단에서의 토의.	가장 중요한 문제 또는 해결방법이라고 인식하고 있는 그룹의 구성원에 의해서 등급이 부여된다.	단시간에 다수의 문제를 얻는 데에 상당히 효율적이다. 공평한 참여.	시간과 결과 면에서 상당히 고가이다. 숙련된 리더십이 필요하다. 일반화하는 능력이 한정적이다.

출처 : Simons-Morton, B.G., Greene, W. H and Gottlieb, N. H.(1995). Introduction to health education and health promotion. Prospect Heights, IL : Waveland, Soriano, F.I.(1955). Conducting needs assessment : A multidisciplinary approach. Thousand Oaks, CA : Sage, Witkin, B. R., and Altschuld. J.W. (1995). Planning and conducting needs assessments : A Practical guide. Thousand Oaks, CA ; Sage.

체험, 배경, 전문기술 또는 지식에 기초한 의견을 묻거나 또는 그 사람들 자신이나 그 사람들이 직접 알고 있는 다른 사람들에 관한 사실을 묻는 것이다(Witkin & Altshuld, 1995).

조사방법의 상세한 것은 이 단원의 범위를 넘어서는 것이다. 조사는 간단하게 작성할 수 있을 것처럼 보이지만, 의미가 있고 신뢰할 수 있는 정보를 얻기 위해서는 질문지의 개발과 실행에 관한 상당한 전문지식이 필요하다. 필요한 정보를 끌어내기 위해서는 간단하고 동시에 솔직하며, 단어를 의식해서 나열할 필요가 있다. 조사는 또한 표적으로 하는 고객이나 이해관계자를 대표하는 사람들을 포함시켜야 한다. 그리고 방법 자체가 모집단의 구분을 배제하지 않는 것을 확실히 하는 노력을 해야 한다. 그 결과를 어떻게 분석하는지에 관한 결정을 하는 것도 필요하다. 조사는 또한 사전에 응답자의 표본에 대해서 시험해보아야 한다. 이들의 과제에는 추가적인 연구(Witkin & Altschuld, 1992, 제6장을 참조하도록 권고한다)나 조사방법의 전문지식을 가진 전문가의 의견을 필요로 할지도 모른다.

조사 이외에 니즈 평가의 질적 자료를 수집하기 위해 가장 빈번하게 사용되는 방법은 집단과정(group processes)이다(Witkin & Altschuld, 1995). 집단과정의 다양한 토론양식 중에서 가장 일반적인 것은 공개 포럼(open forums), 포커스 그룹(focus groups), 명목상의 집단과정이며 그 안에서 이해관계자 집단과의 대면교류가 제공된다. 집단과정은 또한 기관의 대표자와 표적으로 하는 모집단과의 사이의 직접교류를 제공하고 그것이 라포르(rapport)를 형성하는 데에 도움이 된다. 집단과정은 다른 방법과 마찬가지로 다른 방법이나 자원과 조합하여 사용하는 경우에 가장 도움이 된다. 이들의 기법에 관한 더 상세한 설명은 Witkin & Altschuld(1995), Krueger(1994), Dignan & Carr(1992)를 참조하기 바란다.

니즈 평가를 위한 자료수집 방법에는 그 자체로 완벽하거나 최선의 방법이라는 것은 없다. 방법을 선택함에 있어서는 아래의 점을 포함하는 몇 가지의 요인이 관여하고 있다(Witkin & Altschuld, 1995 : Soriano 1995).

- 표적으로 하는 모집단이나 조사응답자의 특징. 예컨대 사회경제적 요인, 읽기와 쓰기 능력, 언어, 입수 가능성, 능력수준은 정보수집의 방법에 영향을 미칠지도 모르는 요인이다.
- 희망하는 정보의 형태, 질적, 양적인 것과 같은 상이한 형태의 정보를 만들어내는 방법의 조합을 선택하는 것은 의미가 있다.
- 입수할 수 있는 자원. 예 : 시간, 재원과 인적 자원, 전문적 지식, 니즈 평가의 바람직한 통합성과 입수할 수 있는 자원과의 사이의 취사선택이 필요한 경우도 있다.
- 대상자와의 바람직한 교류의 양. 어떤 방법에서는 표적으로 하는 모집단과의 주고받기의 기회를 증가시킨다. 이들의 동일한 방법이 비용이 더 들거나 분석이 곤란한 경우도 있다. 각각의 접근의 이점과 단점을 고려해야 한다.

데이터의 분석과 해석

자료수집의 다양한 방법은 원시 데이터를 만들어낸다. 다음의 단계는 그 자료를 분석하고 그것을 계획을 위한 실제적 방법 중에서 사용하는 일이다. 니즈 평가가 조사연구라는 형태를 취하는 경우일지라도 그 분석은 통계적 방법을 사용해서 하는 것이 아니라 계획의 도구로서 시행한다. 이와 같이 니즈의 평가는 추론적 통계학에 의존하는 것이 아니라 니즈, 위험성, 문제의 중대성, 서비스에의 접근 등에의 인식에 의존하는 일이 많다(Timmreck, 1995). 일단 데이터를 분석하면 용이하게 이해할 수 있는 방법으로 이해관계자에게 제시할 필요가 있다. 그림이나 표는 도움이 되는 기법이다.

니즈 평가과정의 마지막 단계는 계획목적에 대한 자료의 해석이다. 이 중간단계의 목표는 개입전략에 관한 최종적 결정을 내리는 것이 아니라 연구조사결과를 해석하는 것, 니즈에 관한 우선순위를 설정하는 것, 니즈에 대처하는 방법을 제시하는 것, 사전에 정해져 있는 일련의 기준에 기초하여 대체방안에 비중을 두는 것 그리고 최선의 해결방법을 실행하기 위한 계획을 제안하는 것이다(Witkin & Altshuld, 1995). 니즈 평가의 최종 단계는 프로그램 계획자가 효과적인 개입을 개발하기 위한 방향과 근거를 제공한다.

프로그램 개발입안의 개발

니즈 평가가 달성되어야 할 목표에 초점을 맞추고 있는 것에 반해서 프로그램 계획입안의 개발은 수단 또는 해결방법에 초점을 맞춘다(Witkin & Altchuldt, 1995). 이상적으로는 프로그램 구성요소의 개발은 니즈 평가의 결과, 이론 그리고 입수 가능한 자원의 융합에 기초하는 것이다(Simons-Morton et al., 1995).

이론의 역할

프로그램이나 서비스를 계획하는 경우는 항상 계획자는 문제의 원인과 변화를 효과적으로 만들어내는 최선의 방법에 관한 가설을 만들어내고 있다. 이러한 가설이 어떤 명백한 이론 또는 여러 이론들에 의해서 만들어지지 않거나 또한 개입방법 선택의 배경에 개념적 틀이 없으면 개입을 의도된 성과와 결부시키는 방법은 없게 된다(Posavac & Carey, 1997). 그 결과 프로그램 디자인은 그다지 효과적이지 않고 평가는 별로 유익하지 않을 것이다.

간단하게 말하면 이론이란 어떠한 현상이 왜 그렇게 일어나는가에 관한 하나의 설명이다(Freudenberg 외 1995). 좋은 이론은 그 프로그램을 실행하는 것에 의해서 실제로 문제를 해결하는 활동을 단순히 시행하는 것을 넘어서 실제적인 기술(practical skills)이나 테크놀로지를 보완하는 것이다. 이론은 사람들이 "왜" 특정의 건강행동에 참여하거나 참여하지 않는가, 그리고 사람들이 "어떻게" 행동을 바꾸거나 유지하는 데에 관여하는가에 대한 프로그램 개발자의 의문에 대한 해답을 제공할 수 있다. 어떤 이론에 따라서 기대되는 행동에 대처하기 위해 고안된 프로그램은 평가에서는 "어떤" 요인에 초점을 맞추는가를 결정하는 데에 도움이 된다(van Ryn & Heaney, 1992 ; Posavac & Carey, 1997).

건강교육이나 건강증진의 프로그램의 기초가 되는 단일 이론은 없다. 모집단, 환경, 문화, 건강문제에는 폭넓은 다양성이 있고 따라서 특정의 문제 대처하는 데에는 또 다른 이론이나 여러 이론의 또 다른 형태의 조합이 도움이 되는 경우도 있다. 어떤 이론은 개인의 행동에 초점을 맞추고 있고 또 다른 이론은 변화의 단위로서 집단, 조직, 지역사회에 초점을 맞추고 있다. 현재의 건강교육에서 사용되고 있는 지배적인 이론은 사회심리학에 그 뿌리를 갖고 개인수준에서의 건강행동을 다룬다. 이들에는 건강신념모델, 사회적 학습이론의 구성개념의 하나인 자기실효성(self-efficacy), 그리고 이론횡단적 모델이 포함된다. 개인, 집단, 지역사회 수준의 가교역할을 하는 것은 사회적 학습이론이며 이것은 또한 사회적 인지이론이라고도 불린다(이들 이론의 검토에 대해서는 제4장을 참조하기 바란다).

조직이나 지역사회를 다루는 이론은 조직변화이론(organizational change theory) (Goodman, Steckler & Kegler, 1997), 지역사회조직론(community organization) (Minkler and Wallerstein, 1997), 지역사회강화이론(community empowerment) (Minkler and Wallerstein, 1997), 혁신확산이론(diffusion of innovation) (Oldenburg, Hardcastle, and Kok, 1997), 그리고 매스미디어 주도론(media advocacy) (Wallack, Dorfman, Jernigan, and Themba, 1993)을 포함한다. 이들에 대해서는 지면의 제약 때문에 여기서는 상세하게 설명하지 않지만 문헌에 상세하게 설명되어 있으므로 참조하기 바란다.

확인된 주요 사안이나 문제에 대한 이론의 적합성을 어떻게 분석하는가에 관한 학습은 어렵다. Glanz와 Rimer(1995, p.12)에 따르면 "소수의 이론과 이들이 어떻게 적용되어왔는가에 대한 실용적 지식은 이 분야에서 그들의 기술(skill)을 개선하기 위해 오랜 시간이 걸릴 것이다". 그녀들은 만일 이론이 잘 적합하면 그 이론은 (1)논리적인 , (2)일상의 관찰과 일치하는, (3)이전의 성공한 프로그램에서 사용된 것들과 유사한, 그리고 (4)동일한 분야나 관련되는 분야세서의 과거의 연구에 의해서 지지된 행동, 건강상의 문제 또는 사람들이나 환경의 조건에 관해서 추정하게 될 것이다(Glanz & Rimer, 1995). 여기서 설명한 이론이나 기타의 이론에 관한 보다 상세한 설명과 이들의 적용에 관한 이해를 심화시키기 위해서는 Glanz, Lewis & Rimer(1997)와 Glanz & Rimer(1995)를 참조하면 된다.

계획을 만들다

문서화된 프로그램 계획입안의 일반적 형식에는 아래의 것이 포함된다.

- 목표
- 목적
- 방법
- 평가계획

목표. 계획의 구성요소의 공통성에도 불구하고 용어가 혼란되어 있는 경우가 많고 또한 학문분야에 따라서 다르게 사용되고 있다. 건강 서비스나 사회 서비스의 계획입안에서는 목표는 어떤 우선적인 건강 니즈의 상태에서의 바람직한 변화에 관한 수량화된 진술이다. 목표는 장기간이고 전망도 넓다. 따라서 목표는 직접적으로 측정할 수 있는 것은 아니지만 달성 가능하다고 생각되는 것이어야 한다. 프로그램은 하나 이상의 목표를 갖는 일도 있다.

목적. 목적은 목표에 도달하기 위해 사용되는 목표와는 달리 목적은 특정화되고 측정할 수 있으며 그리고 수행에 기초하는 것이다. "목적은 누가, 어떤 범위에서, 어떠한 조건 하에서, 어떠한 기준에 의해서, 그리고 얼마만큼의 기간 안에 어떤 일정한 활동을 시행하고 완료하는가를 특정한다(Timmreck, 1995, p.32)". 목적은 확립된 목표를 성취하는 데에 반드시 필요한 과제나 활동의 개요를 설명한다. 하나의 목표는 몇 가지의 목적을 가지며 그리고 각각의 목적은 그 목표를 성취하는 하나의 측면을 나타내고 있다. 글로 잘 표현된 목적은 일반적으로는 아래의 의문에 대답을 하고 있다.

- 누가(클라이언트나 참여자)?
- 무엇을(행위나 수행)?
- 언제(시간의 틀)?
- 얼마만큼(어느 정도/수행의 기준/수준)?

예컨대 어떤 목적은 다음과 같이 된다. 넘어짐 예방 코스의 종료 후 6개월 내에 참여자의 75%가 균형훈련에 계속 참여할 것이다. 열거된 문제를 사용하면 아래와 같이 된다.

- 누구란 넘어짐 예방 코스의 참여자를 가리킨다.
- 무엇이란 균형훈련을 계속하는 행위를 가리킨다.
- 언제란 이 코스의 종료에서부터 6개월 이내를 가리킨다.
- 얼마 만큼이란 참여자의 75%를 가리킨다.

목표에 도달하기 위해 다양한 접근을 사용하는 프로그램은 상이한 유형의 목적을 갖는 경우도 있다. 어떤 경우에는 참여자의 지식, 행동, 건강상태 등의 변화를 지향하고 있다. 어떠한 것은 자원이나 서비스에서의 변화를 지향하고 있다. 동일한 목표에 속하는 상이한 목적의 유형의 예는 표 6-3에 나타냈다.

프로그램 계획은 유형에 따라서 목적을 명확히 확인하거나 그 자체로 목적을 그룹화를 하는 경우도 있다. 또한 하나의 유형의 목적을 또 다른 목적의 "하위목적"이라 생각하는 경우도 있을 것이다. 중요한 요인은 그 프로그램 계획이 그 건강상의 목적을 명확히 확인하고 그 목적을 달성하기 위해 그 프로그램은 무엇을 시행하는가, 그리고 지식, 기술(skill), 행동에서의 어떠한 변화를 참여자에게 기대하는가이다.

표 6-3

하나의 목표를 위한 상이한 유형의 목적

목표 : 2005년까지에 존슨군(Johnson county)내의 고령자의 넘어짐에 의한 손상을 절반으로 감소시킨다.

목적	유형
프로그램의 착수에서부터 2년 이내에 존슨 군립병원에서의 60세 이상의 성인의 넘어짐을 원인으로 하는 손상에 의한 입원을 15% 감소시킨다.	이것은 건강목적의 예이다. 이 목적은 건강상태의 변화를 특정한 것이다(즉 넘어짐에 의한 손상 수를 감소시키는 것). 건강목적은 그 프로그램이 달성하려고 하는 건강과의 특정성과를 정의부여하고 그리고 때로는 "성과목적"이라고도 불리는 각 목표를 위해 복수의 것이 되는 경우도 있다.
2000년 1월까지에 작업치료사는 존슨군내의 15개의 고령자 주택과 영양센터에서 60세 이상의 성인 300명에게 넘어짐 예방 코스를 가르친다.	이것은 프로그램 목적의 예이다. 이것은 계획되어 있는 새로운 서비스를 다룬다. 이들은 개입의 "과정"에 대처하는 경우가 많다.
넘어짐 예방 프로그램의 참여자는 그 코스의 종료까지에 적어도 4개의 넘어짐 위험요인을 확인하고 자기의 개인적 위험성에 대처하는 행동계획을 수립할 수 있다.	이것은 학습목표의 예이다. 이것은 그 프로그램이 의도한 모집단의 특정 행동을 촉진하기 위해 효과를 미치려고 하는 지식, 태도, 기술(skill)에 대처한다.
그 코스를 종료한 다음부터 6개월 이내에 어떤 비율의 참여자는 자기의 목표수준에서 균형연습을 계속할 것이다.	이것은 행동목적의 예이다. 행동목적은 학습목표와 밀접하게 연관되어 있고 그 프로그램이 사람들에게 위험성을 저하시키거나 건강을 개선하기 위해 시행하도록 촉진할 것이라는 것을 설명한다. 학습목표와 행동목표는 "영향목표"라 불리는 일도 있고 건강 성과에 직접적으로 대처하는 것이 아니라 성과에 영향을 주는 요인에 대처한다. 양자 모두 프로그램의 특정 방법을 반영하고 있다.
넘어짐 예방 코스에 참여하는 모든 흥미를 가진 클라이언트에게 가옥평가를 제공한다.	이것은 자원목적의 예이다. 이것은 프로그램이 제공하도록 계획하고 있는 대상물의 지원 또는 본질적인 서비스에 대처한다.

전략

다음의 과제는 의도된 참여자에게 효과가 있을 것인 목적을 달성하기 위해 특정의 전략을 개발하는 것이다. 그 전략이 확실히 받아들여질 수 있고 효과적이기 위해서는 전략 선택에 있어서 의도된 사람들의 참여가 결정적으로 중요하다. 고려해야 할 다른 요인에는 참여자의 읽기와 쓰기의 능력, 그 사람들의 일상생활 속에서의 청각적 또는 시각적 자극의 정도, 그들이 관례적으로 정보를 얻는 방법, 비용, 편리성, 문화적 적절성, 실행 가능성(feasibility) 그리고 예상되는 효과 등이 포함된다(Dignan & Carr, 1992).

가장 포괄적인 프로그램은 개인 수준을 넘어서 일, 레저 그리고 사회적 목표를 달성하는 개인의 능력에 영향을 주는 시스템을 다루는 것이다. 건강을 개선하기 위한 사회생태학적 접근은 사람들과 그 물리적 · 사회적 · 문화적 · 경제적 · 정치적 환경과의 상호관계를 인식하고 있다. 건강증진에서의 생태학적 관점의 핵심은 환경에 영향을 미치는 것과, 환경에 의해서 영향을 받는 건강행동이다(상호간의 원인유발). 이 개념은 작업치료에서는 충분히 인식되어 있고 작업치료 실행을 유도하는 인간-환경-작업의 이론이나 모델에 잘 드러나 있다(Law 외, 1977). Simons-Morton 외(1995)는 생태적 건강증진 계획 모델 중에서 계획자가 개입할 수 있는 아래의 다섯 가지 사회의 수준을 설명하고 있다.

1. 개인 내(Instrapersonal) : 행동에 영향을 주는 개인의 특성. 지식, 태도, 신념, 가치, 인격 등.
2. 개인사이(Interpersonal) : 사회적 정체성, 지원, 역할의 정의를 제공하는 가족, 친구, 동료, 집단.
3. 관리기관(Organizational) : 기관과 그 규칙, 규정, 정책, 절차, 프로그램, 자원
4. 지역사회(Community) : 바람직한 행위를 제한하거나 촉진하는 사회적 네트워크, 규범, 경향, 기준
5. 공공정책(Public policy) : 바람직한 행위를 규정하거나 지원하는 지역사회, 주정부, 연방정부의 정책, 법률 및 프로그램.

이들의 각각의 수준으로부터 장애인에 대한 신체적 활동이라는 동일한 관심사를 다루는 하나의 예를 표 6-4에 제시하고 있다.

프로그램 계획을 위한 생태학적인 틀을 제공하는 최근 유행하는 건강증진계획에는 PRECEDE-PROCEED(Green & Kreuter, 1991), 사회적 마케팅(Lefebvre & Rochlin, 1997), MATCH(Simons-Morton 외, 1995)가 있다. 이들은 사회의 모든 수준을 다루고 있으며 다양한 이론을 통합하기 위해 사용할 수 있는 것이다.

사회의 각각의 수준에서 사용되는 몇 가지의 일반적인 방법에 대해서는 표 6-5에서 설명하고 있다.

작업치료 종사자의 대부분은 시스템, 지역사회 규범, 또는 정책(수준 3에서부터 5)을 바꾸기 위해 일하는 것과는 대조적으로 보다 작은 하위집단에 대한 개입(수준 1과 2)에 관여하고 있다. 개인사이의 또는 집단의 수준일지라도 문제의 생태학적인 관점을 이해하고 유지하는 것에는 도움이 된다. 그것은 관

표 6-4

생태학적 건강증진 모델과 작업치료

개입수준	작업치료의 잠재적 역할
개인 내/개인	신체단련(fitness)을 장려하고 건강을 촉진하기 위해 기능적인 제한이 있는 사람들을 위해 신체적 활동/운동을 적응시킨다.
개인사이	특정 모집단을 위해 조정한 체조교실을 제공한다. 가족이나 친구에게 교육을 제공한다.
관리기관	기존의 체육관, YMCA나 YWCA, 체육시설에 모든 능력이 있는 사람들이 접근할 수 있도록 작용한다. 스태프를 훈련한다.
지역사회	모든 사람들에게 신체적 활동의 중요성에 관한 메시지를 개발하기 위해 해당되는 건강기관이나 건강 전문직에 작용한다. 의식 향상을 위해 적절한 경로를 사용한다. 접근하기 쉬운 지역사회 시설이나 교통편을 위해 권리를 옹호하도록 다른 사람을 참여시킨다. 적응과 조정에 대한 전문적 상담을 제공한다.
정부/정책 수준	장애인에게 공원, 오솔길 그리고 시설에 접근하기 쉽도록 만드는 것을 지원하는 자금조달을 주장한다.

표 6-5

사회수준과 사용되는 방법

사회수준	방법	설명
개인/집단 수준(교육, 훈련 그리고 상담)	강의와 토론	리더/퍼실리테이터(facilitator)에 의해서 마련된 유의사항과 지도를 받고 하는 토론 또는 질의응답의 조합.
	시청각 기재	카세트, CD, 팸플릿, 포스터, 플립차트(flip charts), 모델, 게시판, 오버헤드 프로젝터용 슬라이드, 비디오테이프, 컴퓨터, 쌍방향 멀티미디어 프로그램.
	동료집단의 토론	그룹에 공통되는 화제의 토론을 위해 소집단을 이용.
	시뮬레인션과 게임	게임, 역할연기(role-playing), 각색(dramatization), 이야기하기(storytelling), 노래
	기술(skill)개발	정신운동 능력의 설명, 과시, 실행
	대중 매체 (mass media)	TV, 라디오, 신문, 잡지, 광고판, 광고용 우편물을 통해서 제공되는 정보(Dignan and Carr, 1992; AMC Cancer Research Center, 1994; Simons-Morton, Greene, and Gottlieb, 1995; Office of Cancer Communications, 1992).
개인사이 수준(교육, 훈련, 촉진)	사회적 유대의 강화/개발	정서적, 교육적 또는 정보적 지원을 제공하는 대인관계(Heanney & Israel, 1997).
	타고난 도우미의 이용	다른 구성원이 조언, 지원, 기타의 원조를 추구하여 가는 사회적 네트워크의 구성원(Eng, 1992).
조직수준(상담, 네트워크, 훈련, 지지)	조직의 개발	조직 내의 계획적 변화의 실행(Goodman, Steckler & Kegler, 1997).

(다음 페이지에 계속)

표 6-5

사회수준과 사용되는 방법(계속)

사회수준	방법	설명
지역사회 수준(마케팅, 조직화, 개발, 옹호)	미디어에 의한 옹호	사회적 또는 정책적 이니셔티브를 위한 공적 지원을 증가시키기 위해 대중매체의 전략적 이용(Wallack, Dorfman, Jernigan & Themba, 1993)
	지역사회 연합	공동목표를 달성하기 위해 함께 일하는 조직 또는 개인의 동맹(Butterfoss, Goodman & Wanderman, 1993).
	지역사회 조직	지역사회 집단이 문제를 확인하고 자원을 동원하며 그리고 다른 방법으로 공동문제를 해결하거나 또는 공동목표를 추구하는 전략을 개발하고 시행하는 것에 도움을 주는 일련의 과정과 절차(Minkler and Wallerstein, 1997).
	지역사회 강화	개인, 지역사회 그리고 조직이 생활의 형평성과 질을 개선하기 위해 그들의 사회적, 정치적 환경을 바꾸는 상황 속에서 그들의 생활에 대한 지배권을 가지는 사회적 행동 과정(Minkler & Wallerstein, 1977 : Rappaport, 1984).
정부 및 정책수준(옹호, 로비활동, 정치활동)	정책개발/옹호	특정 이익집단이나 모집단을 위해 지방, 주, 연방의 정치 프로그램, 실행, 규칙, 법률의 수정 또는 전개

심이 있는 문제를 검토하기 위한 "고정된 사고방식(mindset)"이 된다. 매우 적어도 클라이언트를 보다 큰 시스템의 일부로 간주하는 것은 프로그램과 서비스의 전환을 개선하기 위한, 그리고 격차를 확인하기 위한 가이드라인을 제공할 가능성이 있다. 생태적 관점을 갖는 것은 또한 다른 수준의 개입에 더 한층 명확한 초점을 맞추고 있는 기관이나 시스템과의 공동 작업을 촉진한다.

하나의 프로그램 이니셔티브(initiative)로 모든 수준을 다루려고 하는 것은 가능하지도 바람직하지도 않을 것이다. 그러나 경험, 지식 그리고 전문적 지식을 연속체상의 다른 사안에 영향을 미치기 위해 사용하는 것은 작업치료 종사자에게는 매우 효과적이다. 권리의 옹호를 장려하는 것, 클라이언트 · 고용자 · 정책입안자에게 정보를 제공하는 것, 그리고 지역사회 조직이나 제휴에 참여하는 것은 자기의 "손을 뻗히는 범위"를 넓힐지도 모르고 다른 수준에서 행위에 영향을 미칠지도 모르는 방법의 예이다. 그렇게 하는 것은 또한 공동목표를 달성하는 프로그램을 위한 새로운 파트너나 새로운 자금의 가능성을 만들어내게 된다(Brownson, 1998). 이 단원에서는 다루지는 않지만 또 다른 접근이 지역사회, 환경, 정책, 사회와 같은 영역에서의 작업치료의 역할을 넓히게 된다.

지역사회 집단이 문제를 확인하고 자원을 동원하며 그리고 다른 방법으로 공동문제를 해결하거나 또는 공동목표를 추구하는 전략을 개발하고 시행하는 것에 도움을 주는 일련의 과정과 절차(Minkler and Wallerstein, 1997).

평가계획

전체적인 프로그램 계획의 일부로서 개발된 평가 전략은 잠재적 참여자나 클라이언트를 포함하는 핵심 이해당사자로부터의 입력으로 이루어져야 한다. 평가계획을 세우는 단계는 아래와 같다.

1. 누가 데이터 수집을 조정하고 그리고 누가 그것을 분석할 것인지를 결정한다.
2. 평가를 위한 전략, 방법 또는 이익이 되는 자료(즉 평가의 의문) 그리고 프로그램의 표준과 목적에 기초한 예측되는 결과를 열거한다.
3. 수집된 정보가 결과를 보여주기 위해 어떻게 조직화되고 요약되는지를 돕기 위해 모의표(dummy table) 또는 차트를 그린다.
4. 필요한 모든 정보 리스트를 만든다.
5. 나머지 단계(6에서부터 11)를 위한 시간표 또는 작업 스케줄을 만든다.
6. 필요한 정보를 얻기 위해 적절하고 가능성 있는 데이터 수집의 기법을 확인한다(예 : 평가, 조사, 의료기록, 보고, 질문지법, 관찰법, 검사법, 면접법 등).
7. 사용될지도 모르는 기존의 데이터, 데이터 수집을 위한 기존의 수단, 및 개발의 필요성이 있는 수단 등의 자원을 확인한다.
8. 필요로 하는 수단을 개발하여 시험한다.
9. 무엇을 수집하는가, 언제 그리고 누가 하는가를 포함하는 데이터 수집계획을 수립한다(이것은 전체적인 프로그램 시간표에 포함시켜야 한다).
10. 데이터 분석계획을 확립한다. 이것에는 시간표와 해당 기관을 포함한다.
11. 결과를 전파하기 위한 계획을 세운다(발표, 프로그램 보고, 논문) (Green & Kreuter, 1991 ; Dignan & Carr, 1992).

평가의 수준. 프로그램을 (1) 과정, (2) 영향, (3) 성과와 같은 3개 수준의 하나 또는 그 이상으로 평가할 수 있다. 각 수준은 표 6-6에 나타낸 것처럼 상이한 질문을 하고 프로그램의 상이한 측면을 다루며 그리고 상이한 지표를 고려한다. 이 분류법에서 영향(impact)이란 중기적인 효과를 가리키고 성과(outcome)란 어떤 프로그램 또는 과정의 장기적인 효과를 가리킨다는 것에 주의하기 바란다(Green & Kreuter, 1995). 다른 사람들은 프로그램 개발에 초점을 맞추는 형성평가(formative evaluation) 또는 과정평가(process evaluation)와 프로그램에 초점을 맞추는 총괄평가(summative evaluation)라는 프로그램 평가의 두 가지 수준을 상세하게 묘사하고 있다.

평가의 디자인. 평가의 디자인 범위는 간단한 것에서부터 복잡한 것까지 광범위하다. 평가의 수준과 그 깊이는 프로그램의 목적, 시간, 금액 그리고 입수할 수 있는 전문지식과 관리 또는 자금 제공기관의 우선순위를 포함하는 다수의 요인에 기초하여 결정된다. 과정평가는 모든 프로그램에 대해서 시행되어야 하고 복잡성이라는 점에서는 가장 적다고 할 수 있을 것이다. 기록유지법 또는 "역사적 디자인"

표 6-6

생태학적 건강증진 모델과 작업치료

평가수준	평가되는 것	평가를 위한 시간 틀	평가의 성과
과정	프로그램의 과정과 절차	단기 : 개입하는 동안과 개입 직후	프로그램 실시에 대한 피드백(계획 대비 실제). 참여자의 참여와 반응. 그리고 재료, 소비된 자원, 스태프의 반응 등의 적절성
영향	프로그램의 목적	중기 : 프로그램이 종료할 때와 그 후는 정기적으로	참여자의 지식, 태도, 행동, 수행에서의 변화 및 환경, 실행된 정책 등의 변화에 대한 피드백
성과	프로그램의 목표	장기 ; 문제에 따라서는 수년 동안이 되는 등 여러 갈래에 걸친다.	건강상태, 즉 이환율, 사망률, 장애, 생활의 질 등의 변화에 대한 피드백

출처 : Dignan, M.B., and Carr. P.A.(1992). Program planning for health education and health promotion(2nd ed.). Philadelphia : Lea and Febiger, Green, L.W., and Kreuter M. W.(1991). Health Promotion Planning : An Educational and environmental approach(2nd ed.). Mountain View, CA : Mayfield, Simons-Morton, B.G., Greene, W.H., Gottlieb N.H. (1995). Introduction to health education and health promotion. Prospect Heights. IL : Waveland.

은 그 프로그램에 무엇이 일어나고 있는지와 같은 계속 진행 중인 설명을 제공한다. "과정평가의 중요한 산물은 실시되고 있는 프로그램의 요소적인 특성과 그 프로그램의 진행에 대해서 무엇이 일어나는가에 관한 명확하고 설명적인 모습이다(Green & Kreuter, 1995, p.230)". 이익의 정보는 일어난 변화를 보여주기 위해 차트나 그래프에 나타낼 수 있다.

프로그램의 영향이나 성과를 측정하는 연속체를 따라서 이동함에 따라 평가는 필요로 하는 시간, 금액 그리고 전문적 지식이라는 점에서 서서히 복잡성이 증가하고 비용이 드는 경향이 있다. 프로그램 평가의 디자인은 수많은 방법으로 분류되지만, 일반적으로는 아래에 나타낸 것처럼 복잡성이 가장 낮은 것부터 시작되는 3개의 광범위한 카테고리로 분류되어 있다.

1. 비실험적인 디자인[예비시험-효과측정 시험 디자인(pretest-posttest design), 사전-사후 디자인(before-and-after design) 또는 시계열 디자인(time-series design)라고도 불린다]은 자기가 조절하는 참여자를 포함한다. 평가측정은 개입 프로그램 전후에 참여자에 대해서 수집된다.
2. 준실험적인 디자인["비무작위화 통제된 연구" 또는 "통제된 비교연구"라고도 불린다]은 2개의 그룹을 비교한다. 개입을 받는 그룹은 인구통계학적으로 유사하지만 그 프로그램을 받고 있지 않는 모집단에 맞춰지고 있다. 데이터는 시간적으로 같은 시점에서 양 그룹으로부터 수집되어 비교된다.
3. 실험적 디자인["무작위화 비교시험", "참된 실험" 또는 "통제된 실험"이라고도 불린다]은 사람들을 무작위로 두 그룹으로 할당한다. 하나의 그룹은 개입을 받고, 또 다른 그룹은 개입을 받지 않는다. 데이터는 시간적으로 같은 시점에서 양 그룹으로부터 수집되어 비교된다(Fink, 1993 ; Simon-Morton 외, 1995 ; Green & Kreuter, 1991).

이들 방법의 모두가 그 프로그램이나 성과를 평가하는 데에 도움이 되는 양적 데이터를 내놓는다. 이들은 그 프로그램이 "어떻게", 또한 "어째서" 참여자에게 효과가 있었는지를 이야기할 필요는 없다. 이러한 수준의 발견과 이해를 얻기 위해서는 양적 데이터를 보완하여 지지하는 질적 평가의 측정을 시행할 필요가 있다. 질적 방법에는 대면 인터뷰, 조사, 직접 관찰, 글로 된 문서(환자모임의 잡지 등) 등이 포함된다(Fink, 1993 ; Dignan & Carr, 1992).

프로그램의 실행 / PROGRAM IMPLEMENTATION

일단 평가계획이 완성되고 프로그램 전체 안에 도입되었으면 프로그램 실행의 단계가 시작된다. 실행(implementation)은 프로그램을 실행으로 옮기는 과정이며 프로그램 개발과정의 가장 중요한 단계이다. 이것에는 그 나름으로의 실행계획이 필요하다. 이 계획은 그 프로그램을 잘 실행하기 위해 필요한 각각의 절차나 활동의 상세를 분명히 설명하고 또한 각각에 책임을 가진 사람을 특정한 문서이다. 스태프의 배치, 자재, 기기, 장소, 마케팅, 계약, 승인과 같은 사항은 계획을 세울 필요가 있는 사안의 예이다. 자재의 계획, 공정표, 시간표 등의 이용은 과제의 유기적 구성을 읽기 쉬운 양식으로 제공하고, 또한 그 프로그램 과정의 모니터링을 하도록 촉구하는 것이다. 이러한 도표를 조립하기 위해서는 아래의 단계가 도움이 된다(Timmreck, 1995).

1. 시행될 모든 활동이나 과제를 열거한다.
2. 이들을 시행할 필요가 있는 순서를 정한다.
3. 각각의 활동에 어느 정도의 시간이 필요한지를 결정한다.
4. 각각의 활동이나 과제의 예상되는 시작시간과 종료시간을 설정한다.
5. 설명책임을 보장하기 위해 각각의 활동에 대한 책임을 맡긴다.

프로그램 평가 / PROGRAM EVALUATION

Fink(1993, p.2)는 프로그램 평가(program evaluation)를 다음과 같이 정의하고 있다.

> 그것은 프로그램의 특징과 이점에 대한 성실한 조사이다. 그 목적은 헬스케어의 성과, 효율성, 질을 최적의 것으로 하기 위한 프로젝트의 효과성에 관한 정보를 제공하는 것에 있다. 평가는 프로그램의 구성·활동·조직을 분석할 수 있고 그 정치적·사회적인 환경을 검토할 수 있다. 평가는 또한 프로젝트의 목표와 목적의 도달정도, 및 그것이 영향을 미치는 범위와 비용을 평가할 수도 있다.

프로그램에는 연구방법이 사용되거나 통계와 같은 수단을 이용하는 일도 있기는 하지만, 기초적 연구와 혼동하여서는 안 된다. 양자의 목적은 크게 다르다. 프로그램 평가가 어떤 프로그램과 서비스를 제공해야 하는가, 또는 어떻게 그들을 개선해야 하는가를 결정하기 위한 관리도구인 한편, 기초연구는 이론적인 관심의 질문에 관한 것이다(Posavac & Carey, 1997 ; Simons-Morton 외, 1995).

또한 프로그램 평가(evaluation)를 개인의 평가(assessment)와 혼동하여서는 안 된다. 평가(assessment)는 실제로는 개인 수준의 기능·지식·건강상태에 관한 정보를 수집하기 위해 실시되는 것일 것이다. 그러나 그 목적은 개인을 진단하거나 "추적"하는 것이 아니라 그들의 요인을 "사람들이 개선하기 위해 그 프로그램이 어떻게 도움이 되었는지"를 아는 것에 있다(Posavac & Carey, 1997). Fink(1993, p.132)에 따르면 아래와 같이 된다.

> 프로그램 평가자는 데이터를 분석하고 요약하기 위해, 또한 프로그램 계획입안이나 정책에 적용할 수 있는 결론을 이끌어내기 위해 통계법을 사용한다. 통계법은 통계학과 역학(epidemiology)의 분야로부터 유도된 것이다. 생물통계학(biostatistics)이란 생물학이나 건강과학에 대한 통계의 적용을 가리킨다. 역학에는 인간의 모집단(개인이 아니다)에서의 건강과 질병의 연구가 포함된다. 프로그램 평가 데이터를 분석하는 방법을 선택하는 것은 통계학적 기법과 건강개입 성과로 수렴되는 지적인 과정이다.

Fink(1993)는 분석방법의 선택은 평가 문제의 특징과 입수 가능한 데이터의 질과의 함수이어서 적절한 통계학적 기법을 확인하는 것은 계획자의 능력에 달려있다고 계속해서 언급하고 있다. 이러한 것은 만일 계획자가 생물통계학이나 평가 디자인의 영역에 충분히 정통하고 있지 않으면 프로그램 개발과정의 조기에 이들 영역의 전문가를 포함시킬 필요성을 언급하고 있는 것이다. 이들의 전문가는 신뢰할 수 있는 타당한 방법을 선택하거나 개발하는 것, 분석에 적합한 통계적 도구를 선택하는 것, 그리고 일단 데이터가 수집되면 그 결과를 해석하는 것을 지원할 수 있다.

제도화 / INSTITUTIONALIZATION

프로그램 개발자는 자칫 평가를 이 과정의 최종단계라 생각하기 쉽다. 그러나 제도화(institutionalization) 즉 그 프로그램을 서비스 제공 시스템 안으로 확실하게 통합화하기 위해서는 추가적인 2개의 조치를 취할 수 있다. 첫째는 그 프로그램에 관한 적절한 결정을 시행하기 위해 평가의 결과를 이용하는 것이다. 간단히 말하면 (1) 복제(replication) (2) 수정(modification), (3) 종료(termination)의 3개의 옵션이 있다.

두 번째 조치는 성과의 여하에 관계없이 그 결과를 넓히는 것이다. 평가결과를 그 프로그램에 투자한 사람들이나 다른 이해당사자와 공유하는 것은 중요한 일이며 또한 자주 요구되는 일이다. 설명책임을 확실히 수행한다는 요구충족을 넘어서 그 프로그램과 그 결과에 관한 보고서, 요약, 원고를 준비하는 것에는 몇 가지의 이유가 있다. 그 중에서 가장 중요한 것은 그 영역에 대한 지식으로서 공헌하는 것이나 부가하는 것이며 이들은 실행을 개선할 수 있다는 것이다. 다른 사람들은 당신의 경험에 기초하는 프로그램을 모델로 하거나 당신의 오류로부터 학습할 수 있다. 또한 이 과정에 함께 관여한 사람들과 함께 출판함으로써 그 사람들과의 동반자 관계를 개선할 수 있다. 그것은 관여한 모든 사람들에게 감사하는 하나의 방법이며 그 사람들에게 자기들의 일의 결실을 보여주게 된다. 출판은 또한 특히 그 일이 동업자의 평가에 의해서 이루어진 경우는 계획자들과 그들의 프로그램의 신뢰성을 높인다는 효과를 발휘하는 것이다.

맺는말 / CONCLUSION

King(1993, p.50)은 "치료사의 역할은 니즈의 측정에서부터 평가에 이르는 모든 교육과정을 촉진하는 것이다"라고 적고 있다. 이 과정의 상이한 단계에 대한 책임의 수준은. 예컨대, 프로젝트 코디네이터, 교육자 또는 프로그램 컨설턴트라는 작업치료 종사자의 역할에 따라서 결정될 것이다. 더욱이 단계 그 자체가 그 장면, 그 문제, 개입의 수준 그리고 요망되는 성과에 따라 엄밀성과 깊이라는 점에서 다양한 정도로 일어날 것이다. 지역사회 건강, 건강증진, 장애나 질병의 예방에 있어서의 작업치료 종사자의 역할을 더욱 확립하기 위해서는 건강과 건전한 상태에 영향을 주는 작업적 요인을 확인하고 작업에 기초하는 지역사회 건강과 건강증진을 위한 개입의 효과를 기록에 남기기 위해 많은 연구가 필요하다. 작업치료 종사자는 사전계획 입안에서부터 출판에 이르는 프로그램 개발의 여러 조치에 관한 기술을 가짐으로써 건강교육과 건강증진 프로그램의 제공에서의 스스로의 지위를 강화할 수 있고, 또한 점진적으로 발달하고 있는 헬스 케어 영역에서의 마케팅 능력을 높일 수 있는 것이다.

학습문제 / STUDY QUESTIONS

1. 작업치료 종사자가 지역사회 건강이나 건강증진의 프로그램 개발기술을 습득할 필요가 있는 이유를 검토하시오.
2. 자기가 데이케어로 어린이에게 대처하고 있다고 생각해보시오. 어머니의 대부분이 10대 미혼모이고 어버이로서 다양한 사안에 대해서 당신의 조언을 구하고 있다는 것을 알게 된다. 그 데이케어는 당신에게 프로그램 개발을 하도록 의뢰한다. 어느 정도의 자금은 얻을 수 있다. 당신은 니즈를 평가하기 위해 어떠한 조치를 취할 것인가? 당신은 누구를 관여시킬 것인가? 당신은 어떠한 대답을 원하고 있는가?
3. 10대의 어머니를 위한 개입전략을 만들어내기 위해 작업치료의 개념을 어떻게 사용하는가?
4. 이 프로그램을 위해 하나의 목표, 2개의 학습목표, 2개의 행동목표를 적으시오.
5. 이 동일한 프로그램을 위해 사회의 5개의 수준의 각각에 대해서 가능한 개입을 적으시오.
6. 자기의 프로그램의 과정 평가를 시행하기 위해 자기가 기록할 것이라고 생각하는 특정 정보를 몇 가지 열거하시오.

인용문헌

AMC Cancer Research Center. (1994). *Beyond the brochure: Alternative approaches to effective health education*. CDC Cooperative Agreement U50/CCU806186–04.

Baker, E.A., and Brownson, C.A. (1998). Defining characteristics of community-based health promotion programs. *Journal of Public Health Management and Practice, 4*(2), 1–9.

Breckon, D.J., Harvey, J.R., and Lancaster, R.B. (1994). *Community health education: Settings, roles, and skills for the 21st century*. Gaithersburg, MD: Aspen.

Brownson, C.A. (1998). Funding community practice: Stage 1. *American Journal of Occupational Therapy, 52*(1), 60–64.

Butterfoss, F. D., Goodman, R.M., and Wandersman, A. (1993). Community coalitions for prevention and health promotion. *Health Education and Research Theory and Practice, 8*(3), 315–330.

Dignan, M.B., and Carr, P.A. (1992). *Program planning for health education and health promotion* (2nd ed.). Philadelphia: Lea and Febiger.

Eng, E., and Young, R. (1992). Lay health advisors as community change agents. *Family and Community Health, 151*, 24–40.

Fink, A. (1993). *Evaluation fundamentals: Guiding health programs, research, and policy*. Newbury Park, CA: Sage.

Freudenberg, N., Eng, E., Flay, B., Parcel, G., Rogers, T., and Wallerstein, N. (1995). Strengthening individual and community capacity to prevent disease and promote health: In search of relevant theories and principles. *Health Education Quarterly, 22*(3), 290–306.

Glanz, K., Lewis, F.M., and Rimer, B. (Eds.). (1997). *Health behavior and health education: Theory, research, and practice* (2nd ed.). San Francisco: Jossey-Bass.

Glanz, K., and Rimer, B.K. (1995). *Theory at a glance: A guide for health promotion practice.* National Cancer Institute, U.S. Department of Health and Human Services, National Institutes of Health.

Goodman, R.M., Steckler, A., and Kegler, M. (1997). In K. Glanz, F.M. Lewis, and B. Rimer (Eds.), *Health behavior and health education: Theory, research, and practice* (2nd ed., pp. 287–312). San Francisco: Jossey-Bass.

Green, L.W. (1980). *Health education planning: A diagnostic approach.* Mountain View, CA: Mayfield.

Green, L.W., and Kreuter, M.W. (1991). *Health promotion and planning: An educational and environmental approach* (2nd ed.). Mountain View, CA: Mayfield.

Heany, C.A., and Israel, B.A. (1997). Social networks and social support. In K. Glanz, F.M. Lewis, and B. Rimer (Eds.). *Health behavior and health education: Theory, research, and practice* (2nd ed.). San Francisco: Jossey-Bass.

Johnson, J.A., and Jaffe, E.J. (Eds.). (1989). *Occupational therapy: Program development for health promotion and prevention services.* New York: Haworth.

King, P.M. (1993). A program planning model for injury prevention education. *Occupational Therapy Practice, 4*(4), 47–53.

Krueger, R.A. (1994). *Focus groups: A practical guide for applied research* (2nd ed.). Thousand Oaks, CA: Sage.

Law, M., Cooper, B.A., Strong, S., Stewart, D., Rigby, P., and Letts, L. (1997). Theoretical contexts for the practice of occupational therapy. In C.H. Christiansen and C.M. Baum (Eds.), *Occupational therapy: Enabling function and well-being* (2nd ed., pp. 73–102). Thorofare, NJ: Slack.

Lefebvre, R.C., and Rochlin, L. (1997). Social marketing. In K. Glanz, F.M. Lewis, and B. Rimer (Eds.), *Health behavior and health education: Theory, research, and practice* (2nd ed., pp. 384–402). San Francisco: Jossey-Bass.

McKillip, J. (1987). *Need analysis: Tools for the human services and education.* Newbury Park, CA: Sage.

McLeroy, K.R., Bibeau, D., Steckler, A., and Glanz, K. (1988). An ecological perspective on health promotion programs. *Health Education Quarterly, 25,* 351–377.

Minkler, M., and Wallerstein, N. (1997). Improving health through community organization and community building. In K. Glanz, F.M. Lewis, and B. Rimer (Eds.), *Health behavior and health education: Theory, research, and practice* (2nd ed., pp. 241–269). San Francisco: Jossey-Bass.

Office of Cancer Communications. (1992). *Making health communications work: A planner's guide.* U.S. Department of Health and Human Services, National Cancer Institute, NIH Publication No. 92–1493.

Oldenburg, B., Hardcastle, D.M., and Kok, G. (1997). In K. Glanz, F.M. Lewis, and B. Rimer (Eds.), *Health behavior and health education: Theory, research, and practice* (2nd ed., pp. 270–286). San Francisco: Jossey-Bass.

Posavac, E., and Carey, R. (1997). *Program evaluation: Methods and case studies* (5th ed.). Upper Saddle River, NJ: Prentice Hall.

Rappaport, J. (1984). Studies in empowerment: Introduction to the issue. *Prevention in Human Services, 3*(2–3), 1–7.

Simons-Morton, B.G., Greene, W.H., and Gottlieb, N.H. (1995). *Introduction to health education and health promotion.* Prospect Heights, IL: Waveland.

Soriano, F.I. (1995). *Conducting needs assessments: A multidisciplinary approach.* Thousand Oaks, CA: Sage.

Timmreck, T.C. (1995). *Planning, program development, and evaluation.* Boston: Jones and Bartlett.

van Ryn, M., and Heaney, C.A. (1992). What's the use of theory? *Health Education Quarterly, 19*(3), 315–330.

Wallack, L., Dorfman, L., Jernigan, D., and Themba, M. (1993). *Media advocacy and public health: Power for prevention.* Newbury Park, CA: Sage.

Witkin, B.R., and Altschuld, J.W. (1995). *Planning and conducting needs assessments: A practical guide.* Thousand Oaks, CA: Sage.

제 7 장

접근가능성의 문제

Accessibility Issues

■ **개요**

핵심이 되는 용어

접근 용이성(Accessibility)
미국표준협회
(American National Standards Institute)
미국장애인법
(Americans with Disabilities Act : ADA)
미국장애인법 접근 가이드라
(Americans with Disabilities Act Accessibility Guideline ; ADAAG)
건축 상의 장벽(Architectural barriers)
지원 테크놀로지(Assistive technology)
확대 의사소통
(Augmentative communication)
환경제어장치(Environmental control unit)
협상가능성(Negotiability)
연방정부 통일 접근기준
(Uniform Federal Accessibility Standards ; UFAS)

학 습 목 표

이 단원은 독자가 아래의 것을 할 수 있도록 적은 것이다.

- 지역사회에 동등하게 접근하는 것을 방해하는 정치, 사고방식, 건축 상의 장벽을 논의하는 것
- 장애인에게 접근 용이성을 제공하기 위해 제정된 주된 법률을 확인하는 것
- 지원 테크놀로지와 접근 용이성과의 관계를 설명하는 것
- 지역사회에 기반을 둔 장면에서 접근 용이성을 촉진하는 데에 있어서의 작업치료의 역할을 논의하는 것
- 접근 용이성과 협상가능성의 개념을 비교하고 대비하는 것
- 세계적 변화에 필요한 전략을 확인하는 것

서론/INTRODUCTION

여러 해에 걸쳐서 오늘날의 지역사회에서의 접근 용이성의 문제에 어떻게 대처하는가에 대해서 매우 다양한 주민발의법안(initiative)이 상당히 영향을 미쳐왔다. **접근 용이성(accessibility)**이란 제한이 있는 사람들이 어떤 환경(즉 장소, 시설, 직장, 서비스 또는 프로그램)에 안전하고 동시에 품위 있게 접근하고, 들어가고, 조작하고, 그리고 사용할 수 있는 정도를 가리킨다(American Occupational Therapy Association. 1996 ; Dattilo, 1994 ; Trombly, 1995). 공법(public law)이나 주법(state regulations)을 요구하는 권리옹호운동은 장애인에 대한 평등한 접근 용이성과 적절한 주택을 촉진하는 규칙의 강화에 크게 공헌하고 있다. 1968년의 건축 상의 장애물법, 1973년의 재활법, 1988년에 개정된 공평주택법(Fair Housing Act. 공법 100-420), 그리고 1990년의 미국장애인법(Americans with disability ; ADA)은 장애인에 대한 서비스의 입수 가능성을 크게 개선하는 데에 있어서의 중심적 역할을 수행하여왔다.

더욱이 교육적 주민발의법안과 현재의 테크놀로지는 많은 장애인에 대해서 지역사회에의 양호한 접근 용이성과 소비자의 보다 큰 조절을 약속하는 보다 높은 수준의 경쟁의 장을 제공하였다. 그러나 많은 주민 발의법안에도 불구하고 지역사회에의 접근 용이성의 평등을 추구하는 운동(drive)은 여전히 장벽에 직면하고 있다.

이 단원은 접근 용이성과 관련되는 주요 법률과 테크놀로지의 문제에 대한 개요를 제시하고 있다. 접근 용이성에 영향을 주는 주요 법률에 역점을 둔다. 이 단원은 또한 장벽이 없는 환경을 만들어내는 데

에 있어서의 교육적 주민발의법안의 중요성과 작업치료의 역할도 설명한다. 이와 같이 하는 것은 클라이언트가 지역사회 안에서 기능적 자립을 달성할 수 있도록 하고 생활의 질을 개선하게 된다.

접근 용이성의 순환 / A CYCLE OF INACCESSIBILITY

1990년의 미국장애인법의 통과는 지역사회 안에서 장애인에게 더한층 자유롭게 하는 장벽이 없는 환경을 제공하는 노력의 촉진에 도움이 되고 있다. 그러나 장애인에게 접근 용이성을 제공하려고 하는 노력은 1990년대보다도 훨씬 이전에 시작되었다. 장애인의 니즈를 충족하는 장벽이 없는 환경을 추구하는 싸움은 느리고 한결같고 그리고 변화무쌍한 과정이었다. 수십 년간 확립된 표준의 결여와 기존의 접근 용이성 표준을 충족하고 있지 않는 시설이 이 완만한 과정을 야기하고 지역사회에의 접근 용이성의 성취를 어렵게 하여왔다.

장애인은 건축, 태도, 의사소통, 시간, 경제 그리고 테크놀로지 등을 포함하는 다양한 장벽에 직면하고 있다. 이들 중에서도 건축 상의 장벽(이동, 시각 또는 감각에 제한이 있는 사람들에 대해서 장애가 되는 물리적인 구조)이 가장 명백한 것이었다(Box 7-1). 예컨대 출입구에 접근하기 어려움, 경사로, 높은 선반, 좁은 통로, 불충분하게 개조된 화장실 등은 특히 휠체어에서의 생활을 체험하고 있는 사람들을 병원에서부터 지역사회로 원활하게 옮겨가는 것을 지연시키게 되었다.

의사소통, 시간, 태도의 장벽은 장애인을 어렵게 만들고 있다. 최근에 와서 기업은 듣기나 말하기의 장애가 있는 사람들, 또는 정보를 완전히 이해하는 것이 곤란한 사람들이 효과적으로 의사소통을 할 수

Box 7-1

지역사회 안의 일반적인 건축 상의 장벽

- 접근할 수 없는 통로
- 너무 무거운 도어
- 계단의 장벽
- 불충분한 경사로(slope)나 경사로가 없는 것
- 너무 높은 선반
- 좁은 복도
- 불충분하게 개조된 화장실
- 접근할 수 없는 버스, 승합차(van), 고속철도
- 새로 만든 인도
- 혼잡한 인도의 카페
- 식료품점의 담장(fence)
- 손이 닿지 않는 위치의 상품
- 접근할 수 없는 우체국
- 접근 점에의 적절한 표식이 없는 빌딩
- 빛의 양의 부족
- 핸디캡이 있는 사람을 위한 주차장의 부족

있는 대비를 하기 시작하였다. 확대 의사소통 장치의 개발은 이들의 필요성에 대처하는 데에 중요한 역할을 수행하고 있다. 말할 것도 없이 태도의 장벽은 사회 속에 여전히 계속해서 확산되고 있다. 동료, 상사, 훈련자 그리고 헬스 케어 종사자의 태도조차도 장애인에 대해서 가장 어렵고 제한하는 문제를 야기할 가능성이 있다. 어떤 사람들은 장애가 있는 사람들과 함께 일하는 일이 거의 없기 때문에 그러한 사람의 능력과 가능성에 대한 오해와 잘못된 전제 입각하여 일하고 있다. 때로는 좋은 의도를 갖고 이루어진 행위도 실제로는 장애인이 입수할 수 있는 기회를 제한할 가능성이 있고 결과적으로 그들을 다루는 것을 불평등하게 하는 일도 있다(Gadbow & DuBois, 1998).

제2차 세계대전 이후가 되어서 비로소 장애가 있는 사람들을 위한 서비스가 상당히 증가하였다. 1968년의 건축 상의 장애물법(공법 91-480)과 1973년의 재활법 제504조항(공법 93-112)은 연방정부의 자금을 받은 프로그램과 건물에 대해서 장애인이 쉽게 접근할 수 있도록 요구하고 있다. 1973년의 재활법과 1974년의 사회 서비스법은 집에 틀어박혀 있는 사람들의 자립된 생활을 촉진하기 위한 포괄적 프로그램을 개발하는 것의 적절성과 긴급성을 특별히 강조하였다(Jackson and Banks, 1996). 주부로서의 생활은 실행 가능한 작업이 되고 정부의 자금제공 대상으로 생각하게 되었다. 1978년에는 1973년의 재활법이 개정되어 "자립생활을 위한 포괄적 서비스"라 불리는 Title VII이 제정되었다. 주정부의 관할 하에 있는 자립생활을 위한 포괄적 서비스(The Comprehensive Services for Independent Living)는 자립생활 센터, 고령 시각장애인의 자립생활 프로그램, 중증 장애인의 권리를 지키기 위한 보호와 옹호의 프로그램 등에 대한 보조금 제공을 가능케 하였다(Walker, 1979).

1988년에 개정된 미국 공평주택법(공법 100-420)은 4단위주택(Housing Unit) 이상의 주택을 가진 모든 건물의 필요조건으로서 접근 용이성을 확립하는 데에 중요한 역할을 수행하였다. 이 법률에 따라 임대인(landlord)은 장애인을 사전심사로 배제할 수 없게 되었다. 장애인의 권리에 관한 많은 입법을 한 결과 자립생활운동은 장애인이 더한층 접근하기 쉬운 지역사회를 강조하게 되었다.

법적 문제/LEGAL ISSUES

개인의 분쟁, 소송, 청구, 새로운 법안이나 현행법의 개정에 찬성하거나 반대하는 로비 활동, 그리고 지방이나 주정부의 규정 등은 접근 용이성에 대한 장벽을 제거하는 것을 결정하는 일이 많다. 연방법이 장애인을 위한 구조물, 건물, 시설에의 접근 용이성을 의무화하였지만 이들 규정의 시행은 결코 단순화된 것은 아니다. 예컨대, 1998년에 미합중국 운수성(U.S. Department of Transportation)은 "접근 가능한 주차법(accessible parking law)" 위반이 단일 카테고리로서 최대의 불만을 나타냈다고 보고하였다. 장애인 권리옹호국은 어떠한 시설에 대해서도 종업원이나 방문객을 위한 다수의 주차장을 제공하도록 요구한 1968년 이후의 규칙을 장애인에게 접근이 가능한 주차장을 제공하기 위해 검토하고 있다.

작업치료사는 오랜 동안 장벽이 없는 환경의 옹호자로서 일하여왔다. 오늘날 이전보다도 더욱 작업치료사는 정책 입안자, 옹호자, 비영리단체의 장 그리고 기득권자가 가지는 회사의 소유자로서 접근 가능성에 대한 장벽 제거에 앞장서고 있다.

정치적 공약

클린턴 대통령(1994년 5월 13일)은 아래와 같이 언급하고 있다.

> 정보는 교육이고 고용이며 수입이고 가능성이며 이 정보는 신체적 조건에 관계없이 동등한 접근 용이성의 조건으로 모든 미국인에게 흘러가야 한다. 그리고 우리들은 그렇게 하는 것에 전념하여야 한다.

5,400만 명의 미국인이 신체적 또는 정신적 장애를 갖고 있으나(미합중국 보건사회복지성, 2000) 태도와 접근하기 어려운 환경 때문에 미국인의 생활의 주류에서부터 배제되고 있는 경우가 많다. 전체 장애인의 67%는 대학졸업자 중에서조차 실업상태에 있다(미국 장애인 권리협의회, 1999). 장애인의 권리를 촉진하고 보호하기 위해 미합중국 사법성 시민 평등권부와 미국 주정부 사법장관회의 장애인 권리 특별위원회가 만들어졌다. 이 특별위원회는 장애인의 니즈를 충족하기 위해 계획된 법률의 집행을 담당하는 연방 및 주의 감사기관이나 위원회와 함께 장벽이 없는 환경을 성취하기 위한 연방 및 주정부의 헌신적인 노력의 예이다.

국회로부터의 가장 강력한 관여는 아마도 1990년의 미국장애인법(ADA)의 가결이었다. 미국의 역사상 가장 민주적이고 신축성 있는 시민 평등권법의 하나인 이 법률은 온갖 사람에게 이익을 가져다주고 변화를 위한 가장 강력한 촉매로서 작용하였다. 전국 장애인 권리 협의회의 보고에 기초하는 통계에 따르면(1999) 모든 사람은 장애인이 될 가능성이 20% 있고 또한 장애인의 가족을 가질 가능성이 50% 있다.

헌신적인 정치적 노력의 또 다른 예는 "미국 정보 기반시설 구상(NII) : 행동계획"이다. 1993년 9월 15일에 클린턴 정권은 연방정책 개발의 몇 가지의 메커니즘을 공식화하고 장래의 정책개발을 위한 지도적 원칙과 목표를 열거한 이 계획(agenda)을 제출하였다. 이 행동계획은 설립의 원칙으로서 장애인의 사용요건에 대한 대응을 다루고 있다.

1970년대 초기에서부터 1971년의 미국연방선거관리위원회(FEC)법은 회사, 전문직 협회, 사업자 협회가 정부의 운영에 있어서 필수적이고 정당한 이익을 갖는 것을 인정하였다. 미국 주민발의법안(initiative)은 장애인을 위해 동등한 접근을 제공하는 것에 전념하고 있는 옹호단체로서는 특히 중요하게 되었다. 작업치료사는 이 기득권(vested interest)의 없어서는 안 되는 부분이다. 1976년의 대표자 회의에 의해서 위임된 미국작업치료협회의 자발적이고 비영리적이며 조직에 편입되어 있지 않은 위원회인 미국작업치료 정치활동위원회(AOTPAC)는 그 목표로서 작업치료 전문직에 영향을 미치는 입법에 더욱 주도권을 추구하는 것을 들고 있다.

법률과 수정

1968년의 건축 상의 장애물법(Architectural Barriers Act : ABA)

이 법률은 접근 용이성에 관해서 장애인의 권리를 보호한 최초의 연방법이었다. ABA는 직접적이거나 간접이거나에 관계없이 연방정부의 자금으로 설계되거나 건설되거나 또는 개조된 건물과 시설은 미합중국 접근 용이성 위원회 및 다른 4개의 연방기관이 발행하고 있는 접근 용이성의 기준을 따를 것을 요구하고 있다. 현재 효력이 있는 이 기준은 연방정부 통일 접근 용이성 기준(UFAS)이라 불리고 있다. 이 UFAS는 연방정부의 자금 원조를 받은 모든 시설에서의 연방 접근 용이성법의 준수를 확실히 하는 접근할 수 있는 설계의 가이드라인이다. ABA는 또한 연방정부의 자금 원조를 받은 주택의 설계, 신축, 개축도 포함하고 있다.

1973년의 재활법(Rehabilitation Act)

이 법률은 연방정부의 자금 원조를 받은 고용, 교육, 주택, 수송의 프로그램과 시설에 동등하게 접근하기 위한 개인의 권리를 보증하고 있다. 1973년의 재활법은 특히 연방정부의 원조를 받거나 연방정부가 실시한 주택 프로그램과 서비스를 다루고 있다. 이 법률은 ABA와 마찬가지로 신축과 개축에서의 UFAS의 접근 용이성의 제공과의 대응을 요구하고 있다. 이 법률은 후에 노동력 투자법(Workforce Investment Act)에 의해서 재차 법제화되었다.

1988년의 공평주택개정법(Fair Housing Amendment Act)

이 법률은 주택에 관한 장애인에 대한 차별을 금지하고 있으며 연방정부의 자금 원조를 받은 시설에의 접근 용이성을 의무화하고 있다. 몇 세대 공동 주거시설 내의 접근 용이성은 1988년의 공평주택개정법(FHAA) 및 관련되는 규칙과 기준에 의해서 다루어지고 있다. FHAA에 관한 상세한 정보는 주택도시개발성에서부터 얻을 수 있다. 주정부와 지방정부가 건축하거나 개조한 단독세대 주거를 포함하는 모든 주택은 ADA의 제II항의 필요조건을 충족하여야 한다.

1990년의 미국장애인법(American with Disabilities Act : ADA)

ADA는 공적 자금의 제공을 받은 시설이나 프로그램만이 아니라 민간 부문의 시설이나 프로그램도 포함하도록 접근 용이성에 대한 연방정부의 명령을 확대하였다. ADA는 일, 공공시설, 주정부 및 지방정부, 공공수송기관, 전기통신(telecommunication)에 대한 동등한 접근 용이성을 포함하여 폭넓은 범위로 확산하고 있다.

건물과 시설을 위한 미국장애인법 접근 용이성 가이드라인(ADAAG)은 레스토랑, 기업, 의료 및 요양시설, 호텔, 도서관, 교통기관에서의 접근 용이성에 특별한 권고를 제공하고 있다(Dattilo 1994). 이들의 가이드라인은 "연방정부 관보"(1991년 7월 26일)에 발표되었다.

건축 및 교통 장벽 대응위원회와 운수성은 over-the-road 버스(OTRBs)를 위해서 리프트, 램프, 휠체어 안전 확보장치, 가동식 통로용 팔걸이에 대한 스코핑(scoping) 및 기술제공을 포함하여 미국장애인법 하에서의 접근 용이성의 지침과 기준을 수정하였다. 도어와 조명에 대한 사양의 개정도 채택되었다. 이 시방서는 휠체어 또는 다른 이동지원용구를 사용하는 사람들이 OTRB에 용이하게 접근할 수 있고 사용할 수 있어야 하는 디자인상의 특징을 설명하고 있다.

ADA의 시행은 사법성(DOJ), 운수성(DOT), 고용기회균등위원회(Equal Employment Opportunities Commission : EEOC) 및 연방통신위원회(FCC)를 포함하는 몇 개의 연방기관으로 구분되어 있다.

1996년의 통신법(제255절)[Telecommunication Act(Section 255)]

건축 및 교통의 장벽 대응위원회는 1996년의 통신법 제255절에 포함되어 있는 전기통신장치와 고객을 전제로 한 기기의 접근 용이성, 이용 용이성 및 호환성을 위한 가이드라인을 내놓았다. 이 법률은 기기의 변경이 용이한 경우는 장애인이 접근하기 용이하고 사용할 수 있도록 설비(equipment)가 설계되고 개발되고 제작되는 것을 보장하도록 전기통신 설비와 구내설비(customer premises equipment) 제조업자에게 요구하고 있다. 설비에 접근하는 것이 용이하게 성취되지 않는 경우는 이 법률은 그 설비가 장애인이 접근할 수 있도록 일반적으로 사용되는 기존의 주변기기 또는 전문화된 구내설비와 호환성이 있도록 보장하도록 제조업자에게 요구하고 있다. 그 발효일은 1998년 3월 5일이었다.

1998년의 노동력 투자법(Workforce Investment Act)

노동력 투자법(WIA)은 재활법을 5년간(1999년에서부터 2003년까지의 회계연도) 재연장하는 개정을 포함하였다. 이 법안은 클린턴 대통령의 서명을 받아 1998년 8월 7일에 법률로 되었다. 재활법과 주된 직업훈련 프로그램의 양쪽에 이루어진 변경은 다음의 5년간에 걸쳐서 모든 서비스의 제공에 엄청난 영향을 줄 것이다. 가장 뚜렷한 변경은 각 주가 재설계한 프로그램을 실행하는 방법에 있어서의 각 주 사이의 다양성이다. 몇 개의 주는 취업훈련 시스템에 큰 변화를 주었으나 다른 주에서는 거의 변화를 주지 않았다.

조정기관

정부기관은 주된 법률을 준수하게 할 책임이 있다. 접근하기 어려운 문제에 대처하는 연방 및 주정부에 의한 헌신적인 노력의 몇 가지 예를 여기에 기술한다(National Council for Disability Rights, 1999).

운수성(Department of Transportation ; DOT)

공적 및 사적인 수송차량을 위한 공공수송시설과 사양의 설계 · 건설 · 변경은 운수성 수송규칙으로 다루고 있다. 이것에는 ADA 하에서의 상호 보완적인 보조 교통기관의 제공과 공공 운송기관을 위한 서비스의 일반적 요건을 포함하고 있다.

운수성은 또한 OTRBs를 운전하는 사람이 이 사양에 따르도록 요구될 때에 대처하는 또 다른 규칙을 공표하였다(발효일은 1998년 10월 28일이었다). 운수성(1999)에 의해서 제공된 수송에의 접근 용이성에 관한 흔히 질문을 받는 문제에 대한 대답은 Box 7-2에 나타냈다.

사법성(Department of Justice : DOJ)

사법성 시민 평등권국 장애인 권리부는 ADA에 어떻게 대응하는가에 관한 실제적인 정보와 기술지원을 제공하고 있다. ADA의 기술지원에 관한 출판물은 기업의 소유자와 관리자, 주정부나 지방정부의 관료, 건축가, 엔지니어, 계약자, 제품 디자이너와 메이커 그리고 ADA의 접근 용이성에 관한 계획과 의도를 명확히 이해하려고 하는 그 다른 사람들에 있어서 관심이 있는 특정의 화제를 갱신하고 강조하고 있다. 이 일련의 출판물의 목표는 ADA의 요건에 관한 오해의 가능성을 명확히 하는 것 및 접근성에 대한 그 유연하고 상식적인 접근을 강조하는 것에 있다.

사법성은 일반적으로 주정부와 지방정부에 적용되는 제II장과 공공시설과 상업시설에의 접근성에 적용되는 제III장을 포함하여 ADA를 보강하고 있다. 미합중국 내의 주 안의 약 절반은 미국국립표준협회(American National Standards Institute : ANSI 117.1)의 접근 용이성 기준을 참조하여 이용하고 있다. ANSI는 "건축물과 시설을 위한 미국국가표준 : 신체 장애인에 대한 접근 용이성과 이용하기 쉬움" 이라는 출판물 안에서 장벽을 없애기 위한 상세한 시방서를 제공하고 있다(American National Standards Institute, 1986). 몇 개의 주정부는 독특한 요강을 개발하고 그리고 상당한 주정부는 UFAS를 참조하고 있다. 나머지의 주정부는 적용 가능한 다른 건축기준과 같은 방법으로 주정부나 지방정부의 건축규정에 의한 필요조건으로서 실행함으로써 접근 용이성의 규약으로서 ADAAG를 채택하고 있다. ADA의 준수는 주정부 또는 지방정부의 접근 용이성 규정 또는 다른 접근 용이성에 관한 법규의 제공에 따르는 것으로부터 설계자를 예외취급을 하지 않는다. 이러한 요강이나 문서가 더한층 엄밀한 필요조건을 포함하고 있는 경우에는 이들의 조건은 일체화되어야 한다. 거꾸로 말하면 ADAAG의 채택 또는 주정부나 지방정부의 요강의 등가성의 증명은 ADA의 접근 용이성의 기준(또는 다른 접근 용이성의 필요조건)을 충족하기 위해 그들의 책임이 미치는 실체로부터 예외취급이 되지 않는다.

공적으로 관리되고 있는 공항은 DOT의 ADA 규제의 대상은 아니지만 DOJ 제II항의 규정이 다루고 있다. 이에 더해서 ABA는 연방정부의 재정원조(연방정부 자금을 받아 설계되고 건설되고 개조된 시설)를 받은 공항을 다룬다. UFAS는 주택과 마찬가지로 일반적으로 참조되는 표준이다. 사적으로 운영되는 공항은 DOT 수송규정의 세목 A에 의해서, 또한 상업시설로서는 사법성 제III항의 규정에 의해서 다루어지고 있다. 대부분의 공항은 또한 ADA 표준을 충족시켜야 하는 점포, 레스토랑, 화장실 등의 공공시설의 장소를 포함하고 있다. 항공회사의 활동은 1986년의 항공기탑승관리법(Air Carrier Access Act)과 몇 가지의 시설의 제공을 포함하는 보충규정의 대상이다. 대부분의 신축과 개축 프로젝트와 장벽 제거로서 실시되는 공사 또는 지역사회의 건설국이 허가를 낸 접근 용이성의 프로그램을 제공하기 위한 공사는 ADA와 마찬가지로 주정부의 접근 용이성의 필요조건의 대상이 된다.

미국 정보 기반구조(National Information Infrastructure : NII) : 행동계획안

NII 행동계획안은 정보의 표현과 조작의 모드에서의 선택을 제공한다. 미국장애인법(ADA)에 의해서 상정된 것처럼 이것은 기존의 장벽을 허물고 장애인의 사회에의 완전 참여를 향한 진행을 가속하기 위

Box 7-2

수송에의 접근 용이성에 관해서 흔히 질문을 받는 문제에 대한 DOT의 대답

질문 : 버스와 승합차(.van)를 위한 차량 가이드라인은 그 차량의 크기에 따라서, 사람 또는 휠체어의 보전공간을 갖추도록 지정하고 있다. 만일 필요한 수량 이상이 제공되어 있는 경우 그 추가된 것에도 필요조건의 모두를 충족할 필요가 있습니까?

대답 : 아니오. 예외는 없습니다. 추가의 보전공간이나 장치의 모두는 다른 필요조건을 충족할 필요는 없지만, 전방 또는 후방으로 얼굴을 돌리도록 하여야 합니다.

질문 : 이 차량 가이드라인은 리프트에서부터 보전공간에 도달하기 위해 차량 내에 충분한 조종공간을 요구하고 있습니다. 이것은 휠체어를 방향전환을 하여야 한다는 것입니까?

대답 : 아니오. 차량은 차도에서 우측통행이라는 요인에 의해서 크기에 제한을 받고 있기 때문에 건물에 대해서 강제되어 있는 통상의 설계상 고려할 점에 맞출 수 없습니다.
휠체어 공간의 장소와 방향에도 좌우되지만 차량 내에서 이용할 수 있는 조정 공간은 보전 공간으로 후진하여 들어가도록 휠체어 이용자를 강제할지도 모른다.

질문 : 새로운 버스에 대응하기 위해 3륜 스쿠터가 필요합니까?

대답 : 이 차량의 사양은 장애인을 위해 설계되고 사용되는 3륜 또는 4륜 이동장치로서의 휠체어로서 정의하고 있습니다. 일반의 휠체어는 개켜 접을 때에 폭 30인치 이내, 높이는 바닥 위 2인치에서부터 측정하여 48인치 이내, 중량은 탑승 시에도 600파운드 이하라는 장치이기도 합니다. 폭과 길이는 바닥에서는 측정되지 않는다는 것을 알아두기 바랍니다. 대응하는 리프트는 표면에서는 안치수가 28.5인치 이내이어야 하지만, 플랫폼 위 2인치에서 안치수가 30인치이어야 합니다. 이것은 난간(handrail)을 부착한 하드웨어와 플랫폼 표면에 부분적으로 밀어 넣는 안전장벽(safety barrier)을 조작할 필요가 있는 메커니즘을 가능케 하는 것입니다. 스쿠터를 포함하여 이들의 파라미터에 맞는 어떠한 휠체어 또는 이동보조구도 ADA의 기준을 충족하는 리프트에 수납되어야 합니다. 그러나 많은 리프트는 기준이 효력을 발생하기 전에 구입되고 현행의 기준보다도 작으며 아직도 사용되고 있습니다. 이들의 오래된 차량을 갱신한다는 요건은 없습니다.

질문 : 어째서 새로운 버스의 패드는 만곡표면에서부터 측정하여 96인치의 깊이이어야 하는 것입니까?

대답 : 이 치수는 휠체어나 이동지원 장치가 리프트를 나와 90° 굽기 위해 어느 정도의 공간이 필요한지를 검증한 위원회가 후원하는 연구에 기초한 것입니다. 이것은 승합차가 주차공간으로 접근할 수 있는 접근통로의 폭과 같은 치수입니다.

질문 : 새로운 지하철 차량은 휠체어를 위해 특정의 공간과 안전장치를 갖춰야 합니까?

대답 : 아니요. 2대의 휠체어 또는 이동보조기구를 위한 공간은 접근할 수 있는 도어에서부터 거기까지의 접근할 수 있는 통로가 있는 동시에 서 있는 승객을 위해 할당되어 있는 통상의 공간으로 제공하면 됩니다. 철도차량에는 안전장치가 필요 없습니다.

질문 : 새로운 버스 정류장의 표식에 적혀 있는 모든 문자나 도형은 3인치 크기의 것이어야 합니까?

대답 : 문자 크기의 요건은 보통은 숫자나 숫자와 문자로 조합되어 있는 노선의 행선지에만 적용됩니다. 예컨대 "시내(downtown) 경유" "급행" 또는 "토요일, 일요일에 한함" 과 같은 다른 정보는 어떠한 크기라도 괜찮습니다. 환승 정류장 등의 버스 정류장은 많은 노선이 있고 모든 노선 번호를 3인치 크기로 하는 것은 지역사회의 표식조례가 허가하고 있는 것보다도 큰 표식으로 됩니다. 이 예외가 허용되는 것은 경로의 행선지가 허용되는 표식의 크기의 범위 내에서 가능한 한 3인치에 가까운 것입니다.

질문 : 접근 가능한 버스는 접근 용이성의 국제적 표식을 표시해야 합니까?

대답 : 아니요. 버스는 표식을 표시하도록 요구되고 있지 않습니다.

질문 : 목발을 사용하고 있는 사람들은 버스의 리프트를 사용해도 됩니까?

대답 : 네. 이 가이드라인은 입석 승객에 대응하기 위해 계획되어야 한다는 ADA를 충족하는 리프트를 필요로 하고 있으며 DOT 규칙은 입석 승객이 오래된 리프트와 같은 특정 형태를 제외하고 대부분의 리프트를 사용할 수 있도록 버스기사에게 요구되고 있습니다.

질문 : 차량의 층계(step)의 오르기 높이와 디딤판 깊이에는 사양이 있는 것일까요?

대답 : 아니요. 층계를 이용하는 것이 곤란한 사람에게는 리프트를 사용하는 것을 허용하여야 합니다. 필요한 지상에서부터의 높이와 함께 차량의 하부구조(undercarriage)는 차량이 건물의 층계에 대해서 적절하다고 하는 요건을 충족하도록 요구하고 있지는 않습니다. 층계에 대한 유일한 요건은 미끄럼 방지가 있을 것과 층계 끝에 대조적인 색깔을 칠해야 한다는 것입니다.

해 계획되어 있다.

연방통신위원회(Federal Communications Commission ; FCC)

ADA 제IV장의 접속 서비스의 필요조건과 1996년의 통신법(Telecommunications Act) 제 255절의 필요조건은 연방통신위원회에 의해서 제정되어 있다. 모든 전화회사는 1993년까지에 데이터통신 접속 서비스를 제공하도록 요구되었다. 접속 서비스는 청각장애인이 데이터통신 표시장치(TDD)를 사용한 음성전화 교환원을 통해서 전화를 사용하고 있는 사람과의 정보교환을 가능케 하고 있다. 더욱이 FCC는 모든 새로운 전화가 보청기를 부착하고 있는 사람의 이용을 위해서 호환성이 있는 유도 코일을 갖추도록 요구된 보청기 호환성법(Hearing Aid Compatibility Act : 공법 100-394)을 강화하고 있다. ADA는 개인이 행위를 시행하기 위해 소송을 제기할 수 있는 "행동의 사권(private right of action)"을 부여하고 있다. 그러나 통신법은 행동의 사권을 부여하고 있지 않고 불만사항은 FCC에 제출하여야 한다.

미합중국 접근권 위원회(United States Access Board)

미합중국 접근권 위원회는 1968년의 건축 상의 장애물법(ABA)을 강화하고 있으나 미국장애인법(ADA)을 강화하는 것은 아니다. 이 위원회는 불만사항을 조사하고 준수의 자발적인 달성에 우수한 기록을 갖고 있다.

최근, 이 접근권 위원회는 1996년의 통신법 하에서 통신과 고객의 장치에 대한 접근용이성 가이드라인을 발행하였다. 통신 접근권 자문위원회(Telecommunication Access Advisory Committee)는 권고와 함께 최종보고를 위원회에 제출하고 위원회는 1998년 2월 3일에 최종 규정을 발표하였다.

접근권 위원회는 ANSI의 A1장 17.1항 위원회의 구성원이고 더 한결같은 접근용이성 국가 시방서에 관심을 공유하고 있다. ADAAG, ANSI의 A1장 17.1항, UFAS, 주정부와 모델 강령은 정기적으로 재검토되고 수정됨에 따라 전문 설계가가 새로운 건축과 개조에 적용해야 하는 조항에서 몇 가지의 문서 중에서 보다 큰 일관성을 성취할 수 있을 것이다.

설계 전문가는 전문직 단체, 업계지(trade publication), 접근권 위원회 인터넷 게시판의 최신 정보를 통해서 이들 및 다른 단속활동을 추적할 수 있다.

테크놀로지의 문제 / TECHNOLOGICAL ISSUES

테크놀로지는 지역사회에의 양호한 접근성을 장애인에게 제공함에 있어서 극적인 변화를 가져왔다. 미국인의 약 740만 명이 이동의 장애에 대처하기 위해 지원적 테크놀로지 기기를 사용하고 있다(National Center on Accessibility Technical Assistance Program, 1994). 오늘날 디자인과 가공의 기술에 있어서의 가장 세련된 과학적 발전은 장애인에게도 이용할 수 있다. 이들의 발전에 대해서 책임이 있는 것은 과학자와 기술자만이 아니라 소비자, 옹호자, 공적 및 사적 부문의 계획자도 테크놀로지의 진보에 중요한 공헌을 하여왔다.

현재, 테크놀로지는 사람들의 장애에 대한 관점을 다시 정의하고 있다. 컴퓨터는 상당한 범위까지 입력, 처리, 출력에 적응할 수 있고 오늘날의 장애인이 내일은 장애인이 아닐지도 모른다. 오늘날의 고도의 테크놀로지조차도 그것이 지역사회에서의 장애인의 모든 문제에 대한 마법의 해결책은 아니다. 신중한 평가, 계획, 적절한 지원을 통해서 테크놀로지를 개인의 니즈에 대응시키는 것은 기능적 자립을 개선하고 지역사회에 접근하는 도구로서 그 성공에 매우 중요하다. Box 7-3은 테크놀로지와 장애인에 대해서 관심을 가진 소비자, 교육자, 옹호자가 공유하고 있는 몇 가지의 신화(myths)의 리스트이다.

역사적으로 작업치료와 테크놀로지는 1950년대의 로우테크(low technology) 기반에서부터 컴퓨터, 로봇공학, 개조차량, 전기회로를 포함하는 하이테크(high technology) 기술로 발달하여온 밀접한 관계를 갖고 있었다(Smith, 1991). 작업치료사는 달성하기 어려운 일상생활에서의 자립을 위해 수행을 강화하고 장벽을 최소로 함으로써 지역사회에서의 기능적 자립을 개선하도록 사람들을 지원하기 위해 테크놀로지를 사용하고 있다. 이 유형의 테크놀로지는 "지원 테크놀로지"라 불리는 경우가 많다.

오늘날 테크놀로지를 사용하기 위한 작업치료 서비스 제공 모델은 지역사회 내의 민간 재활 테크놀로지 회사나 전문 센터와의 긴밀한 협동에 의존하고 있다. 서비스 제공 모델은 지역사회의 전문 센터에 구축되는 시스템의 방향으로 움직이고 있다. 지역사회에 기반을 둔 장면에서 일하는 작업치료사는 지역사회의 전문 센터의 종업원이나 소유주일지도 모르며, 또는 클라이언트를 특별한 기술 서비스를 이

Box 7-3

테크놀로지와 연관된 신화

신화 1 : 테크놀로지를 입수할 수 있기 때문에 모든 시설은 동등하게 접근할 수 있어야 한다. 이것은 멋지게 들리지도 모르지만 시설은 동등하게 접근할 수 있도록 요구되어 있지 않다. 테크놀로지를 이용한다 해도 새로운 건축은 접근용이성에 대한 관심을 갖고 설계되어야 한다. 그러나 기존 건물은 동등하게 접근할 수 있도록 할 필요는 없다.

신화 2 : 장애인은 자립된 생활을 하기 위해 하이테크 지원 장치 또는 서비스를 필요로 하고 있다. 단순하고 가격이 저렴한 장치는 장애인이 자립된 생활을 하는 것을 지원할 때에 가장 중요한 경우가 자주 있다. 예컨대, 지원 장치는 수정된 식사도구나 단추걸이와 마찬가지로 입수할 수 있다.

신화 3 : 용이하게 접근할 수 있는 테크놀로지는 장애인이 이용할 수 있게 된다.
장애인으로서 컴퓨터나 다른 테크놀로지에 접근하는 것은 뒤처져 있을 가능성이 적지 않다. 이것은 교육, 고용, 수입과 같은 다른 서비스에서 뒤처지는 특징으로 되어있다.

신화 4 : 만일 사람이 장애를 가졌다면 테크놀로지를 필요로 하는 사람은 자금을 용이하게 조달할 수 있다. 지원 테크놀로지에 자금을 조달하는 메커니즘은 적절한 전문적 평가의 제공과 그 입수성과 이용에 대한 훈련에 의해서 용이하게 대처할 수 없는 장벽으로 되어있다. 지원 테크놀로지는 매우 고가일 가능성이 있으며 종전의 지불 메커니즘을 통해서는 간단히 지불할 수 없다. 올바른 자금조달 소스를 발견하는 것이 매우 중요하다.

신화 5 : 기업은 장애인에게 이용할 수 있는 새로운 테크놀로지에 용이하게 접근한다. 테크놀로지의 급속한 변화는 직장에서는 특히 장벽이 될지도 모른다. 새로운 테크놀로지는 이제까지의 오래된 테크놀로지와 잘 통합되지 않는 일도 있고 경제는 보다 새로운 테크놀로지와 기술혁신에 수반해서 정기적이고 빈번한 관리를 방해하는 경우가 자주 있다.

신화 6 : 장애인은 테크놀로지의 변화와 새로운 기술혁신을 고대하고 있다.
어떤 장애인은 다른 사람들처럼 빨리 변화하는 것이 더 어려울지도 모른다. 테크놀로지 세계의 요청은 어떤 장애인에게는 큰 부담이 된다.

용할 수 있는 지구의 센터에 소개하고 있는 사람일지도 모른다. 지역사회의 전문 센터는 positioning specialist, 확대 통신 전문가, 특수교육자, 재활 엔지니어, 건축가, 자금제공 전문가, 재활 제공자를 포함하는 팀의 구성원과의 여러 학문분야에 걸친, 여러 학문분야 사이의, 또는 분야횡단적인 팀 접근으로 구성되어야 한다.

지원 테크놀로지

주정부에 대한 기술적 지원법(Technical Assistance to the States Act ; 공법 100-407)에 의해서 정의되

어 있는 것처럼 지원 테크놀로지는 다음과 같다(Cook and Hussey, 1995).

> 상업적으로 얻을 수 있는 기성품, 개조된 것, 또는 주문제작한 것인가에 관계없이 장애인의 기능적 능력을 높이거나 개선하기 위해 사용되는 어떤 품목, 기자재 부품 또는 제품 시스템이다.

지원 테크놀로지는 장애인이 자립된 생활을 영위하는 능력을 현저하게 높였다. 예컨대, 컴퓨터에 의한 환경제어 장치는 장애인이 휠체어에서부터 빛과 기기를 조작하여 도어를 여는 것을 가능케 한다. 생각하는 것을 목소리로 말할 수 없는 사람을 위해서 터치(touch) 또는 빛으로 작동시키는(light-activated) 키보드와 합성음성 시스템을 결부시킨 확대 의사소통 장치는 새로운 세계와의 의사소통에의 접근을 제공하였다. 시력이 저하한 사람을 위한 스크린 확대 시스템, 시각장애인을 위한 스크린 해독 프로그램, 이동에 장애가 있는 사람에게 컴퓨터 시스템의 이용을 가능케 한 특수능력 스위치는 지원 테크놀로지가 지역사회에의 접근을 대폭적으로 제공하는 방법의 예이다(Angelo, 1997).

비효율적이고 부적절한 테크놀로지

시장에 나와 있는 비효율적인 제품은 오늘날 장애인을 압도할 만큼 많이 있다. 일반적으로 소비자는 제품이 결함을 가지면서 출시되는 것을 인정하고 있다. 나쁜 제품은 고장이 나지만 좋은 제품은 시장에 남아 반복해서 사용된다. 소비자에게는 판매되고 있는 상품의 광범위한 선택권이 있다. 몇 천 가지나 되는 옵션 품목으로부터 선택할 수 있으나 주의 깊은 선택을 필요로 한다. 작업치료사와 소비자로서는 적절한 기기를 선택하기 위한 가이드라인이 중요하다. Box 7-4에는 Dicky & Shealey(1987)를 수정한 가이드라인의 몇 가지를 보여주고 있다.

테크놀로지에 대한 과다의존

테크놀로지는 일상생활 중에서 수행하는 인간의 능력을 현저하게 강화할 수 있다. 그러나 테크놀로지가 이용할 수 있는 유일한 옵션이라고 생각하는 것은 제품의 남용 또는 의존을 조장할 가능성이 높다. 장애인이 통상적인 방법으로 일상생활 과제를 수행할 수 없는 경우, 적응기술 또는 적응기기가 그 사람들에게 그것을 성취시키는 것을 가능케 하는 경우도 있다. 적응기술은 인간의 생활을 점점 유연하게 자립시키고, 또는 불이익(handicap)을 적게 한 상태와 연관되어 있기 때문에 기기보다도 선호된다. 이 재활의 일반적 원칙은 보상, 적합, 교육의 개념과 일치하고 있다.

일부의 클라이언트에게는 적응기기의 영구적인 이용이 필요하다. 다른 클라이언트에게는 제품의 일시적인 이용이 필요하다. 작업치료 종사자는 과다의존을 야기하지 않고 또한 최대의 자립을 달성하도록 제품 이용의 단계부여를 포함하는 목표를 확립하기 위해 클라이언트와 협동하는 것에 책임이 있다.

교육계획 / EDUCATIONAL INITIATIVE

장애인은 조기발견과 조기개입을 포함하는 서비스의 계속성을 제공하는 포괄적 교육을 받을 권리를 갖는다. 그러나 일부의 시설은 장애인에게 접근이 불가능한 채로 되어있다. 테크놀로지의 이용은 환경제어 시스템, 전산화된 지시, 동급생의 지원을 받아서 하는 의사소통, "벽이 없는 학교", 기타의 창조적 혁신을 통해서 교육에 더 접근하기 쉽고 포괄적이 되도록 할 수 있다.

1990년의 "목표 2000년 : 미국인 교육법(Goal 2000 : Educate America Act)" 의 통과와 이에 이어지는 미합중국 학교 개선법(Improving America's Schools Act)" 과 같은 연방정부 입법은 국가의 관심을 표준에 기반을 둔 교육개혁의 책임과 필요성에 초점을 맞췄다. 1997년의 장애인 개별교육법(IDEA) 수정안

Box 7-4

적절한 지원 테크놀로지 선택을 위해 제시된 가이드라인

- 제품을 개인의 니즈에 맞추시오.
- 비용 편익을 검토하시오. 만일 그 물품이 비용이 그렇게 많이 들지 않고 그 사람의 자립수준을 정말 개선할 수 있다면 절약을 가져올 것이다.
- 미사여구를 늘어놓은 광고에 속지 마시오. 그 제품을 음미하고 그것이 의도하고 있는 것이 실제로 이루어지는지를 확인하시오.
- 그 제품의 평판을 알아내시오. 그것을 신뢰할 수 있는가?
- 그 기기를 사용해본 사람에게 알아보시오. 신뢰할 수 있는 사람의 목소리에 귀를 기울시오,
- 판매 회사의 편견을 피하시오. 작업치료사와 소비자가 함께 한 추천이나 결정에 기초하여 구입하시오.
- 그 제품을 사용할 의사나 희망이 있는지를 확인하시오.
- 그 제품의 설치가 얼마나 어려운지를 확인하시오.
- 그 제품의 애프터서비스는 어떠한 것이 포함되는지를 검토하시오.
- 그 제품이 휴대용인지 고정설치용인지를 검토하시오.
- 반품정책이나 보증에 대해서는 어떻게 되어있는지를 조사하시오.
- 불량품의 불만에 대한 소비자 리포트를 검토하시오.
- 제품이 곧 시대에 뒤떨어지지 않는지 검토하시오.
- 제품을 구입하는 것이 최선의 답이 아닐지도 모른다는 것에 명심하시오. 임차나 일반부품의 이용에 의해서도 가능한 경우도 있다.

출처 : Dickey, R & Shealey, S. H.(1987). Using technology to control the environment . American Journal of Occupational Therapy, 41, 717-721

의 통과는 장애인의 교육에 큰 중점을 두었다. 각 주정부는 장애가 있는 학생들의 수행목표를 확립하고 이들 목표의 달성을 향한 진전을 평가하도록 요구되고 있다. 장애가 있는 학생의 수행은 검사득점, 중퇴율, 졸업기록과 같은 지표에 의해서 설명될 것이다.

국제연합교육과학문화기구(UNESCO)는 장애인에 대한 주요한 지배적 개념으로서 평생학습을 주도적으로 촉진하여왔다. 1994년의 "모든 사람을 위한 평생학습(lifelong learning for all)" 은 1996년에서부터 2001년까지의 기간에 걸친 유네스코 중기전략의 틀이 되는 주요 용어로서 선정되었다. 이 상징적인 의미의 이벤트(hallmark event)는 1997년에 독일의 함부르크에서 유네스코에 의한 제5회 성인교육 국제회의 동안에 개최되었다. 장애가 있는 성인이 세계의 교육과제에 처음으로 자리매김이 되었다. 그 결과 주요 목표로서 평생학습을 통해서 성인과 평생학습에 대해서 세계적인 관여를 추구하는 목표가 확립되었다(United Nations Educational, Scientific and Cultural Organization, 1997).

작업치료의 역할 / THE ROLE OF OCCUPATIONAL THERAPY

지역사회 통합의 성공은 지역사회 시설에의 접근을 필요로 한다. 집이나 지역사회에서의 작업치료사의 역할에는 신변처리 훈련, 적응기기의 응용, 사회심리적 · 정서적인 지지가 포함된다. 작업치료사는 가치의 명확화, 입수할 수 있는 생활목표의 개발, 자립생활에 대한 긍정적 태도의 주입에 관여하고 있다. 퇴원에 대비하는 작업치료 프로그램은 사람들이 지역사회 내에서의 장벽을 극복하도록 연습시킨다. 현실적인 활동은 다양한 환경 속에서의 기술훈련을 촉구하고 클라이언트가 문제와 장벽의 해결을 전개하도록 촉구하며, 그리고 지역사회에 복귀하는 것에 대한 두려움을 완화시키게 된다. 기능적 기술(functional skills)의 회복은 장애를 감소시킬 목적으로 이루어진 치료, 치료사가 가르치는 보상적 전략 또는 지원기기의 치료적 적용에 의해서 달성될지도 모른다(Mann & Lane, 1991). 작업치료사는 지역사회 내의 장벽을 평가하고 접근하기 쉽게 하기 위하여 장벽의 제거를 위한 해결책을 개발한다.

미국 접근 용이성 기술지원 프로그램 센터(National Center on Accessibility Technical Assistance Program ; NCA)는 공원, 레크리에이션, 관광여행에 장애인을 포함시키는 것에 관한 최신의 정보를 제공하는 소식통의 서비스이다. 기술지원 스태프는 장애인만이 아니라 작업치료사, 건축가, 통역전문가, 전시 디자이너, 레크리에이션 전문가, 프로그램 및 시설 매니저에게 서비스를 제공하고 있다. 아래의 질문은 이용할 수 있는 기술지원의 범위가 넓다는 것을 보여주고 있다.

- 나는 독립전쟁터(national battlefield)에서 일하고 있습니다. 나는 내가 있는 장소를 촉지할 수 있는 3차원 지도(three-dimensional tactile map)를 어떻게 얻습니까?
- 우리들의 자연 센터에 있는 접근할 수 있는 오솔길의 표면에 어떠한 종류의 재료를 사용하면 좋을까요?
- 어떻게 하면 맹인이 동물원에 접근할 수 있게 하여 체험을 시킬 수 있을까요?
- 우리 야생돌물 보호소에는 오리엔테이션 비디오가 있습니다. 보조청력장치는 어떠한 때에 필요할까요? 또한 어떠한 유형을 이용할 수 있습니까?

접근할 수 없는 가정환경을 바꾸기 위해 많은 방법을 이용할 수 있다. 그러나 이들의 변화는 재원, 건축규정, 전문가의 입수 가능성, 임대인의 승인(임대의 경우) 그리고 개인의 선택에 달려있다. 공공시설의 접근에 대해서는 미합중국 사법성이 아래의 네 가지 우선순위를 확립하고 있다(National Center for Access Unlimited, 1991).

1. 다가가기 쉬운 접근과 입구
2. 상품과 서비스에의 접근
3. 화장실에의 접근과 사용편리성
4. 필요에 따른 추가적 장치나 의사소통 장치

Box 7-5는 ADA 제II항의 규정에 기초하는 접근 해결방법을 위한 권장하는 체크리스트이다.

교섭가능성 대 접근용이성

Noris-Baker & William(1978)은 "교섭가능성(negotiability)"이라는 개념을 제안하였다. 교섭가능성이란 그 사람이 통상적으로 사용하고 있는 적응기기만으로 그 환경에 접근하고 그것을 의도된 목적으로 사용하는 인간의 능력을 가리킨다. Bates(1994)는 이 정의를 "그 사람에게 받아들여지도록 하는 방법

Box 7-5

박물관, 극장 또는 스포츠시설의 조사

시설에의 도착(층계차이, 독자적으로 도착 또는 주차)
- 장애인이 접근할 수 있는 공간, 층계차이, 주차장에 의한 경계석의 수와 설치
- 입구까지의 이동통로(보행자 통로 또는 경사로)
- 접근할 수 있는 입구 - 접근할 수 있는 화장실을 가리키는 표식
- 텔레타이프(TTY)장치, 전화 등

방향표식(접근할 수 있는 입구, 상품, 서비스)
입구(들어가기 쉬움)
- 입구 도어의 무게와 폭
- 휴대품 보관소(coatroom) 카운터의 높이
- 안내 데스크의 높이와 안내자료
- 입장권 매표소의 카운터 높이와 청각강화 시스템

접근할 수 있는 화장실(남자용과 여자용, 공용)
- 전체를 바라볼 수 있을 것
- 통로

승강기/계단(프로그램이나 전시에 접근할 수 있기 위한 실내 경사로)
공회당과 극장(접근할 수 있는 좌석)
- 좌석의 수와 위치
- 접근할 수 있는 무대와 분장실
- 청각강화 시스템(FM, LOOP, INFRARED)

전시의 표식(미술 전시장의 하나를 체크한다)
- 표지판의 높이 : 정면 45인치, 옆면 54인치
- 돌출문자(raised character)
- 같은 문자의 점자 자료

프로그램(대체가 되는 것)
- 큰 문자에 의한 인쇄
- 점자
- 오디오 설명 테이프

공중전화(적어도 1개소 앞에 적어도 30인치×48인치의 바닥공간이 있을 것)
- TTY 상징부호의 표식이 있는 TTY
- 음량 조절기
- 보청기의 호환성

냉수기(입수성과 높이)
교육(시각과 음성의 경보 시스템)
매점(해당되는 경우)
- 통로
- 접근할 수 있는 높이의 선반
- 회계 카운터의 표식

음식물 매점 또는 레스토랑(해당되는 경우)
- 카운터 테이블의 높이
- 통로의 명확한 표시
- 대체형식의 메뉴
- 휠체어가 들어갈 수 있는 테이블

으로 그 환경의 특징에 접근한 능력" 이라고 읽도록 수정된다고 제안하였다. 그 사람이 지역사회의 통합된 일부가 됨에 따라 그 사람의 기능적인 교류를 고려하는 것의 중요성을 논하고 있다. 그녀는 "교섭가능성" 은 인간, 환경, 기기 사이의 기능적 상호작용을 포함하는 것이라 언급하고 있다. 이들 세 가지의 모든 측면과 상호간의 영향을 고려할 수 없다면 최적이라고는 할 수 없는 결과를 초래한다. Bates의 정의에 따르면, 이 개념의 예는 작업치료와 연관성이 있고 다음과 같이 제시하고 있다.

> 스포츠 휠체어에 올라탄 여성이 카페테리어에 있다. 그녀는 패스트푸드의 카운터에 접근할 수 있다. 그녀는 그곳에 보행자와 마찬가지로 접근할 수 있으나 그것을 의도된 목적을 위해 자립해서 사용할 수 없다. 서 있는 사람이 우선 요리사의 주의를 돌리게 하지 않는 한, 그녀는 요리사에게 주문할 수 없다. 그 카운터에 접근할 수는 있지만, "교섭가능성" 은 없다. 거꾸로 말하면, 그 여성은 음료수가 들어간 케이스를 열고 자기가 소다수 캔을 잡을 수 있으나 그 케이스는 "접근하는" 데에는 지나치게 높다.

환경에 교섭의 여지가 있는지 아닌지를 평가하기 위해 치료사는 환경 내의 모든 특징을 검토하여야 한다. 그 건조물이 ADA 가이드라인에 따라서 접근할 수 있고 그 의도된 목적대로 그 특징을 사용할 수 없으면 더욱 조정이 필요하게 될 것이다. 치료사는 클라이언트에게 그 환경 안에서 필요로 하는 과제를 수행하도록 요구하는 것부터 시작할 수 있다. Bates(1994)에 따르면 아래의 계산 예에 기초하여 검사자는 교섭된 특징의 비율을 기록할 수 있다.

1. 환경 내의 특징의 수 = 76
2. 교섭의 여지가 있는 수 = 42
3. 계산 = (42/76) × 100
4. 교섭 가능한 환경 = 55.26%

작업치료사는 평가된 환경의 수 (N = 76), 그리고 평가에 대해서 교섭의 여지가 있었던 것(N = 42), 그 후의 작업치료 개입에 의한 교섭 가능성의 증가(N = 6)를 나타냄으로써 개입으로부터의 변화를 나타내기 위해 세 종류의 계산을 사용할 수 있었다. 그 결과 교섭 가능성의 환경 득점은 63.15%가 될 것이다.

교육과 연구의 필요성

테크놀로지의 급속한 변화, 통합적 케어의 융합 시스템, 새로운 교육계획, 그리고 점점 다양해지는 노동력 등에 수반해서 전문직의 평생학습이라는 개념을 받아들여야 한다. 작업치료사는 클라이언트가 생활하는 상황에서의 창조적 문제해결과 테크놀로지의 진보를 강조한 훈련 프로그램을 통해서 자기의 기술을 계속 최신의 것으로 할 필요가 있다. 지역사회 자원에의 인식을 높이고 협력관계를 구축하여 네트워크를 구축하기 위한 효과적인 방법을 개발하고 그리고 소비자와의 협동관계를 전개하는 것이 매우 중요하다. 접근할 있는 환경을 만들어내기 위해 작업치료사가 사용하는 과정은 단순히 하나의 기기를 처방하는 것에 의해서가 아니라 오히려 개인에게 "생활이라는 일(job of living)" 을 위해 필요한 도구를 제공함으로써 얻어지는 것이다.

최근에 생겨나는 접근 가능성이라는 문제에 대해서 추가적인 대화와 연구가 필요하다. 보다 양호한 평가도구, 접근 가능성의 기준, 그리고 실행에서의 효과적인 연구 등을 탐구하기 위해 기획된 연구는 더 이상의 연구를 보증하고 있다. 이에 더해서 접근 용이성의 문제, 문제해결의 전략 그리고 지역사회나 세계에서의 접근이 어려운 것에 대한 혁신적인 해결에 관한 커리큘럼에 포함되는 현재의 경향을 검토하는 경험적 연구가 필요하다.

맺는말 / CONCLUSION

세계의 약 7억5천만 명의 사람들이 장애를 갖고 있다(Adams and Benson, 1990). 장애가 있는 사람들은 일반적으로 모든 모집단 안에서 가장 가난한 사람들이고 그리고 이러한 것은 특히 제3세계의 국가들에서는 진실이다. 의료시설이나 교육시설은 누구나가 이용할 수 있는 것이 아니며 그리고 읽기와 쓰기의 능력을 가진 장애인의 비율은 의미 있게 평균 이하이다(National Institute on Disability and Rehabilitation Research, 1990). 빈곤과 적합하고 입수 가능한 교육기회의 결여는 많은 장애아에게 교육을 포기하게 하고 있다. 유엔의 인권선언, 권리 장전(bill of rights), 세계의 다른 중요한 헌장에도 불구하고 사회는 이 서비스가 불충분하게 밖에는 제공되지 않는 모집단의 치료에는 전형적인 평판을 얻지 못하고 있다.

오늘날 사회적 서비스와 헬스 케어 서비스의 종류와 이들이 제공되는 방법에 대한 관심은 명백하다. 장애인들은 그 평생을 대용 수용시설, 보호 작업장 그리고 특수학교와 같은 격리된 장소에서 지내는 대신에 정규 학교나 주택에의 보다 나은 접근을 추구하고 있다. 더구나 장애인에게 상품과 서비스를 제공하는 미합중국의 테크놀로지 회사는 스스로를 세계시장에의 조기의 경쟁자로서 자리매김을 하였다. 세계의 모든 지역에서 모든 사람들을 위해 접근할 수 있는 지역을 만들어냄으로써 인간의 수행을 촉진하는 운동은 모든 시민에게 헌신적인 책임을 요구할 것이다.

접근하기 어려움은 이 세계적인 지역사회에 영향을 미치는 문제이다. 작업치료사는 이 접근하기 어려움이라는 문제를 다루는 기술을 갖고 있다. 적응의 전문가, 옹호자, 정책입안자, 교육자, 사업주 그리고 관심을 가진 시민으로서의 역할 중에서 작업치료사는 장벽이 없는 환경을 위해 싸우는 중요한 역할을 수행할 수 있다.

학습문제 / STUDY QUESTIONS

1. 장애인이 지역사회에서 만나게 되는 건축 상의 장벽 중 가장 빈번하게 볼 수 있는 유형은 무엇입니까? 이들 장벽의 가능한 해결방법을 열거하시오.
2. 장애인을 위한 접근 가능성을 다루는 연방법은 무엇입니까. 그리고 그것은 접근 가능성의 어떠한 사안을 다루고 있습니까?
3. 장애인에 대한 지역사회에서의 접근 가능성에 대한 작업치료사의 역할과 책임은 어떠한 것입니까?
4. 지원 테크놀로지는 지역사회에의 접근을 어떻게 개선할까요?
5. 교섭 가능성과 접근 가능성과의 관계의 정의를 내리시오. 장애인의 니즈에 대한 지역사회의 반응을 보다 잘 측정하는 것은 무엇입니까? 그것은 어째서일까요?

인용문헌

Adams, P.F., and Benson, V. (1990). *Current estimates from the National Health Interview Survey, 1989.* Washington, DC: National Center for Health Statistics.

American National Standards Institute (1986). *American national standards for buildings and facilities—providing accessibility and usability for physically handicapped people.* New York: American National Standards Institute.

American Occupational Therapy Association. (1996). ADA and occupational therapy education informational packet. Bethesda, MD: Author.

Americans with Disabilities Act (ADA) of 1990. *Federal Register, 56*(156).

Angelo, J. (1997). *Assistive technology for the rehabilitation therapist.* Philadelphia: F. A. Davis.

Bates, P. (1994). The self-care environment: Issues of space and furnishing. In C. Christiansen, *Ways of living: Self-care strategies for special needs*. Bethesda, MD: American Occupational Therapy Association.

Cook, A.M., and Hussey, S.M. (1995). *Assistive technologies: Principles and practice*. St. Louis: Mosby.

Dattilo, J. (1994). *Inclusive leisure services: Responding to the rights of people with disabilities*. State College, PA: Venture.

Dickey, R., and Shealey, S.H. (1987). Using technology to control the environment. *American Journal of Occupational Therapy, 41*, 717–721.

Gadbow, N., and DuBois, D. (1998). *Adult learners with special needs: Strategies and resources for postsecondary education and workplace training*. Malabar, FL: Krieger.

Jackson, S., and Banks, F. (1997). Home management. In J. Van Deusen and D. Brunt (Eds.), *Assessment in occupational therapy and physical therapy*. Philadelphia: Saunders.

Mann, W., and Lane, J. (1991). *Assistive technology for persons with disabilities: The role of occupational therapy*. Bethesda, MD: American Occupational Therapy Association.

National Center for Access Unlimited. (1991). Achieving physical and communication accessibility. Washington, DC: Author.

National Center on Accessibility Technical Assistance Program. (1994). *Update*. Washington, DC: Author.

National Council for Disability Rights. (1999). *Disability Report*. Chicago, IL: Author.

National Institute on Disability and Rehabilitation Research. Levine, D.B., Zitter, M., and Ingram, L. (Eds.). (1990). *Disability statistics: An assessment*. Committee on National Statistics, National Academy Press.

Noris-Baker, C., and Williams, E.P. (1978). Environmental negotiability as a direct measurement of behavior-environment relationships: Some implications for theory and practice. In A.D. Seidel and S. Danford (Eds.), *Proceedings of the Tenth Annual Conference of the Environmental Design Research Association* (pp. 209–214). Houston: Environmental Design Research Association.

Rehabilitation Act of 1973, 29 U.S.C. 01 et seq. (1973).

Smith, R. (1991). Technology approaches to performance enhancement. In C. Christiansen and C. Baum, *Occupational therapy: Overcoming human performance deficits*. Thorofare, NJ: Slack.

Trombly, C.A. (1995). Occupational therapy for physical dysfunction. Baltimore: Williams and Wilkins.

United Nations Educational, Scientific, and Cultural Organization. (1997). *Proceedings, Fifth International Conference on Adult Education*, Hamburg, Germany.

U.S. Department of Health and Human Services. (2000). *Healthy People 2010* (Conference ed.). Washington, DC: Author.

U.S. Department of Transportation (1999). *Update Report*. Washington, DC: Author.

Walker, J.M. (1979). *A guide to organizations, agencies, and federal programs for handicapped Americans*. Washington, DC: Handicapped American Reports.

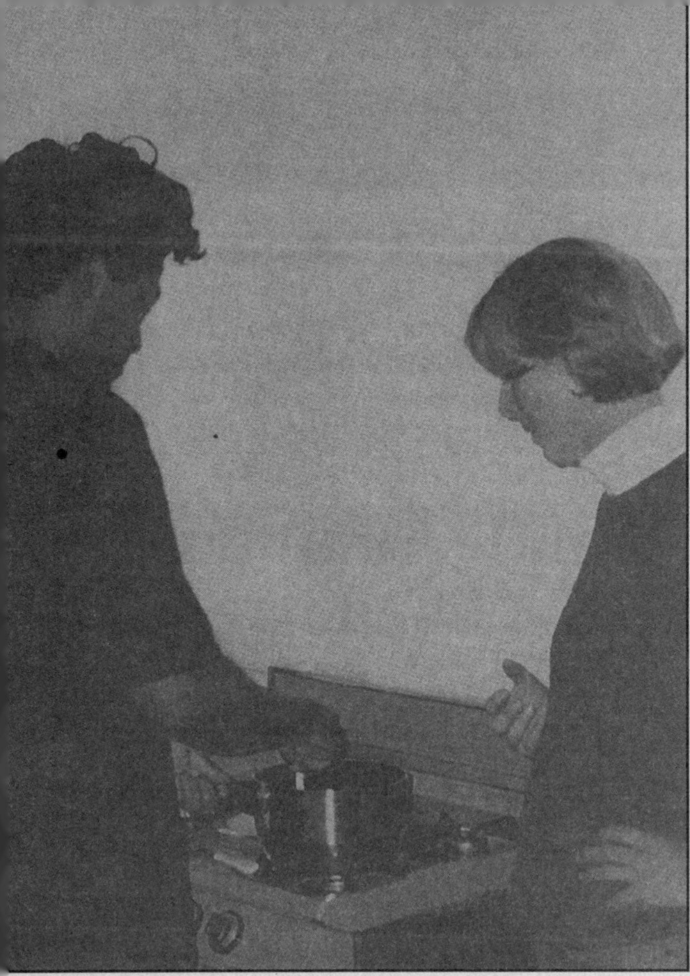

제 2 부

지역사회에 기반을 둔 다양한 실행 장면

A Variety of Community-Based Practice Settings

제 8 장

지역사회에 기반을 둔 일의 프로그램

Community-Based Work Programs

■ 개요

핵심이 되는 용어

의사소통과 교류기술의 평가 (Assessment of Communication and Interaction Skills : ACIS)
클라이언트 중심(Client centered)
지역사회(Community)
지역사회 중심(Community centered)
어떤 특성을 바탕으로 한 지역사회 (Identificational community)
작업행동 장면 (Occupational behavior setting)
작업 유능성(Occupational competence)
작업 정체성(Occupational identity)
작업수행 경력 면접 (Occupational Performance History Interview : OPHI-II)
작업에 관한 자기평가 (Occupational Self-Assessment ; OSA)
팀 접근(Team approach)
일의 능력평가(Work capacity evaluation)
일의 환경영향 척도 (Work Environment Impact Scale : WEIS)
직무수행 중심의 신체능력 향상 (Work hardening)
근로자 역할(Worker role)
근로자 역할 면접 (Worker Role Interview : WRI)

학 습 목 표

이 단원은 독자가 아래의 것을 할 수 있도록 적은 것이다.

- 일의 성공에 영향을 주는 주요 요인을 확인하는 것.
- 직업재활 실행에 영향을 주는 작업치료 내외의 경향을 기술하는 것.
- 클리닉에 기반을 둔 일의 프로그램과 비교하여 지역사회에 기반을 둔 일의 프로그램의 이점을 확인하는 것.
- 고품질의 지역사회에 기반을 둔 일의 프로그램의 특징을 기술하는 것.
- 일에 복귀하는 손상된 근로자의 능력에 영향을 미치는 심리사회적 및 환경적 요인을 설명하는 것.
- 지역사회에 기반을 둔 일의 프로그램에서의 작업치료사의 역할을 논의하는 것.

서론/INTRODUCTION

현재의 직업 지향적 실행을 이해하기 위해서는 그것을 형성하여가는 몇 가지의 경향을 고려하여야 한다. 이 단원에서는 지역사회에서 제공되고 있는 직업 지향적 프로그램의 특성에 영향을 미쳐온 작업치료 내외의 전개에 대해서 그 개요를 설명한다. 그리고 고품질의 지역사회에 기반을 둔 일의 프로그램에 대한 기여 요인과 일반적인 특징도 확인한다. 이러한 프로그램의 두 가지 예를 소개한다.

일과 관련된 실행에 대한 영향/INFLUENCES ON WORK-RELATED PRACTICE

20세기 후반에 미합중국의 헬스 케어 시스템에는 매우 큰 변화가 일어났다. 제2차 세계대전 후의 수십 년 동안에 테크놀로지의 극적인 진보에 따라 질병이나 기능장애의 근본적 원인에 대한 이해가 높아지고 기능을 제한하는 기능장애를 감소시키기 위한 전략에 중점을 두게 되었다. 작업치료의 치료 접근은 기능장애의 근본적 원인을 최소한으로 한다는 이 강조점과 병행한 것이었다(Kielhofner, 1997). 치료사는 다른 헬스 케어 전문가와 함께 "직무수행 중심의 신체능력 향상(work hardening)" 프로그램의 개발과 실행에 참여하였다. 이들의 프로그램은 손상이나 장애가 있는 근로자가 일의 활동에 대한 생체역학적 능력저하를 감소시킴으로써 취업에 복귀하는 것을 지원하려고 하는 것이었다(Matheson, Ogden, Violette & Schultz, 1985 : Niemeyer & Jacobs, 1989 : Hanson & Walker, 1992).

이 시기의 작업치료에서는 직업재활 접근은 그 특징으로서 생체역학적이고 일의 수행을 개선하는 수단으로서 근력, 가동범위, 협동성, 정교성의 개선에 초점을 맞추고 있었다(Lohman & Peyton, 1997). 그 사람의 과제를 완료하기 위한 신체적 **능력의 평가**를 개선하려고 하는 노력은 형식적인 일의 능력평가의 개발로 유도하였다. 일의 능력평가는 직무의 신체적 요구를 시뮬레이션을 하여 광범위한 신체능력을 측정한다. 이 평가는 능력, 흥미, 직업기술을 무시하고 신체능력을 강조하는 경향이 있었다(Mathson, 1982). 동시에 일의 능력평가로부터 확인된 결함을 치료하기 위해서 직무수행 중심의 신체능력 향상(work hardening) 프로그램이 개발되고 있었다. Niemeyer & Jacobs(1989)는 직무수행 중심의 **신체능력 향상**(work hardening)을 아래와 같이 정의하였다.

> 취업의 가능성을 개선한다는 최종목표를 지향하여 신체적 내구성, 스태미나, 지구력, 생산성을 서서히 높이도록 구성되고 단계부여가 되며 시뮬레이션의 일의 과제나 실제의 일의 과제에 클라이언트를 참여시키는 개별화한 일 지향적인 치료과정.

미국작업치료협회(AOTA)가 직무수행 중심의 신체능력 향상(work hardening)의 목표로서 "심리적 감정적 내구성"을 개선하는 것을 포함한 보다 광범위한 정의를 채택하였음에도 불구하고(American Occupational Therapy Association, 1986). 직무수행 중심의 신체능력 향상(work hardening)에 대한 강조는 계속해서 생체역학인 것이었다.

직무수행 중심의 신체능력 향상(work hardening) 프로그램은 일을 위한 생체역학적인 피트니스의 증대를 위한 원리와 방법의 개량을 가져왔다. 그러나 손상이나 장애가 발생한 후의 기능은 개선되기 때문에 생체역학적인 접근만을 사용하는 것의 한계에 대해서 점점 관심이 높아졌다. 특히 그 접근은 장애인이 직면하고 있는 모든 범위의 문제에 대처하는 것에 실패하였다고 주장하였다(Kielhofner, 1997).

작업치료에서의 현대의 사고방법은 작업 기능장애를 생물적, 심리적, 환경적 여러 요인의 상호작용으로부터 초래되는 다차원적인 것이라 인식하고 있다. 이 접근과 일치하여 손상이나 장애의 발생 후에 일에 복귀하려고 하는 시도를 성공으로 유도하는 데에 영향을 미치는 중대한 역할을 수행할 가능성이 있는 것으로서, 위에서 언급한 관절가동범위, 근력, 지구력과 같은 생체역학적인 요인에 더하여 일의 만족도나 직장에서의 인간관계와 같은 심리사회적 요인을 확인하기 위한 연구가 시작되었다(Braveman, 1999 ; Bigos et al., 1991 ; Appelberg, Romanov, Heikkila & Honkasalo, 1996).

더욱이 작업치료 전문직은 치료적 개입의 "수단"과 "목적"의 양자로서의 작업에 맞춘 그 본래의 초점으로 되돌아가기 시작하였다(Trombly, 1995). 이 역점은 작업치료사가 일을 개인의 전체적인 작업적 생활의 하나의 구성요서로서 인식하고 또한 근본적인 능력의 문제를 넘어서는 일의 차원을 고려하게 하였다.

지역사회에 기반을 둔 일의 프로그램으로의 이행

변화는 개입하는 "방법"에서만이 아니라 개입하는 "장소"에서도 일어났다. 전통적인 일과 관련된 프로그램은 전통적인 재활 프로그램 또는 일에 초점을 맞춘 개입을 위해 계획된 장면에서 실시되었다. 그러나 일의 프로그램은 서서히 클라이언트가 거주하는 지역사회 안에서 특히 실제의 직장 그 자체의 안에서 시행하게 되었다.

전통적으로 일에 관련되는 개입은 근로자가 그 역할을 실제로 시행하고 있는 장소보다는 오히려 의학모델의 작업치료실에서 주로 일어났다. 보통 근로자는 작업치료실에서의 프로그램에서 일정기간의 직무수행 중심의 신체능력 향상(work hardening) 훈련을 받은 후에 직장에 복귀할 뿐이었다(Matheson, Ogden, Violette & Schultlz, 1995). 이러한 전통적인 직업재활의 비용에 대한 우려는 일의 능력 장애의 새로운 관점과 결부되어 더 빠른 단계에서의 실제의 일의 환경에서의 개입으로 유도하게 되었다.

개입에 관한 설명과 대조하여 보면 손상을 받은 근로자를 위한 "현장에서의" 직업재활 프로그램의 현재의 설명에서는 그 손상의 시작부터 수일 이내에 클라이언트와 치료사를 직장 안에서 볼 수 있게 되었다(Kenny Powell & Reynolds-Lynch, 1995). 이러한 직장에서의 조기 개입은 일을 지지하는 습관의 현저한 붕괴를 예방하고 다시 손상을 받을 우려가 큰 장벽이 되는 것을 예방하며 그리고 장기 결근에 대해서 손상된 근로자와 그 상사나 동료와의 사이에 일어날 가능성이 있는 갈등관계를 제한할 수 있다.

지역사회에서의 실행이 증가하는 경향은 아마도 작업치료 영역 내의 변화와 실행에 영향을 미치는 외부의 힘의 결과일 것이다. 지역사회의 기관 안에서의, 또는 직장에서의 직업재활 프로그램의 출현은 현재의 실행에 작업 기능장애의 다차원적 특성에 대한 이해를 포함시킨 것을 나타내고 있다. 지급인에 의한 관리의료(managed care) 전략 사용의 증가와 같은 진료수가나 헬스 케어 정책에서의 변화도 어떤 역할을 수행하고 있다(Braveman & Fisher, 1997). 예컨대, 전통적인 의학모델 장면이나 노인전문 케어 시설에서의 진료수가의 감소는 지역사회에서의 실행의 기회를 탐구하는 치료사를 증가시켰다.

지역사회라는 용어의 넓은 의미의 정의는 지역사회에 기반을 둔 프로그램을 이해하는 데에 도움이 된다. 지역사회라는 개념은 사회과학의 문헌에서는 매우 다양하다. 소도시나 도시는 지역사회라 불리는데 이것에는 교도소나 종교단체도 포함되어 있다. 회사, 공장, 노동조합조차도 지역사회라 불리고 있다(Minar & Greer, 1969). Fellin(1993)은 우리들이 만나게 되는 사람들도 보잘것없는 어떤 특성을 바탕으로 한 지역사회(identificational communities)의 구성원 자격이 있을 수 있다는 유용한 개념을 설명하고 있다. 이들의 지역사회에는 소수민족집단 또는 소수문화집단, 환자집단, 우정에 의한 직장집단 등도 포함된다. 이러한 지역사회의 구성원은 같은 주거지역, 집수지역(catchment area) 또는 지방자치단체 내에 거주할 필요는 없다. 이들 지역사회의 구성원은 지리적인 지역과 중복되는 일이 많지만, 장소에 따라서가 아니라 그 집단의 이익 또는 정체성에 따라서 결정되어 있다(Longres, 1990 : Germain, 1991).

이 단원에서 예시하는 2개의 프로그램 중의 하나는 손상된 근로자나 장애가 있는 근로자의 직장에서의 재활에 초점을 맞춘 "현장에서의 치료(on-site therapy)" 프로그램이다. 직장을 하나의 지역사회로 생각하는 것은 손상된 근로자의 상사와의 관계 그리고 그 근로자 동료집단 내에서의 안전성과 같은 문제에 대한 공통의 관심사와 같이 손상된 근로자가 일에 복귀하려고 하는 시도에 관련되는 심리사회적 요인을 생각하는 경우에 특히 유용하다. 두 번째 예는 에이즈가 있으면서 생활하는 사람의 지역사회에 제공되는 프로그램이다. 이 프로그램은 2개소에서 제공되고 있으며 복수의 지리적인 지역사회에서부터의 클라이언트를 골라내고 있으나 각 프로그램의 참여자는 또한 공통의 니즈와 공통의 사회적 딜레마가 있는 사람들로 구성되는 지역사회의 구성원이기도 하다.

고품질의 지역사회에 기반을 둔 일의 프로그램

많은 요인이 고품질의 지역사회에 기반을 둔 일의 프로그램에 기여하고 있다. 이들의 요인은 작업치료에 일반적인 것도, 특화한 것도 있다. 그럼에도 불구하고 이들은 지역사회에 기반을 둔 서비스의 가치나 효과에 영향을 미치고 있다. 이에 더해서 고품질의 지역사회에 기반을 둔 일의 프로그램에는 세 가지의 공통된 특징이 있다. 이들은 (1) 팀 접근을 사용하고 있다는 것, (2) 클라이언트 중심이라는 것, (3) 지역사회를 중심으로 하여 초점을 맞추고 있다는 것. 이다. 이들의 요인과 특징은 지역사회에 기반을 둔 일의 프로그램 개발을 고려하는 데에는 중요하다.

기여요인

아래의 세 가지 요인이 고품질의 현대적인 일의 프로그램 개발에 영향을 주고 있다.

1. 근로자의 역할을 그 클라이언트 역할의 레퍼토리 안의 다른 역할과 연관시켜 생각하는 것.
2. 평가에서는 일의 기능장애를 다면적 문제로서 다루는 것.
3. 일의 기능장애의 다면적 특성을 다루고 있는 작업치료 이론을 채택하는 것.

다른 역할과의 관계 속에서의 근로자 역할

지역사회에 기반을 둔 실행은 본질적으로 치료사가 클라이언트의 전체 생활을 점점 더 지각하게 하는 경향이 있다. 이것은 일, 능력 장애, 일에서의 성공이 어떤 사람의 생활의 다른 측면과 상호 연관성이 있다는 것을 더욱 더 인식시키게 되었다.

일에 복귀하려는 시도의 성공에 영향을 미치는 요인을 더욱 더 이해하는 것을 통해서 작업치료사는 신체능력이 회복된다면 장애가 있는 근로자가 일에 성공적으로 복귀할 것이라는 추정에 내재하는 한계를 인식하게 되었다. 불행하게도 직장에 복귀하려는 시도에 대한 다른 생활상의 역할에 관한 연구는 충분하지 않다. Hammel(1999)은 척수손상자 그룹의 구성원들이 자기들의 근로자 역할(직무의 수행에 요구되는 행동이나 직무의 패턴)을 어떻게 원상회복하였는가라는 초기의 질적 연구결과를 제시하였다. Hammel(p.49)은 이 연구의 핵심이 되는 통찰을 "참여자들이 수많은 역할을 유지하거나 균형을 잡으려고 하고 또한 이들 역할을 함께 혼합하려고 크게 노력하는 것이다"라고 언급하고 있다. 그녀는 개인의 생활 속에서의 상호관계를 상징적으로 설명하기 위해 밧줄(rope)의 비유를 사용하고 있다. "각 역할은 밧줄을 구성하는 가닥(strand)과 같은 것이다. 가닥은 각각 다른 장소와 시간에서 그리고 각각 다른 상황 또는 환경적 예상 하에서 시작되고 중단된다(Hammel, p.49)". Hammel(p.59)은 이 연구에 기초하여 아래와 같이 결론을 내렸다. "강하지만 유연성이 있는 생활의 밧줄의 비결은 개인의 단기와 장기의 니즈와 환경적 기대에 적합을 시키기 위해 역할의 레퍼토리 내외에 유연하게 역할을 가져오고 새로운 역할을 창조하며, 기존의 역할에 능력(competence)을 계속 발전시키는 능력 정도로 역할의 수나 형태에 반드시 연관되어 있는 것은 아니다. 이와 같이 근로자의 역할은 그 사람의 생활 전체의 밧줄과 사회적 세계라는 맥락 속에서 고려되어야 한다".

더 공식적인 연구가 필요하지만, 손상된 근로자 또는 장애가 있는 근로자를 진정으로 이해하기 위해서는 그 근로자의 생활의 범위 내에서 역할의 완전한 보완을 이해하여야 한다.

다차원적 문제로서의 일의 기능장애

작업치료사는 직업관련 평가를 완료하면 그 결과로부터 현재 그 사람의 취업을 방해하고 있는 문제를 지적하고 말하게 된다. 평가결론이 생물학적, 심리학적, 생태학적 요인의 상호작용을 반영하는 것이라면 작업치료사는 그러한 요인에 관한 정보를 정확히 포착하는 평가를 사용해야 한다.

Velozo(1993)는 폭넓은 평가접근에 대한 사례가 연구에 의해서 지지되었다고 지적하였다. 그는 일에 복귀하는 예측적 모델에 생체역학적 요인을 포함한 연구 중에서 신체적 수행요인(예컨대 몸통의 가동범위, 몸통의 굽힘근/폄근의 근력, 들어 올리는 능력)에 일에의 복귀와 통계적으로 연관되어 있는 것은 아무거도 없다는 것을 보여주었다. 그는 이들의 결과에 기초하여 신체능력과 직업능력의 평가에만 기초하는 직장복귀의 평가가 현명하지 않다는 것을 보여주었다. Velozo의 생체역학적 요인에 관한 연구결과와 마찬가지로 Anthony, Cohen과 Danley(1998)는 관련 연구의 리뷰를 통해서 정신의학적 증상이나 정신의학적 진단의 어느 지표도 직업재활의 성과를 예측하고 있지 않다고 주장하였다.

이들의 논의는 치료사는 근로자의 신체적 또는 정신적 능력에 관한 정보를 제공하는 표준적인 직업 평가에 더하여 심리사회적 평가와 환경평가도 사용해야 한다는 개념을 지지하고 있다. 다행히도 현재는 근로자의 경험에 있어서의 심리사회적 및 환경적인 측면의 정보를 제공하는 수많은 평가가 있다. 이들의 평가는 특히 작업치료의 개념적 실행 모델인 인간작업 모델에 기초하는 것이다. 예컨대, 작업수행경력 면접 개정판(OPHI-II), 작업에 관한 자기평가(OSA), 의사소통과 교류기술 평가(ACIS), 근로자 역할 면접(WRI), 일의 환경영향 척도(WEIS)가 포함된다. 이들의 평가는 표 8-1에 요약하였다.

작업수행경력 면접 개정판(OPHI-II)은 반구성적 면접(semi-structured interview)이고 클라이언트의 작업수행과 내력(history)에 관한 정보를 얻기 위해 만들어진 것이다. 이 도구는 (1) **작업 정체성**(occupational identity)(사람은 자기 자신을 어떻게 보고 있는가), (2) **작업 능력**(occupational competence)(사람은 자기가 수행하는 것을 어떻게 잘 느끼고 있는가), (3) **작업행동 장면**(occupational behavior settings)(사람이 행동하는 환경)이라는 3개의 척도로 구성되어 있다. 이 척도를 작성한 후, 이 평가의 방법에 의해서 치료사는 클라이언트로부터 알아낸 생활사의 패턴의 형태를 확인하고 그 사람의 생활사의 이야기에 관한 질적 기록을 적을 수 있다. OPHI-II는 근로자의 역할의 평가나 일의 능력 장애를 체험하고 있는 클라이언트를 평가하기 위해 특별히 만들어진 것은 아니다. 그러나 OPHI-II는 그 클라이언트의 역할, 사회적 접촉 그리고 그 클라이언트가 일하여 온 환경의 탐구를 가능케 한다. OPHI-II에 의해서 광범위한 정보가 수집되기 때문에 치료사는 장애를 경험한 후의 직장복귀에 영향을 주는 모든 요인을 조사할 수 있다(Kielhofner et al., 1998).

작업에 관한 자기평가(OSA)는 클라이언트 자신의 작업 능력의 인식과 작업적 적응에 대한 환경의 영향을 파악하기 위해 만들어진 자기관리 방식의 평가이다. 이것은 클라이언트의 우선순위에 기초한 목표를 정하는 과정을 끌어낸다. 이 평가는 2부의 자기평가 양식으로 구성된다. 제1부는 클라이언트의 작업 기능 상태에 관한 일련의 진술이다. 클라이언트는 각각을 장점, 적절한 기능, 결점 영역이라 적는 것에 의해서 반응한다. 클라이언트는 또한 그들이 각 항목에 두는 중요성도 확인한다. 제2부는 마찬가지로 반응하는 자기의 환경에 관한 일련의 진술이다. 클라이언트는 다음으로 변화를 위한 우선순위를 매기는 과정으로 유도된다. 다음으로 이들은 치료목표로 변환된다(Baron, Kielhofner, Goldhammer & Wolenski, 1998).

의사소통과 교류기술 평가(ACIS)는 어떤 작업을 실행하고 있는 동안에 다른 사람과 의사소통을 하거나 교류할 때의 클라이언트의 기술(skill)에 관한 정보를 제공하는 관찰평가이다. ACIS에서는 어떤 작업형태를 사회적 집단 내에서 시행하고 있는 동안에 그 클라이언트가 보여준 기술(skill)에 관한 데이터를 수집하기 위해 사용된다. 이 평가는 수행기술(performance skill)을 보여주는 행동이나 행위의 "동사(verbs)" 형으로 구성된다. 이 기술항목은 (1) 신체성(physicality), (2) 정보교환(information exchange) 그리고 (3) 관계성(relations)이라는 3개의 의사소통과 교류의 영역을 나타내고 있다. 각 영역에서의 클라이언트의 기술의 치료사에 의한 관찰은 클라이언트와 치료사에게 사회적 교류에 관한 기술수준의 영향을 확인하고 또한 효과적으로 시행한다는 개선의 목표를 세우는 것을 가능케 한다(Forsyth, Salamy, Simon & Kielhofner, 1998).

근로자 역할 면접(WRI)은 손상된 근로자로부터 일의 경험에서의 심리사회적, 환경적 구성요소에 관한 데이터를 수집하는 반구성적 면접이다. WRI는 면접에서 얻은 정보와 신체적 및 일의 능력의 평가의 신체적 · 행동적 평가절차의 사이에 이루어지는 관찰을 결부시키는 것이다. WRI의 목적은 손상된 근로자가 일에 복귀하는 능력에 영향을 줄 것인 심리사회적 · 환경적 변수를 확인하는 것이다(Velozo, Kielhofner & Fisher, 1998).

일의 환경영향 척도(WEIS)는 기능장애나 능력 장애가 있는 사람들이 자기가 일하는 장면을 어떻게 경험하고 있는가에 관한 데이터를 수집하기 위한 반구성적 면접이다. 이 면접은 클라이언트의 수행, 만족, 양호한 상태에 대한 일하는 장면의 영향에 초점을 맞추고 있다. 이 척도는 치료사가 이 면접에서 얻은 정보를 질적 평가로 변환하는 것을 가능케 한다. 전체적으로 보아 이 척도는 부정적인 것에서부터

표 8-1

지역사회에 기반을 둔 일의 프로그램에서 사용하는 평가※

평가	유용성과 실시방법	산물(yield)
작업수행경력 면접 개정판(OPHI-II) (Kielhofner et al., 1998)	신체적, 인지적, 기타의 수행의 구성요소 평가를 결부시켜 초기의 평가로서 유용하다. 클라이언트에 따라서 40분~90분을 필요로 하는 다면적인 장면에서 실시되는 반구성적인 면접	클라이언트의 역할과 물리적 · 사회적 환경을 포함하는 클라이언트의 작업수행과 생활경력에 관한 서술적인 정보를 제공한다. 이 도구에 의해서 측정되는 아래의 구성개념에 관한 척도를 포함하고 있다. 1. 작업정체성(사람은 자기 자신을 어떻게 보고 있는가) 2. 작업 능력(사람은 자기가 수행하는 것을 어떻게 잘 느끼고 있는가) 3. 작업행동 장면(사람이 행동하는 환경)
작업에 관한 자기평가(OSA) (Baron, Kielhofner, Goldhammer & Wolenski, 1998)	초기평가의 하나로서 또한 목표설정 과정의 일부로서 유용하다. 시간이 한정되어 있는 경우 특히 유용하다. 클라이언트는 치료기간 이외에서도 이 평가를 완성할 수 있다. 치료사는 30~60분을 필요로 하는 또 다른 세션(session)에서 설명과 논의와 해석을 실시한다.	작업 능력, 환경의 영향, 가치에 관한 데이터를 제공하다. 작업 능력과 환경을 설명하는 항목에 클라이언트를 어떻게 만족시키고 있는가의 감각을 제공한다. 클라이언트가 어떤 항목에 얼마만큼 가치를 두고 있는가와 변화를 추구하는 목표설정의 과정에 포함시키는 자기의 능력의 인식 사이의 차이에 대한 조사를 가능케 한다.
의사소통과 교류기술 평가(ACIS) (Forsyth, Salamy, Simon & Kielhofner, 1998)	의사소통과 교류기술에 미치는 질병의 결과를 측정하는 데에 유용하다. 클라이언트와 치료사가 서로 합의한 사회적 교류의 관찰. 관찰이나 평가의 시간은 일정하지 않고 20~60분이다.	아래의 3개 영역에서의 20개의 기술에 관한 동사(verbs)항목에 대한 득점을 제공한다. 1. 신체성 2. 정보교환 3. 관계성 기술 상실의 바탕을 이루는 원인에 관한 정보는 제공하지 않지만 치료나 보상적 전략을 통해서 탐구와 개입을 위한 문제영역을 확인한다.

(다음 페이지에 계속)

표 8-1

지역사회에 기반을 둔 일의 프로그램에서 사용하는 평가※(계속)

평가	유용성과 실시방법	산물(yield)
근로자 역할 면접(WRI) (Velozo, Kielhofner & Fisher, 1998)	신체능력평가 사이에 이루어진 관찰과 결부시켜서 초기 평가과정 사이에 심리사회적 · 환경적 구성요소에 관한 정보를 제공한다. 30~60분의 반구성적 면접과 10~15분을 필요로 하는 채점.	아래의 6개의 구성요소에 대한 득점을 제공한다. 1. 개인적 원인귀속(causation) 2. 가치 3. 흥미 4. 역할 5. 습관 6. 환경 초기 평가와 퇴원할 때의 평가를 비교하도록 의도되어 있다(2회째의 평가는 반드시 필요한 것은 아니다).
일의 환경영향 척도(WEIS) (Corner, Kielhofner & Olson, 1998)	특히 현재도 일하고 있는 사람이나 지금은 일하고 있지 않지만 장래에 어떤 특정의 일에 복귀하고 싶다고 생각하고 있는 사람들에게 그 클라이언트의 자기의 환경의 경험이나 인식에 관한 정보를 수집하는 데에 유용하다. 면접과 평정에 40~50분을 필요로 하는 반구성적 면접. 치료과정의 일부로서 독립적으로 사용하거나 또는 초기 평가의 사이의 근로자 역할 면접 등의 평가와 결부시켜 사용하면 유용하다.	환경적 요인이 어떻게 근로자의 수행, 만족, 건전한 상태(물리적, 사회적, 환경적으로)에 영향을 미치는가를 나타내는 물리적 공간, 사회적 접촉과 지원, 시간적 요구, 이용할 수 있는 대상물, 일상적인 직무기능과 같은 17항목에 대한 평정을 제공한다. 일의 환경의 질이나 특징이 근로자에게 어떻게 영향을 미치고 있는가의 정보를 제공한다.

※ 이들 평가의 각각은 미국작업치료협회의 Product Division(http//www.aota.org/)에서부터 구입할 수 있다.

출처 : Kielhofner, G., Mallinson, T., Crawford, C., Nowak, M., Rigby, M., Henry, A., and Walens., D.,(1998). A user's manual for the occupational performance history interview (version 2.0). Chicago : Department of Occupational Therapy. University of Illinois at Chicago. Baron, K., Kielhofner, G., Goldhammer, V., and Wolenski, J.(1998). A user's manual for the OSA : The occupational self-assessment. Chicago : Department of Occupational Therapy. University of Illinois at Chicago. Forsyth., K., Salamy, M., Simon, S., and Kielhofner, G.,(1998). A user's guide to the assessment of communication and interview skills (ACIS) (version 4.0), Chicago : Department of Occupational Therapy. University of Illinois at Chicago. Velozo, C., Kielhofner, G., and Fisher G.(1998). A user's guide to the worker role interview (version 9) Chicago ; Department of Occupational Therapy. University of Illinois at Chicago. Corner, R.A., Kielhofner, G., and Olson, L.,(1998). A user's guide to the work environment impact scale (version 2.0). Chicago : Department of Occupational Therapy. University of Illinois at Chicago.

긍정적인 것까지의 연속체 상에 일의 환경이 미치는 영향의 기준을 제공한다. 이에 더해서 개개의 항목을 채점할 때, 그 환경이 클라이언트에게 어떠한 부정적 또는 긍정적인 영향을 미치는가의 윤곽을 드러낸다(Corner, Kielhofner & Olson, 1998).

작업치료 이론의 사용

성공적이고 반복 가능한 서비스 프로그램은 일의 성공에 영향을 미치는 수많은 요인을 다루고 있는 명백하고 포괄적인 이론에 의해서 유도될 필요가 있다. 이러한 이론의 하나인 인간작업 모델(MOHO)(Kielhofner, 1995)은 손상된 근로자의 연구에 적용되어 왔다(Azhar, 1996 : Corner & Kielhofner, 1996 : Corner, Kielhofner & Lin, 1997 : Kielhofner & Binson, 1989 : Velozo, Kielhofner & Fisher, 1990 : Munoz & Kielhofner, 1995 : Salz, 1983 : Olson, 1995 : Mallinson, 1995).

이 모델(Kielhofner, 1995)에 따르면 (1) 동기부여, (2) 생활의 역할과 습관, (3) 능력, (4) 환경적 맥락이라는 4개의 주요 요인이 일의 성공에 영향을 주고 있다. 동기부여의 요인은 개인의 문화적 가치, 흥미, 일에 관한 결정, 일에의 전념, 일의 스트레스에 적응하는 능력, 일하는 것에 만족하는 수준에 영향을 주는 능력에 대한 자기의 생각을 포함하고 있다. 두 번째 요인인 생활양식에는 생활역할과 습관이 포함된다. 역할이란 일을 지원 또는 방해할지도 모르는 그 일의 안팎에서의 사회적 관계의 전체적인 복합성 및 근로자 역할이나 관련되는 사회적 역할에 대한 그 사람의 동일성을 가리킨다. 습관이란 일의 성공이나 실패에 영향을 미치는 전형적인 행동의 전체적 패턴이나 일에 특화한 패턴을 가리킨다. 세 번째 요인인 능력은 일에 특화한 기술(skills)과 마찬가지로 신체적, 정신적, 사회적 기술(skills)을 가리킨다. 네 번째 요인인 환경적 맥락에는 특정한 일의 환경, 일의 수행에 대한 만족도에 영향을 주는 인간 그리고 비인간의 측면 그리고 보다 큰 지역사회나 사회의 영향이 포함된다.

일에의 복귀의 예측에 관한 44개의 연구를 검토한 Braveman(1999)은 가장 빈번하게 예측력이 있다고 보여준 요인은 인간작업 모델에서 만들어진 많은 근본적인 주장을 지지하도록 체계화할 수 있다고 결론지었다. 이 모델의 신조(tenet)의 모두가 일에의 복귀에 대한 관계로 연구된 것은 아니었기 때문에 이 모델을 일에 관련되는 장애인의 개입을 지원하는 주요 이론으로서 사용하는 것을 더욱 정당화하기 위해서는 보다 특화된 연구가 필요하다. 그러나 Braveman의 연구결과에 기초한다면 이 모델은 가능성이 큰 것처럼 생각된다. 통일 모델을 사용하는 것은 근거에 기초한 프로그램의 개발과 프로그램의 성과의 평가의 쌍방에 강력한 틀을 제공한다. 인간작업 모델의 주요 구성요소와 일에의 복귀를 예측하는 연구에서 공통적으로 조사된 요인과의 관계는 표 8-2에 요약하였다.

일반적 특징

건전한 지역사회에 기반을 둔 반드시 필요한 요소의 일반적 특징은 (1) 팀 접근, (2) 클라이언트를 중심으로 맞춘 초점, (3) 지역사회를 중심으로 맞춘 초점의 세 가지이다.

팀 접근

가장 효과적인 직업재활 프로그램은 팀 접근을 사용하고 있다. 팀 접근(team approach)이라는 용어는 "여러 학문분야 사이(interdisciplinary)" 이라는 용어와 구분하기 위해 특별히 선정된 것이다. "팀 접근" 이라는 용어는 손상된 근로자나 장애가 있는 근로자, 일의 감독자 그리고 그 사람에게는 큰 의미가 있는 사람들을 팀의 동등한 구성원으로서 포함시킨 것이다. 지역사회에 기반을 둔 직업재활 팀의 구성원은 프로그램이 실시되는 장소나 초점에 따라서 크게 다를 것이다.

클라이언트를 중심으로 맞춘 초점

Cohen & Anthony(1988)는 효과적인 지역사회에 기반을 둔 서비스의 계획을 위해 6개의 중요한 구성

표 8-2

일에의 복귀에 대한 연구에 있어서의 예측적 요인과 MOHO의 구성요소와의 관계

모델의 서브시스템	모델의 주된 구성요소	일에의 복귀의 예측으로서 공통적으로 조사된 관련되는 요인
의지(volition)	개인적 원인 귀속	장애수준의 인식 환경의 조절의 인식 교육수준 손상에 대한 책임의 인식
	가치	연령 성별(gender) 문화
	흥미	손상 전의 일의 만족도
습관화(habituation)	역할	연구할 때의 일의 상태(가벼운 직무 대 일이 없음)
	습관	손상 전의 일하는 시간 손상 전의 출근기록
정신-뇌-신체의 수행(mind-brain-body performance)	신체적 능력	손상의 특성과 중증도 인식된 통증의 수준 수술경력 진단명
환경(environment)	사회적 집단	감독자와의 교류 동료와의 교류 일의 환경/일의 스트레스

요소를 확인하고 있다. 이들의 구성요소는 (클라이언트를 중심으로 초점을 맞춘) 클라이언트 중심이며 아래의 것을 포함하고 있다.

1. 선택을 최대한으로 하고 능력을 높이며, 조건 없는 지원을 제공하는 것에 가치를 두는 프로그램
2. 서비스 시스템의 목표보다는 클라이언트의 목표에 맞춘 초점
3. 사전에 결정한 서비스가 아니라 클라이언트의 목표에 맞춘 초점
4. 소비자에게 "양자택일(all or nothing)"을 하도록 요구하는 것이 아니라 클라이언트가 바라는 수준에 맞춘 초점
5. 단순히 서비스의 윤곽이나 구조가 아니라 어떠한 개입이 누구에 의해서 어떠한 목적으로 제공되는

가의 점에서 서비스 제공의 본질을 확인하는 것.

6. 지역사회의 케어나 유지라기보다는 지역사회에서의 소비자의 참여와 성장이라는 관점

지역사회를 중심으로 한 접근

Cohen & Anthony(1988)가 제창한 이들의 구성요소에 더하여 Barker(1994)는 아래의 두 가지의 반드시 필요한 구성요소를 제시하였다.

1. 서비스는 지역사회 내의 특정 개인의 니즈에 합치하고 그 지역사회의 장점과 독특한 자원을 기반으로 하며 단일 마케팅 접근을 채택하는 것이 아니라 복합적인 비즈니스와의 관계를 전개하는 것에 기반을 둔 지역사회에 반드시 필요한 부분이어야 한다(지역사회 중심).
2. 서비스는 다양한 기능수준의 사람들을 위해 폭넓은 선택이나 "일련의" 옵션을 제공하는 것이어야 한다.

작업치료사는 지역사회나 클라이언트 중심이라는 기준을 충족하는 지역사회에 기반을 둔 직업재활 프로그램을 개발하는 데에 적합하다. 클라이언트가 확인한 니즈에 기초한 서비스나 일의 장면이나 그 지역사회에서 제공되는 개입을 맞추는 유연하게 만들어진 서비스는 경비나나 성과라는 점에서 효과적인 것으로 할 수 있다.

이러한 두 가지의 프로그램은 일리노이대학교 시카고캠퍼스 작업치료학과에 의해서 개발되었다. 이 단원에서는 예로서 직장 프로그램(work site program)(손상된 근로자에 대한 현장에서의 치료 프로그램)과 고용선택 프로그램(에이즈의 클라이언트에 대한 직업재활 프로그램)을 설명한다.

지역사회에 기반을 둔 일의 프로그램의 예

직장 프로그램

직장 프로그램(work site program)은 일리노이대학교 시카고캠퍼스(UIC)의 작업치료학과와 물리치료학과의 협동으로서 1997년에 설립된 것으로 근로자에 대한 비용효과가 높은 포괄적인 직업 서비스를 제공하는 것을 첫째 목적으로 하여 개발되었다. 부상을 입은 근로자에 대한 UIC의 인구통계학적 분석에 의해서, 대학 내에서의 조정된 재활 서비스의 필요성이 강조되었다. 예방, 재활, 고용 전 검진, ADA의 상담을 포함하는 일에 관련된 서비스는 받을 수 있지만, 이들은 각각이 단편적이고 잘 조정되어 있지 않았다. 더욱이 부상예방 서비스도 받을 수는 있었지만 제도로서는 정기화되어 있지 않고 부상을 입은 근로자의 직장복귀는 그 부문의 관리자의 판단에 맡겨지고 있었다. UIC의 근로자에 대한 보상경비의 분석에 따르면 경비의 증가, 부상에 의한 시간의 손실, 부상의 재발에서의 조정된 서비스의 부족이 부상되었다. 리버티 상호보험회사의 데이터는 현장에서의 기업 내 재활은 전국 평균치보다 훨씬 의미 있게 높은 85% 이상의 직장복귀 성공률을 나타냈다(Foster, 1995). 입수할 수 있는 데이터에 기초하면 UIC 독자적인 근로자에 대한 보상액이 계속 증가하고 있기 때문에 직장 프로그램을 확립하는 것의 이점은 UIC로서는 타당한 선택처럼 생각되었다.

현장에서의 재활의 이점은 오래전부터 인식되어왔다. 그러나 산업계가 근로자의 보상비 증가 때문에 직장복귀 프로그램의 재평가를 강하게 요구해온 것은 극히 최근의 일이다. 1992년에서부터 1994년의 동안에 미합중국의 근로자에 대한 보상총액은 7.9% 상승하고 고용주의 경비는 1,119억 달러에서부터 1,207억 달러로 확대되었다. 일리노이주에서는 근로자에 대한 보상이나 치료에 사용된 합계금액은 1984년과 1993년과를 비교하면 102% 증가하였다(Foster, 1995). 이 새로운 우려는 관리케어의 성장이 야기한 간접적 결과이다. 의료비가 감사를 받고 통제되어 이전에 간과되어 있던 손상이나 장애에 관련된 지출도 무시할 수 없게 되었다. 고용주는 핵심이 되는 자기들의 일과 마찬가지로 장애가 있는 종업

원을 관리할 필요성을 깨닫기 시작하였다. 이것은 기존의 치료 예산을 현장 프로그램과 같은 방법으로 전용하는 것을 의미하였다. 일에 관련되는 손상에 대한 치료적 개입은 수십 년에 걸쳐서 시행되어온 것이었으나 치료사는 병원이나 작업치료실에서부터 작업현장 안의 작업치료실로 옮겨갔다. 치료사는 활동적이고 기능에 기초하며 또한 일의 신체적 요구에 관련된 치료의 새로운 측면을 그 장에 가져왔다.

현장에서의 재활 프로그램은 부상을 입은 사람들을 현장에 복귀시킬 목적으로 그 사람들의 직업적 가능성과 신체적 기능의 상태를 평가하는 다종다양한 평가를 사용하고 있다. 평가 전략은 직업재활과 결부된 표준화된 일의 평가의 이용에서부터 신체능력이나 일의 능력에 대한 고도로 기술화된 기기까지의 폭이 있다. 방법은 통증이나 비정상적인 통증의 행동을 확인하는 것에 활용된다(Velozo, 1993). 직장 프로그램은 이들의 전통적인 일의 평가도구를 사용하고 있으며 현장에서의 개입의 이점을 인정한다는 그 사고방법에 특유성이 있는 것은 아니다. 이 프로그램의 특유성은 인간의 능력, 수행, 기술(skills)을 그 사람의 환경이나 일하는 의미와 결부시켜 대처하는 평가도구의 일체화의 필요성을 인식한 점에 있다.

하나의 지역사회로서의 직장 여러 해 동안 "직무수행 중심의 신체능력 향상(work hardening)"이나 "근력회복을 위한 작업지향(work conditioning)"이라는 용어를 직업재활에서의 실행 가능한 옵션으로 생각하게 되었다. 몇 가지의 예에서는 조기개입 모델을 사용함으로써 "일에의 복귀의 계속"의 성공률이 높아져 있다. 조기개입은 손상된 근로자에게 자기의 손상이 경영자의 관심사로 되어있다는 것을 알려서 우선순위를 의식하도록 촉구하게 된다. 이것은 반대로 고용주의 신뢰도를 높이고 조기회복의 기초를 만들어내었다. 조기개입은 주요 치료목표로서의 증상의 경감 이상으로 기능의 이상적 회복도 촉진한다.

직무수행 중심의 신체능력 향상이나 근력회복을 위한 작업지향(work conditioning)은 모든 노력이 과제나 직무의 신체적 요구를 시뮬레이션을 하기 위해 이루어지고 클라이언트가 작업치료 장면에서 실행하는 프로그램에 참여하도록 요구한다. 근로자는 자기의 직무에서의 신체적 요구를 수행하기 위해 근력이나 유연성을 높이는 과정에 참여함으로써 조절(훈련)될 필요가 있으나 손상된 근로자는 창조적인 근로자로서가 아니라 자칫 환자처럼 느끼기 쉽다.

현장에서의 재활은 앞에서 언급한 것처럼 모든 이상(ideals)을 실행하는 기회를 제공한다. 이에 더해서 그것은 지역사회로서의 직장이라는 개념을 조성한다. 앞에서 언급한 것처럼 직장을 지역사회라 생각하는 것은 부상을 입은 근로자의 직장복귀의 시도와 연관성이 있는 심리사회 요인을 생각할 때에, 그리고 부상의 발생을 예방하는 개입을 계획할 때에 특히 유용하다. 직무의 신체적 요구, 물리적 환경(밝기나 소음 등), 일에서의 기계의 사용과 같은 것은 작업치료실에서도 시뮬레이션을 할 수 있으나 심리사회적 환경은 그러한 환경 하에서는 모방할 수 없다. 종업원은 고용관계로부터 생긴 고용주나 동료와의 강력한 유대를 공유하고 있다. 이 관계는 그 사람이 선택한 직업상의 지역사회에 참여한다는 희망이나 특정의 작업환경에서의 자기가치라는 개념에 있어서 결정적이며 강력하게 영향을 주고 있다. Hagberg, Silverstein & Wells(1995)는 일의 심리사회적 요인을 근로자나 관리자의 감정도 포함한 일의 환경의 자각적 특징이라 정의하였다. 이들의 요인은 스트레스나 과로를 야기하는 경우도 있다. 심리사회적인 일의 요인의 예는 과다한 일, 일의 중압감, 조절의 결여, 사회적 지원, 일의 장애의 불확실성 등을 포함하고 있다. 비디오 재생장치를 이용한 사무실이나 근로자의 연구는 일의 조절의 결여, 과로의 자각, 단조로운 직무와 같은 심리사회적인 일의 요인이 직업관련 근육골격계 장애(work-related musculoskeletal disorders : WRMI)와 마찬가지로 일에의 복귀를 좌우하는 요인 및 그 방해요인이라는 것을 보여주었다(Smith, Carayon & Sanders, 1992). 일의 조직화나 심리사회적 일의 요인은 스트레스에 관련되는 것이라 하며, 따라서 반대로 근육골격계 장애에 영향을 줄 수 있는 것이다(Cooper & Marshall, 1976 ; Smith, 1987). 직장 프로그램(work site program)은 심리사회적 요인을 다루는 것의 중요성과 적절한 개입의 제공의 이점을 인식하고 있다.

서비스를 받는 지역사회 직장 프로그램(work site program)의 첫째 목적은 공장이나 비즈니스 현장에 예방과 재활 서비스를 제공하는 것이다. 현재 직장 프로그램의 클라이언트는 2개의 환경에서 작동되고 있다. 1차적 의뢰 소스(primary referral source)인 UIC 의료센터의 응급부서는 일 때문에 부상을 입은 근로자를 치료하는 UIC 산업재해 보상부서와 계약을 맺고 있다. 직장 프로그램은 UIC와 제휴하여 가동하고 있는 시카고 국제공항 진료소에서도 실시되고 있다. 이 진료소는 콘티넨탈 항공, 호스트 마리오트, 유나이티드 엑스프레스 항공, U.S. 에어와 같은 기업의 종업원에게 서비스를 제공하는 계약을 체결하고 있다.

지리적인 지역사회는 또한 직장 프로그램에서도 볼 수 있다. 오헤어 공항이나 UIC 의료센터에 인접하는 주도인 시카고 산업지구도 의뢰 소스(referral source)이다. 클라이언트를 직장 프로그램으로 보내는 또 다른 주된 소스는 전문가집단(professional communities)의 구성원을 포함한다. 이들 의뢰 소스는 의사, 위기관리 변호사, 근로자 보상 사례관리자(case manager). 건강보험 사례관리자와 같은 특정 전문가에서 비롯된 잘 알 수 있는 집단이다. 이들 전문가집단의 각각은 직장에서의 부상과 관련되는 경비를 제한한다는 공통의 관심사에 더하여 인식할 수 있는 특정 니즈를 갖고 있다. 이들의 니즈를 인식하고 대처하는 것은 프로그램의 마케팅, 의뢰의 흐름의 유지 그리고 이들 전문가들을 직장 프로그램 팀의 기능을 하는 구성원으로서 확실하게 함에 있어서의 하나의 중요한 단계이다.

직장 프로그램의 팀 일반적으로 직장 프로그램의 팀은 서비스 제공자, 서비스 수급자, 의뢰 소스로 구성된다.

1. 서비스 제공자 : 작업치료사, 물리치료사, UIC 사례관리자, 프로그램 관리자, 의사, 건강간호사
2. 서비스 수급자 : 부상당한 근로자, 그 가족, 고용주
3. 의뢰 소스 : 의사, 근로자 보상 사례관리자, 위험관리 변호사.

이 프로그램은 각 팀 구성원이 재활과정을 가능케 하고 손상을 예방하는 데에 수행하는 중요한 역할을 인식하고 있다. 팀의 구성은 제공되고 있는 서비스가 맞추고 있는 초점에 좌우된다. 예컨대, 요망되는 성과에 따라서 목표가 결정되기 때문에 부상 예방 팀은 재활 팀과는 다르다. 예방 프로그램을 작성하고 관리하도록 요구되는 팀은 일반적으로 건강전문가, 근로자, 관리자, 인재관리부서, 리스크관리부서, 안전관리부서의 각 대표자를 포함하고 있다. 직장 프로그램은 팀 구성원의 협력과 관여 없이, 그리고 그들의 아이디어와 전문기술 없이는 프로그램의 목표가 실현되지 않는다고 인식하고 있다.

프로그램의 디자인 프로그램의 이론적 기초로서 인간작업 모델과 생체역학 모델을 사용해서 작성되는 직장 프로그램은 부상의 예방, 평가, 직장에서의 개입, ADA 상담, 프로그램 평가와 같은 일련의 포괄적 서비스를 제공한다. 이 프로그램은 클라이언트의 니즈에 기초하는 서비스를 주문에 따라서 만들거나 개별화하기 위해 설정된다. 이것은 결국 서비스의 프로토콜을 좌우하게 된다. UIC의 부상당한 근로자의 재활을 위한 서비스 프로토콜의 예를 Box 8-1에 나타낸다.

예방 프로그램의 예 직장 프로그램은 그 시작 이래, 몇 가지의 예방 프로그램을 시행하여왔다. 1998년에는 근로자의 보상 데이터가 허리와 팔의 부상의 증가를 보여주었기 때문에 UIC 시설관리부를 위해 배속을 위한 선별 프로그램(Post-Offer Screen Program)이 개발되었다. 이 프로그램의 목적은 인간의 신체능력과 직무의 신체적 요구의 대응을 확정하는 것에 있었다. 그 목표는 부상발생을 예방하여 그것과 결부된 재활비용의 상승을 방지하는 것이었다. 12개월 이상에 걸쳐서 각 부서의 직무에 부과된 반드시 필요한 신체적 요구와 잠재적인 위험인자를 확인하기 위해 직무분석이 실시되었다. 시설관리부에서부터 보내온 신입직원은 신체적 요구의 기준에 맞춰서 표준적인 기능평가방법으로 검사를 받았다. 배속

Box 8-1

일의 재활을 위한 서비스 프로토콜의 예

1. 그 부상이 관리자에게 보고된 후에는 부상당한 근로자는 신속하게 UIC 응급부서로 보내진다.

2. 응급부서 의사는 그 근로자의 부상을 평가하고 더 개입이 필요한지 아닌지를 결정한다.

3. 서비스는 직장 프로그램으로부터 요청된다. 이것에는 부상의 특성에 따라서 이루어지고 아래의 서비스가 포함되는 경우도 있다. (a) 작업치료, (b) 물리치료, (c) 기능적 능력의 평가, (d) 직무분석, (e) 사람과 그 일의 환경 사이의 부적합 기준을 확인하기 위한 인간공학 평가.

4. 서비스가 일단 시작되면 직장의 사례관리자(case manager)는 치료사, 부상당한 근로자, 응급부서 의사 그리고 필요하다면 원활하고 효과적이고 동시에 비용효과가 높은 일에의 복귀로 이행하는 것을 촉진하기 위해 근로자 보상 사례관리자나 고용주와 협동한다. 일에의 복귀나 다른 기대되는 성과를 추구하는 목표는 관심을 가진 모든 단체 사이의 협동적 노력의 산물이다. 명확한 목표 설정과 열린 의사소통이 반드시 필요하다.

5. 부상의 예방 전략의 실행은 근로자가 부상을 체험하고 재활을 받아 일에 복귀하는 것 같은 동안의 이행기에 시작된다. 치료사와 의사는 그 부상당한 근로자가 자기의 일의 습관, 건강, 생활양식에 관한 위험성을 알아차리게 될 수 있도록 적극적으로 관여하고 또한 필요한 권고를 한다.

6. 그 근로자가 일에 복귀한 후에 확실하게 그 직무에 잘 복귀한 것을 확인하기 위해 후속 조치를 시작한다.

을 위한 선별 프로그램의 데이터 해석의 결과, 신입직원의 22%가 1개 항목 이상의 신체적 요구기준을 충족시키지 못하였음을 보여주었다. 이들의 데이터는 부상의 위험성이 있는 근로자를 확인하기 위해 기능평가를 실시할 필요성을 분명히 보여주고 있다.

고용 선택 프로그램

지역사회에 기반을 둔 직업재활 프로그램의 두 번째 예는 고용선택 프로그램이고 일리노이대학교 시카고캠퍼스 작업치료학과와 Howard Brown 건강센터와의 제휴에 의해서 에이즈를 가지면서 생활하고 있는 사람들에 대한 직업재활 프로그램으로서 1997년에 개발되었다. Howard Brown 건강센터는 시카고의 북쪽에 위치하고 시카고 동성연애자 사회의 헬스 케어 니즈에 부응한다는 사명을 띠고 있었다. 지역사회에 기반을 둔 건강센터이다.

1990년대에는 유망한 신약치료의 결과 HIV과 관련된 사망률은 대폭적으로 감소하고 있다(Feinberg, 1998 ; Hogg et al.,1997). 사망률의 감소에 더하여 복합적 치료를 받고 있는 많은 사람들은 일상 활동을 완전히 시행하는 기능과 능력의 증가를 경험하고 있다. 1997년의 초에 Howard Brown 건강센터는 HIV 또는 에이즈를 가지면서 생활하고 있는 사람들에 대한 일과 관련된 개입과 같은 새로운 니즈를 인식하였다. 기능개선의 결과 수개월에서부터 수년간에 걸쳐서 일의 장래를 갖고 있었던 에이즈 클라이언트의 몇 명이 노동자로서 재출발하는 것을 고려하기 시작하였다. Howard Brown 건강센터는 클라이언트의 니즈에 부응하는 노력 속에서 에이즈를 갖고 생활하는 사람들이 일에 복귀하는 것을 지원하는 프로그램을 개발하기 위해 시카고 에이즈 재단과 국립 에이즈기금에 연구비를 요구하여 획득하였다. 이 단체는 에이즈를 가진 사람들의 의학적 및 심리사회적 니즈를 충족하는 고도의 전문기술을 갖고 있었으나 재활의 경험이나 일에 대한 장애를 가진 사람들의 경험은 한정되어 있었다.

이와 같은 시기에 일리노이대학교 시카고캠퍼스 작업치료학과는 학과가 제공하는 작업치료 서비스의 범위가 이 전문직이 전체로서 제공하고 있는 것을 보다 밀접하게 반영하기 위해 지역사회에 기반을 둔 기관과의 제휴를 개발하는 노력을 추구하고 있었다. UIC 작업치료학과는 위에서 언급한 수많은 직업관련 평가의 개발을 포함하는 일에 대한 장애와 재활의 영역에 빛나는 역사와 상당한 전문기술을 갖고 있다. 또 다른 2개의 직업재활 프로그램도 이 학과에 의해서 개발되어 있으나 이들은 이제까지에 이렇다 할 일의 경력이 없는 장기 장애인을 위한 일의 준비 프로그램(Olson, 1995)이나 위에서 언급한 직장 프로그램이다. 그 후 협력관계가 시험적 프로그램의 개발, 실행, 평가를 하기 위해 만들어졌다.

고용선택 프로그램(Employment Options Program)의 시험단계(pilot phase)에 20명의 클라이언트가 투입되었다. 이들 클라이언트가 이 프로그램에 성공적이었기 때문에 UIC 작업치료학과와 Howard Brown 건강센터는 그 프로그램을 계속하기 위한 추가 자금을 추구하였다. 1998년 가을에 이 프로그램은 미합중국 교육성 재활 서비스 관리국으로부터 3년간의 보조금을 받게 되었다. 이 보조금은 Howard Brown 건강센터에서의 프로그램을 계속 실행하는 것을 가능케 하고 그 프로그램의 두 번째 장소로서 UIC 캠퍼스에서 전개하게 되었다.

제2의 장에서는 이 프로그램은 서비스를 받는 개인의 모집단의 확대를 가져왔다. Howard Brown 건강센터의 클라이언트는 인종도 다양하고 교육적 배경도 사회경제적 배경도 넓은 범위에 걸쳐 있었으나 이 고용선택 프로그램에 의뢰된 클라이언트의 대부분은 동성과의 성적 접촉에 의해서 HIV 양성 또는 에이즈에 감염되었다고 보고된 남성이었다. 그러나 이 모집단은 이미 현재의 미합중국에서 에이즈를 갖고 생활하는 대다수의 사람들을 대표하고 있지는 않다. UIC 캠퍼스에 제2의 장의 개설은 약물의 정맥 내 주사에 의해서 HIV 양성이 되었다고 하는 여성이나 클라이언트를 포함하는 폭넓은 층의 클라이언트에게 서비스의 제공을 확대하는 것을 가능케 하였다. 이에 더해서 다양한 인종, 교육이나 사회경제적 배경을 가진 사람들이 UIC의 클라이언트를 대표하게 되었다. 이 장면에서의 클라이언트의 일부는 직장에 다시 들어가기보다도 처음으로 직업적 역할을 확고히 하는 데에 관심이 있었다. 클라이언트는 불연속적인 취업경력에 더해서 육아준비 또는 마약에 의해서 체포된 경력을 처리하는 것 같은 또 다른 딜레마에 직면하고 있었다.

서비스를 받는 지역사회 고용선택 프로그램에 의해서 서비스가 제공되는 지역사회를 이해하는 것은 지역사회의 폭넓은 정의를 필요로 한다. 이 고용선택의 프로그램에서의 클라이언트는 모두가 HIV 또는 에이즈를 갖고 생활하는 사람들의 지역사회에 속하여 있고 만성질환을 관리하는 데에 따라다니는 공통의 니즈와 관심을 공유하고 있다. 그러나 이 그룹의 구성원은 다른 지역사회에도 속하여 있다. 시카고의 동성애자의 지역사회는 매우 활발하고 남자동성애자(gay)와 여자동성애자(lesbian)를 위한 신문(newspaper), 남자동성애자와 여자동성애자인 소비자의 니즈를 충족시키는 것에 초점을 맞춘 다수의 비영리단체, 그리고 스포츠클럽, 정치활동단체, 지원 그룹 등을 포함하는 넓은 범위에 걸치는 사회적 정치적 조직 등의 의사소통 구조를 확립하였다. 이들의 의사소통 구조에 투자하는 것은 잠재적인 클라이언트를 확인하고 서비스를 거래하고 그리고 클라이언트에 대한 추가적 지원 소스를 찾아내는 것에 도움을 주었다.

지리적인 지역사회도 이 고용선택 프로그램에서 볼 수 있다. 시카고는 자주 이웃사람들의 도시(a

city of neighborhoods)라 기술되는 경우가 많다. 동성애자들의 지역사회의 구성원은 전부는 아니지만 대부분이 Howard Brown 건강센터가 위치하는 장소이기도 한 Lakeview라 불리는 인접지구에서 생활하고 있다. UIC에서 서비스를 받는 클라이언트의 대부분은 시카고의 근서지구(Near West Side)나 남지구(South side)와 같은 지리적 지역사회 또는 인접지구의 구성원이다. 이 고용선택 프로그램의 클라이언트에는 특정의 인종이나 소수민족의 그룹도 볼 수 있다. 클라이언트에 따라서는 이들의 그룹을 지역사회로 하는 강력한 정체성을 갖고 있다. 예컨대, 클라이언트의 다수가 강력한 라틴계의 정체성을 가진 지역사회인 시카고의 필젠지구에 거주하고 있다. 복합적 지역사회 회원은 클라이언트에게 목표달성을 지원하는 데에 도움이 되는 추가 서비스를 제공할 수 있다. 그러나 또 다른 사람들에게는 복합적 지역사회에 속하여 있다는 것이 직업 재활과정을 복잡하게 만들지도 모른다. 에이즈 또는 다른 장애가 있거나 동성애를 한다는 것은 심각한 오명을 초래하고 또는 어떤 지역사회에서는 받아들이는 것을 어렵게 하고 있다. 상이한 문화나 소수민족의 그룹은 장애를 다르게 볼지도 모르며 또한 그것에 대처하는 데에 상이한 전략을 취할지도 모른다(Eisenberg, 1977 ; Jenkins, 1988 ; Kleinman, 1988). 에이즈라는 질병을 바람직하지 않는 행동 또는 성적 취향과 같은 특징과 결부시키는 문화를 가진 지역사회에서는 에이즈를 커다란 오명과 편견으로 표명할지도 모른다.

고용선택 팀 작업치료 평가와 개입을 제공하기 위하여 2명의 상근 작업치료사가 고용되었다. 두 사람은 각각 1차 현장(primary site)에 배치되었음에도 불구하고 그룹을 같이 이끌도록 서로가 돕고 문제해결을 향상시키는 기회를 서로 제공하였다. 참여자에게 자원봉사자 지위, 인턴직, 보수를 받고 일하는 고용 등의 기회를 개발하기 위해 시카고의 실업계에 작용할 상근 직업배치 전문가가 고용되었다. 이 전문가는 또한 작업치료사와 협력하여 클라이언트의 관심사를 평가하고 고용에 관한 목표를 세워서 일자리 찾기나 면접 준비를 하고 그리고 고용주가 가능성이 있는 사람들에게 성공의 기회를 최대한으로 주도록 작용하였다. 팀의 다른 주요 구성원에는 클라이언트, 클라이언트의 가족, 사례관리자, 클라이언트의 주치의, 고용주가 될 가능성이 있는 사람들도 포함되었다. 클라이언트는 다양한 목표, 문제, 기대를 갖고 이 고용선택 프로그램에 참여하러 온다. 프로그램은 “성공적인” 성과를 이루고 있는 것을 자기 결정하는 클라이언트의 권리를 유지하는 것에 그 초점을 맞추고 있다. 이 고용선택 프로그램의 주된 목표는 클라이언트를 임금을 받는 일에 복귀시키는 것이다. 그러나, 자신이 만족할 만한 역할을 개발하기 위해 반드시 유급 직장으로 복귀하는 것이 도움이 된다고는 생각하지 않는 고객을 돕는 것 또한 성공적이었던 것으로 평가된다. 오랫동안 근로자 역할로부터 떨어져 있었던 클라이언트가 집에서는 또 다른 역할을 담당하고 있는 경우가 적지 않다. 따라서 일에 복귀하는 것은 역할에 관해서 가족과 재협상을 필요로 한다. 직장에 복귀하려고 하는 시도를 성공시키기 위해서는 가족이나 중요한 다른 사람을 그 치료과정에 포함시킬 필요가 있다.

의사의 역할은 클라이언트의 건강상태와 투약요법의 복잡성에 따라서 다양해진다. 클라이언트가 일하는 동안에 일부의 클라이언트는 약물투여 준수를 보장하는 방법에 대해서 의사와 긴밀한 상담을 하지만, 한편 일부 클라이언트에게는 그러한 관여가 거의 없다.

고용선택 프로그램에 참여하고 있는 클라이언트의 생활의 복잡성과 경제사회적인 다수의 지원 소스에 대한 의존은 전형적으로는 임금을 받는 취업이 자기의 이익에 실제로 어떠한 영향을 미치는가에 대해서 적지 않은 혼란을 야기하는 경우가 있다. 많은 클라이언트에게는 이 프로그램을 의뢰하는 데에 사례관리자가 붙어있다. 그렇지 않으면 프로그램 스태프는 사례관리의 서비스를 위해 기존의 사회적 서비스 기관에 클라이언트를 의뢰한다. 마지막으로 인턴직(internship) 또는 임금을 지불하는 고용을 제공하는 고용주가 될 가능성이 있는 사람도 팀의 구성원이라 생각된다. 그들의 관여는 클라이언트가 고용주와 어떻게 접촉하기 시작하였는가와 자기의 에이즈 상태를 공개하는 것에 관한 클라이언트의 결정에 따라서도 달라진다. 고용주 또는 관리자를 팀 구성원으로서 포함시키는 것을 잊어버리는 것은 클라이언트와 성공적으로 연결되는 것이 치명적으로 상실될 수 있다.

프로그램 디자인 고용선택 프로그램은 프로그램의 이론적 기초로서 인간작업 모델을 사용해서 만들어져 있고 4개의 단계로 구성되어 있다. 제1단계는 예비적 선별(preliminary screening)부터 시작되는 초회 평가과정을 포함한다. 이 선별은 그 클라이언트에 대한 이 프로그램의 적절성을 확인하거나 프로그램에의 출석을 확보하기 위해 필요한 문제해결과 자원(resources)을 결정하는(어린이의 돌봄이나 교통수단) 것을 돕는다. 프로그램 스태프는 프로그램에의 출석이나 참여를 개선하기 위해 그러한 어려움이 있는 클라이언트에게 작용한다. 이러한 개입의 예에는 공공교통기관의 장애인용 할인 탑승권을 입수할 수 있도록 클라이언트에게 작용하는 것 등이 있다. 클라이언트는 처음에 작업수행경력 면접 개정판(OPHI-II) (Kielhofner et al., 1998)을 사용해서 평가된다. OPHI-II에 더하여 작업에 관한 자기평가(OSA), 국립건강연구소(NIH) 활동기록, 의사소통과 교류기술 평가(ACIS)가 각 클라이언트에게 시행된다(Baron et. al., 1998 ; National Institute of Health, 1985 ; Forsyth et. al.,). OPHI-II, OSA, ACIS에 대해서는 이미 설명하였다.

NIH 활동기록은 치료사가 클라이언트의 일상(routines)을 이해하도록 돕는 자기관리 평가(self-administered assessment)이다. 각 클라이언트로서는 "보통"의 날에 해당하는 평일과 주말의 2일간에 대해서 30분 단위로 자기의 활동을 일지(log)에 기입한다. 이 평가는 그 클라이언트의 활동에 대한 내구성(tolerance)이나 일상적인 사회적 접촉 등에 관한 통찰력을 제공한다. 클라이언트가 이 프로그램을 통해서 향상됨에 따라 "필요로 하는" 것에 기초하여 다른 평가가 사용된다. 이것에는 앞에서 언급한 근로자 역할 면접(WRI)이나 일의 환경영향 척도(WEIS), 그리고 운동 및 처리기술평가(AMPS)가 포함된다. AMPS는 클라이언트가 기능적 활동을 하고 있는 동안의 수행에 대한 운동과 처리의 기술에 관한 정보를 제공한다(Fisher, 1994). 클라이언트의 관심과 취업에 관한 목표도 직업배치 전문가에 의해서 평가된다.

제1단계에는 집단에 의한 교육이나 지원의 장면에 클라이언트가 참여하는 것도 포함된다. 이 장면은 클라이언트가 직업적 역할을 지탱하기 위해 필요한 일의 기술이나 일상적 습관을 탐색하고 개발하는 것을 지원하기 위해 설정되어 있다. 이 장면에는 자기평가와 직업계획, 경제, 보조금, 미국장애인법, 일에의 복귀의 세부 계획, 일자리 찾기 그리고 직업기술 개발훈련, 직무경험 등에 관련된 정보의 공유가 포함된다. 프로그램 스태프는 제1단계의 교육과정을 개발하기 위해 수많은 기존의 지역사회에 기반을 둔 기관과 협력하여왔다. 그룹 장면에는 공적 지원에 의존하는 사람들을 위해 대변하는 시카고를 거점으로 하는 비영리 단체인 책임 있는 안전망(Responsible Safety Net)을 위한 SSI 연합과 같은 그룹의 대표자에 의해서 주도된 발표나 논의가 포함된다.

8주간 계속되는 제1단계에서는 다음의 것을 제공하는 것을 지향하고 있다.

1. 자기평가와 직업선택의 강화와 개선의 기회.
2. 신속성, 일관성, 프로그램에의 전념에 대한 습관을 개발하기 위한 구조화된 일상(routine)
3. 일에 복귀하는 것에 관한 중대한 정보를 공유하기 위한 포럼.
4. 일에 복귀하기 위한 정서적 지원을 제공하는 지역사회.
5. 일의 준비상태에 영향을 줄지도 모르는 요인을 확인하고 대처하기 위한 맥락.
6. 일에 적합한 기술을 개발할 기회.

제2단계는 클라이언트가 자원봉사의 일, 인턴직, 또는 일시적 취업으로 일의 기술이나 습관을 계속 개발하는 것에 초점을 맞추고 있다. 이들의 기회는 시카고의 실업계와의 제휴로 개발된 것이다. 이러한 배치는 클라이언트가 직장 내 교육훈련(on-the-job training ; OJT) 또는 감독을 받는다는 것, 산업계로서는 배속기간 중에 노동력을 확보한다는 이익을 가져온다. 그리고 산업계는 이 제2단계의 마지막에 그 클라이언트를 고용하고 싶은 경우, 충분히 훈련을 쌓고 오리엔테이션을 받은 종업원에게 접근할 수 있도록 한다. 이 단계의 기간과 그 강도는 전형적으로는 1개월에서부터 3개월로서 다양하고 그 클라이언트의 니즈에 따라서 조정된다.

이 프로그램의 제2단계 동안에 클라이언트는 일하는 것에 관한 일상(routine)을 관리하는 자기의 능력에 자신감을 심화시키는 것이 중요하다. 이것은 또한 만성장애를 가지면서 일하는 것과 결부된 어려움을 이 프로그램 안에서 확인하고 대처하는 시기이기도 하다. 각각의 배치는 이들의 클라이언트가 직무수행에 관한 평가와 피드백을 받을 수 있도록 계획되어 있다. 이 제2단계에서는 직무지도(job coaching), 조정을 확인하고 요구하는 데에 있어서의 지원, 일상적인 일, 교통수단, 경제 등을 계획하고 관리하는 데에 있어서의 지원과 같은 서비스가 클라이언트에게 제공된다. 프로그램 스태프는 그 클라이언트가 적절한 감독을 받고 있는 것을 보증하기 위해, 또한 어떠한 도전에 대해서도 반응하도록 감독자를 지원하기 위해 이러한 배속된 장의 자원봉사자나 일의 관리자와 밀접하게 연락을 취하면서 일한다.

제3단계는 경쟁적 고용에서의 직접적인 배치로 구성된다. 클라이언트는 직업배치 전문가가 개발한 직무에 배치되거나 프로그램 스태프에 의해서 취업에 응모하거나 채용되는 등의 지원을 받는다. 이 시기는 클라이언트가 자기의 HIV의 상태를 공개한다는 중대한 사안에 관한 의사결정을 할 때이기도 하다. 만일 클라이언트가 그 프로그램에 의해서 개발된 기회를 직접적으로 이용해서 인터뷰를 요청한다면 HIV 상태의 공개는 피할 수 없는 결론이다. 클라이언트에 따라서는 이것을 이점이라 생각하고 고용주가 이 프로그램에 자기를 참여시킨 것은 HIV나 에이즈를 가진 사람들을 고용하는 것에 지지적일 것이라는 것을 인식하고 있는 경우가 있다. 또 다른 클라이언트는 자기가 HIV 상태를 공개하는 것을 좋아하지 않고 프로그램 스태프의 지도를 받아서 자기가 취업의 기회를 추구한다. 필요에 따라서 그 클라이언트의 직무분석, 적응, 현장에서의 직무지도(job coaching)가 제공된다. 이에 더해서 프로그램은 고용주의 교육, 상담 서비스, 그 클라이언트의 감독자와 동료에 대한 문제해결(trouble shooting)의 지원을 제공한다. 클라이언트가 협력의 일환으로 되어있지 않은 고용주의 일을 추구하려고 하는 경우, 프로그램은 요청이 있으면 즉각 대응할 수 있도록 하면서 이들의 서비스를 고용주에게 제공한다. 이 단계의 클라이언트는 잇달아서 집단원조 장면에 참여하는 경우도 있다. 이 단계의 강도와 기간은 다양하며 평균은 약 4개월간이다. 그 클라이언트가 그 직무에서 만족스러운 수행과 적응을 하고 있고 또한 만족스러운 수행을 보였다고 평가될 때에 제3단계는 종료된다.

제4단계는 장기간에 걸치는 후속조치(follow-up)와 지원으로 구성된다. 에이즈는 만성질환이고 병이나 기능적 제한이 있는 경우가 있기 때문에 프로그램 스태프는 필요에 따라서 개입하거나 지원을 제공한다. 클라이언트는 일에의 복귀에 수반하는 새롭고 보다 복잡한 역할의 레퍼토리에 적응하기 위해 상당한 기간이 소요될 수 있다. 이에 더해서 클라이언트는 성공적으로 취업한 수개월 후에 처음에 일에 복귀하였을 때는 예상치도 않았던 어려움에 조우하는 경우가 있다. 예컨대, 처음에는 미국장애인법에 따라 합리적인 환경조정을 요청할 필요성 등은 생각지도 않았던 클라이언트가 투약의 변화에 의해서 야기될지도 모르는 피로나 설사와 같은 부작용을 관리함에 따라 후에 이 조정이 필요하다고 알게 되는 경우가 있다. 클라이언트는 또한 프로그램 스태프나 다른 클라이언트와의 접촉을 계속함으로써 정서적 지원을 받는다는 이익을 얻게 된다. 이에 더해서 클라이언트에 따라서는 다른 클라이언트에 대한 동료훈련(peer training)이나 지원을 제공하기 위해 이 프로그램에 복귀하는 사람도 있다.

사례연구 / CASE STUDIES

직장 프로그램과 Sue씨

Sue씨는 48세의 여성이고 1997년 9월에 안쪽위관절융기염(내측상과염, medial epicondylitis)의 진단을 받았다. 그녀는 5년 이상에 걸쳐서 혈액투석 기술자로서 일하여왔고 1997년 7월에 또 다른 일도 맡게 되었다. 증상의 시작은 잠행성인 것으로 특별히 손상의 기전을 연상시키는 것은 아니었다. 그녀의 증상은 소염제 치료와 안정에 의해서 해결되었지만, 일상 업무에 복귀하자 재발하였다. 그녀는 UIC 응급부서에서 치료를 받고 투약이나 안정에도 불구하고 재발한 시점에서 UIC 직장 프로그램으로 옮겨졌다.

Sue씨는 기능적 수준과 일에 성공적으로 복귀할 수 있는지 아닌지의 예후를 결정하기 위해 작업치료사와 물리치료사의 평가를 받았다. 양 치료사 모두 그녀의 물리적 환경에서 방해가 되는 위험인자와 일에 복귀하는 것을 방해할 가능성이 있는 직무의 신체적 요구를 확인하기 위해 직장 평가(work-site evaluation)를 권고하였다.

잇달아서 실시된 직무분석에서는 그녀의 물리적 환경과 일의 조직에 관련되는 몇 가지의 위험요인이 확인되었다. 그 권고는 워크스테이션의 빈약한 배열로부터 생긴 위험성에 노출되어 있다는 것, 같은 직무에 연속해서 며칠이나 일하는 것과 같은 일의 구조상의 문제 및 그녀와 기계 그리고 그 직무의 신체적 요구 사이의 부적합을 확실하게 감소시키는 것의 중요성을 강조하였다. 몇 가지의 권고, 특히 워크스테이션과 일의 구조상의 문제에 대한 대처가 시행된 경우에도 Sue씨는 팔꿈치의 통증과 일의 직무상의 신체적 요구에 "대처할" 수 없다는 증상을 계속 보고하였다. 그녀는 또한 자기의 상사와의 관계에도 불만을 호소하였는데, 그것은 손상 이래 악화하고 있었다고 느끼고 있었다는 것이다. 직무분석의 권고에도 불구하고 그녀는 상사로부터 반복되는 많은 일을 매일 하도록 지목되었다고 인식하고 있었다.

Sue씨는 일을 쉬는 일은 없었으나 일에서의 어떠한 심리사회적 문제가 분명해져 추가 조사와 주의가 필요하게 되었다. Sue씨는 작업치료사에 의해서 근로자 역할 면접(WRI)을 사용해서 평가를 받았다. 그것(WRI)은 직장에의 복귀를 방해하고 있는 심리사회적 및 환경적 요인, 또는 Sue씨의 경우에는 의미 있는 직무를 계속하는 것을 방해하고 있는 것을 확인할 수 있기 때문에 적절한 수단으로서 선택되었다(Velozo, 1993). 이 평가는 다음의 것을 확인하였다. (1) Sue씨는 다시 부상을 입는 위험성에 대해서 두려움을 갖고 있었다. (2) Sue씨의 수행의 저하는 하나의 과제를 반복해거 계속하는 동안에 발견되었다. (3) Sue씨는 일을 계속함에 있어서 자기의 상사가 장애물이라고 인식하고 있었다.

WRI의 결과는 작업치료사에 의해서 제시되고 그녀를 치료하고 있는 응급부서 의사, 물리치료사, 직장의 사례관리자가 출석한 팀의 미팅에서 논의되었다. 개입 전략은 아래와 같았다.

1. 물리치료사는 Sue씨에게 적절한 신체역학(body mechanics)을 가르치고 그녀의 부상의 예후를 설명한다. 작업치료사는 그녀의 일의 신체적 요구에 맞추기 위해 작성된 근력회복을 위한 작업지향 프로그램(work conditioning program)을 시행한다. 이것은 또한 그녀의 일에 고유의 반복이 많은 움직임을 유지하는 데에 있어서 저하한 수행에 대처하는 것이라 생각되었다.

2. 직장의 사례관리자는 Sue씨의 상사와 직무분석에 의해서 확인된 일의 구조상의 문제에 대해서 대화를 시작한다.

Sue씨는 근력회복을 위한 작업지향 프로그램을 포함하는 치료를 계속하고 직무의 신체적 요구에 대한 지구성의 개선을 보고하였다. 상사는 Sue씨를 위해 워크스테이션에 필요한 변경을 하고 확인된 위험성에 노출되는 것을 단축하고 그녀가 그 위험성에 노출되는 시간을 제한하는 것 등에 의해서 Sue씨에 대응하는 가운데 할 수 있는 최선을 다하였다고 생각하였다. 상사는 일손의 부족 때문에 Sue씨를 그 특정의 일로부터 제외시킬 수는 없었다.

3주일 후 Sue씨는 자택훈련 프로그램의 물리치료와 근력회복을 위한 작업지향 프로그램을 종료하였다. 그녀는 수정된 일로 복귀하였으나 정기적으로 직장의 사례관리자에게 전화를 걸어 자기와 상사와의 관계에 관한 불만을 표명하고 있었다. 그녀는 일을 즐기고 있었기 때문에 그 일로부터 떠나지 않으려고 결정은 하였으나 상사와의 갈등을 해결할 필요가 있다고 생각하고 있었다. Sue씨는 직장의 사례관리자에게 종업원 지원 프로그램에 원조를 요청하였다. 6개월 후 Sue씨는 직장의 사례관리자에게 종업원을 지원하는 원조를 받아서 상사와의 갈등을 해결하는 노력을 계속하고 있다고 가르쳐주었다. 그녀의 최종 목표는 또 다른 부서로 옮기고 싶다는 것이었다.

고용선택 프로그램과 SETH씨

Seth씨는 36세의 남성이고 고용선택 프로그램에 참여하기까지의 6년간은 에이즈 때문에 일하고 있지 않았다. 그는 일에서 떠나기 전에 몇 번인가의 기회감염(opportunistic infections)이 있었기 때문에 프로그램에의 참여까지의 수년간은 3종 혼합의 약물요법을 시작하고 참여할 때의 의학적 상태는 양호하였다. 그는 Sean이라는 생활상의 파트너와 8년간 생활하여왔다. Sean씨는 Seth씨가 일에 복귀한다는 옵션을 탐색하는 것에 대해서는 지지하고 이었으나 Seth씨가 스트레스 때문에 병을 재발시키지 않을까 걱정을 하고 있었다. Seth씨는 이 프로그램에 참여하였을 때에는 몇 개의 지역사회 그룹이나 자원봉사에 참여하고 있었으나 과로가 되지 않도록 배려하여 1회의 활동을 3~4시간으로 제한하고 있었다.

Seth씨는 생활사, 흥미와 목표, 물리적 · 사회적 환경이 자기의 일일의 기능에 어떻게 영향을 주고 있는지의 인식 등의 정보를 수집하기 위해 OPHI-II를 사용해서 평가되었다. 그는 배우자, 가정 관리자, 자원봉사자, 친구, 아들의 주요 역할을 확인하였다. Seth씨의 마지막 취업은 컴퓨터 시스템 분석가이었다. 그는 그 일을 즐겼지만 가정에서의 생활과 파트너와의 관계를 최우선으로 하고 싶다고 언급하였다. 그는 일에 복귀하는 것이 자기 자신과 파트너에게 경제적 이익을 가져오는 것을 보았다. 그는 또한 자기의 근로자 역할로부터 받아온 자립과 성취감에 가치를 두고 있음을 인식하였다. Seth씨는 자기의 장애기간 동안에 일어난 테크놀로지의 변화 때문에 노동시장에 다시 돌아가기 전에 상당한 훈련을 받아야 할 것이라는 우려를 표명하였다. 그도 병의 재발이나 과로가 된다는 Sue씨의 생각과 같았다. Seth씨는 배우자로서의 역할을 최우선으로 생각하고 있었기 때문에 상근(full time)으로 일하게 되면 가정생활에 부정적인 영향을 미칠지도 모른다고 염려하고 있었다. 평가는 Seth씨가 집에서의 매일의 수많은 관리적인 일의 책임을 맡고 있었다는 것과 파트너와 가사에 대해서 재차 협상해야 한다는 것을 확인하였다.

Seth씨는 그룹교육이나 지원 강습회(session)에 나가기 시작하였고 적극적인 참여자이었다. 개개의 강습회에서 그는 자기가 학습하고 있는 혜택과 법적 권리에 대해서 감탄을 나타냈다. 그는 이미 복잡해져 있는 생활 속에서 재개되는 근로자 역할을 어떻게 능란하게 다루는가에 대해서 우려를 공유한 다른 사람들의 말을 경청하는 것으로부터 배웠다. 그는 일하는 것이 장애인 사회보장 수입(Social Security Disability Income, SSDI)과 그의 개인 장애 건강보험에 미치는 영향에 대해서 학습한 것을 작업치료사와 함께 적용해보았다. 그의 일에 대한 신체적 지구력은 상근하는 일을 다시 시작하는 것에 잠재적인 장애물이라 확인되었기 때문에 그의 작업치료사는 그가 자원봉사자로서 참여하고 있는 조직의 하나에서 서서히 시간을 증가시키도록 교섭해볼 것을 제안하였다. 그는 바빠진 스케줄에 맞추기 위해 그의 파트너인 Sean씨가 요리, 청소, 잡다한 일에 대해서 다시 책임을 맡아줄 필요성에 대해서 Sean씨와 다시 상의하기 시작하였다.

Seth씨의 개별 치료의 또 다른 초점은 그가 일자리 찾기의 준비를 하는 것을 지원하는 것이었다. 이것에는 그의 이력서를 업데이트하고 개선하는 것, 면접기술을 연마하는 것, 일자리 찾기 전략에 대한 브레인스토밍을 하는 것, 기술(skill)개발의 기회를 얻는 것 등이 포함되었다. 인턴직의 옵션도 논의되었고 작업치료사는 대학 메디컬 센터의 정보기술 서비스부서와 교섭을 시작하였다. 그 동안에 Seth씨는 자원봉사의 시간을 서서히 증가시켰고 자기의 기술과 지구력에 자신감이 늘어났다고 보고하였다. 개입의 마지막 초점은 Seth씨가 고용주가 될 가능성이 있는 사람에게 자기가 장기간 이직한 것을 어떻게 설명하는가, 그리고 자기가 장애와 에이즈가 있는 것을 공개할 것인지 아닌지의 어려운 결단을 도와주는 것이었다.

취직면접의 일환으로서 Seth씨는 정보산업 취업박람회에 참여하기로 하였다. 이를 위한 그의 목표는 면접의 질문에 침착하게 대응할 수 있게 되는 것, 자기의 지식이 시대에 뒤떨어진 것으로 되었는지 아닌지를 확인하는 것, 과거 6년간에 취업하고 있지 않았던 이유에 관한 질문에 대답하는 것을 실험하는 것이 포함되어 있었다. 그는 새로이 업데이트가 된 이력서를 지참하였다. 그가 놀란 것은 Seth씨의 질문이 많은 관심을 끌었다는 것이었다. 전기통신관계 대기업으로부터 수일 내에 면접을 하겠다는 연락이 왔다. 프로그램 스태프는 집중적인 지도와 면접의 준비를 제공하고, 한편 Seth씨는 Sean씨로부터 상근을 하는 직장에 대한 도전을 지원하기 위해 필요한 변경을 할 의사가 있다는 약속을 받았다.

Seth씨는 자기가 6년간 이직할 한 것에 관한 질문에 대해서 자기 "질병"의 본질에 대한 어떠한 특별한 정보도 공개하지 않고 쉽사리 모면하게 된 것을 알고 기뻐하였다. 실제로 고용주는 그가 마지막 직장을 그만두기 전까지 안정된 직업경력을 갖고 있었다는 것과, 그가 자원봉사를 하고 있는 곳에서부터 그의 신뢰성과 전문가로서의 행동에 관한 현재의 신원보증을 얻을 수 있다는 사실에 큰 관심을 나타냈다. 고용주는 Seth씨가 기술을 업데이트하기 위해 자원이 필요하다고 이야기한 것은 안정되고 의욕을 가진 종업원을 찾아낼 만한 가치가 있다고 설명하고 그가 받아들인 상근하는 직위를 제안하였다.

1년 후, Seth씨는 아직도 상근으로 일을 계속하고 있고 잘 하고 있다. 그는 프로그램과의 접촉도 지속하고 있다. 자기의 상태를 공개하지 않는다는 그의 선택은 고용주와의 접촉이나 서비스 제공을 방해하고 있지만, Seth씨는 새로운 역할의 관리에 관한 문제를 갖고 이따금 작업치료사와 연락을 취하고 있다. 이에 더해서 그는 프로그램의 다른 참여자를 위해 자기 자신을 자원(resources)으로서 행동하고 그가 직면한 것과 같은 문제에 맞서고 있는 클라이언트에게 자기의 경험과 통찰을 함께 나누고 있다.

맺는말 / CONCLUSION

20세기는 작업치료라는 분야에 있어서 변화가 많았던 시대였다. 이 변화는 이 전문직의 내외의 여러 요소에 의해서 내몰렸던 것이고 개입의 초점을 자연환경 속에서의 작업의 이용에 맞추는 일의 증가, 관리 케어 전략의 출현에 의한 비용효과가 큰 케어를 추구하는 압력의 증가, 그리고 근로자 보상정책과 관리라는 계속 진행 중인 변화 등을 포함하고 있다. 만일 과거가 미래의 모두를 예측하는 것이라면 작업치료사는 이제부터 수년간에 있어서의 일에 관련된 실행의 형태를 변화시키거나 적응시키거나 하는 것에 대한 압력이 계속될 것이라고 예상하여야 한다. 그러나 미래학자 Joel Barker(1992)는 언젠가 "패러다임을 변환할 때 누구나가 제로(zero)로 되돌아간다"라고 언급하였다. 직업재활에서 패러다임의 전환은 직장이나 지역사회에서의 서비스 제공으로 옮기는 것을 포함하여 이미 경험을 하여온 것이다. 변화를 추구하는 미래의 압력은 이러한 형태의 서비스나 어느 정도의 서비스가 제공되는가에 대해서 지불의 제약을 만들어낼지도 모른다.

미래의 변화로부터 일어나는 기회를 포착하도록 대비하기 위해서는 작업치료 전문가는 한편에서는 이 전문직의 기본인 가치관이나 신념을 확고하게 유지하면서, 이 분야에 영향을 미치는 외부의 힘을 스스로 계속해서 알려야 한다. 이 분야가 지역사회에 기반을 둔 직업재활 프로그램의 개발에서 확실하게 계속 성공하기 위해서는 아래와 같은 중요한 두 가지의 노력이 유용할 것이다.

첫 번째 노력은 기능장애나 장애를 경험하고 있는 근로자에 대한 평가나 개입과 관련된 경험적 연구를 통해서 건전한 작업 실행 모델의 개발과 검증을 계속하는 것이다. 지역사회에서 서비스 제공의 증가를 지향하는 움직임은 근로자의 작업수행에 대한 사회적 환경적 영향의 강도를 충분히 이해할 필요성의 인식을 높여왔다. 이 인식은 작업 기능장애의 특성에 대한 다차원적 관점을 포함하고 있는 실행에 변화를 가져왔다. 두 번째 노력은 이 단원에서 설명하여온 것 같은 서비스에 계속해서 자금제공을 하는 것을 지급인이나 정책 작성자를 포함하는 이 분야 외부의 사람들에게 납득시키기 위해 필요하다. 작업치료사는 작업치료 개입의 긍정적 성과를 측정하거나 나타내어 보이는 노력을 증가시켜야 한다.

미래에 상당한 도전이 있을 것은 의심의 여지가 없다. 그러나 이 단원에서 설명하여온 것 같은 성공은 작업치료의 지역사회에 기반을 둔 직업재활에 약속된 미래를 위한 건전한 기초를 제공하고 있다.

학습문제 / STUDY QUESTIONS

1. 포괄적인 일의 평가의 구성요소를 설명하시오.

2. 지역사회에 기반을 둔 일의 프로그램에서 사용할 수 있는 평가를 확인하시오
.

3. 지역사회에 기반을 둔 일의 프로그램을 위한 작업치료에서 "최선의 실행" 의 요소에 대해서 논의하시오.

4. 당신의 지역사회 안에서 작업치료 서비스로부터 이익을 얻을지도 모르는 직장(work site)을 확인하시오.

5. 당신의 지역사회 안에서 지역사회에 기반을 둔 일의 프로그램을 위한 제안서 또는 개념서(concept paper)를 작성하시오.

인용문헌

American Occupational Therapy Association. (1986). Work hardening guidelines. *American Journal of Occupational Therapy, 40*(12), 841–843.

Anthony, W.A., Cohen, M.R., and Danley, K.S. (1988). The psychiatric rehabilitation model as applied to vocational rehabilitation. In *Vocational rehabilitation of persons with prolonged psychiatric disorders*. Baltimore: Johns Hopkins.

Appleberg, K., Romanov, K., Heikkila, K., and Honkasalo, M.L. (1996). Interpersonal conflict as a predictor of work disability: A follow-up study of 15,348 Finnish employees. *Journal of Psychosomatic Research, 40*(2), 157–167.

Azhar, F.T. (1996). *The relevance of worker identity to return to work in clients treated for work related injuries*. Unpublished master's thesis. Department of Occupational Therapy, University of Illinois at Chicago.

Barker, J.A. (1992). *Paradigms: The business of discovering the future*. New York: Harper-Collins.

Barker, L.T. (1994). Community-based models of employment services for people with psychiatric disabilities. *Psychosocial Rehabilitation Journal, 17*(3), 55–65.

Baron, K., Kielhofner, G., Goldhammer, V., and Wolenski, J. (1998). *A user's manual for the OSA: The occupational self-assessment*. Chicago: Department of Occupational Therapy, University of Illinois at Chicago.

Bigos, S.J., Battie, M.C., Spengler, D.M., Fisher, L.D., Fordyce, W.E., Hansson, T.H., Nachemson, A.L., and Wortley, M.D. (1991). A prospective study of work perceptions and psychosocial factors affecting the report of back injury. *Spine, 16*(1), 1–6.

Braveman, B.H. (1999). The model of human occupation and prediction of return to work: A review of related empirical research. *Work: A Journal of Prevention, Assessment and Rehabilitation, 12*(1), 13–23.

Braveman, B.H., and Fisher, G. (1997). Managed care: Survival skills for the future. *Occupational Therapy in Health Care, 10*(4), 13–31.

Cohen, M., and Anthony, W.A. (1988). A commentary on planning a service system for persons who are severely mentally ill: Avoiding the pitfalls of the past. *Psychosocial Rehabilitation Journal, 12*(1), pp. 69–72.

Cooper, C.L., and Marshall, J. (1976). Occupational sources of stress: A review of the literature relating to coronary heart disease and mental health. *Journal of Occupational Psychology, 49*, 11–28.

Corner, R., and Kielhofner, G. (1996). *The work environment impact scale*. Chicago: Department of Occupational Therapy, University of Illinois at Chicago.

Corner, R., Kielhofner, G., and Lin, F.L. (1997). Construct validity of a work environment impact scale. *Work, 9*, 21–34.

Corner, R.A., Kielhofner, G., and Olson, L. (1998). *A user's guide to the work environment impact scale (version 2.0)*. Chicago: Department of Occupational Therapy, University of Illinois at Chicago.

Eisenberg, L. (1977). Disease and illness: Distinctions between professional and popular ideas of sickness. *Culture, Medicine, and Psychiatry, 1*, 9–23.

Feinberg, M.B. (1996). Changing the natural history of HIV disease. *Lancet, 348*, 239–246.

Fellin, P. (1993). Reformulation of the context of community based care. *Journal of Sociology and Social Welfare, 20*(2), 57–67.

Fisher, A. (1994). *Assessment of motor and process skills: Test manual*. Fort Collins: Colorado State University.

Forsyth, K., Salamy, M., Simon, S., and Kielhofner, G. (1998). *A user's guide to the assessment of communication and interaction skills (ACIS) (version 4.0)*. Chicago: Department of Occupational Therapy, The University of Illinois at Chicago.

Foster, E. (1995). *Liberty Directions*. Liberty Mutual Insurance Company Newsletter. Hartford, CN: Liberty Mutual Insurance Company.

Germain, C.B. (1991). *Human behavior in the social environment*. New York: Columbia University Press.

Hagberg, M., Silverstein, B., and Wells, R. (1995). *Work-related musculoskeletal disorders (WRMDs): A reference book for prevention*. London: Taylor and Francis.

Hammel, J. (1999). The life rope: A transactional approach to exploring worker and life role development. *Work: A Journal of Prevention, Assessment and Rehabilitation, 12*(1), 47–60.

Hanson, C.S., and Walker, K.F. (1992). The history of work in physical dysfunction. *American Journal of Occupational Therapy, 46*(1), 56–61.

Hogg, R.S., O'Shaugnessy, M.V., Gatarac, N., Yip, B., Craib, K., Schecter, M.T., and Mantaner, J.S. (1997). Decline in deaths from new antiretrovirals (letter). *Lancet, 349*, 1294.

Jenkins, J.H. (1988). Ethnopsychiatric interpretations of schizophrenic illness: The problem of nervous within Mexican-American families. *Culture, Medicine and Psychiatry, 12*(3), 303–331.

Kenny, D., Powell, N., and Reynolds-Lynch. (1995). Trends in industrial rehabilitation: Ergonomics and cumulative trauma disorders. *Work: A Journal of Prevention, Assessment and Rehabilitation, 5*(2), 133–142.

Kielhofner, G. (1995). *A model of human occupation: Theory and application* (2nd ed.). Baltimore, MD: Williams and Wilkins.

Kielhofner, G. (1997). *Conceptual foundations of occupational therapy* (2nd ed.). Philadelphia: F. A. Davis.

Kielhofner, G., and Brinson, M. (1989). Development and evaluation of an aftercare program for young chronic psychiatrically disabled adults. *Occupational Therapy in Mental Health, 9*, 1–25.

Kielhofner, G., Mallinson, T., Crawford, C., Nowak, M., Rigby, M., Henry, A., and Walens, D.

(1998). *A user's manual for the occupational performance history interview (version 2.0)*. Chicago: Department of Occupational Therapy, The University of Illinois at Chicago.
Kleinman, A. (1988). *The illness narratives: Suffering, healing, and the human condition*. New York: Basic Books.
Lohman, H., and Peyton, C. (1997). The influence of conceptual models on work in occupational therapy history. *Work: A Journal of Prevention, Assessment and Rehabilitation, 9*(3), 209–219.
Longres, J. (1990). *Human behavior in the social environment*. New York: Columbia University Press.
Mallinson, T. (1995). *Work programs at Hinsdale Hospital: Addressing work in mental health settings*. Chicago: Department of Occupational Therapy, University of Illinois at Chicago.
Matheson, L.N. (1982). *Work capacity evaluation: A training manual for occupational therapists*. Trabuco Canyon, California: Rehabilitation Institute of Southern California.
Matheson, L.N., Ogden, L.D., Violette, K., and Schultz, K. (1985). Work hardening: Occupational therapy in industrial rehabilitation. *American Journal of Occupational Therapy, 39*(5), 314–321.
Minar, D., and Greer, S. (1969). *The concept of community: Readings with interpretation*. Chicago: Aldine.
Munoz, J.P., and Kielhofner, G. (1995). Program development. In G. Kielhofner (Ed.), *A model of human occupation: Theory and application* (2nd ed.). Baltimore: Williams and Wilkins.
National Institutes of Health. (1985). *Activity record*. Bethesda, Maryland: Department of Rehabilitation Medicine.
Niemeyer, L.O., and Jacobs, K. (1989). *Work hardening: State of the art*. Thorofare, NJ: Slack.
Olson, L. (1995). *Work readiness: Day treatment for the chronically disabled*. Chicago: Department of Occupational Therapy, University of Illinois at Chicago.
Salz, C. (1983). A theoretical approach to the treatment of work difficulties in borderline personalities. *Occupational Therapy in Mental Health, 3*(3), 33–46.
Smith, M.J. (1987). Occupational stress. In G. Salvendy (Ed.), *Handbook of ergonomics/human factors* (pp. 844–860). New York: John Wiley.
Smith, M.J., Carayon, P., and Sanders, K.J. (1992). Electronic performance monitoring, job design and worker stress. *Applied Ergonomics, 23*(1), 17–27.
Trombly, C.A. (1995). Occupation: Purposefulness and meaningfulness as therapeutic mechanisms. *American Journal of Occupational Therapy, 49*(10), 960–972.
Velozo, C.A. (1993). Work evaluations: Critique of the state of the art of functional assessment of work. *American Journal of Occupational Therapy, 47*(3), 203–209.
Velozo, C., Kielhofner, G., and Fisher, G. (1990). *A user's guide to the worker role interview (research version)*. Chicago: Department of Occupational Therapy, University of Illinois at Chicago.
Velozo, C., Kielhofner, G., and Fisher, G. (1998). *A user's guide to the worker role interview (version 9)*. Chicago: Department of Occupational Therapy, University of Illinois at Chicago.

참고문헌

Gates, L. (1993). The role of the supervisor in successful adjustment to work with a disabling condition: Issues for disability policy and practice. *Journal of Occupational Rehabilitation, 3*(4), 179–190.
Harvey-Krefting, L. (1985). The concept of work in occupational therapy: A historical review. *American Journal of Occupational Therapy, 39*(5), 301–307.
Lougheed, V. (1998). Employer-based rehabilitation. *Canadian Journal of Rehabilitation, 12*(1), 33–37.
Strong, J., and Gibson, L. (1997). A review of functional capacity evaluation practice. *Work, 9*, 3–11.
Shrey, D. (1998). Effective worksite-based disability management programs. In P. King (Ed.), *Sourcebook of occupational rehabilitation* (pp. 389–409). New York: Plenum Press.
Tramposh, A. (1998). On-site therapy programs. In P. King (Ed.), *Sourcebook of occupational rehabilitation* (pp. 275–286). New York: Plenum Press.

제 9 장

성인 데이케어 프로그램

Adult Day-Care Programs

■ **개요**

서론
미합중국에서의 성인 데이케어의 발전
성인 데이케어 프로그램의 모델
  사회모델 센터
  의료/건강회복 모델 센터
작업치료 역할
  직접 케어의 임상의사
  활동 프로그램 코디네이터
  사례관리자
  컨설턴트
  관리자

핵심이 되는 용어

활동 프로그램 코디네이터 (Activity program coordinator)	의료/건강 회복모델 센터 (Medical/restorative model centers)
관리자 (Administrator)	1965년의 미국고령자법 (Older Americans Act of 1965)
성인 데이케어(Adult day care)	사회모델 센터 (Social model centers)
사례관리자 (Case manager)	
컨설턴트 (Consultant)	

학 습 목 표

이 단원은 독자가 아래의 것을 할 수 있도록 적은 것이다.

- 성인 데이케어의 니즈를 입증한다.
- 미합중국에서의 성인 데이케어 프로그램의 발전에 영향을 주는 요인을 논의한다.
- 성인 데이케어의 형태를 열거하고 설명한다.
- 어떻게 하면 성인 데이케어 프로그램의 서비스가 프로그램 참여자의 니즈에 적합한지를 논의한다.
- 성인 데이케어 프로그램에서의 작업치료 종사자의 다양한 역할에 대해서 언급한다.

서론/INTRODUCTION

20세기 동안에 65세 이상 미국인의 총수와 비율은 극적으로 상승하였다. David (1996)는 미합중국 국세조사가 고령 미국인의 전체인구에 차지하는 비율이 1900년의 4%에서 1994년에는 13%로 증가하였다는 보고를 나타내고 있다. 2050년에는 65세 이상의 미국인의 총수는 2배 이상이 되고 85세 이상의 비율이 인구의 거의 15%가 된다고 예측하고 있다(David 1996). 미합중국 국세조사국의 보고는 현재 여성은 남성보다 7년 더 오래 살고 있고 고령의 남성에 대한 여성의 비율은 연령과 더불어 증가하고 있다고 지적하고 있다. 그 결과 과부 또는 홀아비가 되는 기간이 여성은 남성의 3배 가까이 되는데 병이 들어도 지원해주는 가족 간병인이 보다 적어진다(David 1996). 연장된 인생에서는 건강상태의 악화나 능력 장애에 의해서 다른 사람에게 의존하게 되기 쉬운 사람의 증가가 예상된다. 따라서 더 한층 의료적, 사회적인 지원이 필요하다.

고령자 인구의 증가와 수명의 연장은 개인, 그 가족 그리고 의료나 사회의 시스템에 현저한 영향을 미쳐왔다. 1980년대의 초기부터 고령자에 대한 케어(care)의 제공은 병원, 양로원, 기타 의료기관에서부터 재가나 지역사회 장면으로 서서히 옮겨가고 있다. David (1996, p.16)는 미합중국 국세조사국(1990)에 따르면 "고령자의 95% 이상이 시설에서가 아니라 지역사회 장면에서 생활하고 있다" 고 언급하고 있다. Osorio(1991, 1993)에 따르면 재가 건강 케어기간의 제한의 확대는 성인 환자의 장기적 니즈를 충족하는 재가 건강 케어의 가능성을 제한하게 된다. 성인 데이케어는 지역사회에 기반을 둔 그룹 프로그램이며 고령자가 가정에 머무르는 것을 가능케 하면서 필요한 건강, 의료, 사회, 휴식(respite), 재활 등의 서비스를 제공하는 것에 의해서 대체가 되는 해결방법을 제공하고 있다(Conyers, 1996). 대부분의 성인 데이케어 센터는 기능장애를 가진 장애인에게 서비스를 제공하고 있으나 주간치료(day treatment), 주간 헬스 케어(day health care), 주간병원(day hospitals) 등이라고도 불리는 일이 있는 전문화된 센터 수의 증가는 능력 장애가 있는 젊은 성인에게도 이용할 수 있는 것이다(Osorio, 1991, 1993 : Weissert et al., 1990). 개별 프로그램은 강조하는 점이 다르기는 하지만, 모두는 각각의 지역사회의 정황 속에서 대상자가 가능한 한 효과적이고 자립적으로 기능할 수 있다는 목표를 공유하고 있다(American Occupational Therapy Association, 1986a).

국립 성인 데이케어기관(National Institute on Adult Day Care : NIAD)은 성인 데이케어를 1일의 어떤 부분 동안에 보호적 장면 속에서 건강지원, 사회지원 및 관련되는 지원 등의 서비스를 제공하는 개별 케어 계획(care plan)을 통해서 기능장애가 있는 성인의 니즈를 충족하기 위해 계획된 지역사회에 기반을 둔 그룹 프로그램이라 정의하였다. 성인 데이케어의 전반적 목표는 참여자가 가능한 한 높은 자립도의 상태에서 지역사회에서의 생활을 계속할 수 있도록 지원하는 것이기 때문에, 간병인에 대한 원조도 또한 서비스의 중요한 측면이어야 한다(NAID, 1990). 클라이언트나 참여자의 니즈를 충족하기 위해 전체론적 접근(holistic approach)을 하는 성인 데이케어는 작업치료 종사자에게 다양한 역할을 제안하고 있다(American Occupational Therapy Association, 1686a, 1986b : Osorio, 1991, 1993).

이 단원에서는 미합중국의 성인 데이케어 발전의 개요를 보여주고 성인 데이케어 프로그램의 모델을 하나의 연속체로서 강조한다. 또한 작업치료 종사자가 담당하고 있는 간접적, 직접적인 역할은 프로그램의 초점에 따라서 다양한 것이 될지도 모른다는 것도 언급한다.

미합중국에서의 성인 데이케어의 발전/DEVELOPMENT OF ADULT DAY CARE IN THE UNITED STATES

성인 데이케어라는 개념은 1950년대에 영국에서 처음으로 소개된 것으로 미합중국에서는 1960년대까지, 그리고 데이케어를 처음으로 도입한 **1965년의 미국고령자법**(Older Americans Act of 1965)의 영향을 받을 때까지는 도입되지 않았다(Conyers, 1996 : Epstein, 1992 : Osorio, 1991, 1993). 당초에는 이들의 프로그램의 목적은 계속적인 건강회복적인 서비스를 필요로 하는 만성질환의 고령자를 병원에서부터의 조기퇴원을 촉진하는 것이었다(Conyers, 1996). 1960년대와 1970년대 초기의 법률은 건강 서비스의 확대와 고령자를 재활 후에 지역사회 장면에 머무르게 하기 위해 필요한 자극, 활동 그리고 지원 서비스를 강조하는 것을 포함한 성인 데이케어 개념의 확장으로 유도하였다(Conyers, 1996 : Epstein, 1992). Weissert et. al., (1990)에 따르면, 1980년대 이래 신체장애, 지적 장애, 발달장애, 정신건강 니즈가 있는 젊은 성인이나 HIV를 가진 성인을 위한 전문화된 또는 특별한 목적을 가진 센터의 매우 큰 성장이 일어났다. 헬스 케어 시스템의 변화와 고령인구의 증가에 수반하여 성인 데이케어는 시설에서의 케어의 니즈를 연기하거나 제외하는 수단을 제공하는 것에 의해서 고령자나 특정의 모집단의 복잡한 헬스 케어 니즈에 대한 대체 가능한 접근을 제공하고 있다.

성인 데이케어 프로그램의 모델/ADULT DAY-CARE PROGRAM MODELS

데이케어 프로그램은 광범위한 건강 서비스, 사회 서비스, 지원 서비스를 제공하고 있다. 성인 데이케어 센터가 제공하는 서비스의 형태는 그 센터의 프로그램의 역점이나 철학, 참여자와 간병인의 니즈에 좌우되고 있다(Conyers, 1996 : Epstein, 1992 : Johnson, 1981 : Osorio, 1991, 1993). Johnson은 대부분의 서비스가 제공하고 있는 기본적 서비스는 전반적 간호, 사회사업(social work), 레크리에이션 활동, 일상생활활동의 지원, 개인위생의 감시, 점심식사, 지역사회 기관에의 의뢰를 포함하고 있다고 보고하고 있다. NIAD에 따르면 성인 데이케어 센터에서 제공하고 있는 서비스는 다음의 목표 중의 하나

이상을 충족하도록 계획되어 있다.

1. 그 사람의 최대수준의 자립을 촉진한다.
2. 그 사람의 현재 수준의 기능을 가급적 오래 유지하고 노화의 방지 또는 지연을 도모한다.
3. 그 사람이 가능한 한 높은 기능으로 회복하도록 재활을 제공한다.
4. 가족이나 다른 간병인을 위한 원조, 휴식, 교육을 제공한다.
5. 사회화와 동료와의 상호작용을 조성한다(NAID, 1990).

프로그램 스태프에 의한 치료적 환경과 여러 학문분야 사이의 초점은 "미국 성인 데이케어 프로그램 기준과 가이드라인(NIAD, 1990)"에 의해서 확인된 환자 케어의 주요 원리 중의 두 가지이다. NIAD의 기준은 각 주의 법규와 마찬가지로 프로그램 개발과 근무자의 요건에 대한 가이드라인을 제공하고 있다. 데이케어의 모델에도 불구하고 개별 참여자에게 제공되는 서비스는 기능평가에 기초하는 것이며 여러 학문분야 사이의 케어 계획과정을 통해서 개발된다. 근무자의 구성요건은 그 데이케어 모델과 제공되는 서비스에 따라서 다양하지만 케어 계획과정은 충분히 정의되어 있는 경우가 많다. 성인 데이케어 센터가 허가나 인가를 필요로 하는 주에서는 이 계획과정도 규칙으로 정해져 있다(NIAD, 1990 : Osorio, 1991 : Von Behren, 1988). 개별 케어 계획은 흔히 문제 지향적이며 특정의 목표, 활동, 시간의 틀 그리고 책임을 가진 스태프를 포함하고 있다(Osorio, 1991).

Osorio(1991)는 프로그램의 다양성은 한편으로는 허약하고, 위험한 환경에 있는 또는 절반 정도 자립하고 있는 참여자에게 서비스를 시행하는 사회모델 센터와, 다른 한편으로는 상당히 장애가 있는 참여자에게 서비스를 시행하는 의료/건강회복 모델 센터의 연속체로서 개념화하는 것이 최선이라고 제안하고 있다.

사회모델 센터

사회모델 센터는 사회적 고립, 가족원조의 결여, 신체적 허약성 또는 다른 유사한 특성 때문에 위험에 처하여 있지만 안정된 건강상태의 대상자에 대해서 지원적, 사회적, 레크리에이션적인 서비스를 제공한다. 선별검사(screening)나 정기적인 건강 모니터링은 입수할 수 있지만 서비스는 식사, 교통수단, 레크리에이션, 사회적 만남이라는 기본적 사안의 제공에 한정되는 경우가 많다. 예방이 주된 목표이다(Osorio, 1991). 이들의 프로그램은 사회보장법(Social Security Act) 제20장이나 미국고령자법 제3장에 따라 자금제공이 이루어지고 있다(American Occupational Therapy Association, 1996a : Conyer, 1996 : Johnson, 1981). 특히 미국고령자법의 제3장은 고령시민 센터와 같은 지역사회 프로그램을 통해서 고령자 개인에게 음식물이나 사회적 서비스를 제공하는 주의 기관(Area Agencies on Aging[고령자에 대한 지구기관])에 대한 연방정부의 자금제공을 포함하고 있다.

의료/건강회복 모델 센터

이들의 센터는 흔히 주간병원(day hospital) 또는 치료센터로 분류되고 불안정한 건강상태나 특정 기능장애를 가진 대상자에게 서비스한다. 대상자는 알츠하이머병, 파킨슨병, 류마티스관절염, 뇌혈관장애 또는 다발성경화증 등, 폭넓은 질병을 갖고 있는 경향에 있다(Griswold, 1998). 이 센터는 일반적으로 병원, 재활센터, 전문노인케어시설(skilled nursing care facilities)에 있거나 또는 의학모델 센터 안의 독립된 프로그램으로서 있고 그 목표는 참여자의 단기간의 치료와 참여자가 장기간에 걸치는 유지와 가끔씩 발생하는 건강회복 서비스를 받을 수 있는 사회모델 센터로 적절한 시기에 퇴원하는 것이다(Osorio, 1991). 제공되는 서비스는 그 현장에서의 간호 케어, 상담이나 계약에 기초하는 하나 이상의 치료, 의료 사회사업(medical social work). 치료적 레크리에이션 그리고 수정된 사회적, 레크리에이션적인 활동을 포함하는 일이 많다. 경우에 따라서는 예컨대 신체검사, 정신과, 치과 또는 족병학(podiatry)과 같은 의료 서비스가 제공되는 경우도 있다. 경우에 따라서는 기능의 유지와 기능회복이 주된 목표이다. 의료적/재활적인 데이케어는 빈민을 위한 의료보장제도(Medicade)나 민간보험을 통해서 자금이 제공되는 일도 있으나 데이케어의 클라이언트는 프로그램 참여의 자금으로 개인자산을 사용하여야 하는 일이 적지 않다(American Occupational Therapy Association. 1986a : Conyers, 1996 : Johnson, 1981 : Osorio, 1991).

작업치료의 역할 / OCCUPATIONAL THERAPY ROLES

Osorio(1993)는 철학적으로는 작업치료와 성인 데이케어의 양자 모두 성장과 발달을 향한 개인의 잠재적 가능성, 그리고 건전하다는 것의 정신적, 신체적, 사회적, 정서적, 영적, 환경적 측면과 같은 전체론적인 통합을 강조하고 있다고 지적하고 있다. 작업치료 서비스는 지각, 운동, 인지 그리고 심리학적 기술(psychological skills)의 유지 또는 강화를 도모하면서 신변처리와 여가활동에 종사하는 인간의 능력에 초점을 맞추고 있으나(American Occupational Therapy Association. 1986a) 작업치료 종사자의 역할은 성인 데이케어 프로그램이 두는 역점에 따라서 다양한 것이 될 것이다. 직접 서비스의 역할은 개개의 클라이언트의 니즈에 특화한 평가와 치료를 제공하는 대표적 과제를 포함한다. 성인 데이케어 장면의 작업치료사에 의해서 실행되는 간접 서비스의 역할에는 컨설턴트, 관리자, 사례관리자가 포함될 것이다. 이에 더해서 작업치료사의 역할에는 교육자, 연구자 또는 자문위원회의 구성원과 같은 역할도 포함될 것이다(Conyers, 1996).

남가주대학교에서 이루어진 최근의 연구는 작업치료가 고령자를 위한 재활 프로그램과 함께 효과적인 예방적 프로그램을 제공할 수 있다는 것을 보여주었다(Clark et al., 1997). 이 대규모의 연구결과는 "작업치료 프로그램은 순리적으로 건강 케어를 관리하기 위하여, 그리고 건강증진을 만들어 내거나 또는 적어도 진행을 늦추기 위하여 다른 서비스와 결부시켜서 사용할 수 있었다"는 것을 보여주고 있다(Clark et al., 1997, p.1325). 이 프로그램을 통해서 고령의 참여자는 "자기 활동의 균형을 잡는 것, 생활에서 건전한 결정을 하는 것, 그리고 자기 자신에 도전함으로써 침체(stagnation)를 일으킨다는 두려움을 직시하는 것을 학습하였다"(Mandel, Jackson, Zemke, Nelson, & Clark, 1999, p.16).

직접 케어의 임상의사

직접 케어를 제공하는 것은 작업치료사와 작업치료 조수로서 가장 일반적인 역할이다. 의료/건강회복을 강조하는 센터에서는 전문직 종사자는 전통적인 의료형의 장면과 유사한 서비스 즉, 참여자의 기능적 수행의 선별, 포괄적 평가, 치료 그리고 퇴원계획을 제공하기도 한다. 치료적 개입은 참여자에게 적응을 위한 기술을 가르치는 것, 스태프에게 참여자의 신변처리능력을 개선하거나 유지하기 위해 치료적 활동의 이용을 지도하는 것 그리고 해당되는 경우는 건강회복적인 프로그램을 제공하는 것을 포함할지도 모른다(American Occupational Therapy Association. 1986a, 1986b : Conyers, 1996 : Osorio, 1993).

아래에 데이케어 참여자에 대한 직접적 케어에 종사하는 임상의사의 역할의 한 예를 나타냈다.

> 72세의 은퇴한 교사이고 뇌혈관장애 때문에 왼쪽 편마비가 있으며 이전에는 지방의 병원과 전문노인 케어시설에서 재활 서비스를 받고 있었다. 거기서부터 퇴소할 때에 그녀는 결혼한 딸의 집으로 옮겨갔다.

그 이유는 자기로서는 자기 아파트에서 자립생활을 이미 할 수 없었기 때문이다. 이 클라이언트의 딸과 그 가족은 야간의 감시와 원조는 할 수 있었으나, 가족의 일의 형편상 주간에는 적절한 감시를 충분히 할 수 없었다. 이 클라이언트는 성인 데이케어 프로그램에 참여하였을 때 모든 일상생활활동(ADL)에서 최소한의 원조를 필요로 하였다. 그녀는 4점 지팡이로 이동하였으나 계속적인 언어에 의한 지시가 필요하였다. 그녀는 우울하였고 다른 참여자와의 관계를 끊는 일이 많았다.

작업치료 계획은 다음과 같은 것이 포함된 개별 케어 계획으로 되어있다.

- 그룹훈련 프로그램, 센터의 방침에 의한 처방된 활동 프로그램 그리고 홈 프로그램과 활동 프로그램의 개발을 통해서 기능유지와 구축예방을 위해 침해된 팔과 다리의 관리
- 그룹 활동에의 참여를 통해서 심리사회적 기술(skill)과 자립생활 기술의 향상. 이것에는 점심식사의 계획과 조리의 시간, 신변처리와 기본적 가사기술(homemaking skills)을 포함하는 ADL훈련 그리고 지역사회에의 외출을 포함한다.
- 가정환경 내에서의 자립을 확립하고 향상시킨다. 이것은 평가, 적응, 자립과 안전을 가능케 하기 위한 교육과 식사의 준비, 세탁, 가계관리에서의 기본적 가정관리훈련을 위한 가정방문을 통해서 이루어진다.

개별계획은 가족과 참여자의 니즈에 기초한 것이었다. 작업치료사는 주 3회 밖에는 서비스를 제공하지 않기 때문에 지시한 활동의 대부분은 이미 이 센터의 활동 프로그램에 포함되어 있도록 하였다. 이에 더해서 가족지도와 지원이 이 프로그램의 중요한 구성요소이었다.

활동 프로그램 코디네이터

작업치료사와 작업치료 조수는 활동 프로그램 코디네이터로서의 서비스도 할 수 있다. 활동 프로그램 코디네이터는 활동의 니즈와 선호(preference)를 결정하기 위해 각 참여자의 관심을 평가하고 클라이언트의 관심, 전반적인 활동의 니즈와 목표를 기록하는 활동계획을 작성하고 그리고 이들의 목표를 달성하기 위해 사용하는 활동을 확인한다. 활동 프로그램에는 참여자의 관심과 니즈를 충족하는 행사와 과제의 계획이 포함된다. 이들 프로그램을 계속 진행시키는 것은 계속적인 생활체험과 관심에 참여하는 동기와 기회를 제공하는 것에 의해서 정신적, 신체적, 사회적 능력의 저하를 방지하는 데에 기여하고 있다(Conyers, 1996). 일반적으로는 프로그램은 다양하고 개별적인 것만이 아니라 그룹에 의한 활동도 제공한다(Conyers, 1996 ; Neustadt, 1985).

사례관리자

사례관리자(case manager)의 역할은 작업치료사로서 새로운 것이다(American Occupational Therapy Association, 1991). 이 역할에 있어서 작업치료사는 임상 스태프와 클라이언트 또는 가족과의 사이의 연락 담당자로서 기능을 하는 내부 사례관리자로서 서비스를 하는 경우도 있다. 작업치료사는 클라이언트의 건강 니즈를 평가하고 촉진하고 계획하고 대변하는 것에 의해서 치료체제를 조정한다. 더 명확하게 한다면 사례관리자는 참여자의 개인적 대변자이다. 작업치료사는 클라이언트의 초회 선별검사(screening)를 시행하고 여러 학문분야에 걸치는 팀을 포괄적 치료계획의 준비와 정기적인 업데이트로 유도하며 다른 팀 구성원에 의한 개입을 감시하고 지역사회 지원 서비스를 평가하고 그리고 가족이나 케어 제공자의 연락 담당자로서 기능을 한다(American Occupational Therapy Association, 1991 : Conyers, 1996).

아래의 예는 내부 사례관리자로서의 작업치료사의 역할을 간단히 설명하고 있다.

> 작업치료사는 다양한 진단명을 가진 클라이언트에 대한 회복적 케어를 제공하는 성인 데이케어 시설의 팀 구성원의 한사람이다. 최근에는 대부분의 클라이언트가 가족과 생활하고 있고 지역의 재활병원이나 전문노인 케어시설로부터의 퇴원에 잇달아서 감시와 재활의 계속을 필요로 하고 있다. 다른 팀 구성원에는 물리치료사, 간호사, 레크리에이션치료사, 사회사업가(social worker)가 있다. 팀의 각 구성원은 지시된 클라이언트에게 개별치료(직접 서비스)를 제공할 뿐만 아니라 지정된 수의 클라이언트에 대한 내부 사례관리자의 책임도 맡아야 한다.

사례관리자로서 기능을 하고 있는 팀 구성원은 아래의 과제를 수행하는 경우가 있다.

- 프로그램 목표와 개선에 관해서 클라이언트나 가족과 정기적으로 의사소통을 한다.
- 치료체제를 조정한다.
- 클라이언트의 치료나 데이케어 참여 스케줄을 세운다.
- 포괄적 케어계획을 준비하고 정기적으로 업데이트하도록 여러 학문분야에 걸치는 팀을 유도한다.
- 치료 프로그램의 실행을 모니터한다.
- 지불자 측과의 연락 담당자로서 행동을 한다.
- 클라이언트의 관리에 도움이 되는 지역사회 지원 서비스를 평가한다.
- 개인적인 간병인, 가사 서비스, 홈 헬스 케어 등의 적절한 병후의 몸조리(aftercare) 지원 서비스를 조정한다.

작업치료사는 참여자가 성인 데이케어 센터에 출석하고 있는 동안은 계속 내부 사례관리자로서 있다.

컨설턴트

컨설턴트의 역할에서는 작업치료사는 직접치료를 제공하지 않는다. 오히려 전문적 지식을 성인 데이케어 서비스의 전개와 제공에 사용한다(Epstein, 1985 : Osorio, 1993). Osorio에 따르면 기술의 유지와 기능장애에의 적응에 역점을 두는 사회모델의 프로그램에서는 작업치료사는 활동의 적응, 환경 디자인, 그룹과정, 전문직 보조원 스태프의 훈련의 영역에서 효과적인 컨설턴트가 될 수 있다. 작업치료의 컨설턴트는 또한 특정 프로그램을 정의하고 발전시키는 것, 또는 기존의 문제나 잠재적 문제의 해결에 임하는 스태프를 지원하는 것에 의해서 데이케어 센터의 질을 높이기 위해 전문적 지식을 제공할 수 있다(Conyers, 1996). Epstein(1985)은 상담의 중요한 요소에는 조직이론과 조직의 다이내믹스를 이해하는 것, 효과적인 의사소통에 정통하는 것, 문제를 진단하여 적절한 해결책이나 전략을 제공하는 능력이 포함된다고 시사하고 있다.

아래에 컨설턴트의 역할에서의 작업치료사의 한 예를 든다.

> 어떤 대도시권에서는 고령자의 헬스 케어의 니즈에 대한 서비스에 관계하고 있는 어떤 교육병원이 성인 데이케어 프로그램을 개발하려하고 있었다. 그 조직의 경영진은 성인 데이케어의 개념을 이해하고 자기들의 모집단에 대한 그 타당성을 확신하고 있었음에도 불구하고 이 종류의 서비스 제공하는 것을 경험하지 못하였다. 이 프로그램과 적절한 건강 서비스나 사회 서비스를 전개하기 위해 관리자는 재활의 배경이 있고 성인 데이케어 프로그램의 컨설턴트와 제공의 경험을 가진 지방의 작업치료사를 헬스 컨설턴트로서 고용하기로 결정하였다.

컨설턴트의 활동에는 아래의 것이 포함된다.

- 이사회가 데이케어 프로그램의 모델이나 서비스에서 가능성을 가진 다양한 형태를 이해하도록 원조한다.
- 공간을 계획하는 데에 있어서의 지원과 가이던스(guidance)를 제공한다.
- 프로그램 계획을 작성하고 방침, 절차, 예산, 스태프의 필요조건을 전개한다.
- 지역사회 의뢰 소스(referral source)를 개발하는 데에 있어서의 지원과 가이던스를 제공한다.
- PR자료의 개발을 원조한다.
- 자금공급에 필요한 서류의 작성을 원조한다.
- 상근하는 시설장을 찾는 것을 지원하고 면접과정에 참여하였다.

컨설턴트의 서비스는 시설장의 채용 후 대략 6개월간 계속되었다.

관리자

성인 데이케어 프로그램의 관리자 또는 최고책임자는 그 기관의 전체적 운영에 책임을 진다. 이 사람은 프로그램의 계획 · 실행 · 평가만이 아니라 자금관리, 규칙의 준수, 시설의 마케팅에도 책임을 진다(Conyers, 1996 : Osorio, 1991). Conyers는 현재는 작업치료사가 성인 데이케어 프로그램의 관리자로서 고용되는 일은 드물지만 경험이 있는 사람은 이러한 프로그램을 지도하기 위한 리더십과 관리기술을 구비하고 있다고 지적하고 있다. Osorio(1991)에 따르면 감독자, 계획입안, 문서화와 같은 필요한 기술은 작업치료부문이나 개인개업의 관리에 있어서 반드시 필요한 사안과 유사하다.

맺는말 / *CONCLUSION*

고령자 인구가 착실하게 증가하고 또한 헬스 케어 제공이 시설에서부터 지역사회로 옮겨감에 따라 성인 데이케어 프로그램은 매력적인 것이며, 고령자의 복잡한 헬스 케어 니즈에 부응하는 비용효과가 있는 대안인 것처럼 생각된다. 작업치료사와 작업치료 보조원의 기술과 전문지식은 실행자에게 지역사회에 기반을 둔 장면에서의 다양한 고용의 기회를 제공하고 있다.

학습문제 / *STUDY QUESTIONS*

1. 미합중국에서는 어떠한 법률이 성인 데이케어 프로그램의 발전에 영향을 주어왔는지를 논의하시오.
2. 성인 데이케어 프로그램의 두 가지 기본 모델을 확인하고 보통 각각이 제공하는 목적, 가능성 있는 자금제공, 서비스에 대해서 설명하시오.
3. 성인 데이케어 프로그램에서 작업치료사가 필요하다는 것에 대해서 그 근거를 제시하시오.
4. 성인 데이케어 프로그램에서의 작업치료의 역할을, 예컨대 급성기병원이나 재활병원과 같은 전통적인 의학적 장면에서의 작업치료의 역할과 비교하고 대조하시오.
5. 당신이 사는 지역사회에서 새로운 성인 데이케어 프로그램의 개발과 자금제공의 전략에 대해서 논의하시오.

인용문헌

American Occupational Therapy Association. (1986a). Occupational therapy in adult day-care (position paper). *American Journal of Occupational Therapy, 40*(12), 814–816.

American Occupational Therapy Association. (1986b). Roles and functions of occupational therapy in adult day-care. *American Journal of Occupational Therapy, 40*(12), 817–821.

American Occupational Therapy Association. (1991). *Statement: The occupational therapist as case manager*. Rockville, MD: American Occupational Therapy Association.

Clark, F., Azen, S., Zemke, R., Jackson, J., Carlson, M., Mandel, D., Hay, J., Josephson, K., Cherry, B., Hessel, C., Palmer, J., and Lipson, L. (1997). Occupational therapy for independent-living older adults. *Journal of the American Medical Association, 278*(16), 1321–1326.

Conyers, K.H. (1996). Adult day care. In K. Larson, R. Stevens-Ratchford, L. Pedretti, and J. Crabtree (Eds.), *ROTE: Role of occupational therapy with the elderly* (pp. 453–484). Bethesda, MD: American Occupational Therapy Association.

David, D. (1996). Gerontology: The study of aging and older adults. In K. Larson, R. Stevens-Ratchford, L. Pedretti, and J. Crabtree (Eds.), *ROTE: Role of occupational therapy with the elderly* (pp. 15–24). Bethesda, MD: American Occupational Therapy Association.

Epstein, C.F. (1985). The occupational therapy consultant in adult day care programs. *Gerontology Special Interest Section Newsletter, 8*, 3–4.

Epstein, C.F. (1992). Adult day care consultation in a rural community. In E.G. Jaffe and C.F. Epstein (Eds.), *Occupational therapy consultation: Theory, principles and practice* (pp. 419–430). St. Louis, MO: Mosby.

Griswold, L. (1998). Community-based practice arenas. In M.E. Neistadt and E.B. Crepeau (Eds.), *Willard and Spackman's occupational therapy* (9th ed., pp. 810–815). Philadelphia: Lippincott.

Johnson, J. (1981). The community life program: A social model of day care for the elderly. In B. Jacobs (Ed.), *Working with the at-risk older person: A resource manual* (pp. 60–68). Washington, DC: The National Council on Aging.

Mandel, D., Jackson, J., Zemke, R., Nelson, L., and Clark, F. (1999). *Lifestyle redesign: Implementing the well elderly program*. Bethesda, MD: American Occupational Therapy Association.

National Institute on Adult Daycare. (1990). *Standards and guidelines for adult day care*. Washington, DC: National Council on Aging.

Neustadt, L.W. (1985). Adult day care: A model for changing times. *Physical and Occupational Therapy in Geriatrics, 4*, 53–66.

Osorio, L.P. (1993). Adult day care. In H.L. Hopkins and H.D. Smith (Eds.), *Willard and Spackman's occupational therapy* (pp. 60–68). Philadelphia: Lippincott.

Osorio, L.P. (1991). Adult daycare programs. In J.M. Kiernat (Ed.), *Occupational therapy and the older adult* (pp. 241–258). Gaithersburg, MD: Aspen.

Von Behren, R. (1988). *Adult daycare: A program of services for the functionally impaired*. Washington, DC: National Council on Aging.

Weissert, W., Elston, J., Bolda, E., Zelman, W., Mutran, E., and Mangum, A. (1990). *Adult day care findings from a national survey*. Baltimore: Johns Hopkins.

참고문헌

American Occupational Therapy Association. (1993). *Occupational therapy roles*. Rockville, MD: American Occupational Therapy Association.

Baum, C., and Law, M. (1998). Community health: A responsibility, an opportunity, and a fit for occupational therapy. *American Journal of Occupational Therapy, 52*, 7–10.

Coriensky, M., and Buckley, V.C. (1986). Day activities programming: Serving the severely impaired chronic client. *Occupational Therapy in Mental Health, 6*, 21–30.

Crist, P.H. (1986). Community living skills: A psychoeducational community based program. *Occupational Therapy in Mental Health, 6*, 51–64.

Hall, E.R. (1990). Day care and the continuum of care. *Community long term care services for the elderly* (pp. 25–30). New York: Haworth.

Hasselkus, B.R. (1992). The meaning of activity: Day care for persons with Alzheimer's disease. *American Journal of Occupational Therapy, 46*, 199–206.

Joe, B.E. (1996). Adult day care: A new opportunity. *OT WEEK*, December 12, pp. 18–19.
Levy, L.L. (1991). Occupational therapy in adult day care. *American Journal of Occupational Therapy, 40*, 814–816.
McDonald, K.C., and Epstein, E.P. (1986). Roles and functions of occupational therapy in adult day care. *American Journal of Occupational Therapy, 40*, 817–821.
Sanker, A., Newcomer, R., and Wood, J. (1986). Prospective payment: Systemic effects on the provision of community care for the elderly. *Home Health Care Services Quarterly, 7*(2), 93–116.

제 **10** 장

자립생활 프로그램

Independent Living Programs

■ 개요

서론

자립생활

- 의학모델과 자립생활 모델의 비교
- 자립생활운동

자립생활 프로그램

- 자립생활 프로그램의 유형
- 프로그램 중의 변화
- 자립생활 프로그램의 스태프

자립생활 프로그램에서의 작업치료의 역할

- 작업치료의 평가와 개입계획
- 문서화

핵심이 되는 용어

1990년의 미국장애인법
(Americans with Disabilities Act of 1990)
지역사회 지향성(Community orientation)
소비자 조절(Consumer control)
선택의 자유(Freedom of choice)
완전한 사회참여
(Full participation in society)
불이익을 만들어내는 환경의 특질
(Handicapping nature of the environment)
자립생활(Independent living)
자립생활 센터(Independent living center)
자립생활 모델(Independent living model)
자립생활운동
(Independent living movement)
자립생활 주거 프로그램
(Independent living residential program)
자립생활 이행 프로그램
(Independent living transitional program)
자립생활 계획 개별화 기록
(Individualized written independent living plan : IWILP)
의학모델(Medical model)
정상화(Normalization)
1973년의 재활법
(Rehabilitation Act of 1973)
1978년의 재활법 개정
(1978 Amendments to the Rehabilitation Act)
1986의 재활법 개정
(1986 amendments to the Rehabilitation Act)

학 습 목 표

이 단원은 독자가 아래의 것을 할 수 있도록 적은 것이다.
- 의학모델과 자립생활 모델을 비교하고 대조한다.
- 자립생활 프로그램의 역사와 철학을 설명한다.
- 자립생활 프로그램의 발전에 영향을 주는 법률을 설명한다.
- 자립생활 프로그램의 종류의 차이를 설명한다.
- 자립생활 프로그램에서의 작업치료사의 역할을 검토한다.

서론 / INTRODUCTION

1970년대 이전에는 장애인의 니즈에 대처하기 위해 (1)의학적 재활 모델, (2)직업재활 모델의 두 가지의 서비스 제공 모델이 우위를 차지하고 있었다. 한때는 외상성 손상 후나 능력 저하를 초래한 질병의 발견 후에 안정된 상태에 이른 사람들은 전형적으로는 의학적 재활 프로그램에 위탁되었다. 여기서 그 사람은 의사, 간호사, 작업치료사, 물리치료사, 언어치료사, 기타의 많은 헬스 케어 전문가의 서비스를 받게 되었다. 의사의 지시에 따라 헬스 케어 전문가는 그 사람이 충분히 재활의 잠재적 가능성에 도달하도록 지원하기 위해 각각의 전문분야에 기초하는 계획을 입안하게 되었다. 가정에서 적절한 지원이 얻어지거나 완전히 자립할 수 있었던 경우에는 그 사람은 최종적으로는 자기의 집으로 퇴원하였다. 그렇지 않으면 그 사람은 장기 케어시설로 옮겨졌다.

만일 그 사람이 취업을 추구하는 근력이 있다고 생각되는 경우, 그 사람이 경쟁적 취업에 대한 준비를 하기 위해 추가적인 훈련이나 서비스를 제공할 수 있는 직업재활 프로그램에 위탁될 수도 있다. 그러나 이들 두 가지의 서비스 제공 시스템 사이에는 격차가 있었다. 이러한 이유 때문에 적절한 지역사회 지원 서비스를 받고 자립해서 생활할 수 있었던 많은 사람들이 시설에 수용되었다. 다른 사람들은 다행스럽게도 적어도 부분적으로 접근할 수 있는 주택을 발견할 수 있었다 하여도 그들의 가정환경에 국한되어 있었다. 자택에서 생활하고 있는 사람조차도 식료품이나 약의 처방전을 받는 것 같은 생존을 위해 필요한 과제를 수행하기 위해 다른 사람에게 의존하고 있었다. 일반적으로 지역사회는 접근 가능성이 없었다. 휠체어에 탄 사람이 인도로 올라갈 수 있도록 인도의 경계석을 비스듬히 깎아내는 것은 설사 있었다 해도 극히 약간이었다. 레스토랑이나 쇼핑센터 안에는 접근이 가능한 화장실이 없었다. 충족되지 않은 니즈 또는 거의 입수할 수 없는 적은 서비스를 추구하기 위한 집중관리가 된 의료 시스템에 대처하는 옹호 프로그램은 없었다. 장애인은 직업적 재활 또는 의학적 재활의 전문가가 그들에게 주는 것 이외에는 단합하여 목소리를 내는 일은 없었다. 자립생활 운동은 장애인이 보다 큰 자율성과 보다 나은 서비스와 자기결정을 갖는 것 같은 니즈로부터 일어난 것이었다.

이 단원에서는 자립생활 모델이 접근에 있어서 의학적 모델과 어떻게 다른가를 포함하여 자립생활 프로그램과 결부되어 있는 개념을 설명한다. 자립생활 운동에 영향을 미친 주요 법률을 그 철학과 지역사회 지향성에 역점을 두면서 간결하게 설명한다. 자립생활 프로그램에서 작업치료가 담당하는 역할에 관한 검토와 연관시키면서 다양한 종류의 프로그램을 제시한다. 이 단원은 또한 자립생활 프로그램에서의 작업치료 종사자의 역할을 설명하는 두 가지 사례연구도 제시한다.

자립생활 / INDEPENDENT LIVING

자립생활이란 "의사결정과 일상생활활동을 수행할 때에 다른 사람에게 의존하는 것을 최소한으로 하는 받아들일 수 있는 옵션을 선택하는 것에 기초하여 자기의 생활을 통제하는 것이며 이것에는 자기의 문제를 관리하는 것, 지역사회 내에서의 일상생활에 참여하는 것, 사회적 역할을 수행하는 것, 자기결정과 다른 사람에 대한 신체적 심리적 의존의 최소화로 유도하는 의사결정이 포함된다(Frieden & Cole, 1985, p.735)". 자립생활의 옹호자는 장애인이 지역사회에서 자립하여 생활할 수 있도록 의학적 재활과 직업 프로그램과의 격차에 가교역할을 하도록 작용하고 있다.

의학모델과 자립생활 모델의 비교

의학모델과 자립생활 모델의 비교는 이 두 가지 모델의 차이를 명백히 하는 데에 유용하다. 양 모델 모두가 장애인의 자립을 촉진하려고 하고 있음에도 불구하고 이 목표에 각각의 모델이 접근하는 방법은 크게 다르다.

전통적으로 작업치료사는 의학모델 안에서 교육을 받고 실행하여 왔다. 의학모델에서는 의사는 환자에게 헬스 케어 팀이 제공하는 서비스의 주된 의사결정자이고 최종 책임을 지는 팀의 전문가이다. 보통 문제는 일상생활활동(ADL)을 수행하거나 돈벌이가 되는 일자리에 취업하는 그 사람의 능력 저하에 의해서 볼 수 있다. 어느 쪽 상황에서도 "문제는 그 사람 안에 있다고 간주된다. 따라서 변화하여야 하는 것은 그 사람이다. 해결방법은 처방된 치료적 프로그램에 따르는 것에 걸려 있다(DeJong, 1981, p.21)."

자립생활 모델에서는 자기가 참여하는 서비스를 결정하는 주된 의사결정자는 소비자(서비스를 받는 사람)이다. 최종목표는 ADL의 수행 또는 돈벌이가 되는 취업이라는 것을 훨씬 초월하여 개인이 자기주도성과 사회에의 완전한 참여를 추구하는 것이다. 자립생활 모델에서는 극복하여야 할 문제는 개인의 신체적, 정신적 또는 정서적인 제한된 상태가 아니라 접근할 수 없는 환경, 다른 사람들의 부정적인 태도, 이에 더해서 재활과정 그 자체라고 정의된다. "재활 패러다임이 제시하는 해결방법에서 가장 주목해야 할 문제는 전문가와 클라이언트와의 관계에 의존성을 야기하는 특징에 있다(DeJong, 1981, p.22)". 이들 문제의 해결방법은 자조, 소비자에 의한 조절, 장벽 또는 동기를 억제하는 것의 제거, 동료상담(peer counseling) 및 옹호, 대변이다.

자립생활 운동

자립생활 운동은 불리한 상황에 놓인 사람들을 위해 평등을 대변하는 사회운동이며 시민 평등권운동, 소비자운동, 탈의료화, 탈시설화, 자조(self-help)를 포함하는 몇몇 다른 사회운동의 결과물이었다. "따라서 장애인운동은(1960연대에서부터 70년대에 걸쳐서 미국 서부에서 일어난 많은 사회운동과 마찬가지로) 미합중국에서 일어난 것이며, 미합중국에서는 위에서 언급한 사회적 세력이 가장 영향력을 갖고 있기 때문이다(Craddock, 1996,p.18)". 더구나 제2차 세계대전, 한국전쟁, 베트남전쟁의 결과, 많은 젊은 장애인이 증가하고 의료기술의 확대를 촉진하였다. 사람들은 현재는 이전이라면 죽음에 이르는 외상에서부터 생환하고, 중증의 기능장애인도 보다 장기간에 걸쳐서 살 수 있게 되었다(이 운동의 타이밍에 영향을 미친 또 하나의 요인).

법률

1950년대 이전부터 재활 전문직은 경쟁적 취업이 모든 장애인을 위한 옵션이 아니라고 인식하고 있었다. 이들 재활 전문가들은 비록 성공은 못했지만 장애인이 지역사회에서 자립하여 생활을 할 수 있게 하는 서비스에 대한 예산조치를 가능케 하는 입법화에 작용하였다. 마찬가지의 법안이 1960년대에 기안되었으나 그 초안은 기존의 직업재활 프로그램의 직업적 목적과는 일치하지 않기 때문에 성립되지 못하였다(DeJong, 1983).

1973년에 닉슨대통령이 공법 93-112로서 알려져 있는 **재활법**에 서명하였다. 이 법안의 자립생활에 관한 조항은 삭제되었음에도 불구하고 이 법률은 자립생활 운동의 발전에 있어서 중대한 것이었다. 1973년의 재활법은 중증의 장애인에 대한 우선적인 서비스를 명령하고 연방정부 내 및 연방정부와 계약한 조직에 의한 차별철폐 조치에 기초하는 장애인 고용계획을 명령함으로써 장애인에게 시민 평등권을 주고 또한 연방정부의 출자를 받은 프로그램에서의 장애를 이유로 한 차별을 금지하였다(DeJong, 1983). 더욱이 자금은 궁극적으로는 의학모델과 직업재활 모델 그리고 사회에서 적절하게 기능을 하는 장애인의 능력 사이의 서비스의 격차를 확인한 포괄적인 니즈 평가의 연구를 위해 선정되었다. 카터대통령이 서명한 **1978년의 재활법 개정**(공법 95-602)은 "연방정부의 자립생활운동에의 참여의 시작을 표시하였다. 장애인이 자립하여 생활하는 것을 지원하는 것을 주된 목적으로 하는 프로그램이 처음으로 만들어졌다"(Verville, 1979, p.447). 이 법률의 제VII장 Part A는 간병인의 케어(attendant care), 동료상담, 가사나 교통의 지원과 같은 자립생활 프로그램에서의 통합적 서비스의 제공을 포함하는 것이었다. 이것은 또는 미합중국에 있어서의 자립생활 지원센터의 설치, 운영, 재정지원을 가능케 하였다.

1986년의 재활법 개정(공법 99-506)은 자립생활 서비스를 받은 개인의 기준을 확립하였다. 이 기준에는 (1) 자립 또는 지역사회통합에 상당한 장애가 있는 신체적, 정신적 장애, (2) 소비자가 서비스에 의해서 자립과 지역사회 통합을 달성할 수 있을 것이라 기대할 수 있는 합리적인 이유를 포함하고 있다.

1990년의 미국장애인법(공법 101-336)은 장애인의 시민 평등권에 영향을 미친 가장 포괄적인 법률이라고 많은 사람들은 생각하고 있다. 부시대통령에 의해서 법률로서 서명된 이 **미국장애인법**(Americans with Disabilities Act : ADA)은 장애인에 대한 시민 평등권의 보호를 연방정부의 프로그램을 넘어서 다른 공적 기관과 민간기관의 양자의 프로그램으로 확대하였다. ADA는 (1) 고용, (2) 공공주택, (3) 주 및 지방정부, (4) 공공교통, (5) 원거리 통신의 5개 영역을 다루고 있다(American Occupational Therapy Association, 1993a). ADA의 상세한 것에 대해서는 제5장 "법률과 정책의 문제"를 참조하기 바란다.

요약하면, 1973년의 재활법에 의해서 인가된 연구는 자립생활 프로그램에 대한 니즈를 확인하고 또는 1978년의 같은 법 개정은 이들 프로그램에 대한 자금을 제공하였다. 1986년의 개정은 자립생활 프로그램에의 참여기준을 확립하고 그리고 재활법의 시민 평등권의 부분과 ADA는 장애인을 사회에 통합하도록 명령하고 있다.

철학

자립생활 운동의 철학은 장애인의 선택의 자유와 평등을 강조하고 있다. "가장 중증의 장애를 포함하는 장애인은 그들 생활의 모든 측면에서 자기 주도적이고 자립적으로 되는 능력과 욕구를 가지고 있다(DeJong, 1981, p.1). 자립생활운동은 어떠한 행동방침이 최선인지를 장애인에게 결정시키는 소비자 통제(consumer control)를 옹호하고 있다. 실제로 장애인의 니즈를 잘 알고 있는 사람은 장애인 이외에는 아무도 없다(Shapiro, 1994).

자립생활철학에 기여하고 있는 개념에는 정상화(normalization), 선택의 자유, 완전한 사회참여, 물리적 환경에의 접근이 포함된다. 정상화란 간단하게 말하면 개인이 선택하는 것과 같은 정도의 보통의 생활을 영위하기 위하여, 그리고 보통으로 생활하는 기회를 갖기 위한 권리이다. 예로서는 그룹 홈이나 요양원에서보다는 자택이나 아파트에 생활하는 권리를 들 수 있다.

선택의 자유는 장애인이 비장애인과 같은 선택권을 가질 권리와 주어진 선택권으로부터 혼자 힘으로 결정하는 권리의 양자를 포함한다. 예컨대 장애인은 결혼할 권리, 아이를 입양할 권리, 생활하는 장소

표 10-1

법률의 연대표

제정연도	법률명	요점
1973	재활법(공법 93-112)	중증의 장애를 가진 사람들에 대한 서비스의 우선순위를 확립하였다. 연방정부 내에서의 차별철폐 조치에 의한 고용 프로그램을 제공하였다. 연방정부의 자금을 받은 프로그램에 대한 장애를 이유로 한 차별의 금지
1978	재활법 개정(공법 95-602)	자립생활 센터의 설립과 운영을 위해 재정지원
1986	재활법 개정(공법 99-506)	자립생활 서비스를 받는 사람들의 기준을 확립
1990	미국장애인법(공법 101-336)	장애인의 시민 평등권 보호를 공적, 사적 단체로 확대하였다.

를 선택할 권리가 있다. 각자는 재정적으로 보장되는 같은 기회와 평등한 기회를 갖고 있다. 장애인은 외적으로 수가(rewards)나 결과를 강요됨이 없이 지정된 날에 치료를 받거나 받지 않을 것을 선택할 수 있어야 한다.

완전한 사회참여란 장애인이 투표하고 정치에 참여하거나 또는 자기가 선정한 장면 안에서 존중되는 권리를 포함하고 있다. 장애인은 콘서트, 프로농구시합, 고등학교의 시합에 가서 "장애인용 좌석"이 아니라 가족이나 친구들과 함께 앉을 수 있어야 한다.

마지막으로 자립생활운동은 불이익을 만들어내는 환경의 특성에 대한 인식을 높이도록 하고 있다. **자립생활 철학 하에서 일하는** 치료사는 개인을 바꾸기보다도 접근성을 높이기 위해 환경요인을 바꾸는 것에 초점을 맞추고 있다. 예컨대 이동에 휠체어를 사용하는 사람이 아직 현관이 너무 좁아서 휠체어를 조종할 수 없다. 자립생활의 철학을 사용하면 좁은 통로를 출입하기 위해 목발을 사용하도록 그 사람의 균형기능이나 팔의 능력을 개선하기 보다도 통로를 넓히도록 대변할 것이다.

이 철학은 장애인에게 접근할 수 있는 물리적 환경을 만들도록 대변하는 한편, "불이익을 만들어내는 환경의 특성"이라는 좁은 해석을 넘어서 장애인에 대한 부정적 태도, 차별적 의견이나 행위와 같은 잘 보이지 않는 장벽에 대처하는 것으로 확대하고 있다.

지역사회 지향성

자립생활은 그 지역사회 지향성(community orientation)이라는 점에서 전통적인 재활과는 다른 것이다. 전통적인 의학적 재활 프로그램은 그 사람이 주로 가정환경 속에서 기능할 수 있는 일상생활활동(예 : 식사, 몸 단정히 하기, 착탈의, 목욕, 배설)과 수단적 일상생활 동작(예 : 수표책의 수입과 지출을 맞춰 보는 것, 세탁을 하는 것)에 초점을 맞춰 왔다. 어떤 프로그램, 특히 직업재활 프로그램은 장애인을 일터로 복귀시켜 통합하는 것에 노력하고 있다. 그러나 이들 재활 프로그램은 어느 것도 그 사람을 보다 큰 지역사회로 복귀시키는 통합에까지는 가지 않았다. 자립생활 프로그램은 집 찾기나 개인 간병인의 관리, 교통, 지역사회에의 물리적인 접근 그리고 그것이 제공하는 모든 문제를 다루고 있다.

자립생활 프로그램/INDEPENDENT LIVING PROGRAMS

자립생활 프로그램은 장애인이 자립한 생활양식을 달성하고 유지하도록 하기 위하여 장애인의 니즈에 맞춰서 만들어진 지역사회에 기반을 둔 서비스이고 대변조직이다(ILRU Research and Training Center on Independent Living). 대부분의 자립생활 프로그램은 지역사회에 기반을 두고 비영리적이며 입소 시설이 아니라 소비자가 통제하는 것이다(즉 이 프로그램의 개발과 서비스 제공에 관여하는 대다수의 사람들은 장애인이다).

1992년에 미합중국에는 400이상의 자립생활 프로그램이 있었다(Egan, 1992). 그러나 프로그램의 대부분은 자립생활을 촉진하는 서비스를 제공하고 있었지만, 자립생활 프로그램이기 위한 기준에 도달하지는 못하였다. 이들의 프로그램은 전형적으로는 "자립생활 서비스 제공자"라 불리고 있었다. 의학적 치료 서비스, 보호 작업장(sheltered workshop) 그리고 의료기기 제공자 등은 자립생활 서비스 제공자의 예이다. 이러한 프로그램은 자립생활 프로그램을 위한 의뢰 소스(referral source)로서의 역할을 수행하고 있다.

자립생활 프로그램의 유형

자립생활 프로그램은 그 시작 이래 세 가지의 상이한 유형으로서 발전하여 왔다. 즉 (1) 센터, (2) 이행 프로그램(transitional program), (3) 재가 프로그램이다. 자립생활 프로그램의 최초의 개념은 자립생활 센터라고도 불리는 비거주 프로그램이었다. 연방정부의 자금을 받기 위해서는 자립생활 센터는 적어도 아래의 네 가지 서비스를 제공하여야 한다. 이들은 (1) 이용할 수 있는 서비스를 제공하는 기관에 관한 정보의 제공이나 의뢰(예 : 주택, 교통, 보조 케어 등), (2) 동료상담, (3) 옹호 서비스, (4) 일상생활 기술훈련이다. 더욱이, 이 프로그램은 비영리, 비거주, 소비자 통제이어야 한다. 센터의 스태프나 이사회(board of directors)를 포함하여 그룹의 의사결정에 관여하는 사람들은 적어도 51%가 장애인이어야 한다(Egan, 1992, p.15). 자립생활 센터의 주된 기능은 장애인이 지역사회 안에서 자립한 생활을 "계속" 할 수 있도록 하는 것이라 말하는 사람도 있다.

어떤 **자립생활 이행 프로그램**에서는 그 목표는 그 소비자를 보다 의존적인 생활상황에서부터 보다 자립적인 상황으로 옮기는 것이다. 자립생활기술의 훈련은 이들 프로그램의 열쇠가 되는 것이며 전형적으로는 보조자의 관리, 교통기관과 이동, 금전관리, 의료의 유지, 자기주장, 사회적 기술 생활상의 준비, 성생활의 문제, 그리고 가능하다면, 교육이나 직업의 기회의 탐구와 같은 것이 포함된다. 이행 프로그램은 목표 지향적이다(대상자는 가까운 장래에 생활하는 장소와 유사한 지원적 환경 속에서 기술을 학습하고 연습한다). 또한 기일이 정해진다(지원은 계속적 또는 영속적으로 제공되도록 계획되어 있지 않다). 비록 소비자의 참여가 장려되고 있기는 하지만, 이 이행 프로그램은 반드시 소비자가 통제한 것이 될 필요는 없다.

자립생활 거주 프로그램은 중증 장애인이 시설에서 생활하는가, 가족과 함께 생활하는가의 선택을 할 수 있도록 설계되어 있다. 이러한 프로그램은 보조자에 의한 케어나 교통과 같은 서비스를 조정하거나 또는 입주해서 살면서 직접 제공하는 프로그램이다. Bachelder (1985, p.104)에 따르면 아래와 같이 된다.

> 자립생활 프로그램의 거주에 관한 수단은 다양하며 그것에는 단독주택이나 아파트의 몇 개의 개개의 방(individual rooms), 독립된 시설에서의 아파트 형태의 유닛, 개조한 모텔, 가장 많은 사람들이 생활할 수 있는 기숙사 형태의 건물 등이 포함된다.

소비자가 관여할 기회가 제공되지만 그 관여의 정도는 거주 프로그램에 따라 다양하다. 거주만의 프로그램은 불과 6%뿐이다(Bowen, 1994).

프로그램의 변화

자립생활 프로그램은 보통 서비스 장면의 형태(센터, 이행 또는 거주)에 의해서 분류되지만, 이들은 얼마간의 다른 방법에서 다를 수 있다. 그러한 차이의 하나는 서비스 제공의 방법이다. 1994년에 Bowen은 대부분의 프로그램은 그것 자체 또는 계약에 기초하여(48%) 서비스를 제공하고 있다는 것을 발견하였다. 어떠한 것은 주로 의뢰에 기초하여 서비스를 제공하고 있다(7%). 기타는 양쪽의 서비스 제공방법을 사용하고 있다(43%). 자립생활 프로그램의 약 절반은 참여를 위한 사전조건으로서 또는 참여에 부수되는 것으로서 직업적 목표를 필요로 하고 있으나 한편 다른 것은 이 필요조건이 없다(Richards, 1981, p.36). 그리고 어떤 프로그램(28%)은 단일 모집단의 소비자(예 : 청각장애인이나 뇌성마비자)에게만 서비스를 제공하고 있으나 대부분의 프로그램(72%)은 다양한 장애인에게 제공하고 있다(Bowen,

1994). 원래 자립생활운동은 신체장애가 있는 젊은 성인에 초점을 맞추고 있었다. 최근에는 이 운동은 모든 연령의 사람들 또는 인지나 정서의 장애가 있는 사람들을 포함하는 것으로 확대하고 있다.

당초 대부분의 자립생활 프로그램은 대학의 캠퍼스 가까이에 위치하였었다. 자립생활운동이 전개됨에 따라 프로그램은 도시지역으로 옮겨갔고 다음으로 시골지역으로 옮겨갔다. 현재는 대부분의 프로그램이 지리적으로 도시지역의 사람들에게(57%), 일부가 농촌지역 사람들에게 제공되고 있고 기타(13%)는 양쪽 장면의 소비자에게 서비스를 제공하고 있다(Bowen, 1994).

마지막으로 프로그램의 주된 자금 공급원은 다양하다. 프로그램의 약 1/3(31%)이 복수의 자금 소스로부터 제공을 받고 29%가 연방정부 자금을 주된 자금으로 하고 있다. 14%가 재활기관의 자금을 주로 받고 있으며, 한편 11%가 기타의 조성금을 얻고 있다. 6%가 주로 서비스에 대한 요금부과에 의해서 자금공급이 되고 또한 1%가 기부를 통해서 자금을 조달하고 있다. 나머지 7%의 자금 소스는 기타의 확인되지 않은 자금을 사용하고 있다(Bowen, 1994).

자립생활 프로그램의 스태프

자립생활 프로그램의 스태프를 배치하는 패턴은 프로그램의 유형, 제공하는 서비스, 장소, 대상자의 인원수, 자금 등 다수의 요인에 따라서 다양하다. 자립생활 프로그램에 전형적으로 볼 수 있는 대다수의 스태프의 역할과 기능은 이 절에서 설명된다. 1978년의 재활법 개정은 장애인이 자립생활 센터의 방침결정과 운영에 실질적으로 관여하도록 요구하였다. Bowen(1994)은 자립생활 프로그램의 90%가 장애가 없는 몇 사람인가의 사람을 고용하고 있다는 것을 발견하였으나 운영, 스태프, 이사로서의 지위를 차지하기 위해 자격을 갖춘 장애인을 찾는 온갖 노력을 하고 있다.

대부분의 자립생활 프로그램은 그 프로그램의 CEO인 한사람의 이사에 의해서 이끌어지고 있다. 그 사람은 전체의 운영에 책임이 있고 프로그램의 수석 대변인이다. 이 관리자는 이사회에 출석하여 이 프로그램의 방침 작성을 지원한다(Arkansas Rehabilitation Research and Training Center, 1980).

보다 큰 프로그램에서는 프로그램의 계획과 운영을 감독하는 데에 있어서 도와주는 부관리자(assistant director)가 필요할지도 모른다. 때로는 부관리자에게도 예컨대 동료상담 프로그램, 가옥이나 교통과 같은 특정 프로그램의 구성요소의 전개와 직접적 감독의 책임이 주어진다.

개인적 간병 서비스의 코디네이터는 채용, 훈련, 의뢰, 지역사회에의 간병 서비스의 배치에 책임을 갖고 있다. 코디네이터는 개인적 간병인의 이용을 계획하고 있는 소비자에 대한 안내 프로그램을 개발한다. 코디네이터는 또한 개인적 간병 서비스의 자금 소스에 관한 최신의 지식을 갖고 소비자가 이러한 자금을 확보하는 원조에도 책임을 지고 있다.

자립생활기술의 코디네이터는 자립생활의 전문가를 감독하고 지역사회의 소비자에게 필요한 자립생활 기술을 육성하는 프로그램을 만들어낸다. 자립생활 기술의 코디네이터는 또한 적절한 의뢰가 이루어지도록 지역사회에서 입수할 수 있는 서비스에 뒤떨어지지 않게 하여야 한다. 자립생활 전문가는 기술의 훈련, 카운슬링, 교육, 다른 기관에의 의뢰와 같은 것을 포함하는 수많은 서비스에 의해서 소비자를 지원한다. 자립생활 전문가는 보통 소비자와 대면접촉(face to face contact)을 하는 스태프이다.

재정상의 혜택에 관한 카운슬러는 재정상의 혜택과 그 수급자격에 관한 정보와 카운슬링을 제공하고 장애인을 위해 사회보장 · 복지국과 같은 자금제공기관과의 교섭을 대변한다(Arkansas Rehabilitation Research and Training Center 1980). 자립생활 전문가는 이 업무도 담당하게 될 것이다.

기타의 스태프를 고용하고 있는 자립생활 프로그램도 있다. 만일 직업을 강조한 프로그램이라면 취업 서비스의 전문가가 고용되는 경우가 있다. 가옥 전문가는 집에 접근할 수 있도록 개조하는 것에 관한 조언을 하거나 또한 그 지역사회 안에서 입수할 수 있는 가옥에 대한 것을 알고 있다. 교통 전문가는 접근 가능한 교통기관을 추구하여 대변하고 승용차나 승합차의 개조에 관한 정보를 제공한다. 교육 전문가는 모든 분야의 교육에 관해서 정통하고 있으며 장애인이 교육기관에 대처할 때에 대변자로서의 서비스를 시행한다.

특정 진단을 받은 소비자의 모집단이 그 프로그램의 통원 가능거리에 거주하는 경우는 특정 모집단의 코디네이터가 그 특정 모집단에 특유의 니즈에 대처할 수 있다. 많은 프로그램은 동료상담역(peer counselor, 자기와 같은 장애인에게 카운슬링을 하는 장애인들)으로서 서비스하는 자원봉사자가 있으나 몇 가지의 프로그램에서는 동료상담역을 고용하고 있다. 어느 쪽 상황에서도 동료상담 프로그램의 코디네이터가 필요하다. 대부분의 프로그램에서는 청각장애인을 위해 통역사를 제공하거나 계약하고 있다(Bowen, McNally, Kearney-Sadler, Richards, 1994).

자립생활 프로그램의 대다수에는 이사회가 있다. 이들의 결정기관은 프로그램의 방침을 정하고 규칙을 결정한다. 그 구성원은 전형적으로는 장애인에 대한 관심을 갖고 각각의 지역사회에서 활동적인 구성원인 인물이다. 자립생활 프로그램의 대부분의 이사는 자원봉사자이다(Arkansas Rehabilitation Research and Training Center, 1980). 몇 개의 프로그램에는 자문위원회도 있다. 그 프로그램의 이사장이 정보나 지원을 요구할 수 있는 전문가를 포함하는 경우가 많다.

자립생활 프로그램에서의 작업치료의 역할/ *OCCUPATIONAL THERAPY' S ROLE IN INDEPENDENT LIVING PROGRAMS*

1993년의 성명에서 미국작업치료협회(AOTA)는 작업치료 종사자가 자립생활 프로그램에서 중요한 역할을 수행할 수 있다고 확정하였다(AOTA, 1993b). 이에 따르면 아래와 같이 된다(1993b, p.310).

자립생활운동의 철학은 작업치료의 철학과 어느 쪽도 지역사회 안에서 가능한 한 자립하여 생활하는 개인의 권리를 옹호하고 있고 또한 어느 쪽도 그러한 과정을 촉진하도록 환경이나 태도를 촉진하기 위해 일한다는 점에서 유사하다. 작업치료 종사자는 개인과 환경 사이의 다이내믹한 상호작용에 대한 이해를 갖고 또한 주어진 환경 속에서 기능하는 개인의 능력을 강화하기 위해 개조를 제안하거나 실행할 수 있다고 하는 것처럼 자립생활 장면에서의 서비스를 제공하기 위한 독자적인 자격을 갖추고 있다.

> 작업치료 종사자는 자립생활 프로그램에서 다수의 역할을 맡을 것이다. 작업치료 종사자는 자립생활 프로그램에서 일할 때, 적절한 의뢰를 하기 위해 이용할 수 있는 지역사회의 자원에 정통하여야 하고 자립생활의 철학을 지지하여야 하며 또한 소비자의 자율성의 옹호자이어야 한다. 작업치료 종사자는 의뢰에 기초하는 컨설턴트나 고용주로서 일할지도 모른다. 그리고 단순히 한사람의 작업치료사, 자립생활 전문가, 사례관리자, 관리자 또는 장애인의 옹호자로서 기능할지도 모른다. 그럼에도 프로그램의 리더십이나 지휘는 "신체가 건장한 전문가는 그 프로그램을 위해 전문지식을 제공할 수는 있으나 자립생활에의 전진을 시작하는 데에 반드시 필요한 동기부여나 역할 모델을 제공할 수 없기 때문에(Berrol, 1979, p.457)" 장애인의 지역사회 내부에서부터 나오는 것이 가능하도록 해야 한다.

서비스는 전형적으로 임상 장면에서가 아니라 소비자의 자택이나 그 지역사회에서 제공된다. 이것은 소비자에게 "현실의 환경"에서 학습하는 기회를 제공하는 것과, 소비자가 정보를 다른 장면으로 일반화하는 것을 필요로 하지 않는 것이 이상적이다. 그러나 이것은 작업치료 종사자가 치료계획 입안과 그 실행을 더한층 창조적으로 시행할 것을 필요로 할지도 모른다. 지역사회의 환경은 의학적 환경에서처럼 간단히 조작할 수 없고 적응할 수도 없다. 이와 같이 자립생활 프로그램에서의 작업치료 실행은 보다 상급수준의 것이고 입문수준의 작업치료라고는 생각되지 않는다(American Occupational Therapy Association, 1993b).

자립생활의 법규는 작업치료 서비스의 이용을 강제하고 있지 않다. 또한 작업치료를 주된 치료라고 확인하고 있지 않다(Baum, 1980). 그러나 미합중국의 약 절반(46%)의 자립생활 프로그램은 소비자에 대한 서비스에 작업치료 스태프를 사용하고 있다(Bowen, 1994).

작업치료의 평가와 개입계획

자립생활 프로그램에서 작업치료사가 사용하는 평가방법은 전형적으로는 의료장면에서 사용되고 있는 것과 크게 다르지는 않다. 작업치료사는 여전히 과제를 수행하는 소비자의 능력과 마찬가지로 활동과 그것이 실행되는 상황을 분석할 것이다. 다음으로 치료사는 수행을 위한 장벽을 확인하고 그것에 따라서 권고할 것이다. 그러나 자립생활의 장면에서는 그 접근방법은 다르다. 자립생활 장면에서는 작업치료 서비스에 대한 의뢰는 의사에 의해서 이루어지는 것이 아니기 때문에 작업치료사는 의사의 의뢰의 유무에 관계없이 주정부의 규정에 따라야 한다(American Occupational Therapy Association, 1993b). 만일 그 치료사가 의사의 의뢰를 필요로 하는 주에 거주하고 있다면 작업치료를 요청하는 소비자는 치료의 시작에 앞서서 의사의 의뢰서를 받을 필요가 있다. 작업치료 종사자가 자립생활 모델 안에서 일하기 위해서는 소비자에게 치료에 대한 목표에 도달하기 위한 수행상의 측면에 영향을 미친다고 생각되는 수행의 구성요소와 그 상황의 문제만을 평가한다. 다음으로 작업치료 종사자는 소비자와 치료 선택에 대해서 논의하고 언급된 목표를 달성하기 위해 취해지는 접근방법을 최종적으로 선택하도록 소비자와 협력한다. 요약하면 소비자는 장점과 니즈를 확인하고 자기의 목표를 특정한다는 것이다.

만일 작업치료사가 그 소비자의 특정 목표를 확인할 수 없는 경우에는 치료사가 캐나다작업치료 수행모델(Law et. al., 1991)이나 Payton, Nelson, Ozer(1990)에 의해서 공표된 인터뷰 기법을 사용하여도 된다. 이들 기법을 이용하는 것은 "그 활동이 실제로 목적의식이 있는 것이고 또한 그 사람을 위해서 헬스 케어 전문가가 세운 목표가 아니라 그 개인의 목표가 다루어지는 것을 보장하는 것을 도울 것이다(Bowen, 1996). 소비자와 작업치료사의 협력은 중요하다. 자립생활 모델에서는 치료사와 소비자는 평가에서부터 개입까지의 과정을 통해서 협력하는 것이다.

소비자가 자주적으로 결정할 수 없을 때에 상황이 발생한다. 이러한 상황에서는 그 사람이 자기결정을 할 수 있게 될 때까지 대리인이 치료의 결정을 할 수 있다. 한편 소비자는 치료사가 불필요하다고 생각하거나 또는 해를 끼칠지도 모른다고 느끼는 서비스를 요구할지도 모른다. 이러한 경우에는 작업치료 종사자는 그 서비스가 이롭지 못할 것이라는 이유를 설명하고 그리고 소비자가 어떤 접근방법이 왜 그들에게 최선인지의 합리적인 이유를 제시할 수 없는 한 그 결정을 기다려야 할 윤리적이고 동시에 도덕적 책임이 있다. 작업치료사는 항상 작업치료 윤리강령과 최근의 작업치료 실행기준을 준수하여야 한다.

자립생활 프로그램에서 "치료사의 첫째 역할은 클라이언트의 능력을 얼마간 회복하도록 설계된 치료적 활동을 지향하는 것과는 대조적으로 클라이언트가 자기 환경과의 상호작용과 관련된 문제를 해결하는 것을 돕는 하나의 지원이 되는 것이다(Frieden & Cole, 1985, p.738)". 자립생활 철학에 모순되지 않도록 치료사는 개인을 바꾸려고 하기보다는 환경에 적응하는 것에 노력을 기울여야 한다. 그러나 연구자들은 작업치료사가 환경을 바꾸는 것에 초점을 맞춘 목표보다도 그 사람을 바꾸는 것에 대처하는 치료목표를 12배 이상이나 더 저술하고 있다는 것을 발견하였다(Brown & Brown, 1998). 자립생활 장면에서 일하는 작업치료사는 치료하는 동안에 보조기구, 적응기법, 환경의 변경 등을 개인의 기능회복적인 기법보다도 빈번하게 사용하고 있다.

문서화

소비자 프로그램의 목표와 목적은 개별화된 자립생활계획(individualized written independent plan : IWILP)에서 문서화되어 있다. IWILP의 서식은 프로그램에 따라서 약간의 차이점이 있지만 일반적으로는 소비자에 의해서 이용되어야 할 서비스의 일람표를 포함하고 있으며 그 소비자 특유의 목표를 확인하고 있다. 어떤 것은 소비자의 책임과 자립생활 프로그램 스태프의 책임을 명시하고 있다. 다음으로 IWILP는 소비자와 그 자립생활 프로그램의 대표자의 쌍방에 의해서 서명되고 날짜가 기입된다.

현 시점에서는 IWILP 이외에는 자립생활 프로그램의 문서화를 위한 특별한 가이드라인은 없다. 어떤 프로그램은 문서화에 대한 그 내부의 요구사항을 정하고 있으나 또 다른 프로그램에는 전혀 없다. 더욱이 자립생활 프로그램과 계약을 하고 있는 작업치료사는 내부의 요구사항을 통지받지 못하고 있는 경우도 있으며 현행의 기록을 그 계약한 치료사의 선택과 책임으로 간주하고 있다.

자립생활 프로그램에서 일하는 작업치료 종사자는 제공한 서비스를 정기적이고 동시에 계속적으로 기록하도록 권장된다. 작업치료 종사자는 미국작업치료협회(AOTA)가 작성한 가이드라인인 "임상기록의 요소, 개정판"(1995)에 따르도록 권장되지만, 이 장면의 특유성에 기초하여 이 가이드라인의 몇 군데의 세부적인 개정이 이루어질 필요가 있다는 것이 인식되고 있다.

사례연구 / CASE STUDIES

Todd 씨

Todd씨는 1년 전에 C7수준의 척수손상을 입은 20세의 남성이고 재활 프로그램에서부터 퇴원한 이래 부모의 집에서 생활하고 있다. 그는 최근에 대학에 복귀할 준비가 되었다고 결정하고 사고가 발생하기 전까지와 마찬가지로 캠퍼스 부근의 아파트에서 생활하고 싶다고 희망하였다. 담당 직업재활 카운슬러(이 사람은 입원 이후에 의뢰된 사람이다)는 Todd씨에게 그 지방의 자립생활 센터와 대학 근처의 자립생활 센터의 전화번호를 알려주었다.

Todd씨가 그 지역의 자립생활 센터에 연락을 취하였더니 자립생활 전문가가 계획에 대해서 Todd씨와 상의하였다. 다음으로 그는 Todd씨에게 학교에 복귀하는 것과 자립하여 아파트에서 생활한다는 주된 목표를 달성하기 위해 그가 할 수 있어야 한다고 생각하고 있는 것의 리스트를 작성하도록 요구하였다.

Todd씨는 매일 아침 2시간이나 셀프케어에 시간이 걸리는 상태는 다른 활동을 하기 위한 에너지를 거의 남기지 않기 때문에 개인적 간병인(personal attendant : PA)을 이용하고 싶다는 희망을 나타냈다. 자립생활 전문가는 Todd씨를 센터에서 정기적으로 제공하고 있는 PA의 고용, 계속, (필요가 있는 경우는) 해고에 관한 세미나에 참석시켰다.

Todd씨는 대학 부근의 접근 가능한 집과 강의에 가기 위한 캠퍼스에서의 교통편의 마련을 걱정하고 있었다. 그는 접근 가능한 승합차(van)를 갖고 있었으나 캠퍼스 내에서 교실에서부터 교실로 이동하는 데에 사용하기 위해서는 기능적이지 않았다. 자립생활 전문가는 그에게 대학의 장애인 학생상담실과 직접 연락을 취하여 이미 어떠한 서비스가 준비되어 있는지를 알아보고 그 서비스가 자기의 니즈를 충족시킬 수 있는지를 찾아낼 것을 권고하였다. 이 상담실은 캠퍼스 내에서 접근 가능한 집을 확인하고 또한 캠퍼스 내에서의 교통 선택권을 설명하였다. Todd씨는 캠퍼스 밖에서 생활하고 싶었고 자립생활 센터의 부근에 있는 아파트를 찾아내는 데에 성공하였다. 그는 궁극적으로는 자기의 승합차로 매일 캠퍼스까지 가고 캠퍼스 안은 구내버스(이것은 접근 가능한 것이었다)를 이용하기로 결정하였다.

자립생활 센터는 개인적 간병인이 될 가능성이 있는 사람들의 리스트도 제공해주었다. Todd씨는 이사 후 그 리스트를 입수하여 5명의 후보자와 면담하였다. 궁극적으로 그는 한 사람은 주된 서비스 제공자로서, 또 한사람은 "필요에 따라서" 서비스 제공자가 되는 것에 합의한 2명의 간병인을 선정하였다.

담당 자립생활 전문가와 친숙해진 후에 Todd씨는 장애가 있다는 것 때문에 사회적인 관계를 갖는 것에 대한 불안감을 강력히 표명하였다. 담당 자립생활 전문가는 Todd씨에게 자원봉사를 하는 동료상담역과 이야기를 나누도록 권고하였다. 추천된 남자도 척수손상자이고 10년 전에 같은 대학에 다니고 있었다. Todd씨는 처음에는 별로 마음에 내키지 않았으나 그러하기로 승낙하였다. 그는 동료 상담역이 많은 정보를 갖고 자기와 유사한 많은 상황을 갖고 있다는 것을 알게 되었다. 그와 동료 상담역은 곤란한 몇 가지 상황에 대해서 역할연기를 실시하여 Todd씨에게 몇 가지의 전략을 제공하였다. Todd씨는 또한 성관계는 병원에서도 재활 프로그램에서도 다루지 않았던 영역이었기 때문에 이에 관한 정보도 추구하였다. 그의 동료 상담역은 몇 가지의 문서자료를 제시하고 자기의 경험을 솔직하고 동시에 성실하게 이야기해주었다.

Todd씨는 또한 기본적인 가사와 어떠한 교육이 필요하다고 언급하였다. 그는 재활기간 동안에 이러한 것은 어머니가 해줄 것이라고 하여 이 활동에는 참여하지 않았다. 그는 지금 이들의 기술은 장기적으로는 자기에게 좋은 상태를 제공해줄 것이기 때문에 착탈의나 몸 단정히 하기보다는 이들의 기술을 학습하는 "재활"에 많은 시간을 소비하고 싶다고 말하였다. 그는 이들 영역의 훈련을 실제의 장면에서 학습할 수 있도록 아파트에 입주할 때까지 기다리는 것을 택하였다. 아파트로 이사한 후부터 자립생활 센터는 Todd씨가 가사 과제를 시행하는 데에 유용한 자조구나 적응기술을 Todd씨와 확인하기 위해 작업치료사를 수배하였다. 궁극적으로는 그는 개인적 간병인에게 일상으로서 시행하는 대부분의 청소나 세탁 등의 과제를 맡기고 자기가 즐길 수 있는 조리를 자기가 시행하는 것을 선택하였다.

작업치료는 이 상황에서는 보조적 역할 이상의 것을 수행하였으나 작업치료사는 자립생활 전문가에 의해서 작성된 많은 과제를 수행할 수 있었다. 자립생활 전문가 또는 다른 서비스 제공자는 서비스를 제시하는 일이 있으나 소비자는 그러한 제안을 선택하거나 거부할 권리를 갖고 있다. 예컨대 Todd씨의 자립생활 전문가는 금전관리의 훈련을 권장하였다. Todd씨는 부상 전까지 자립하여 생활하고 있었던 무렵의 금전관리 능력을 이유로 들어 거절하였다.

Gayle씨

Gayle씨는 22세의 독신여성이고 태어났을 때부터 양 다리와 왼팔에 경직마비(spastic paralysis)를 갖고 있었다. Gayle씨는 6주간의 조산으로 아들을 출산하였다. 아들은 호흡기를 장착하고 있었다. Gayle씨는 신체적 제한 때문에 심폐소생기를 병원 스태프가 지시한 대로 다룰 수 없었다. 의사는 Gayle씨가 이 과제를 수행할 수 없으면 아들을 Gayle씨와 함께 자택으로 귀가시키는 것을 망설였다. Gayle씨는 아들을 허파가 충분히 성장하여 모니터링의 필요가 없어질 때까지 영아원에 맡기는 것에 마지못해 동의하였다. Gayle씨는 주 2회 아들을 만나러 갔다.

아들은 7개월에서 의학적으로 안정되고 모니터를 사용하는 일은 없어졌으나 주정부의 서비스국은 그녀의 신체적 제한 때문에 아들을 그녀에게 보내는 것을 반대하였다. Gayle씨는 자립생활 센터에 연락하였다. 센터는 이번에는 센터가 계약하고 있는 작업치료사에게 그녀와 연락을 취하게 하였다.

그 작업치료사는 Gayle씨가 자기 아이를 위한 기본적 케어과제를 수행하기 위한 또 다른 방법을 확인하기 위해, 또한 적응을 위한 기기의 대가 지불의 자금 소스를 확인하는 것을 지원하기 위해 일하였다. Gayle씨가 필요로 한 기기의 대부분은 시중에서 판매되지 않고 있었기 때문에 특별주문을 해야 하였다. 예컨대 Gayle씨로서는 휠체어에 타고 아들을 아기용 침대에서부터 안아 올리려면 힘이 있는 오른손을 사용하기 때문에 아기용 침대의 옆에서부터 접근하는 것이 가장 편안한 방법이었다. 그녀는 침대의 난간을 수직으로 내릴 때, 아들을 받아들기 전에 아기가 침대에서부터 떨어지지나 않을까 걱정하였다. Gayle씨와 작업치료사는 만일 난간을 어느 한쪽으로부터 "고랑(track)"을 따라 수평으로 연다면 가장 좋을 것이라는 결론을 내렸다. 이것에 의해서 Gayle씨가 아들을 침대에서부터 옮길 때, 아들의 위치에 따라서 침대의 옆 난간을 어느 정도 열면 되는지를 조절하는 선택을 할 수 있게 하였다.

작업치료사와 Gayle씨는 또한 아들에게 최적의 자동차 좌석과 아들을 승합차에 태우거나 내리는 방법과 아기용 좌석에 앉히거나 내리는 방법을 선택하는 것에 대해서 협력하였다. Gayle씨는 부엌의 싱크대가 아들을 그 안에 넣거나 내거나 하는 것이 용이하고 그녀에게 접근 가능한 높이였기 때문에 처음에는 아들을 거기서 목욕을 시켰다. 훗날 아들이 그 싱크대에 들어갈 수 없을 정도로 커졌기 때문에 또 다른 방법을 생각해야 하였다. 머지않아 아들은 자기 스스로 욕조 안에 출입할 수 있게 되었다. 그래서 Gayle씨는 의자에서부터 바닥에 내려가 아기의 목욕을 거들게 되었다.

식사하는 동안 Gayle씨는 아들을 높은 의자에 올려놓거나 내리기보다는 무릎(lap) 위에 앉혀서 안는 것을 선택하였다. 그녀는 아들을 꽉 안기 위해 왼팔을 사용할 수 있고 특히 안정성을 높이기 위해서는 테이블 쪽에 접근하여 오른팔로 아들에게 밥을 먹였다. 그녀는 한쪽 손으로 턱받이(bib)를 받치는 데에 시간이 걸리지 않도록 머리부터 뒤집어씌우는 턱받이를 선택하였다.

Gayle씨는 아기에게 옷을 갈아입히거나 기저귀를 채우는 것은 이미 능숙해져 있었고 아들을 위해 옷을 입히고 벗기기 쉬운 것을 기준으로 옷을 선정하였다. 치료사는 주정부의 사회 서비스국의 요구에 따라 ADL, IADL, 안전성을 평가하였다. 작업치료사는 Gayle씨의 아들의 양육능력에 관한 청문회에서 증인이 되도록 요구받았다. Gayle씨는 아들의 최초의 생일 직전에 양육권을 획득하였다.

맺는말 / CONCLUSION

최근의 헬스케어에 관한 논문에서는 "소비자보호운동(consumerism)"이 헬스케어 전문가 사이에서 커다란 논점의 하나로 되었으며 장애인이 자기가 참여하는 서비스를 선택하는 권리를 갖는가에 대한 찬반논쟁으로 되어있었다. 따라서 자립생활운동은 최종적으로는 전통적인 의학모델이나 큰 헬스케어 시스템에 침투하고 있었다. "이들의 변화는 1960년대와 1970년대에 기원을 갖는 것이지만, 많은 헬스케어 전문가에 의해서 새롭고 혁신적인 것으로 인식되고 있다(Bowen, 1996, p.24)". 이 단원은 "소비자보호운동"이 자립생활 프로그램 안에서 어떻게 작용하고 있는가를 언급하여 왔으나, 이들과 마찬가지 개념은 이미 모든 치료 장면에서 이용될 수 있는 것이다. 아마도 자립생활 운동의 최대의 공헌은 장애인이 자율적인 개인이고 완전참여를 하는 사회의 구성원이라는 철학이며 어느 것도 작업치료사가 지지하는 목표인 것이다.

학습문제 / STUDY QUESTIONS

1. 자립생활 모델에서의 작업치료의 역할과 의학모델에서의 작업치료의 역할과를 비교하고 대조하시오.
2. 입법화가 자립생활 프로그램에 어떠한 영향을 미쳤는가를 논하시오.
3. 소비자의 조절, 완전참여, 정상화의 개념을 정의하고 이들이 자립생활 운동과 어떻게 연관성이 있는가를 설명하시오.
4. 3개 유형의 자립생활 프로그램을 확인하고 각각의 장점과 한계를 설명하시오.

인용문헌

American Occupational Therapy Association. (1993a). Position paper: Occupational therapy and the Americans with Disabilities Act (ADA). *American Journal of Occupational Therapy, 47,* 1083–1084.

American Occupational Therapy Association. (1993b). Statement: The role of occupational therapy in the independent living movement. *American Journal of Occupational Therapy, 47,* 1079–1080.

American Occupational Therapy Association. (1995). Elements of clinical documentation (revision). *American Journal of Occupational Therapy, 49,* 1032–1035.

Arkansas Rehabilitation Research and Training Center. (1980). *Implementation of independent living programs in rehabilitation.* Hot Springs, AR: Author.

Bachelder, J. (1985). Independent living programs: Bridges from hospital to community. *Occupational Therapy in Health Care, 2*(1), 99–107.

Baum, C. (1980). Independent living: A critical role for occupational therapy. *American Journal of Occupational Therapy, 34*(12), 773–774.

Berrol, S. (1979). Independent living programs: The role of the able-bodied professional. *Archives of Physical Medicine and Rehabilitation, 60,* 456–457.

Bowen, R.E. (1994). The use of occupational therapists in independent living programs. *American Journal of Occupational Therapy, 48,* 105–112.

Bowen, R.E. (1996). Practicing what we preach: Embracing the independent living movement. *OT Practice, 1*(5), 20–24.

Bowen, R.E., McNally, S., Kearney-Sadler, R., and Richards, L.G. (1994). *Model curricula for teaching occupational therapists about independent living and vocational rehabilitation for persons with head injuries.* Kansas City, KS: University of Kansas Medical Center.

Brown, C., and Bowen, R.E. (1998). A comparison of models in occupational therapy treatment planning. *Occupational Therapy Journal of Research, 18*(1), 44–62.

Craddock, J. (1996). Responses of the occupational therapy profession to the perspective of the disability movement, part 1. *British Journal of Occupational Therapy, 59*(1), 17–22.

DeJong, G. (1981). *Environmental accessibility and independent living outcomes.* East Lansing, MI: The University Center for International Rehabilitation, Michigan State University.

DeJong, G. (1983). Defining and implementing the independent living concept. In N.M. Crewe and I.K. Zola (Eds.), *Independent living for physically disabled people.* San Francisco: Jossey-Bass.

Egan, M. (1992). IL movement puts clients in control. *OT Week,* February 13, pp. 14–15.

Frieden, L. (1980). Independent living models. *Rehabilitation Literature, 41*(7–8), 169–173.

Frieden, L., and Cole, J.A. (1985). Independence: The ultimate goal of rehabilitation of spinal cord-injured persons. *American Journal of Occupational Therapy, 39,* 734–739.

ILRU Research and Training Center on Independent Living at TIRR. An orientation to independent living centers (Brochure). Houston: Author.

Law, M., Baptiste, S., Carswell-Opzoomer, A., McColl, M., Polatajko, N., and Pollock, N. (1991). *The Canadian occupational performance measure manual.* Toronto: CAOT Publications.

Payton, O.D., Nelson, C.E., and Ozer, M.N. (1990). *Patient participation in program planning: A manual for therapists.* Philadelphia: F. A. Davis.

Richards, L. (1981). Characteristics and functions of independent living programs: A national

perspective. In G.T. Milligan (Ed.), *Implementing independent living centers: Conference proceedings*. Hot Springs, AR: Arkansas Rehabilitation Research and Training Center.
Shapiro, J.P. (1994). *No pity: People with disabilities forging a new civil rights movement*. New York: Times Books.
Verville, R.E. (1979). Federal legislative history of independent living programs. *Archives of Physical Medicine and Rehabilitation, 60,* 447–451.
Wong, H.D., and Millard, R.P. (1992). Ethical dilemmas encountered by independent living service providers. *Journal of Rehabilitation, 58*(4), 10–15.

제 **11** 장

재가건강

Home Health

■ 개요

핵심이 되는 용어

사례조정자(Case coordinator)
사례관리자(Case manager)
문화적 능력(Cultural competence)
서비스에 대한 수수료
(Fee for service : FFS)
집에 틀어박혀 있는 상태
(Homebound status)
간헐적 서비스(Intermittent service)
메디케이드
(Medicade, 미국생활보호대상자에 대한 의료보험제도)
의학적 필요성(Medical necessity)
메디케어
(Medicare, 미국노인 의료보험제도)
작업수행영역(Occupational Therapy area)
작업수행의 구성요소
(Occupational performance components)
성과와 평가의 정보 세트
(Outcome and Assessment Information Set : OASIS)
사전예상 진료비 지불방식
(Prospective payment system ; PPS)
숙달된 서비스(Skilled service)

학 습 목 표

이 단원은 독자가 아래의 것을 할 수 있도록 적은 것이다.

- 재가건강 케어에서의 최근의 성장에 기여하고 있는 요인을 검토하는 것.
- 효과적인 재가건강 서비스를 제공하는 능력을 높이는 재가케어에 관여하는 작업치료 종사자의 개인적 특징을 설명하는 것.
- 시설에 기반을 둔 장면에서 제공되는 치료의 서비스와는 다른 재가건강에서의 치료의 서비스의 특징을 설명하는 것.
- 재가건강 케어 팀의 각 구성원의 역할을 설명하는 것.
- 재가건강 장면에서의 평가와 개입에 있어서 중요한 작업수행 영역과 그 구성요소를 확인하는 것.
- 재가에 기반을 둔 작업치료를 제공하기 위해 필요한 기기나 재료를 열거하는 것.
- 재가에서의 치료 서비스의 종료를 계획하기 위한 적절한 절차와 상황을 설명하는 것.
- 제3자 지불기관을 효과적으로 충족시키고 재가건강 실행의 질적 기준을 충족하기 위해 필요한 서류 작성의 기술을 확인하는 것.

서론/INTRODUCTION

"집(home)"이라는 말은 안락성, 안전성, 세상으로부터의 도피라는 이미지를 떠올리게 한다. 이것은 물리적 구조나 일상의 일어난 일 이상의 것이다. 집은 인간의 정체성의 일부이다. 이와 같이 치료의 장면으로서의 그 가능성을 포함하여 집의 중요성은 이해되어 있지 않다(Opacich, 1997).

집은 치료적 환경으로서 많은 이점을 갖고 있다. 예컨대, 클라이언트의 일상적인 환경 속에서의 활동 수행을 직접적으로 관찰할 수 있고 치료사는 이용 가능한 지원 시스템을 직접 평가할 수 있다. 그러나 집은 또한 어떤 특유한 상황이나 요구도 제시한다. 재가건강 케어에 관여하는 치료사는 독립된 치료 종사자이어야 하고 자발적인 의사결정이 요구되는 상황에서 편안하게 느끼고 확신을 가져야 한다. 재가에서의 건강케어의 제공은 현재 앞으로도 계속될 것으로 예상되는 활동의 부활(resurgence)과 증가를 경험하고 있다. 그 결과 재가에서의 건강 케어 제공자는 클라이언트의 케어에 영향을 미치는 새롭고 동시에 항상 변화하는 도전에 직면하게 된다.

작업치료 종사자의 역할은 사람들을 기능적으로 자립한 상태로 복귀시키고 그 자기 정체성을 회복하는 것이다. 그렇게 하는 것은 클라이언트에 있어서 특히 중요하고 의미 있는 개인적 목표인 집에 계속 거주하는 것을 가능하게 한다(Atchison et al., 1997). 작업치료에 있어서는 셀프케어, 일, 레저와 같은 많은 작업이 자연스럽게 이루어지는 실제의 환경 속에서 사람들에게 케어를 제공하는 것이 최적이다. 인간의 수행에 대한 물리적, 사회적, 문화적 환경과 같은 상황의 영향을 항상 강조하는 작업치료 종사자는 이 지역사회에 기반을 둔 장면에서의 자연스런 서비스의 제공자이다. 재가에서의 치료 제공이 증가함에 따라서 작업치료 종사자는 이 모집단의 니즈를 충족하도록 적응할 수 있어야 하고 또한 자금제공과 지불에 영향을 미치고 있는 항상 변화하는 정책의 변경에도 대처할 수 있어야 한다.

이 단원에서는 재가에서의 작업치료에 영향을 미치는 역사적 사건과 요인의 개요를 제시하고 재가에서의 케어의 특유한 여러 측면인 임상종사자, 안전성 그리고 가족의 개인적 특성을 설명한다. 이 단원은 또한 관여하는 팀 구성원, 의뢰, 보상금 출처 그리고 서비스를 위해 필요한 사안도 포함하여 재가에서의 서비스의 제공에 관한 정보도 제공한다. 평가, 개입, 종료계획, 그리고 문서작성과 같은 재가건강에서의 작업치료의 특수 기능이 치료 종사자가 21세기의 도전에 잘 대처하기 위한 준비를 하기 위해 다루어진다. 이 단원은 재가건강에서의 작업치료의 이용을 강조한 사례연구로 마무리를 한다.

재가건강과 작업치료 / *HOME HEALTH AND OCCUPATIONAL THERAPY*

역사적 개요

1960년대의 건강 케어 테크놀로지의 거대한 성장에 따라서 건강 케어에 관한 대기업이 만들어지기 이전에는 가정에서의 건강 케어의 제공이 일반적이었다. 방문간호협회(Visiting Nurse Associations : VNA)와 같은 자발적인 비정부기관이 재가에서의 케어를 제공하고 있었었다. 원래 1800년대에 시작된 이들의 기관은 성장과 확대를 계속하고 최종적으로는 서비스의 하나에 작업치료를 포함시키게 되었다(Youngstrom, 1997). 1920년대에는 재가 작업치료 서비스에 대해서 언급한 사례가 기록되어 있다. 재가건강 케어기관과 결부된 형태로 작업치료에 대해서 언급한 최초의 논문은 1949년에 기록되어 있었다(Youngstrom, 1997).

오늘날의 작업치료 종사자의 대부분은 불과 50년 전에는 재가에서의 건강케어의 제공이 당연한 것, 자연스러운 것이었다고는 인식하고 있지 않았을지도 모른다. 가정은 면허가 없는 조산원에 의한 출산의 원조, 의사에 의한 재가진료 방문, 질병의 말기에서의 완화의료(palliative care)와 같은 서비스를 제공하는 건강케어가 시작된 장소이다. 이러한 것이 시작된 이래 서비스 제공 시스템으로서의 재가 건강은 흥망성쇠(rise and fall)와 재출현을 경험하고 있다. 최첨단 기술에 의한 건강케어의 출현이 가정환경을 케어를 위해서는 적절하지 않다고 생각하게 하였음에도 불구하고 재가에서의 서비스를 추구하는 주된 니즈는 계속되고 있다. 그러나 재가건강의 장래의 성장의 대부분은 건강 케어 정책의 변화와 보상과 의뢰에 대한 그 영향에 좌우될 것이다. 장래는 작업치료 종사자에 대해서 서비스를 확대하고, 현재 및 가까운 장래의 건강에 관한 니즈에 대처하기 위해 기술(skill)을 개발하는 기회를 제공한다(Navarra and Ferrer, 1997).

재가건강에 영향을 미치는 요인

이제까지의 재가건강의 최대의 성장은 메디케어(Medicare, 미국노인 의료보험제도, 사회보장법 제X

Ⅷ장)와 메디케이드(Medicade, 미국생활보호대상자에 대한 의료보험제도, 사회보장법 제ⅩⅠⅩ장)의 통과에 수반하여 1960년대 중기부터 후기에 일어난 것이다. 이 법률은 고령자의 재가건강 케어를 위한 메디케어의 진료수가와 개인의 케어를 위한 주정부에 대한 메디케이드 기금을 제공하기로 되었다. 훗날의 1980년대 초기에서의 병원에 대한 메디케어 지불을 위한 진료관련 그룹(Diagnosis-related groups : DRG)의 도입은 재가건강기관과 그 현행 수준의 서비스의 증가와 확대에 현저한 영향을 미쳤다. DRG의 도입에 수반하여 병원이 보고한 비용이 아니라 진단명에 기초하여 사전에 결정된 금액의 지불을 받게 되었다. 그 결과 특히 전형적으로는 DRG의 도입 이전에 실시되어 있었던 것 같은 클라이언트의 의학적 문제의 모두에 제공한다는 동기부여는 저하하고 비용절감과 이익 증대의 노력 속에서 재원기간의 단축과 "증상이 남는" 클라이언트의 퇴원을 초래하였다.

오늘날 가족, 친구, 그룹 홈, 기타의 케어 제공자에게 돌봄을 받기 위해 "증상이 남는" 환자의 조기퇴원이 재가보건 서비스의 증가에 공헌하고 있다(Youngstrom, 1997). 통계도 재가건강 케어에서의 메디케어 이용에 의한 것만의 성장률이 1980년의 72만 6.000명에서부터 1994년의 320만 명으로 증가한 것을 보여주고 있다(Agency for Health Care Policy and Research, 1996). 마찬가지로 1명당의 재가건강 방문 횟수는 1980년의 22.5회에서부터 1994년에는 추정 65.0회로 상승하고 있다. 재가건강에서의 작업치료에의 참여도 확대되고 있다. 1990년에서부터 1995년 사이에 주된 취업 장면으로서 재가건강이라 신고한 작업치료사의 수가 106.2%로 상승하였다는 것이 보고되었다. 더욱이 재가건강은 치료사가 두번째 직업(second job)으로 하고 있는 장면으로서 가장 빈번하게 열거되었다(American Occupational Therapy Association, 1990). 이들의 데이터는 과거 10년에서부터 15년 동안에 재가건강 서비스가 현저하게 증가하였다는 인상을 뒷받침하고 있다.

장래의 증가

재가건강 케어의 장래의 증가(future growth)를 예측하는 데에 있어서 몇 가지의 요인이 어떤 역할을 담당하고 있다. 하나의 요인은 케어의 탈시설화를 지향하는 일반적인 경향이다. 현재로서는 케어는 병원에서부터 지역사회환경으로의 방향으로 움직이고 있다.

장래의 재가건강에 영향을 미치는 또 하나의 것은 제2차 세계대전 후의 베이비붐의 결과로서 고령자 인구의 증가에 반영되어 있다. 미합중국의 인구에 65세 이상의 고령자가 차지하는 비율은 1998년의 12%에서부터 2016년에는 15%로 증가할 것이다. 2030년에는 고령자 인구는 전체인구의 5명중 1명, 20%가 될 것이다(U.S. Bureau of Census, 2000). 더욱이 "후기 고령자(old-old person)"(85세 이상)의 수는 최대의 증가를 경험할 것이다. 허약한 고령자가 의존적으로 되고 시설 입소를 필요로 하는 것을 예방하는 것은 사람들을 그 가정에서 지원과 원조를 제공하기 위해 모든 숙달된 서비스에 대한 요구를 증가시키게 될 것이다.

오늘날의 재가건강 종사자의 사례부담 수는 정신장애, 고위험도의 임신, 질병이 있거나 발달장애가 있는 영아, 그리고 다양한 연령의 신체장애가 있는 사람들과 같은 새로운 그리고 광범위한 클라이언트의 모집단을 포함하도록 극적으로 변화하였다. 또한 의료기술의 진보에 따라서 지역사회에서 생활하는 보다 많은 사람들이 숙달된 서비스를 필요로 하고 있다. 예컨대, 종전과 같으면 시설 입소에 의한 케어로 한정되어 있었던 것 같은 인공호흡기를 장착한 사람이나 인공투석에 의존해야 하는 사람들이 현재는 지원 서비스를 받으면서 재가나 지역사회에서 생활하고 있다. 화학요법, 통증 조절, 정맥주입요법을 포함하는 치료는 한때는 급성기 치료시설에서 밖에는 실시되지 않았으나 현재는 재가에서 가능하게 되어있다.

이에 더해서 메디케어(Medicare)나 메디케이드(Medicade)의 이용과 비용의 방대한 증가 때문에 주정부 및 연방정부의 조정기능이 정확한 비용 삭감을 계획함에 따라서 재가 케어 서비스의 자금에 대한 관심이 증가하였다(Joe, 1997). 메디케어 진료수가제도의 개정이 진행되고 있다. 메디케어의 DRG에 의한 예상에 기초한 지급과 유사한 재가 케어 서비스에 대한 일괄지급제도가 차츰 실시되고 있다. 환자의 상태, 기능수준, 다른 몇 가지의 요인에 기초한 예상에 기초한 지급제도에서의 진료수가의 적정 수준을 결정하기 위해 도움이 되어야 할 메디케어의 건강 케어 재무사무국(Health Care Financing Administration : HCFA)에 의해서 데이터가 수집되고 있다. 예상에 기초하는 지급제도(prospective payment system : PPS)라는 진료수가의 방법은 어떤 환자의 치료에 대해서 사전에 정해진 정액의 배분 금액을 사용하는 것이고 또한 실제로 소요된 비용의 보고에 기초하는 것이 아니라 어떤 기관에 대해서 설정된 비율에 기초하는 것이다. 장애의 문제나 증가경향은 이러한 자금의 변화의 결과에 크게 좌우될 것이다(Marrelli & Krulish, 1999).

장래의 재가케어에 영향을 미치는 이들의 문제에 대응하여 작업치료 종사자는 다른 분야의 전문가와 마찬가지로 예방의 영역을 포함시키고 또한 그 개인 전체의 니즈에 대처하는 철학을 받아들이는 방향으로 전통적인 역할을 확대하고 있다. 클라이언트의 모집단과 건강 케어 정책의 변화, 자금제공의 변화 및 역할의 변화가 결부된 니즈에서의 급격한 변화는 장래의 재가건강 환경에서 성공하기 위해 필요한 기술과 능력에 영향을 미치고 있다.

재가에서의 케어의 특유한 측면

대부분의 작업치료 종사자에 있어서 직업훈련(career training)은 보통 양로원(nursing home), 병원 또는 진료소와 같은 안정되어 있고 구조화된 건강 케어시설 안에서 시작된다. 치료 종사자들은 이러한 시설을 장애의 취업의 장소로서 추구하는 경우가 많다. 많은 작업치료 종사자로서 지역사회 특히 재가에서의 사람들의 지원은 색다른 도전과 보수를 제시하는 새로운 환경이다.

클라이언트에 있어서 집은 강력한 의미와 중요성을 갖고 있으나 재가에서의 케어의 제공은 통제와 역학관계의 구조에서의 전환을 필요로 하고 있다. 시설에서는 스태프가 통제하고 있다. 방문시간, 치료 또는 식사시간, 복약의 간격 등 각각 지켜야 할 규칙이나 일상이 설정되어 있다. 머리 위의 책의 페이지를 넘기는 장치, 소독 냄새, 반짝반짝하게 닦은 바닥, 그리고 정맥 내 박동 펌프 또는 전동침대를 포함하는 기기와 같은 물리적 환경은 클라이언트에게는 익숙하지 않은 것이다. 작업치료 종사자를 포함하는 건강케어직원은 이러한 환경을 잘 알고 있다. 클라이언트는 문외한이고 불안스런 손님처럼 느끼는 일이 자주 있다.

그러나 치료 종사자가 클라이언트의 집에 들어갈 때는 이 역할은 역전한다. 건강 케어 직원은 생소한 사람이고 예컨대 가족, 조리하는 냄새, 수리가 필요한 마루 등에 의한 중단과 같은 미지의 또는 익숙하지 못한 일을 만나게 된다. 때로는 앉을 수 있는 유일한 장소가 침대 곁의 변기겸용의자(commode)일 때가 있다. 여기서는 치료사의 방문 스케줄에서부터 실내온도에 이르기까지의 모든 것을 지배하는 것은 치료 종사자가 아니라 케어를 받는 쪽이다.

조건의 여하에 관계없이 작업치료 종사자는 클라이언트의 집에서는 손님이다. 대부분의 경우, 클라이언트와 그 가족은 치료사의 전문지식을 매우 고맙게 생각하는 경향이 있다. 그들은 치료 종사자를 프로의 원조자로서 그리고 친구로서 간주하는 경우가 적지 않다.

치료 종사자의 개인적 자질

많은 작업치료 종사자는 재가환경이 형식적이지 않고 클라이언트와의 친밀한 관계가 강화되는 기회를 촉진할 수 있기 때문에 재가 케어에 만족하고 있다. 그러나 재가의 환경에서 효과적이고 성공적이기 위해서는 치료 종사자가 가져야 할 또는 전개해야 할 특정의 개인적 자질이 도움이 된다.

유연성 재가환경에서의 통제위치(locus of control)는 클라이언트와 그 가족을 중심으로 한 것이기 때문에 작업치료 종사자는 치료기간(treatment session)의 스케줄을 세우거나 전개하는 데에 있어서 유연하고 창조적이어야 한다. 클라이언트와 그 가족은 아마도 매일 또는 하루에 몇 번이라는 잦은 간격으로 자기 집을 방문하는 생소한 사람에게 적응하게 될 것이다. 가족 및 클라이언트와 기대에 대해서 논의하는 것은 도움이 된다. 어떤 클라이언트는 다른 클라이언트보다 자기의 시간이나 치료기간의 더 엄격한 조절을 유지할 필요가 있을지도 모른다. 가족과 클라이언트를 적응시키기 위해서 온갖 노력을 하여야 한다.

작업치료 종사자는 또한 그 클라이언트의 케어에 관여하는 다른 전문가의 스케줄, 클라이언트의 주거의 지리적 위치, 일기, 매일의 생활 속에서 일어난 일의 자연스런 흐름에도 대처해야 한다. 예컨대 매일 아침의 셀프케어 기술에 대해서 클라이언트와 함께 일하려고 계획하는 치료 종사자는 치료 기간을 오전 중에 하도록 예정을 잡아야 하고 자기의 방문을 그 사람의 셀프케어 과제를 원조하기 위한 재가 간병 보조자와 조정해야 한다. 때로는 치료접근을 조정하기 위해 다른 전문가와 함께 방문하도록 예정하는 것도 필요할지도 모은다. 또한, 어떠한 상황에서는 클라이언트는 치료사 또는 다른 재가 케어 제공자가 같은 날에 차례로 방문하는 것에는 피로나 가족의 일상적 일을 방해하기 때문에 견딜 수 없는 일도 있을 것이다. 스케줄에 대한 개인이나 가족의 선호는 어느 때나 존중되어야 한다.

자주성 재가 건강 장면에서 일하는 작업치료 종사자는 자주적으로 일할 수 있어야 한다. 클라이언트의 집에서는 동료도 감독자도 없기 때문에 스케줄의 입안, 치료의 수정, 긴급사태에 대한 대처, 자주적인 문제해결 기술의 모두가 필요하다.

집에서는 즉각적인 대응을 필요로 하는 문제가 있다. 예컨대, 만일 작업치료 종사자가 클라이언트에게 의학적 상태의 급변이 일어났다는 것을 인지하면 119(구급)번에의 전화, 의사나 재가방문 간호사에게의 연락, 기타의 조치 등, 최적의 행동을 취하기 위해 임상적 판단을 사용하여야 한다. 재가 건강의 상황에 따라서는 긴급의 대응이 필요하지만, 즉각적으로 상담 할 수 있는 기회는 없다. 예컨대, 엉덩관절의 골절로부터 회복되고 있는 클라이언트가 치료기간 중에 넘어진다면, 치료사는 최선의 조치를 취하도록 판단해야 한다. 그 옵션에는 그 사람이 의자나 침대로 옮기는 것을 단순히 원조하는 것, 의사에게 진료를 받도록 권장하는 것, 또는 그 이상의 손상을 야기할 우려가 있기 때문에 움직이지 않도록 권장하는 것, 구급차를 부르는 것이 포함될 것이다. 긴급을 요하지 않는 상황일지라도, 다른 의사의 진단을 받거나 클라이언트의 케어에 관해서 동료에게 상담하는 것은 어려울 것이다. 따라서 치료 종사자는 그러한 상황이 일어났을 때에 다른 전문가의 원조에 의존할 필요가 없이 그 상황에 대처할 수 있다는 자신감과 임상적 판단을 가져야 한다.

문화에 대한 감수성 오늘날의 건강 케어는 사람들이 서로 연관성을 갖고 일상생활을 영위하는 방법에 영향을 미치는 광범위한 문화와 관습을 가진 클라이언트 모집단의 다양성 안에서 증가를 나타내고 있다. 문화란 그 사람의 건강과 작업에 영향을 미치는 하나의 공유되고 학습된 생활의 방법이다. 문화적 다양성은 집 안에서 일할 때에 보다 명백해진다. 그 문화에 특유의 대상물이나 음식 또는 의복이 집안에 있을지도 모른다. 이에 더해서, 가정을 방문하면, 예컨대 집안에 들어가기 전에 신발을 벗고 도어가 있는 곳에 둔다는 예상되는 문화적 관습이나 행동을 만나게 될지도 모른다. 만일 치료사가 문화적으로 인식하지 못하거나 관찰력이 예민하지 못하면 무심코 클라이언트의 감정을 상하게 하거나 행동에 대한 환경적 단서를 잘못 이해할지도 모른다. 따라서 작업치료 종사자는 대인교류나 치료의 방해를 예방하기 위해 클라이언트의 니즈에 대해서 문화적으로 감수성이 있어야 한다. 인식(awareness)은 문화적 감수성, 궁극적으로는 문화적 능력(cultural competence)을 발달시키는 첫 단계이다(Box 11-1). 문화적 능력은 "개인, 조직, 시스템이 다양한 인종적, 민족적, 종교적, 사회적 그룹과 효과적으로 작용하게 하는 일련의 지식, 기술, 태도(Spector, 2000, p.11)"라 정의할 수 있다. 치료 종사자는 개인적 편견을 지각해야 하고 이러한 편견이 케어의 제공에 미칠 가능성이 있는 영향을 검토해야 한다. 이에 더해서, 전문가는 다른 문화에 대해서 알아야 하고 클라이언트의 관점과 전문가의 교류와 방법의 해석의 가능성을 인식해야 한다.

Box 11-1

문화적 능력(cultural competence)을 육성하는 것

문화적 능력을 높이려고 생각하는 작업치료 종사자는 아래의 것을 달성하도록 노력하시오.

- 다른 사람의 문화를 알려고 하는 것.
- 문화의 다양성을 알고 가치를 인정하는 것.
- 특정 문화의 언어, 가치, 관습에 대한 명확하고 광범위한 지식을 갖는 것.
- 인종, 민족, 성별, 장애의 상태, 종교, 성적 기호(sexual orientation), 생활양식과 관련시켜 인간발달의 기본적 지식을 갖는 것.
- 문화, 성별, 인종·민족, 종교, 장애의 상태, 성적 기호의 행동과 니즈에 대한 영향을 이해하는 것.
- 사회경제적 및 정치적 요인이 민족적, 문화적으로 다채로운 집단의 심리사회적, 정치적, 경제적 발전에 현저하게 영향을 미치는 것을 이해하는 것.
- 문화적 상호작용과 관련되는 전문직의 가치와 행동요령을 이해하는 것.
- 다채로운 모집단의 건강과 관련되는 가치, 관점, 행동패턴을 이해하는 것.
- 어떤 모집단이나 다채로운 집단과 관련되는 모든 사람들에게 "요리책식의 접근(cookbook approach)"을 적용하는 것을 피하는 것.
- 어떤 클라이언트의 특정 문화를 수용하기 위해 다양한 개입전략을 만들고 수정하고 적용하는 것.
- 치료사와 클라이언트의 교류를 촉진하기 위해 다양한 언어적, 비언어적인 의사소통 기술을 사용하고 해석하는 것.
- 클라이언트를 대신하여 문화적 가치체계를 확인하고 이용하는 것에 창조적이고 지략이 있는 것.
- 클라이언트 독자의 사회문화적 정체성을 이해하고 유지하고 해명하기 위해 클라이언트를 지원하는 것.

출처 : Wells, S.A.(1994), Cultural competency in occupational therapy. A Multicultural Education and Resource Guide for Occupational Therapy Educators and Practitioners (pp. 19-20). Rockville, MD : American Occupational Therapy Association. Copyright ©1994 by the American Occupational Therapy Association. Inc., 허가를 받아 전재.

클라이언트는 귀중한 정보 소스이어서 여러 가지 방법으로 가르침을 제공하면서 자주 그들의 문화적 신념이나 선호를 설명하기를 갈망한다. 예컨대 문화에 따라서 통증이나 불쾌감의 표현은 다양하게 변화한다. 예컨대 이탈리아인 가족이나 유태인 가족과 같은 어떤 문화에서 자란 사람들은 통증을 감정적으로 표현할 것이고, 한편 아일랜드 사람의 가족은 통증에는 냉정하거나 무시할지도 모른다(Spector, 2000). 통증의 의미에 대한 신념도 역시 다양할 것이다. 통증이 문제를 암시한다고 믿고 있는 클라이언트에 있어서 통증을 초래하는 것 같은 활동은 클라이언트로 하여금 우려를 하게 할지도 모른다. 치료 종사자는 클라이언트와의 대화를 통해서 그 신념을 알 수 있고 그 활동의 치료적 측면에 관해서 예상하는 해석을 얻을 수 있다.

작업치료 종사자는 클라이언트와 그 가족으로부터 재활의 경과에 대한 니즈와 반응에 관한 정보나 피드백을 추구함으로써 클라이언트의 상황이나 생활양식의 특유성에 대해서 개방적이고 수용적이라는 것을 전달해야 한다. 그 결과, 그 클라이언트의 문화는 클라이언트의 자부심을 강화하고 치료의 성과를 올리도록 기대할 수 있는 등, 치료하는 동안의 긍지의 원천이 된다. 클라이언트의 문화에 대한 존경, 이해 그리고 함축성을 보여주는 것은 라포르(rapport)를 구축하는 주된 가교이다.

관계를 갖고 의사소통을 하는 능력 효과적이기 위해서는 작업치료 종사자는 전문직의 경계를 유지하면서도 라포르(rapport)를 용이하게 확립하고 견고한 지원관계를 구축할 수 있어야 한다. 경우에 따라서는 가정에서의 치료기간이 입원장면보다도 길어지는 일이 빈번하게 있기 때문에 이러한 것이 어려워지는 경우가 있다. 비록 이 지속기간이 보다 지속적이고 보다 깊은 치료적 관계를 누리는 치료 종사자의 마음을 끌 수 있다 하더라도 재가 건강에 관여하는 치료 종사자는 클라이언트와 그 가족과의 정서적인 유대가 강화될 수 있다. 그 결과 클라이언트의 상태가 개선이나 악화를 나타내면 치료 종사자는 개인적으로 큰 영향을 받는 경우가 있다. 치료 종사자가 과도하게 애착을 느끼기 시작하면 동료지원(peer support)과 디브리핑(심리적 경험 보고, debriefing)을 사용하는 것이 도움이 될 수 있다.

클라이언트나 가족과의 효과적인 의사소통도 또한 필요하다. 적극적인 경청, 명쾌하게 이야기하는 것, 필요에 따른 후속조치(following up)는 클라이언트와 그 가족과의 효과적인 의사소통에 있어서 반드시 필요하다. 치료적인 의사소통 방법의 이용은 클라이언트 중심의 케어 전체를 개선하는 경향에 있다.

가정에 기반을 둔 서비스를 제공하는 모든 전문직은 여러 학문분야를 망라한 팀의 일부이며 팀 구성원 사이의 의사소통은 반드시 필요하다. 팀 구성원 사이의 의사소통은 휴대전화, 무선호출기(삐삐), 음성메시지, 이메일, 팩시밀리, 내선전화 등의 현대적 기술의 지원을 받아 촉진된다.

안전성

안전성은 어떠한 클라이언트에 대한 케어에 있어서도 중요한 측면이지만, 재가건강의 치료 종사자에게는 특히 중요하다. 안전성은 (1) 감염예방, (2) 개인적 안전성의 두 가지가 특히 중요하다. 클라이언트와 치료 종사자의 안전성을 확보하기 위한 행동은 그러한 해동을 습관화하기 위해서는 끊임없이 평소의 행위 안에 편입시킬 필요가 있다(Law, 1997).

감염 예방 개인의 가정과 의료 환경 사이의 차이에 기인한 감염예방을 인식하는 것은 필요하다. 청소와 위생의 유지에 대한 병원의 전형적인 기준은 가정에서는 존재하지 않는다. 예컨대 오염물질을 폐기하는 특수용기의 사용이다. 이에 더해서 작업치료 종사자는 기구를 어디에 두고 사용이 끝난 물건을 어디에 버리는지에 대한 것에 배려할 필요가 있다. 다른 클라이언트에게도 재사용될지도 모르는 기구는 모두 오염이나 감염의 확대를 방지하기 위해 세제를 사용해서 적정하고 동시에 충분한 세척해두어야 한다(Atchison et al., 1997).

작업치료 종사자도 표준적인 예방을 준수하기 위하여, 장갑 등의 필요한 위생 · 예방용품을 휴대할 필요가 있다. 종사자의 가장 일반적인 교통수단인 자동차에의 출입을 최소한으로 하기 위하여, 작업치료 종사자는 적절한 폐기 시스템을 포함하는 모든 필요한 기구나 물품을 집 안에 옮겨놓아야 한다. 비누, 수도, 종이타월 등을 사용할 수 없는 가정을 방문할 때에는 물이 필요하지 않은 손의 세정제가 필수 휴대품이다. 감염 확대의 예방을 위해서는 클라이언트에게 접촉하기 전과 후에 매번의 손 씻기를 일상화하는 것이 반드시 필요하다.

개인적 안전성 병원환경에서는 치료사는 자기의 안전을 당연한 것으로 생각하고 있는 경우가 적지 않다. 그러나 재가건강 장면에서 일하는 경우, 이러한 것이 반드시 적용되는 것은 아니다. 각각의 가정과 이웃은 새롭고 익숙하지 않은 환경이다. 지역사회의 구성원과 가족은 치료사로서는 낯선 사람이고 그 반대이기도 하다. 그 결과 치료사는 기본적인 개인의 안전성에 관한 문제에 주의해야 한다.

재가건강 종사자의 대다수가 자동차를 이동수단 또는 도구나 물품의 보관 장소로서 이용하고 있기 때문에 차량의 안전성과 운전에 관한 안전기준이 적용된다. 치료용구나 기구, 그리고 클라이언트의 기록, 경과기록, 케어 계획 등의 사무 용구를 정리하거나 운반하기 위해서는 가벼운 플라스틱의 상자가 귀중한 보물이며, 또한 불필요할 때는 간단히 치워둘 수 있다. 개인적인 물품, 클라이언트의 기록 그리고 귀중품은 자동차 안에 두고 자물쇠를 채워둘 것과 밖에서 보이지 않도록 하여 두는 것을 권장한다. 방문 중에는 자동차의 키(key)는 포켓에 넣고 예비키(spare key)를 들고 다니거나 지갑에 넣어두면 키를 차에 둔 채로 잠가버리는 것을 피할 수 있다. 평가나 치료에 필요한 것만을 집안에 들고 들어가도록 하여야 한다. 자동차와 운전에 관한 기타의 안전기준에는 아래의 것이 포함된다.

- 자동차의 창문을 닫고 도어에는 자물쇠로 잠가둘 것.
- 길을 잃은 경우에는 주위를 운전하면서 빙빙 돌지 않고 장소를 확인하기 위해 그 지역을 나와 공중전화를 사용하거나 휴대폰을 사용할 것.
- 만일 고립된 장소나 위험한 장소에 들어가 버렸다면 주유소나 식당 등의 공공의 장소까지 운전하여 장소를 물어볼 것.

준비를 해두는 것은 반드시 필요하다. 그 지역사회의 상세한 지도는 도움이 된다. 작업치료 종사자는 날씨에도 신경을 쓰고 그것에 의해서 계획을 세워야 한다. 폭우 등 흔히 체험을 하는 사건은 클라이언트가 포장도로가 아닌 곳에 살거나, 홍수가 나기 쉬운 장소에 살고 있는 경우는 번거로운 문제가 될 가능성이 있다. 재가 케어기관이나 지역사회는 재가 케어의 제공자에게 피난방법이나 재해에 관한 정보를 알려두어야 한다. 어떤 지역사회에서는 자연재해가 갑자기 일어난다. 그 지역사회에 일반적으로 이루지고 있는 각각의 기상조건에 관한 경고신호나 경보(재해정보)를 알아두는 것은 중요하다. 라디오의 다이얼을 기상방송에 맞춰두면 종사자가 교통체증이나 도로의 위험개소를 피하는 데에 도움이 된다. 게다가 아래와 같은 도구를 자동차에 실어두는 것은 중요하다. 삽, 모래, 소금, 자갈 : 눈을 녹이는 제제 : 타이어의 체인 : 손전등이나 휴대폰의 배터리 : 예비용 음식과 물 : 예비의 의복 : 추위와 비를 견디는 방수방한복 : 그 지역사회의 고장차량 서비스 센터의 전화번호 : 탱크에 가득 채운 휘발유이다. 어떤 지역사회에서는 위험한 날씨나 위험한 지형을 이동하기 위해 4륜구동 자동차가 필요할지도 모른다.

야간방문에 늘 따라다니는 위험성을 회피하기 위해 가능한 한 낮 동안에 방문하도록 권장한다. 가끔 다른 직종의 사람과 함께 하는 방문이 예정되는 경우도 있다. 때로는 클라이언트와 그 가족으로서는 방문시간에 잘 맞춰서 문을 열 수 없는 경우도 있다. 이들의 상황에서는 사전에 전화를 해두는 것이 좋을지도 모른다. 클라이언트와 가족은 작업치료 종사자를 지켜보고 있다가 치료사의 방문에 맞춰서 문을 열 준비를 할 수 있으며 또는 치료사가 사용하도록 예비 열쇠를 건네주는 경우도 있다.

명찰을 붙이고 장식품은 최소한으로 하여 전문가다운 복장으로 하거나 제복을 입는 것은 관찰하고 있는 사람에게 거기에 있는 것이 지역사회에서의 서비스를 제공하는 전문가인 작업치료 종사자라는 인식을 가져오는 데에 중요한 일이다. 일반적으로는 치료사는 다양한 클라이언트에 관여하고 또한 기기의 조정이나 문까지의 통로의 측정 등, 익숙하지 않는 위치나 바닥에 앉아서 서비스를 제공하는 일이 있으므로 옷의 착용감이 좋고 동시에 적절한 복장을 하는 것이 규칙이다. 여기에 열거한 것과 같은 이유나 감염예방 등의 다른 이유로 재가 케어 종사자의 대부분은 그 내구성을 고려하고 건강 케어(health care) 직원의 제복이라고 인식되기 쉽게 하기 위해서 수술복(색깔이 있는 유니폼)을 선택하고 있다. 겨울에는 지나치게 더울 정도로 난방이 된 방에서부터 매우 추운 밖으로 나가거나, 여름에는 에어컨이 없는 집에 들어가는 것에도 대응할 수 있도록 의복은 기후에 적합한 것이어야 한다.

재가 건강 종사자는 혼자서 이동하는 일이 많기 때문에 재가 건강기관의 누군가에게 예정표를 남기고 하루에 두, 세 번은 확인을 받도록 권장한다. 휴대폰은 특히 비상사태에서는 매우 중요한 도구이다. 휴대폰의 배터리가 나갔을(방전) 때에는 예비 배터리나 자동차의 라이터에 삽입하여 사용할 수 있는 잭은 양호한 백업이다.

작업치료 종사자는 그렇게 함으로써 안전을 확보할 수 있는 것이라면 의심스러운 것을 경찰에 알리는 것을 주저해서는 안 된다. 개인의 안전이 위협받는 경우에는 즉각 그 장소에서부터 떠나도록 해야 한다. 이제까지 열거한 기준이나 상식에 기초하는 주의기준은 이러지도 저러지도 못하는 상태가 되거나 사건의 피해자가 될 위험성을 감소시키는 데에 도움이 된다.

간병인으로서의 가족

현재로서는 재가 케어는 클라이언트 케어의 대부분의 측면에 가족을 포함하는 것에 초점을 맞추고 있다. 시설환경과는 달리 집 안에서는 가족은 보통 풀타임(full time)의 간병인이다. 과거에는 사교적 프로그램이나 공적 지원 그룹을 널리 이용할 수 있었다. 그러나 경비 삭감에 수반하여 이들의 프로그램을 위한 비용이 적어지고 현재는 서비스의 틈새를 메우기 위해서는 비공식적인 네트워크가 강조되고 있다.

고령자 케어에 관한 조사에 기초하면 재가의 간병인은 일반적으로 배우자나 어머니, 시어머니를 보살피는 여성의 어느 것인가이다(Stone, Cafferatta & Sangle, 1987). 딸이나 며느리가 늙은 부모를 위하여 세탁, 식품의 쇼핑, 식사준비 등의 가사원조를 제공하는 일이 적지 않다. 클라이언트의 연령범위가 다양해짐에 따라서 간병인의 프로필도 달라진다. 예컨대, 클라이언트가 신체장애가 있는 어린이나 10대의 젊은이인 경우, 그 간병인의 대부분이 젊은 연령이거나 중년의 어버이이다.

작업치료 종사자가 그 가정에 일단 들어가면 그 가족의 많은 구성원에게 소개될 것이다. 가족평가는 클라이언트의 신체적 니즈를 제공하는 간병인의 능력, 클라이언트의 지원체제, 간병인의 신체 면?감정적인 부담에 대처하는 능력에 초점을 맞춰야 한다. 간병인이 극도로 피로한 것은 매우 현실적인 현상이다. 간병인의 일시적 간호(respite care)란 옵션을 검토해야 한다.

작업치료 종사자는 간병인의 기분이나 새로운 책임의 정당성을 입증하는 중요한 역할을 수행하고 있다. 클라이언트는 니즈의 대부분을 스태프가 충족시킨 건강 케어시설에서부터 집으로 돌아오는 경우가 대부분이다. 게다가 자기 가족의 누군가가 다른 누군가에게 케어를 의존하는 것은 그 클라이언트의 인생에서 처음 있는 일일지도 모른다. 그 클라이언트의 감정과 관련하여 가족도 또한 그 클라이언트의 역할상실에 대처하고 있다. 예컨대 클라이언트는 현재로서는 정원이나 가족의 자동차의 손질을 하고 있지 않거나, 계속할 수가 없어 질병이나 장애 후에 일시적 또는 항구적으로 이들의 과제를 수행할 수 없는 남성일지도 모른다. 이 역할의 상실은 그 클라이언트의 자기 이미지나 자존심에 대해서와 마찬가지로, 클라이언트의 가족에 대해서도 중대한 영향을 미친다. 간병인은 그러한 상실에 대한 대처와 이제까지는 자립하여 온 사람의 간병인이 된다는 새로운 역할에 더하여 클라이언트에 대한 책임을 지기 위한 기술(skill)을 획득하지 않으면 안 될지도 모른다. 간병인으로서는 이들의 변화에 대한 대응에 큰 스트레스와 어려움을 초래한다. 이와 같은 상황에서의 치료 종사자의 역할에는 새로운 요청에 대응하기 위하여 지원을 제공하고 문제를 해결하고 그리고 제안을 하는 것이 포함된다.

조정이 필요함에도 불구하고 많은 가족은 입소시설에서의 케어를 필요로 하는 것 같은 사태를 피하기 위하여 가족의 구성원을 집에 계속 두는 기간을 길게 하려고 한다. 이러한 부담을 짊어지기 위해 퇴직하거나, 일의 스케줄을 바꾸거나, 가족 간병휴가나 장기휴가를 받는다는 많은 자기희생이 이루어질지도 모른다. 나날의 피로의 증가와 더불어 고독, 죄악감, 분노 그리고 노여움이라는 감정이 이들의 자기희생과 결부되어 있다.

간병인은 공통적으로 다수의 과제를 수행하도록 요구되지만, 이러한 것이 자기들의 책임을 압도하고 있다는 느낌을 가져오는 일이 적지 않다. 이러한 과제의 몇 가지의 예를 Box 11-2에 나타냈다. 지원 그룹이 이러한 기분을 누그러뜨리도록 지원함으로써 간병인은 그러한 문제에 대처하고 있는 것은 자기만이 아니라는 것을 알아차리게 된다. 조직화된 지원 그룹은 굉장한 시간을 통해서 가족의 구성원을 지원하는 데에 역할을 갖고는 있지만, 작업치료 종사자도 또한 간병인에게 지원을 제공하고 자기의 감정을 표현시키거나 문제에 대한 해결을 추구하기 위해 간병인과 관계를 구축할 수 있다. 간병인에게 간병을

Box 11-2

간병인의 과제

- 필요할 때에 이용할 수 있을 것.
- 처방된 치료와 일반적으로 권장되는 일을 감시하는 것.
- 치료나 서비스의 옵션을 평가하는 것.
- 상태의 추이를 관찰하고 현저한 변화를 평가하는 것.
- 케어를 받는 사람의 이점이나 자원을 평가하는 것.
- 장래의 지원이나 서비스의 필요성을 예측하는 것.
- 케어를 받는 사람의 일상 활동을 구조화하는 것.
- 사회적 · 지역사회적인 장면에서의 케어를 받는 사람에 대한 "간섭을 일소"하는 것.
- 기능장애와 결부되는 가운데 케어를 받는 사람의 일과를 "정상화"하는 것.
- 케어를 받는 사람의 자원을 감독하거나 직접적으로 관리하는 것.
- 케어를 받는 사람의 곤란한 행동이나 안절부절 못하는 행동에 대처하는 것.
- 케어를 받는 사람과의 적절한 의사소통을 유지하는 것.
- 케어를 받는 사람을 위해 기본적인 ADL을 수행하는 것.
- 지루한 정해진 일을 불식하기 위해 창조적으로, 독자적으로 니즈를 충족하는 것.

출처 : Clark N.M., and Rakowski, W.(1983). Family caregiving of older adults : Improving helping skills. The Gerontologist , 23(6). p.638. 허가를 받아 전재.

어떻게 시행하고 있는지를 묻거나 반응을 적극적으로 경청하는 것은 라포르(rapport)를 수립하는 데에 도움이 된다. 욕구불만(frustration)을 타당한 것으로 하는 것, 또 다른 가족이 성공적으로 사용하는 것을 제안하는 것, 지역사회의 지원기관에 의뢰하는 것 등은 도움이 될 것이다. 이러한 형태의 의사소통은 간병의 부담을 인식하고 재가 케어의 제공자에 대해서 가족과 그 클라이언트에 대한 치료적 지원이라는 문을 연다.

팀의 여러 구성원

수많은 전문가가 클라이언트의 재가 케어에 관여한다. 클라이언트와 가족이 이 팀의 중심이다. 전문직 중의 한 사람이 코디네이터의 역할을 담당한다. 그리고 팀의 개개의 구성원은 팀의 다른 구성원과 자기의 케어의 조정에 책임을 맡고 있다. 여러 학문분야를 망라한 팀에 의한 사례 검토회의나 비공식적인 기능이 이 경과를 촉진하게 된다.

사례 조정자

전형적으로는 간호사가 사례 조정자로서의 기능을 수행한다. 어떤 상황에서는 물리치료사나 작업치료사, 언어청각사 또는 사회복지사(social worker) 등의 다른 전문직이 이 역할을 수행하는 경우도 있다. 사례 조정자(클라이언트의 재가 건강의 니즈를 결정하기 위해 초회 방문을 하는 사람)는 그 클라이언트에게 케어를 제공하는 모든 전문직을 인식하고 있으며 필요할 때에는 의사나 클라이언트와 그 가족과 전반적인 케어 계획에 대해서 이야기를 나눌 수 있다. 사례 조정자의 책임에는 클라이언트의 주거의 변경이나 의학적 상태라는 변화를 팀의 구성원에게 전달하는 것이 포함된다. 사례 조정자는 또한 어떤 특정의 클라이언트에 대한 자금상의 문제나 보험에서의 보장에 대해서 팀에게 전달하는 것에 책임을 갖는 경우도 있다. 마지막으로 사례 조정자는 서비스가 중복을 피하면서 사례의 니즈를 충족시키고 있는지 어떤지를 확인하기 위해 제공되고 있는 모든 서비스를 감독한다.

팀 구성원은 또한 클라이언트의 상황에 관한 정보를 사례 조정자에게 전달하는 책임을 갖고 있다. 작업치료 종사자는 클라이언트의 재활의 가능성이나 간병인의 상황의 변화, 머잖은 서비스의 종료, 기타의 심상치 않은 사태에 대해서 사례 조정자에게 전달하여야 한다.

공인 간호사

미국 주정부의 공인 간호사(registered nurse : RN)는 다른 전문가보다 먼저 하는 가정방문에 의해서 클라이언트의 첫 번째 평가를 실시한다. 현재, 데이터 수집을 위해 표준화되고 연방정부가 위탁하는 양식인 성과의 평가의 정보 세트(Outcome and Assessment Information Set : OASIS)는 1997년의 균형예산법(Balanced Budget Act)에 따른 메디케어의 변화에 대응하기 위해 첫 번째 평가 때의 데이터 수집에서 사용되고 있는 것이다.

RN은 필요로 하는 숙련된 간호방문 서비스를 제공한다. 숙련된 서비스란(해당하는 주정부 법률에 따라서) 재가건강 간호사에 의해서 제공되는 것으로 아래의 것을 포함하지만 이것에만 한정된 것은 아니다.

- 투약체제에 따르고 있는지 아닌지의 감시.
- 복약의 상호작용과 부작용에 대한 숙련된 관찰과 평가.
- 붕대의 교환
- 카테터(catheter)의 교환
- 혈당의 감시. 인슐린의 준비, 인슐린 주사의 실시.
- 활력징후(vital sign)를 포함하는 일반적인 의학적 상태의 감시.
- 모든 임상면허 간호사(licensed practical nurse : LPN)와 유자격 간호조수(certified nursing aide : CNA)의 서비스에 대해서 간헐적인 감독적인 방문의 실시.
- 클라이언트와 가족의 교육

LPN은 RN의 방문의 틈새에 클라이언트를 보러간다는 것으로 케어에 관여한다. LPN은 RN의 감독 하에 RN의 케어와 마찬가지의 케어를 제공한다. 그러나 기관에 따라서는 LPN을 고용하지 않는다. LPN이 제공하는 케어는 실행에 관한 주정부 법률과 기관에 따라서 다양하게 할당되어 있는 의무에 따라야 한다.

정신건강 간호사

보다 포괄적인 케어를 공급하기 위해서는 정신건강 케어를 전문으로 하는 간호사를 포함하도록 하는 경향이 생겨나고 있다. 신체장애에 고유한 정신적 장애라는 문제에 더해서 케어를 추구하여 재가건강 기관에 의뢰되는 주된 진단에 정신질환을 가진 사람들이 차츰 증가하고 있다. 정신건강 간호사는 정신건강적인 개입의 니즈라는 점에서 클라이언트에게 제공되는 서비스를 개발하여 감독할 수 있다. 정신건강 간호사는 또한 첫 번째의 OASIS 데이터의 완성에 관여할 수 있고 메디케어의 클라이언트의 경우에는 그 경과에 간헐적으로 관여할 수도 있다.

재가건강 조수

재가건강 케어에 의뢰된 클라이언트의 주된 니즈의 하나는 일상생활활동(ADL)의 원조라는 니즈이다. 재가건강 조수(home health aide : HHA)는 클라이언트의 일상(routine)으로 되어있는 신변동작을 완성하기 위해 필요한 원조를 제공하는 한편, 작업치료 종사자는 클라이언트가 사용하는 적정 기술이나 기기에 관한 정보를 HHA에 제공함으로써 HHA와 협동적으로 일을 해야 한다. 클라이언트의 자립성이나 순종성은 이 교육을 통해서 강화된다.

이 조수의 서비스가 이미 필요 없게 되고 가족이나 클라이언트가 일상생활 과제를 관리할 수 있게 되기 위하여, 작업치료 종사자가 클라이언트 및 가족의 자율성과 자립성에 작용할 것이라는 것을 클라이언트와 가족에게 설명하는 것은 중요한 일이다. 이러한 것은 클라이언트나 가족이 치료사의 지도를 받아 자급자족을 달성하는 것으로 향해서 작용한다는 니즈를 강화하면서 가족과 클라이언트가 HHA의 서비스는 대부분의 경우에는 일시적이라는 것을 인식하는 데에 도움이 된다.

대부분의 경우 RN이 HHA를 감독한다. 그러나 클라이언트가 치료사의 서비스를 받고 숙달된 간호서비스를 필요로 하지 않는 경우에는 치료사가 HHA를 감독할 수 있다. 메디케어의 현행 규정에서는 클라이언트가 메디케어가 정의하는 기술을 필요로 하는 다른 서비스를 필요로 하지 않는 한, HHA의 서비스는 진료수가의 대상이 되지 않는다고 하고 있다. 그러나 예컨대 민간보험과 같은 다른 지불 소스(source)가 비용을 대는 경우도 있다.

가사 원조자/돌보는 사람

재가건강 케어의 일환으로 되어있는 업무는 아니지만 어떤 기관은 가사 원조자(homemaker)나 돌보는 사람(sitter)을 제공하고 있다. 메디케어는 이들의 서비스에는 진료수가의 지불을 하지 않지만 다른 기관이 이들 서비스의 일부 또는 전부를 지불하는 경우도 있다. 이에 더해서, 특별 조성 프로그램, 다른 지역사회 기관, 또는 특별 메디케어 프로그램이 가사 원조자나 돌보는 사람에 대한 지불을 하는 경우도 있다. 가사 원조자는 청소, 식사준비, 쇼핑, 세탁 등의 서비스를 제공한다. 돌보는 사람은 감시나 동무가 되어주는 것, 가벼운 케어 업무를 제공하지만 이들의 업무는 HH의 업무와 비교하면 매우 한정된 것이다.

작업치료 종사자

등록 작업치료사(occupational therapist, registered : OTR)는 일, 신변처리, 여가와 같은 수행영역의 문제에 대처하기 위해 평가하고 치료계획을 입안한다. OASIS의 항목을 포함하는 일이 있는 평가에 의해서 작업수행의 구성요소(감각, 신경근육골격계, 운동, 인지 그리고 심리사회)에서의 장애, 작업수행영역(일상생활활동, 일과 생산적 활동, 놀이 또는 여가활동), 그리고 예방의 문제가 명백해지는 경우가 있다. 수행은 집이라는 상황에서 평가되기 때문에 가족지원이나 집으로의 접근 용이성 등의 중요한 사안을 평가할 수 있다. 치료사는 어떠한 도구를 사용할 수 있는지와 같은 것이나 가족의 생활양식은 어떠한지와 같은 것에 가치가 있는 통찰을 얻는다. 이 정보는 효과적인 가정 프로그램의 입안이나 적응에 관한 제안(suggestion)을 작성하는 데에 이점이 된다. 더욱이 가족은 클라이언트가 치료목표의 달성을 강화하는 일상적 과제의 지시(instruction)를 받을 수 있다.

자격이 있는 작업치료 조수 자격이 있는 작업치료 조수(certified occupational therapy assistant : COTA)의 주된 역할은 평가의 완료 후에 OTR에 의해서 계획되고 감독되는 치료를 수행하는 것에 있다. COTA의 일상 업무(routine)로서의 방문은 감독의 패턴이 명확히 되고 기록이 이루어지면 자립해서 실시할 수 있다. 감독의 빈도는 그 상황에 따라서 다르지만 대부분의 기관은 COTA와 OTR의 팀에 의해서 시행되는 함께하는 방문의 빈도를 나타낸 가이드라인을 가질 것이다. 필요한 감독의 빈도를 결정하기 위해 도움이 되는 요인에는 재가건강의 실행 영역에서의 COTA와 OTR의 양자의 종사자로서의 능력과 경험, 클라이언트의 특정 요인, 감독기관이 필요로 하는 것 등이 포함된다. COTA와 OTR이 함께 하는 방문은 문제를 해결하기 위해, 그리고 치료계획의 효과를 확보하기 위한 목표와 활동을 조정하기 위해 실시된다. 이에 더해서 문서작성을 위해 COTA와 OTR 사이의 정기적인 접촉이 필요하다.

어떤 보험지불기관은 COTA의 기록에 OTR이 연명으로 서명하는 것을 요구하는 경우도 있다. 실시하도록 권장되고 있음에도 불구하고 공동서명은 함께하는 방문이나 구두에 의한 감독에는 실시되고 있지 않다.

물리치료 종사자

물리치료사(PT)는 자세, 옮겨타기, 근력, 전반적 내구성 그리고 균형을 포함하는 가동성에서의 평가를 실시하고 문제를 치료한다. 재가건강의 장면에서는 PT는 또한 OASIS 평가의 완성에 관여하는 일도 있다. PT는 또한 근골격계에 대한 통증을 평가하여 치료한다. COTA의 역할과 마찬가지로 자격이 있는 물리치료 조수(licensed physical therapy assistant : LPTA)가 PT의 감독 하에서 재가건강 물리치료 서비스를 제공하는 일도 있다.

PT와 OTR은 클라이언트나 가족의 케어의 문제에 관한 관찰과 전략을 상호 공유하기 위해 함께 방문하거나 검토하는 일도 자주 있다. 이러한 것은 클라이언트의 전체적인 케어에 대한 이 2개의 전문직의 공헌에 관한 자연스런 관계의 결과이다. 때로는 함께하는 방문은 양 치료사에게 양자의 기술 없이는 가능하게는 되지 않는 치료기법을 이용하는 것을 가능케 한다.

언어청각사

재가건강 케어 팀에서의 언어청각사(speech language pathologist : SLP)는 의사소통의 장애, 청력결손, 삼킴 장애의 평가와 치료에 책임을 맡고 있다. SLP는 숙달된 기술을 가진 임상 종사자로서 OASIS의 완성에 필요한 데이터를 수집하는 일도 있다. OTR도 SLP와 함께이거나 단독으로 삼킴 장애의 관리와 치료에 관여한다.

사회복지사

사회복지사(social worker : SW)는 스태프, 클라이언트, 가족에 있어서 정보 제공자이다. OTR은 복지기기의 니즈, 외래 예약진료에 가기 위한 교통수단, 일시적 서비스(respite service) 그리고 클라이언트가 필요로 할지도 모르는 대체가 되는 주택 등에 대한 경제적 자원을 포함해서 지역사회의 자원에 관한 정보를 얻기 위해 SW에게 전화를 하는 경우가 있다. 금전적 문제에 관한 상담이나 가족이나 클라이언트의 심리 · 사회적 니즈에 합치하는 방법으로 조언을 하는 것도 SW의 중요한 기능이다.

의사

재가건강기관은 의사로부터 의뢰를 받는다. 개업의사는 왕진을 하지만 대부분이 자기의 의원에서 치료를 할 뿐이다. 의사는 초회의 의뢰를 하고 케어 계획의 승인 및 재승인을 하며 그리고 응급의 변화나 일상의 걱정거리에 대한 문제를 해결하기 위해 원조한다. 치료사와 스태프는 클라이언트의 의학적 상태의 어떠한 변화도 의사에게 보고해야 하며, 케어 계획에 영향을 미치는 의사의 어떠한 처방도 실행해야 한다. 마찬가지로, 작업치료 종사자는 케어 플랜의 변경 후에 의사에게 피드백을 하여야 한다.

드물게, 케어의 전문가인 의사는 통증과 같은 합병증의 문제나 인공호흡기나 인공투석기와 같은 고도의 기술치료를 관리하는 것에도 관여한다. 이러한 분야에서의 의사의 전문지식은 재가에서의 이러한 복잡한 의학적 문제에 대한 케어에 높은 안전성을 초래하는 지식과 능력을 가져온다.

다른 건강케어의 전문직

어떤 상황에서는 다른 전문가나 관련되는 건강 종사자의 서비스가 필요하고 또한 제공된다. 그것에는 다음의 것이 포함된다.

1. 등록 영양사(registered dietitian : RD)에 의한 식사와 영양의 상담
2. 훈련을 쌓은 간호전문가에 의한 인공항문의 치료와 상처의 케어
3. 치과 서비스

4. 발병치료 서비스
5. 자세와 치과교정의 전문가
6. 지압이나 카이로프랙틱과 같은 전통적 기법이 아닌 종사자

메디케어나 민간보험은 이들의 서비스의 어떤 것에는 지불을 할지도 모르고 지불하지 않을지도 모른다.

가족

가족은 클라이언트의 상태를 모니터하고 온갖 일상의 케어를 마무리할 책임을 맡고 있는 재가 케어 제공 팀의 중심이 되는 부분이다. 치료사나 다른 스태프는 교육에 대한 가족의 니즈를 인식해야 하고 또한 그 사례에 관해서 이루어진 모든 결정에 가족을 포함시켜야 한다.

클라이언트/환자

재가건강 실행은 클라이언트 중심이다. 따라서 클라이언트는 재가 케어 팀의 심장이다. 클라이언트의 목표와 희망을 받아들이는 것은 팀의 초점이어야 한다. 팀의 모든 구성원은 클라이언트가 건강 케어의 목표와 마찬가지로 개인적 목표에 도달하도록 힘을 실어주고 가능케 하는 것을 강조해야 한다.

서비스에 대한 의뢰

작업치료사는 헤아릴 수 없을 만큼 많은 장소로부터 의뢰를 받을 것이다. 예컨대 어떤 클라이언트는 작업치료 서비스를 받고 있거나 최근에 재활병원 또는 일반병원으로부터 막 퇴원하였을지도 모른다. 그 시설에서 일하고 있는 치료사는 퇴원계획 안에서 재가에서 작업치료 서비스를 계속하여 제공하는 것을 권장할지도 모른다. 이러한 것이 그 사람이 작업치료에 대한 처방을 수반해서 재가건강기관에의 등록으로 유도하게 되었다.

또 다른 의뢰처(referrals)는 재가건강기관의 사례 조정자(case coordinator)일지도 모르고 보통은 클라이언트의 재가건강 니즈를 평가하기 위해 최초로 방문하는 간호사이다. 작업치료에 대한 니즈는 간호사에 의해서 또는 작업치료 서비스를 시작하기 위한 의사의 처방에 의해서 제시될지도 모른다. 마찬가지로 물리치료사 또는 언어청각사가 일상생활활동에서의 문제나 다른 기능적 장애에 대한 작업치료의 상담을 요구할지도 모른다.

작업치료 종사자는 클라이언트가 이사할 때에 의뢰를 받는 일이 있다. 이사에 앞서서 제공되는 작업치료 서비스는 계속이 필요하다고 간주된다. 그 결과, 재가건강기관은 작업치료 서비스의 계속을 요구하는 의뢰를 받을지도 모른다.

재가건강기관은 개개의 치료사에게 의뢰를 회부한다. 1인 이상의 작업치료의 종사자 또는 계약자가 관여하는 경우, 그 의뢰를 누가 받는가는 보통 지리적 조건에 따라서 결정된다. 구역은 보통 기관에 의해서 정해지고 새로운 의뢰는 그 구역을 담당하고 있는 사람에게 회부된다. 그러나 이것은 항상 공정하게 이루어지는 것은 아니다. 때로는 어떤 치료사의 구역 내의 의뢰가 적어지는 것에 반해서 또 다른 치료사는 어떤 지역에서 남아돌 정도로 많은 클라이언트를 가지는 경우도 있다. 정신건강의 문제가 있는 클라이언트나 소아의 클라이언트와 같이 특별한 전문성을 추구하는 클라이언트가 사례의 배정에 영향을 주는 경우가 있다. 따라서 의뢰의 배정을 처리하는 사람은 가능한 한 균등하게 일을 배정하기 위해 각 치료사의 사례 수에 관한 최신정보를 필요로 하고 있다.

상근하는 치료사가 적은 경우, 기관이 계약자를 사용하는 것은 사례에 대응하기 위해 그 사례의 가까이에 사는 치료사를 활용하게 되고 도움이 될지도 모른다. 계약자를 이용하는 것은 그 기관이 담당하고 있는 모든 지역에 1인 내지는 2인의 종업원을 파견하는 것보다도, 효율적이고 생산적인 경우도 있다. 그러나 최근의 국세청(IRS)에 의한 독립 계약자를 인정하는 정의를 엄격하게 다루는 것에 의해서 대부

분의 사람은 IRS의 목적을 위해 종업원으로 분류된다. 개인이 종업원인가, 계약자인가에 관계없이 양자의 관계와 기대의 특성을 기재한 문서상의 합의가 필요하다.

의뢰를 배정하는 데에 있어서의 또 하나의 고려할 점은 치료 조수의 감독에 관한 것이다. 작업치료사(또는 물리치료사)는 클라이언트의 치료에 COTA나 LPTA를 포함할 때에 각각의 COTA나 LPTA와 간헐적인 감독으로서의 방문을 실시해야 한다. 이러한 것은 보통은 사례의 배정에서의 영속적인 변화를 필요로 하는 것은 아니다. 그 대신에 치료사는 필요에 따른 지원을 배정되어 있는 클라이언트를 진료하기 위해 조수와 교대하여 방문할 수 있다. 그 결과, 치료사는 필요에 따라서 감독의 방문을 하기 위해 또 다른 구역으로 떠나는 것이 필요할지도 모른다. 또 하나의 고려할 점은 한 사람의 치료사가 몇 사람의 조수에게 적절한 감독을 할 수 있겠는가와 연관된 것이다. 어떤 주에서는 면허법은 한 사람의 치료사가 감독할 수 있는 조수의 인원수를 한정하고 있다. 치료사는 자기가 실행하고 있는 주의 법률을 인식하고 준수하여야 한다.

일단 클라이언트의 배정에 관한 결정이 이루어지면 치료사는 자기에게 새로운 의뢰가 있다는 것을 알리는 전화, 서면, FAX 또는 메모를 받게 될 것이다. 대부분의 기관은 새로운 의뢰에 대처하기 위한 시간적 제한, 보통은 48시간 이내라는 제약을 설정하고 있다. 때로는 의뢰의 배정은 결정된 시간 내에 그 의뢰에 대처할 수 있는 치료사에 의해서 결정된다.

어떤 상황에서는 가족은 클라이언트의 귀가 준비에 매우 바쁜 일도 있으며, 또한 초회 방문을 더 늦춰주기를 요구하는 경우도 있다. 이러한 요구는 명예로운 일이다. 그러나 치료사는 초회의 접촉과 초회의 방문을 늦춘다는 클라이언트와 가족의 요구를 기록하여 두어야 한다.

지불

재가건강 서비스에 대한 지불은 다양한 재원을 이용할 수 있다. 입원 장면과 외래 장면에서는 지불 재원이 상이한 경우가 많다. 최근의 재가건강 서비스 이용의 급격한 성장을 위해, 또한 건강 케어의 경비가 전반적으로 자꾸만 올라가는 것이 증가하고 있기 때문에 재가건강 서비스에 대한 지불 시스템은 현재 개정계획이 진행 중이다.

정부의 재원

정부의 2개의 주된 재원은 메디케어와 메디케이드이다. 메디케어는 고령자(65세 이상의 사람)에 대한 연방정부에서 예산 편성된 보험이고 제공된 개가건강 서비스 전체금액의 50% 가까이를 지불한다(Agency for Health Care Policy and Research, 1996). 메디케이드는 가난한 어린이와 성인을 위한 프로그램이고 연방정부의 어느 정도의 재원으로 주정부에 의해서 운영되고 관리되고 있다. 메디케이드의 프로그램은 주의 정책에 따라서 다양하다. 작업치료 서비스에 대한 지불은 주에 따라서 다르다. 메디케이드의 프로그램은 또한 집에 틀어박혀 있어야 하는 등, 메디케어 정책에 있는 동일한 엄밀한 기준이 있는 것은 아니다. 메디케이드는 가난한 어린이와 성인을 위한 프로그램이며 재가건강에서 작업치료 종사자가 방문하는 클라이언트의 대부분은 고령자가 아니라 장애아동이나 정신질환을 가진 성인일 것이다. 숙달된 개입의 대상이 되는 사람의 자격을 정하고 있는 주요 서비스는 그것들이 메디케어의 규제에서는 정의되어 있지 않다. 치료사는 자기가 실행을 하고 신청하게 되는 주정부의 메디케이드 정책과 진료수가 규정을 인식해두어야 한다.

지불 시스템은 그 때마다 변경되기 때문에 지불에 관한 여기서의 검토는 우선 최근까지의 소급적용 지불 시스템(retrospective payment system)부터 시작하고 이어서 현행의 잠정적 지불 시스템을, 그리고 마지막으로 예상에 기초하는 지불 시스템이라는 장래의 계획으로 이어지게 될 것이다. 1997년까지 대부분의 사례에서 메디케어의 A부와 B부는 서비스에 대한 비용(fee-for-service : FFS)에 기초하여 재가건강 서비스의 제공자에게 소급해서 지불되고 있었다. 즉, 기관은 제공한 서비스에 대한 경비를 청구하고 다음으로 이들 서비스의 지불이 이루어졌다, 라는 것을 의미한다. 이 지불은 그 지리적인 지역에 대해서 산정된 평균에 기초하여 일정한 한도금액 내에서 실제로 들어간 비용에 기초하여 지불되었다. 이 한도액은 터무니없는 청구를 저지하기 위해 설정되어 있었다. 메디케어 가입자(흔히 Medicare Complete 또는 C 플러스라고도 하고 있다)가 이용할 수 있는 옵션의 하나인 건강유지 조직(Health Maintenance Organization : HMO)은 가입자에게 이 옵션에 서명하도록 촉구하는 인센티브를 포함하고 있다. 메디케어로 커버되는 HMO의 옵션은 메디케어의 A부와 B부에서 커버되는 것과 마찬가지의 서비스를 포함하고 있다. 그것은 또한 메디케어의 A부와 B부에서는 일반적으로는 커버되지 않는 많은 예방적 서비스, 욕실에서의 기기 등의 내구성 의료기기(durable medical equipment : DME)의 커버도 포함하고 있다. 욕실에서의 적응 기구에 대해서 메디케어에서의 커버가 없었던 것은 작업치료 종사자와 클라이언트의 양자에 있어서 오랜 동안의 장벽으로 되어왔다.

메디케어의 HMO는 예정 경비의 할인이나 균등할(capitated rate)의 어느 것인가에 의해서 서비스에 지불한다. 지불이 가장 적은 유형은 HMO가 서비스 제공자인 경우이다. 보통, 이것은 HMO가 소유하거나 운영하는 네트워크 안에서 재가건강기관을 가질 능력이 있는 대규모의 HMO에서 일어난다는 것이다(Schlenker & Shaughnessey, 1992).

1997년의 균형예산법(Balanced Budget Act)은 예상에 기초하는 지불 시스템이 개발되기까지의 동안, 메디케어 경비를 삭감하기 위해 잠정적 지불 시스템을 만들어내었다. 이 잠정적 시스템은 재가건강기관이 아래의 것 중의 가장 적은 경비를 지불한다고 명기하였다.

- 실제로 인정된 경비.
- 전국의 중앙값의 105%로 한도가 설정된 방문마다의 경비.
- 새로운 기관에 특정한 것으로 연간 이익의 한도 내의 액수(Siebert, 1998).

이 시스템은 기관이 받는 지불 총액은 비용이 합리적인 한도 내에 머무르고 있으면 현재의 경비에 근사하다는 점에서 이전의 시스템과 근본적으로 다른 것은 아니다.

진단관련 그룹(diagnostic-related groups : DRG)의 출현과 예상에 기초하는 지불 시스템이 1980년대의 메디케어의 입원비 삭감에 공헌하였기 때문에 이 개념은 다른 치료 장면에서의 지불에도 보급하게 되었다. 재가건강 서비스에 대한 새로운 지불 시스템은 예상에 기초하는 지불 시스템이 될 것이다. 현재, 장기 케어시설에서의 진료수가는 경비 보고 시스템(소급적용 지불 시스템)에서부터 클라이언트의 수준에 의한 예상에 기초하는 지불 형태의 시스템으로 변화하고 있는 중이다. 그러나 재가건강 케어 제공자에 대해서 한 사례당의 비율이 어떻게 결정되는가의 상세한 것은 아직 결정되어 있지 않다.

몇 가지의 시스템이 제안되고 현장조사가 이루어지고 있다. 3개의 우수한 시스템은 (1) 일괄 지불, (2)한 방문당의 예상에 기초하는 지불, (3)한 에피소드당의 예상에 기초하는 지불이다. 일괄 지불 시스템에서는 미리 설정된 합계금액이 병원, 전문노인 케어시설, 재가건강기관과 같은 급성기 및 장기간의 케어 제공자의 사이에서 나뉜다. 이 네트워크화의 효과는 HMO를 가진 재가건강기관이 고액의 장면에 대신해서 재가에서의 낮은 비용의 서비스를 제공함으로써 경비절감을 가능케 할 수 있었다는 것이다.

재가건강기관의 1회당의 방문이 예상에 기초하여 지불된다면 그 기관에 대한 인센티브는 경비를 합리적 금액으로 유지하면서 최상의 서비스를 제공하는 것이다. HMO에 대한 인센티브는 재가건강 시스템의 이용을 최소한으로 하는 것이다. 1 에피소드당의 예상에 기초하는 지불에서는 HMO와 재가건강기관과의 사이의 계약이 HMO가 방문을 최소한으로 억제한다는 재정적인 인센티브를 제공한다. 대조적으로 재가건강기관의 인센티브는 방문횟수를 계속 많이 하는 것이다. 1 에피소드당의 지불의 조정에서는 HMO에 대한 인센티브가 재가건강에의 참여 수를 낮게 억제하면서 이윤에 대한 서비스의 양을 높게 유지하는 것인 것에 반해서 재가건강기관의 인센티브는 방문횟수를 억제하는 것이다(McQuire, 1997).

효과적으로 실시하게 될 것인 시스템의 종류는 작업치료의 이용에 영향을 미칠 것이다. 어떤 상황에서는 전문직 사이의 경쟁이 일어날 수 있다. 아마도 사례관리자(case manager)는 어느 전문직이 클라이언트와의 상담에 관여하고 어느 서비스가 사용되지 않는가를 결정하게 될 것이다. 재가건강기관은 많은 서비스 제공보다도, 적은 제공에 의해서 경제적으로 혜택을 받을 것이다. 이러한 상황 하에서는 작업치료는 그 기관의 운용, 재활 팀, 그리고 특히 사례관리자에 의해서 높은 기능수준에 있는 담당 사례수의 클라이언트를 종료하는 속도를 빠르게 하게 된다고 인식하여야 한다.

민간보험의 자금

민간보험회사의 방침은 정부의 자금계획으로 제공되고 있는 것과 마찬가지의 범위를 커버하게 될 것이다. FFS 계획은 차츰 쇠퇴하여가고 있다. 관리 케어계획이 한층 보급되어가고 있다.

현재로서는 대부분의 민간 HMO 보험계획은 사례관리 시스템을 갖고 있으며, 이것은 사례관리자가 한정된 방문횟수를 미리 인정하게 될 것이다. 사례관리자(case manager)란 서비스 제공자와 연계함으로써 환자나 클라이언트가 필요로 하는 서비스를 획득하는 사람을 말한다. 사례관리 시스템의 목적은 건강케어의 비용을 감소하면서 동시에 케어의 질과 계속성을 높이는 것에 있다. 이 시스템은 작업치료사가 클라이언트를 첫 번 방문한 후에 단기목표와 장기목표, 접근방법, 빈도, 기간을 포함하는 케어 계획에 대해서 이야기를 나누기 위해 사례관리자와 접촉을 하는 것을 추구한다. 만일 사례관리자가 그 계획을 승인하면 치료사는 특정 횟수의 방문을 공적으로 승인된 것이 될 것이다. 승인된 횟수의 방문이 종료하고 치료사가 더 방문이 필요하다고 결정한 경우에는 더 방문이 필요한 것에 대한 승인을 요구하고, 계속해서 하는 치료를 위한 합리적 이유, 요구한 치료의 빈도와 기간, 그리고 치료의 기대되는 성과를 나타내 보여야 한다. 정성 들려 준비하고 있는 치료사는 서비스의 계속을 가져오는 것 같은 객관적 정보를 보여주는 경향에 있다. 가장 바람직한 것은 이 승인의 상세가 문장으로 기록되어야 하는 것이다. 이들의 기록은 종사자의 파일에 보관될 것이지만, 클라이언트의 의료기록의 일부로 할 것은 아니다. 최대의 이익에 도달하였을 때에는 그 이상의 방문의 승인은 거부될 것이다.

고용자의 자금에 의한 프로그램

재가건강에서의 근로자 재해보상 사례의 발생률은 비교적 낮은 것이다. 근로자 재해보상 프로그램은 주법(state regulation)으로 되어있는 것이다. 많은 주정부의 법률에서는 손상된 근로자에 대한 서비스는 포괄적 외래시설 또는 입원 재활병동에서 제공되도록 요구되고 있다. 재가건강기관에 소개되는 근로자 재해보상의 사례는 자칫 민간기관의 사례관리자에게 배정되기 쉽다.

전형적으로는 근로자 재해보상 조직은 클라이언트가 자기의 손상과 관련해서 필요로 하는 치료나 기기에 대한 경비지출의 승인에 책임을 가진 독자적 사례관리자를 갖는다. 그 사례관리자는 권장되고 제공된 모든 서비스가 클라이언트의 건전한 상태와 기능 상태에 있어서 이치에 맞는 것이며, 또한 필요하다는 것을 확인하면서 서비스 제공자와 근로자 재해보상위원회와의 사이의 연락담당으로서 기능을 한다. 어떠한 서비스에서도 그 주된 초점은 손상된 그 근로자가 일에 언제, 어디로 복귀가 가능한 것인가라는 것에 맞춰야 한다. 작업치료사는 다른 지불자와 비교하여 근로자 재해보상 프로그램이 그 목적과 실시방법이라는 점에서 상이하다는 것을 인식해두어야 한다.

서비스에 대한 요구

특정의 요구는 재가에서의 서비스를 받는 개인을 위해 충족되어야 한다. 메디케어는 지불에 관해서는 위에서 언급한 것 같은 요구에 대해서 엄수할 것을 요구하고 있다. 메디케어는 연방정부의 자금운영에 의한 프로그램이기 때문에 다른 많은 보험도 지불에는 메디케어의 가이드라인을 사용하고 있다. 지불에 합치하기 위해서는 대부분의 자금운영기관이 아래의 기준을 사용하고 있다.

1. 집에 틀어박힌 상태(메디케어의 정의)
2. 간헐적 서비스
3. 의학적 필요성
4. 숙달된 서비스
5. 의사의 케어와 치료

집에 틀어박힌 상태

메디케어의 A부가 지불자인 경우(Medicare, 1996, Chapter 2, Section 204.1, Subsection A, Transmittal A) **집에 틀어박힌 상태**(homebound status)는 아래와 같이 정의되어 있다.

> (그것은) 집을 떠나는 보통의 능력이 없는 것과, 그 결과 집을 떠나는 것에 상당한 노력과 부담을 강요하도록 필요로 하는 것이다. 만일 그 환자가 실제로 가정을 떠나는 일이 있으면 집을 비우는 것이 빈번하지 않다 하더라도 비교적 단기간 동안에도, 또는 의학적 케어를 받기 위해 필요한 것이라도, 그래도 역시 환자는 집에 틀어박힌다고는 간주되지 않을 것이다. 의학적 케어를 받는 필요성에 기인하는 집을 비우는 것에는 의학적 케어를 받기 위해 성인의 데이케어 센터에의 참여, 외래에서의 인공콩팥 투석 및 외래에서의 화학치료나 방사선치료가 포함된다. 대부분의 사례에서 발생하는 집을 비우는 것은 의학적 치료를 받는다는 목적을 위한 것이 예상된다. 그러나 의료목적이 아니라 때로는 집을 비우는 것(예컨대 가끔 이발소에 가는, 인근을 산보하거나 드라이브를 하는 등)은 그 집을 비우는 것이 빈번하지 않았거나, 비교적 단기간이거나, 그 환자가 재가가 아니라 밖에서 제공되는 건강 케어를 받기 위한 능력이 있다는 것을 보여주지 않는 한, 그 사람이 가정에 틀어박히고 있다고는 간주되지 않을 것이다.

중증의 신체적 제한이 없어도 정신질환을 가진 사람은 가정에 틀어박히고 있는 상태라는 조건을 충족할지도 모른다. 중증의 인지장애는 그 사람이 혼자서 집에서부터 안심하고 밖으로 나갈 수 없게 하거나 또는 집에서부터 전혀 밖으로 나가지 못하게 할지도 모른다. 기묘하고 사회적으로 부적절한 행동, 치매, 망상, 환각, 집에 틀어박힘, 자살염려나 기도(attempts) 또는 중증의 불안과 같은 것은 집에 틀어박히고 있는 상태의 조건을 충족할지도 모른다. 이들의 문제의 존재와 중증은 판정을 정당한 것으로 하기 위해 기록에 남겨야 한다. 그 사람이 혼자서는 집을 떠날 수 없는 이유의 기록은 지불을 받기 위해 중요하다(Harper, 1989).

집에 틀어박혀 있는 상태에 관한 현재의 정의는 차츰 곤란해지고 있다. 이 정의에 도전하고 있는 그룹의 하나는 척수 손상자로 구성되는 사람들이고 현재의 정의의 해석에서는 필요한 서비스를 받기 위해 집에 틀어박히도록 강요하기 때문이다(Steib, 1998). 사회적 서비스나 건강 서비스를 받기 위해 부정기적으로 집을 떠날 수 있는 만성장애자는 그 사람이 필요로 하고 있는 다른 재가에서의 서비스의 지불이 거부된다. 메디케어의 사기나 부정의 부문에 의해서 확인된 문제점에 의해서 집에 틀어박히는 상태에 관한 새로운 정의가 검토되고 있다. 새로운 정의는 현행의 정의보다도 "한층 더" 제약을 초래하는 것이 예상된다.

간헐적 서비스

재가건강 서비스는 그 특성에 따라 간헐적이다. 메디케어(Health Care Financing Administration, 1989. Chapter 2, Section 206.7, Subsection B, Transmittal 222)는 **간헐적 서비스**를 아래와 같이 정의하고 있다.

- 숙달된 간호 서비스와 재가건강 원조 서비스를 조합하여 매일 균등하게가 아니라 주당 28시간을

상한으로 하여 제공하고 있는 것.

- 숙달된 간호 서비스와 재가건강 원조 서비스를 조합하여 매일 균등하게가 아니라 주당 35시간까지 제공하고 있으며, 그러한 추가적 서비스에 대한 필요성과 합리적 이유를 문서로 나타냄으로써 개별적으로 회계연도의 반기마다 검토되는 대상인 것.
- 숙달된 간호 서비스와 재가건강 원조 서비스를 조합하여 풀타임(1일 8시간)까지 제공하고 있다. 그것은 주 7일간의 제공을 필요로 하는 것이지만, 일시적인 것이어서 무기한이 아니라 21일까지의 기간이다. 21일을 초과하는 케어가 필요한 경우는 예측할 수 있는 기간에 한해서 연장이 허용된다.

재가건강의 스태프는 클라이언트와 그 가족에게 이들 규칙의 의미를 인식시켜야 한다. 재가건강 서비스는 풀타임에 의한 케어라는 니즈로 합리적으로 치환되는 일은 없다.

의학적 필요성

제공되는 재가 서비스는 의학적으로 필요하며 의학적인 이유를 댈 수 있는 것이어야 한다. 의학적 필요성이란 아래의 것을 의미한다(Trufant, 1994).

- 그 서비스는 치료사만이 안전하고 동시에 효과적으로 실시할 수 있거나, 또는 치료사의 전반적인 감독이 요구되는 것 같은 수준의 복잡성과 기술이어야 한다.
- 그 서비스는 그 질병이나 손상의 치료를 위해 합리적이고 필요한 것이어야 한다.
- 그 사람의 상태가 그 사람의 니즈에 합치하고 회복을 촉진하며 그리고 의학적 안전성을 보장하기 위해 숙달된 치료사의 관여를 필요로 하고 있다.
- 그 의학적 상태에 관계없이 그 치료사의 기량이 그 손상이나 질병을 치료하기 위해 필요로 하고 있다.
- 그 서비스의 제공이 치료되는 상태에 있어서 합리적이고 필요하여야 한다. 게다가 그 치료의 빈도와 기간은 합리적인 것이어야 한다.
- 그 치료는 그 상태에 효과적이고 특정화된 것이어야 한다.
- 그 치료는 예측할 수 있는 시간 내에서 그 환자의 상태의 개선을 가져온다는 합리적 기대가 없으면 안 된다. 그 서비스가 유지 프로그램을 확립하기 위해 필요로 한 경우, 그 프로그램은 그 환자의 안전을 위해 효과적이고 필요하여야 한다.
- 환자나 간병인을 교육하는 서비스는 그 상태를 치료하기 위해 합리적인 것이고 필요한 것이어야 한다.

숙달된 서비스

의학적 필요성에 대한 위에서 언급한 요청을 충족시키는 것에 더하여 현재, 작업치료 서비스만으로는 메디케어의 A부의 혜택 하에서의 숙달된 지위를 획득하기 위한 조건을 충족시키고 있지 않다. 물리치료, 숙달된 간호 또는 언어청각치료를 적어도 1회의 방문을 받고 있거나, 받아온 사람은 숙달된 서비스라는 조건을 충족시킬 수 있다. 그러나 만일 그 사람이 이미 작업치료를 받고 있고, 또한, 그 클라이언트를 치료하고 있었던 다른 전문직이 방문을 중단하고 있었다면 작업치료사는 서비스가 중단될 때까지 필요성을 문서화함으로써 방문을 계속할지도 모른다.

이 제한은 작업치료가 재가에서의 유일한 전문직이었다 하더라도 작업치료가 지불을 받을 수 있는 메디케어의 B부의 혜택 하에서 지불되는 방문에 대해서는 적합하지 않다. 이 서비스는 인정금액의 80%의 비율로 지불되고 그 차액은 보완적 보험에 의해서 지불되지 않는 한 아마도 지불의 나머지의 20%를 클라이언트에게 부담시킨다는 책임을 지운다. 이 경우에는 메디케어 A부의 이익인 "가정에 틀어박혀 있는 상태의 요건" 도 적용되지 않는다.

의사의 케어와 치료

이제까지 언급한 4개의 요건에 더해서 메디케어는 재가건강 서비스의 케어 계획을 세워서 승인한 의사에 의해서 처방되도록 요구하고 있다. 그 의사는 그 사람이 "숙달된 서비스"를 필요로 하고 있다는 것을 증명하여야 한다. 그 사람은 재가건강 서비스의 기간 중에는 의사의 "케어의 관리 하에" 있어야 한다.

재가건강에서의 작업치료의 기능 / OCCUPATIONAL THERAPY FUNCTIONS IN HOME HEALTH

재가건강 케어의 환경 하에서의 급격한 변화 때문에 재가건강 장면에서의 작업치료로 처방되는 신체장애를 가진 사람이 점점 증가하고 있다. 재가건강에서 일반적으로 치료되는 신체적 상태의 리스트는 표 11-1에 나타내어 있다. 이 리스트는 모든 것을 포함하고 있는 것은 아니지만, 재가건강에 새로 참여하는 치료사가 작업치료에 적절한 클라이언트를 선별검사(screening)하는 데에 도움이 될 것이다.

많은 사람들이 신체적인 장애나 손상 후에 치료를 위해 자기의 자택환경에 머무르는 것을 좋아하고 있다. 어떤 사람이 재가건강 스태프의 간헐적인 지원에 의해서 기본적인 니즈에 대처하는 적절한 능력을 갖는다면, 또는 원조자를 고용하기 위한 재산이 있다면, 그 사람은 자택에서의 생활을 회복하거나 계속해서 또는 재가건강을 통해서의 필요로 하는 서비스를 받을지도 모른다.

때로는 가족, 친구 또는 이웃의 사람들이 회복기 동안에 그 클라이언트의 니즈를 충족하기 위해 한층 더 원조를 제공할지도 모른다. 그 상태의 특징이 만성적인 것이거나 진행성의 것인 경우, 작업치료 종사자는 가족이나 친구가 그 사람에게 계속해서 케어를 제공하는 것이 합리적이고 또한 안전한지 아닌지를 생각함으로써 그 클라이언트나 가족을 원조한다.

평가와 측정

재가건강의 작업치료사의 큰 관심사는 그 주택환경의 안전성과 접근의 용이성 및 다른 사람(종업원, 친구 그리고 가족)에 의해서 이루어지는 케어의 안전성과 적절성과 같은 것이다. 가정환경에는 평가해야 할 영역이 여러 갈래에 걸치기 때문에, 치료사는 최초에는 가장 중요한 문제에 대처하고, 그 후에 그 상황의 필요성에 따라서 또 다른 문제에 대처하는 것 같은 우선순위를 매길 필요가 있을지도 모른다.

초기방문을 하는 동안에 클라이언트와 가족을 면접하는 것은 정보를 얻기 위해 도움이 된다. 이 면접은 또한 라포르(rapport)를 확립하는 과정의 시작이기도 하다. 클라이언트와 그 가족의 이야기에 대한 주의 깊은 경청과 비언어적 반응의 관찰은 중요한 정보를 가져다준다. 어떠한 클라이언트나 가족에 대해서도 그러하지만, 재가건강 케어의 제공자는 이 특정의 상황에서 치료사가 수행할 것인 역할을 특정화하는 것을 포함하여 작업치료의 목표를 설명하는 것부터 시작해야 한다. 가족과 클라이언트는 개입의 간헐적 특징 즉 치료사나 다른 직원이 없는 경우에는 조수 또는 가족이 클라이언트의 치료적 니즈를 제공할 필요가 있을지도 모른다는 의미를 인식할 필요가 있다. 작업치료는 의존적인 클라이언트에게 보호적인 케어를 제공하는 것이 아니라 오히려 그 사람이 자기충족적인 상태로 되돌아가는 것에 초점을 맞추고 있다.

초회 평가의 시기에는 치료사는 클라이언트가 자기의 일상(routine)의 일상생활에서 사용하고 있는 집의 모든 장소를 관찰해야 한다. 대부분 모든 사례에서 세면장, 화장실, 욕실의 철저한 측정이 필요하다. 부엌에서의 접근 가능성과 안전성에 대한 관심은 클라이언트의 가정 내의 역할과 과제에도 따르지만 측정을 필요로 하는 또 하나의 사안일 것이다. 클라이언트가 독거생활을 하는 경우 현관, 세탁장과 창고의 입구, 그리고 선반이 있는 장소에의 접근은 중요한 측정의 장소이다.

표 11-1

재가건강에서 일반적으로 치료되는 상태

조건	예
신경학적 상태	뇌성마비 머리 손상 척수 손상 뇌혈관장애 길랑-바레 증후군(Guillain-Barre syndrome)
진행성 신경학적 기능장애	파킨슨병 다발성경화증
정형외과적인 상태	근위축성측삭경화증 무릎의 치환 넙다리뼈 머리 골절과 치환 관절염 다발성 골절 척추골절 골다공증 불가동성을 장기간 중증으로 제한하는 외과적 처치 절단 요통에 관련되는 수술
일반적 의학적 상태	만성폐폐색증 선천성 심질환 관상동맥질환과 우회술 망막증이나 근육 변성에 관련되는 시력저하 장기간의 질병이나 장기입원에서부터 2차적으로 야기된 전반적인 의학적 쇠약

이들의 활동이 매일의 일상으로서 영위되는 자연스런 환경 안에서 클라이언트의 능력을 평가하는 기술은 재가건강에서 일하는 것의 큰 이점의 하나이다. 자주, 그 환경에 의한 클라이언트의 수행의 강화나 제약은 더욱더 명백해질 수 있을 것이다. 더욱이 해결책의 실행 가능성이 한층 명확해질 것이다. 치료 종사자는 문제를 해결할 수 있고, 그 효과성을 측정하기 위해 해결책을 시도할 수 있다. 가족과 클라이언트의 제안(suggestion)에 대한 반응과 그들이 그 방법을 사용하는 것의 관찰도 측정된다. 예컨대 클리닉의 OTR이나 COTA에게 제공하기 위해 세면장, 화장실, 욕실의 바닥면적의 치수를 측정하여 도면을 그리는 것은 휠체어에서의 그들의 장소의 접근 가능성을 이해하기 위해서는 불충분할지도 모른다.

재가 케어 제공자가 실제의 환경으로 가는 것은 클라이언트나 가족의 니즈에 관해서 보다 정확한 결정을 촉구한다. 더욱이 가족은 간병인으로서의 역할을 담당하는 일이 많기 때문에, 치료사는 가족의 대처능력을 측정하여 가족의 니즈, 이해의 정도, 받아들임 등에 기초하는 교육과 지원을 제공하는 최적의 위치에 있다. 간병인과 클라이언트는 이제까지와는 다른 새로운 방법으로 일상생활을 성취하는 그들 나름의 방법을 확립하고 있는 것 같다. 작업치료 종사자는 장애의 진행을 예방하고 자립을 달성하는 것을 지원하는 적응적 방법을 확립하는 데에 있어서 그 사람으로서 큰 지원자가 될 수 있다.

대부분의 상황에서 발병 직후부터 가정에 복귀하기까지 건강 케어 직원은 그 클라이언트의 니즈에 주의를 기울이는 것에 책임을 담당하는 간병인이었다. 가정에서는 작업치료 종사자는 복약관리, 삼킴장애의 관리, 배뇨 · 배설의 관리와 같은 일상의 과제를 잘 확립하기 위한 클라이언트와 간병인의 능력에 초점을 맞출 것이다.

간병인으로서 이 역할은 새로운 것이며 장래의 기대에 관해서 무언가의 지도를 필요로 할지도 모른다. 대부분의 가족은 그 클라이언트의 완전회복을 생각하고 있으며, 따라서 언젠가는 발병 이전의 생활로 되돌아갈 것이라고 생각하고 있다. 대부분의 사례에서는 이러한 일은 실제로는 일어나지 않는 것이다. 가족과 클라이언트의 깊은 슬픔은 자연스런 결과이다. 이리하여 전문직은 클라이언트와 그 가족이 이러한 변화에 대처하도록 지원하여야 한다. 타협을 짓기 위한 추진력이 되는 것은 가족이 간병인의 역할을 억지로 떠맡겨 클라이언트가 새로이 갖게 된 기능상의 문제와 제한의 의미를 충분히 인식하게 되었을 때인 것이 대부분이다.

이에 더해서 간병인은 자기 자신의 건강을 유지하고 자기의 신변처리나 자기유지의 과제를 수행하기 위해 간병의무로부터(바람직하게는 정기적으로) 해방될 필요도 있다. 간병인이 이들의 의무로부터 해방되는 일이 없는 채로, 매일 24시간의 케어를 제공할 준비가 되어있고, 또한 그렇게 할 수 있다고 생각하는 것은 현실적이지 않다. 치료 종사자는 가족이 이러한 니즈를 확인하도록 지원할 필요가 있으며 구조원(relief worker)으로서 일하여 준 사람의 자원과 훈련에 관한 어떠한 제안(suggestion)을 제공할 수 있어야 한다. 일시적 간호(respite care)는 sitter service를 통해서 sitter를 고용하는 것 같은 공식적인 네트워크나, 가족이나 친구와 같은 비공식적 네트워크를 통해서 제공될 것이다. 일시적 간병을 타당한 것이라 하여 지원하는 것은 이 전문직이 가족에게 제공하는 가장 중요한 개입의 하나일지도 모른다.

클라이언트의 케어가 필요한 기간을 예측하는 것이나 치료의 초기에 그러한 사안에 대처하려고 하는 것은 문제가 될 것 같은 상황을 방지하는 것이 될지도 모른다. 예컨대, 만일 간병인이 어떤 부분은 간병 스트레스 때문에 상태가 나빠진 경우 그 사람을 가정 밖에 두도록 계획하는 것은 적절한 일이다. 그러나 어떤 사람을 장기 케어시설에 넣는 것 같은 사태를 방지하는 것은 언제나 가능한 것은 아니다. 평가의 요약에는 그 클라이언트의 니즈를 제공하는 그 가족의 능력의 표명을 포함하는 것이어야 하며 또한 그 가족의 대처기술이나 자원을 고심하는 것이어야 한다.

식사, 착탈의, 몸 단정히 하기, 목욕, 배설과 같은 일상생활활동(ADL)의 측정은 재가건강 장면에서의 평가의 주된 초점이 된다. 더욱이 기능적 의사소통, 긴급 시의 반응 그리고 성적 표현(sexual expression)과 같은 다른 수행영역의 측정도 적절할 것이다. 또한 가정에서의 그 클라이언트의 역할에도 따르지만 가정관리 기술에 고심할 필요가 있을지도 모른다. 다른 클라이언트에 있어서 다른 사람의 케어나 레저를 추구하는 것은 평가 및 개입의 가능성을 필요로 하는 니즈의 영역이다. 클라이언트의 치료비를 메디케어가 지불하는 경우에는 OASIS 데이터의 완성 또는 공헌하는 것이 필요하다. OTR에 의해서 수집되는 일상(routine) 의 측정 데이터의 대부분은 OASIS를 완성하는 것에 의해서 다루어진다.

전문직의 문헌에서는 평가의 "하향식 접근방식(top-down approach)" 과 상향식 접근방식(bottom-up approach)" 에 관한 논의가 이루어져왔다(Trombly, 1993). "상향식" 접근에서는 치료사는 작업수행 영역의 장애와 연관시켜서 작업수행 구성요소의 장애에 초점을 맞춘다. 이 가설은 수행의 구성요소에서의 장애를 다루는 것에 의해서 작업적 기능이 강화될 것이라는 것이다. "하향식" 접근에서는 치료사는 작업 기능에서의 장애를 확정하기 위해 작업수행 영역과 상황을 평가하는 재가건강의 실행 장면에서는 하향식 접근방식 쪽이 유익한 것처럼 생각된다. 작업수행 구성요소의 모두를 평가하려면 시간이 걸릴 가능성이 있고 재빠른 개입이 필요한 클라이언트나 가족의 기능적 니즈에 관한 정보를 만들어내지 않을지도 모른다.

치료사가 사용하는 측정도구의 선택은 클라이언트의 문제와 니즈에 의해서 결정된다. 재활 장면에서 사용되는 것과 마찬가지의 측정도구가 재가건강의 작업치료 평가에도 사용되는 경우가 있다. 그것에는 운동 및 처리기술평가(AMPS), 일상과제 인벤토리(Routine Task Inventory : RTI-2), 캐나다 작업수행 측정(COPM), Kohlman 생활기술 평가(Kohlman Evaluation of Living Skill : KELS), Milwaukee 일상생활기술 평가(Milwaukee Evaluation of Daily Living Skills : MEDLS). 그리고 가정환경 측정을 위한 가정관찰(Home Observation for Measurement of the Home Evaluation : HOME) 등이 포함된다. 작업수행의 장애를 양적으로 나타내는 것에 초점을 맞추고 값이 싸고 기동성이 풍부하며 가급적 적은 기기에 의한 측정의 도구는 재가건강의 실행에 반드시 필요하다.

OASIS는 재가건강 케어의 성과를 계통적으로 평가하기 위해 사용되는 도구의 하나이다. OASIS는 장기 케어시설에서 사용되고 있는 최소 데이터 세트(Minimum Date Set : MDS)와 유사한 것이고 기능평가를 다룬다. 이 도구는 개입 전과 개입 후에, 또한 기능의 개선이나 저하의 어느 것인가의 변화를 측정하기 위해 그 밖의 간격으로 어떠한 상황에서도 사용된다. OASIS가 다루는 영역은 Box 11-3에 열거하고 있다.

OASIS에서부터 수집된 데이터는 성과의 수량화를 가능케 하였다. 또한 전국 수준에서의 비교를 포함하는 기관 사이의 비교를 가능케 할 것이다. 그것은 케어의 표준화를 높이기 위해 작성되고 있다. 이 도구가 특정 전문영역의 것은 아니기 때문에 숙달된 전문가 팀의 어느 구성원도 이 평가를 부분적으로도 전체적으로도 완성하는 것에 책임을 질 수 있다. 보통, 재가건강기관이 그 방침의 하나로서 그것이 어떻게 이루어지고 있는지와 같은 것이나, 팀 구성원의 누가 클라이언트의 평가에 책임을 가지는가와 같은 것을 결정한다. 이 책임을 그 팀의 간호사에게 배정하는 것은 자연스러운 것처럼 생각된다. 그러나 이것을 실시하려면 간호직원에 의한 무보수의 방문을 하도록 유도할지도 모른다. 이러한 시나리오 속에서 치료사의 서비스만을 추구하는 클라이언트는 이 데이터 세트를 완성하기 위해 간호사가 일정한 가격으로 방문하도록 요구될 것이다. 그 사람은 간호 서비스를 필요로 하지 않기 때문에 이들의 방문의

Box 11-3

OASIS가 다루는 영역

- 인구통계 정보와 클라이언트의 병력
- 생활의 준비
- 지원적 원조
- 감각의 상태
- 피부의 상태
- 호흡의 상태
- 배설의 상태
- 신경, 감정, 행동의 상태
- ADL과 IADL
- 약물복용
- 기기의 관리
- 긴급의 케어

출처 : Marrelli, T., and Krulish, L.(1999). Home care therapy(pp.416-434). Boca Grande, RL : Marrelli and Associates.

비용은 메디케어로부터 지불되는 일은 없을 것이다.

작업치료사는 이 도구를 치료의 개시 때와 종료 때에 수행 수준을 수량화하기 위해 사용하는 경우도 있다(Shaughnessy, Crisler & Schlenker, 1995). 적절한 작업치료 평가의 도구가 클라이언트를 평가하기 위해 사용될 것이다. 다음으로 그 치료사는 OASIS 척도에 기초하여 수행을 채점하게 될 것이다.

개입

평가 데이터 수집의 완료에 수반하여 치료사는 클라이언트의 치료경과를 계획하기 위해 임상추론(clinical reasoning)의 기술을 사용해야 한다. 이 추론의 과정에는 목표나 개입의 전개를 유도하는 데에 있어서 헤아릴 수 없을 만큼의 요인이 포함되어 있다. 이것에는 클라이언트와 그 가족의 목표와 우선순위, 지불에 대한 치료의 추정시간, 의학적 상태에 따라서 기대되는 경과와 개선, 그리고 그 사람의 이제까지의 기능수준이 포함된다.

클라이언트와 가족의 협동은 개입의 초점과 목표의 귀결을 결정하기 위해 필요하다. 예컨대, 만일 클라이언트가 식사에 자립하고 있지 않으면 치료사는 그 사람이 자기가 식사하는 것이 어려운 이유를 설명할 것이다. 작업치료 종사자는 클라이언트와 가족에게 자기가 식사를 한다는 기본적 수준의 기술에서의 자립성을 높이는 것에 관련되는 목표가 목욕과 같은 보다 복잡한 기술의 달성에 앞선 것이 될 것이라는 것을 설명할지도 모른다. 이 결정은 클라이언트의 이전의 기능수준과 같은 다른 요인과 마찬가지로 클라이언트와 가족의 희망이나 가치에 배려하여야 한다. 예컨대, 그 가족이 클라이언트가 3년간 자기가 식사를 한 일이 없다는 것, 아내가 침대에서 체위변환을 할 때에 움직여주고 있었으나 지금은 그것도 할 수 없다고 이야기하였다고 하면 침대 위에서의 이동과 같은 문제에 제일먼저 대처해야 할지도 모른다.

가족과 클라이언트는 자기들이 이해할 수 있는 수준에서 정보를 제공해야 한다. 이러한 것은 그들을 치료에서의 치료사의 파트너로 하게 된다. 이 정보제공은 치료사의 계획을 가족에게 강요하는 것이 아니라 이 전문직이 목표를 달성하기 위해 자기들을 지원해주고 있다는 감정을 일으키는 것을 지원한다.

재가건강 케어의 종사자가 문제에 대처하기 위해 사용하는 접근법의 어떤 것은 그 특성으로서 치료적이다. 즉 치료사는 상실된 기능을 회복하려고 하고 있는 것을 의미하지만, 다른 전략은 그 특성으로서 적응적인 것이다. 실제의 생활환경은 일상생활 과제의 숙달을 위한 후원을 만들어낸다. 따라서 그 클라이언트는 가능한 한 신속하게 도달할 수 있는 최고의 수준에서 수행할 수 있어야 한다.

작업치료사가 재가건강의 환경 속에서 클라이언트를 위해 사용하는 숙달된 개입 접근에는 아래의 것이 포함될 것이다.

- 부목(splint)의 제작과 적합
- 기능적 이동과 옮겨타기(,transfer)의 기술에 관한 클라이언트나 간병인의 훈련
- 가정에서의 적응기구의 권장
- 에너지 보존이나 일의 간략화라는 영역에서의 클라이언트와 가족의 교육
- 가정의 안전성의 확보와 접근 가능성을 위한 가옥의 개보수
- 치료기간 동안에 이루어지는 가정 프로그램의 계획과 수정
- 운동조절 기법, 근력강화, 및 팔의 기능의 촉진
- 인지와 지각의 재훈련과 적응방법
- 가사나 가정관리의 훈련
- 적응기법이나 적응기구의 사용을 포함하는 ADL의 재훈련
- 기능적 의사소통
- 성적 표현의 촉진

● 여가(leisure)기술과 여가시간의 관리

작업치료 개입의 지속기간은 기능의 획득에 대한 예후, 클라이언트의 동기부여와 순종, 이전의 기능 수준, 그리고 이용할 수 있는 자금에 기초하고 있다. 빈도는 그 상태, 지불, 그리고 그 상태의 예상되는 경과에 따라서 어느 정도는 결정된다. 상태에 따라서는 처음에는 집중적으로, 그 후는 빈도를 줄인 치료에서부터 최대의 이익을 얻는 클라이언트도 있을 것이다. 예컨대, 최근 돌림근띠(회전근개, rotator cuff)의 정복수술을 받은 클라이언트는 처음에는 빈번한 치료를 필요로 할 것이다. 일반적으로는 그 사람은 치료의 시간을 제외하고 1일 중의 23시간은 어깨를 움직일 수 없는 상태에 있다. 의사의 처방에 의한 제한 속에서의 간헐적인 가동범위 훈련은 회복초기에서의 유착을 예방하기 위해 필요하다. 치료경과의 후기에는 가동범위 제한은 적어질 것이고 그 클라이언트는 방문의 틈새에 자기가 능동적 훈련을 하도록 지시를 받고, 따라서 그다지 집중적이 아닌 작업치료 서비스를 필요로 한다.

재가 케어 제공자는 항상, 이용 가능한 자원과 제한 속에서 그 클라이언트로서 최선의 것을 실시하여야 한다. 이러한 것은 이익을 가져온다고 생각되는 서비스에 우선순위를 매김으로써 최대의 이익을 얻기 위해, 사회적 네트워크, 가옥환경 그리고 가계상황을 포함하여 그 사람이 가지는 자원을 활용하는 것을 의미한다.

기기와 용품

클라이언트를 치료하는 경우, 다양한 기기나 용품이 필요할 것이다. 종사자들에 의해서 가정에서 사용되는 치료기기는 크기. 무게, 운반의 용이성, 금액에 따라서 제한된다. 기기는 자동차 안에 들어가고 운반하기 쉽거나 조립하기 쉬워야 한다. 전문가는 자기의 기기나 용품을 제공하는 것에 책임을 지는 일이 자주 있다. 가격은 항상 고려해야 하는 것이지만, 적절한 치료를 제공하기 위해 필요로 하는 도구를 입수하는 것이 핵심이 된다. 치료의 기간에서 사용되는 대부분의 기기와 용품은 일상적으로 클라이언트의 가정에 두고 있다. 따라서 반드시 구입해야 하는 것은 극히 약간뿐이다. 이미 집에 있는 용품에는 식기, 의복, 화장실 용품, 부엌용품이나 청소용구, 미술용품, 수공예의 재료가 포함된다. 자조구 등의 반드시 필요한 기기나 용품은 지역사회의 내구성 의료기기(durable medical equipment : DME)회사나 카탈로그 회사(Fred Sammons나 North Coast 등)로부터 구입할 필요가 있을지도 모른다. 더욱이 치료 종사자는 감염 예방을 위해 모든 사무용품이나 소모품을 반입해야 한다.

집에 틀어박힌 상태에 있는 클라이언트로부터 또 다른 클라이언트에의 전염성의 감염은 아무리 비용이 들든 방지해야 한다. 만일 재료나 기기를 사용하기 위해 어떤 클라이언트에서부터 또 다른 클라이언트로 운반할 필요가 있는 경우, 감염예방을 위한 작업 안전성과 건강관리(Occupational Safety and Health Administration ; OSHA)의 규정의 준수는 반드시 필요하다. 이들의 규정에는 아래의 것이 포함되어 있다(Medcom, 1993).

● 가능하다면 1회용 기기를 사용하고 치료기간을 통해서 각각의 클라이언트의 집에 각각의 기기를 둘 것.
● 실금(incontinence)이 있는 클라이언트의 경우에는 변기나 옷을 갈아입을 때에 체액에 접촉할 것 같은 가능성이 있을 때에는 항상 장갑, 보호안경, 마스크, 1회용 장갑을 착용할 것.
● 장갑 장착의 전후에는 최저 15초는 양손을 비눗물에 묻힌 다음에 손을 씻을 것.
● 장갑, 가운, 마스크, 더러워진 옷, 식기, 침대의 리넨(linen)제품 등의 위험한 물건은 필요한 경우에는 적절하게 처리하거나 폐기한다.
● 취급설명서에 따라서, 또한 OSHA나 재가건강기관의 방침과 기준(예컨대 보관 장소에 정돈하기 전에는 희석한 표백제에 기기를 10~15분간 담그고 세척한 후 완전히 건조할 것)을 준수하여 기기를 멸균소독하고 그리고 한 사람의 클라이언트의 집에서부터 또 다른 사람의 집으로 운반해야 하

는 모든 기기는 1회용 타월이나 신문지를 아래에 깔아둘 것.

- 가정방문 전에는 재가건강기관으로부터 감염방지용의 용기(OSHA의 감염예방규정을 준수한 것)를 얻을 것.

작업치료 서비스의 종료

작업치료 서비스의 종료 계획은 보통 (1)치료목표가 달성되었을 때, (2)그 클라이언트가 이제는 더 이상 집에 틀어박힌다고는 생각되지 않을 때, (3)치료사가 이 시점에서는 그 목표는 도달될 수 없다는 임상적 판단을 내렸을 때, 라는 세 가지 이유의 어느 것인가의 경우에 일어난다. 치료계획 목표를 달성하는 것은 치료사에게 주어진 시간 내에는 불가능할지도 모른다. 클라이언트의 개선이 안정기에 도달하여 있을지도 모르고, 또는 치료사는 그 클라이언트가 현 시점에서는 적극적인 치료 프로그램으로부터의 이익을 얻으려면 여전히 "상태가 지나치게 나쁘다"고 느낄지도 모른다. 이 전문직은 그 클라이언트가 치료가 중단되고 그리고 클라이언트와 가족이 어떤 일정한 기간 가정 프로그램을 열심히 수행하면 작업치료는 후일에 달성의 큰 가능성을 회복할 수 있다고 생각할지도 모른다.

작업치료 서비스의 예기치 않은 종료는 다양한 상황에 의해서도 초래될 수도 있다. 아래의 예는 그 가능성으로서 열거할 수 있는 것이다.

- 서비스의 이익이 한정되어 있다거나, 치료의 계속을 정당한 것으로 하는 적절한 기록을 보여줄 수 없었기 때문에 메디케어나 관리 케어 HMO 제공자에 의해서 치료계속에 대한 지불이 각하되었기 때문에.
- 질병의 악화에 의해서 클라이언트가 병원, 양로원, 기타의 시설에 되돌아갈 필요가 있기 때문에.
- 집에 계속 틀어박힌 상태라는 기준을 현재는 충족할 수 없기 때문에.
- 치료 프로그램에 클라이언트나 가족이 호응하지 않기 때문에.
- 가정방문이 예정되어 있음에도 불구하고 지속적으로 그 지역에 없을 때
- 그 클라이언트는 그 환경 속에서는 이미 안전하지 않다는 치료사에 의한 판단 때문에.

종료계획은 보통, 재가건강기관의 공식적인 사례회의(case conference)에서 이루어진다. 메디케어 규정과 관리 케어에 의해서 각각의 전문직에 배정된 치료기간의 단축에 수반하여 클라이언트는 공식적인 사례회의가 소집되기 전에 퇴원하는 일도 있다. 공식적인 사례회의는 클라이언트의 개선과 종료의 날짜를 검토하는 전문직 사이에서의 비공식적인 의사소통으로 전개하는 경우가 있다.

만일 서비스의 정지나 종료가 예상되면, 작업치료 종사자는 아래의 것에 책임을 진다.

- 미리 클라이언트와 가족에게 종료의 준비를 시킨다.
- 결정되지는 않았지만 종료하게 된다는 것을 클라이언트의 사례관리자(case manager)에게 알린다.
- 클라이언트에게 권장되는 행동의 경과를 제공한다. 수행해야 할 가정 프로그램, 지역사회 자원에 대한 의뢰, 그리고 권장되는 경우에는 추가적 치료를 추구하여 외래 클리닉에 대한 정보를 찾는다.
- 적절한 경우에는 물리치료사나 언어청각사와 작업치료의 가정 프로그램에 대해서 이야기를 나눈다(치료사는 자기의 조수에게 클라이언트와 가족이 가정 프로그램을 실시하도록 격려하는 것을 요구할지도 모른다).
- 외래에서의 치료가 권장된 경우, 만일 교통이나 자금에 관한 문제가 발생한 때에는 사회복지사에의 의뢰를 요구한다.
- 작업치료가 클라이언트를 퇴원시키는 마지막 전문직인 경우 미리 재가건강 조수에게 알린다. 재가건강 지원 서비스(비기술적인 서비스)는 작업치료가 그 클라이언트를 퇴원시킨 경우는 메디케

어의 A부 하에서는 이미 지불은 이루어지지 않을 것이다.
- 퇴원에 앞서서 클라이언트의 상태를 재가건강기관에 조언한다.
- 예의로서 의뢰하여준 의사에게 클라이언트의 퇴원을 알린다.

종료 때에는 작업치료 종사자는 외래시설에서의 추가적인 치료를 권장할지도 모른다. 외래 서비스에의 이행에 관한 후방지원상의 문제에 대해서 클라이언트나 가족과 이야기를 나누는 것은 매우 중요한 일이다. 비용의 지불, 교통의 필요성 그리고 이동의 물리적 지원과 같은 문제는 대처해야 한다. 사회복지사에의 의뢰는 외래 치료에 접근하는 것에 연관되는 후방지원상의 문제에 대해서 클라이언트와 가족을 지원하기 위해 자원이 되는 정보를 제시할지도 모른다. 의뢰를 한 의사나 재가의료기관은 그 의뢰를 처리하는 것에 관해서 접촉을 가질 필요가 있을 것이다.

이 전문직은 이용할 수 있는 감시의 정도로는 집에 머무르는 것이 이 사람으로서는 안전하지 않고 낮 동안은 지불을 받은 시중을 드는 사람을 오게 할 것을 권장할 가능성이 있다. 만일 가족이 이 서비스를 제공할 수 없거나 그 돈을 지불할 의사가 없거나, 지불할 수 없다면, 양로원, 지원생활 센터 또는 그룹홈에의 입소가 권장될 가능성이 있다. 또 다른 옵션은 낮 동안에 집에 간병인이 아무도 없을 때, 케어와 감시를 받기 위하여 성인 데이케어 센터의 이용이 권장되는 것이다.

가족교육

클라이언트 중심의 접근과 가족 중심의 접근을 조합하여 사용함으로써(Weinstein, 1997) 가족은 작업치료의 개입, 적응을 위한 기기 그리고 소개된 활동에 관한 정보를 얻고 있다. 가족의 상황에는 많은 상이한 유형이 있고 그것은 다양한 접근의 이용을 필요로 한다. 치료 종사자는 문화적 유산, 사회적 구조, 가족의 규모 · 지리적 위치 · 계층성을 고려해야 한다. 예컨대, 농촌에 살고 대가족이며 클라이언트의 케어를 지원하는 것을 열망하고 있는 가족의 구성원이 있는 가족, 또는 도회지의 저소득자용 고층 아파트에서 생활하고 있는 고령의 남편과 간병인인 아내 등이다.

가족상황의 다양성에 기인해서 종료를 원활하게 촉진하기 위해서는 여러 가지 상이한 방법이 사용될지도 모른다. 그것에는 특별한 착탈의의 지도방법을 기록하는 것, 어떤 특정의 활동을 실시하기 위해 주의를 끌기 위한 표의 작성, 그리고 클라이언트를 침대 위에서 어떠한 자세를 취하게 하는가를 그림으로 그리는 것 같은 기술이 포함될 것이다. 치료의 최종일에는 클라이언트, 가족, 치료사는 협동하여 포괄적인 가정 프로그램을 작성해야 한다. 그 다음에 그 프로그램이 전개되고 과시되며 재가건강 서비스 종료 후의 이행을 확실하고 원활하게 하기 위하여 클라이언트, 가족, 치료사에 의해서 연습되어야 한다. 작업치료 종사자는 클라이언트와 가족의 권장된 것에 따르는 능력에 관한 치료사의 측정을 포함하여 제공한 훈련과 가정 프로그램을 기록하여야 한다.

기록

철저하고 완전한 기록은 지불을 받기 위해서는 매우 중요한 것이다. 기록은 읽기 쉽고 완전한 것이어야 하며 치료 종사자에 의해서 이루어진 행위의 경과를 구체적으로 기술하고 있어야 한다. 매번의 방문에서 제공한 숙달된 케어의 모두를 샅샅이 기술하는 것, 그리고 그 결과를 측정 가능한 용어로 기록하는 것은 클라이언트가 제시한 개선을 수량화하기 위해 필요한 것이다. 이들의 모든 기준을 충족하고 있지 않은 경우에는 제3자 지불기관으로부터의 지불을 각하 당하게 된다.

기록은 다른 사람에게 작업치료에 대한 것을 교육하는 기회를 가져오고 또한 숙달된 서비스로서의 그 존재를 정당화하는 기회를 가져온다. McQuire(1997)는 질이 높은 기록이란 아래의 것이라고 언급하고 있다.

- 기능, 근저를 이루는 원인, 개선 그리고 안전성에 초점을 맞춘다.
- 개선에 대한 기대를 언급하고 있다.
- 지지부진한 개선이나 개선의 부족을 설명하고 있다.
- 제공한 숙달된 서비스를 요약하고 있다.

처방

처방은 클라이언트의 케어를 조정하고 치료계획을 감독하는 처방의사의 서명을 받아야 한다. 작업치료에 대한 처방이나 어떠한 제한의 이유도 빈번하게 명기될 것이다. 이들에는 클라이언트의 상태에 의해서 야기되는 체중부하의 제한이나 능동 및 수동의 관절가동범위(ROM) 제한, 또는 가동의 장애에 의한 착탈의 지도와 같은 것에 대한 의사의 처방이 포함되는 경우도 있다. 일반적인 것은 아니지만, 처방은 권장되는 치료기간을 특정화하는 경우도 있다. 만일 언급되어 있지 않으면 작업치료 또는 지불기관이 치료기간을 결정하는 경우도 있다.

평가

평가의 데이터 양식에는 개인에 관한 정보, 책임을 가진 기관에 관한 데이터 그리고 간병인의 정보가 포함될 것이다. 의뢰용지에는 한정된 정보밖에 적혀있지 않을지도 모른다. 현 병력과 클라이언트의 현재의 상태에 큰 영향을 미친 기왕력(past medical history : PMH)을 끌어낼 필요가 있다. 치료사는 클라이언트의 이제까지의 생활에 관한 더욱 명확한 이미지를 그려내기 위하여 평가의 면접부분에서 클라이언트와 가족에게 질문을 할 필요가 있을 것이다. 작업치료 평가는 클라이언트의 상태에 따라서 영향을 받는 작업수행 구성요소와 작업수행 영역에 관한 평가를 포함하여야 한다. 이에 더해서 수행의 상황, 특히 그 클라이언트의 문화적 · 사회적, 물리적(가정) 환경에 대처하는 것은 재가건강 평가의 중요한 요인이다. 이들의 영역을 깊이 파고든 가정평가는 시설에 기반을 둔 케어에서의 것과는 다르다. 안전성이나 접근 가능성의 문제와 같은 대처해야 할 문제는 클라이언트를 자기의 가정환경 속에서 관찰한다는 이점과 함께 입원에서의 평가에서는 탐지되는 일이 없는 사안을 발견하게 될지도 모른다. 이 장면에서의 치료의 첫째 초점은 일상생활활동, 가정관리 그리고 여가의 수행에서의 자립과 안전성을 높이는 것이다.

작업수행 구성요소와 작업수행 영역에서의 장애의 존재나 특성에 관한 데이터를 수집하기 위해 다양한 측정의 도구가 사용될 것이다. 그 상태와 장면에 있어서 가능하고 적절한 경우에는 표준화된 도구를 사용하여야 한다. 치료계획에 관한 기록의 부분은 같은 양식의 평가 데이터와 조합되는 경우가 많다.

개입이나 치료의 계획

평가의 완료 후에 클라이언트와 가족과의 협동 속에서 치료계획이 작성된다. 그 사람에게 자기의 목표를 묻거나 가족이나 간병인의 니즈를 평가하는 것은 치료사가 클라이언트의 니즈를 충족시키는 목표를 적절하게 설정하는 것으로 유도해준다.

작업치료사에 의해서 다루어져야 할 장애를 포함하는 문제의 리스트를 만든 후에 단기목표(short-term goals : STG)가 세워진다. STG 달성을 위한 시간적 틀은 보통 예측되는 치료경과의 대략 절반의 기간이거나, 초기평가에서부터 1개월 중의 짧은 쪽이다. 목표달성을 위해 필요로 하는 시간의 정확한 추정은 어렵기 때문에 이것은 신참 치료 종사자가 참고로 하는 가이드라인에 지나지 않는다. 경험을 쌓은 치료사는 STG의 시간적 틀에 관한 자기의 결정의 가이드라인으로서 또 다른 결정방법을 할 것이다.

목표는 치료사나 가족이 아니라 클라이언트의 수행을 반영해서 기록해야 한다. STG는 클라이언트의 작업수행의 장애에 대처하고 측정 가능하고 기능적인 것이어야 한다. 상태와 수행의 수준을 특정화한 것이어야 한다. 예로서 표 11-2를 참조하기 바란다.

관절가동범위의 증가를 측정하기 위해 각도계가 사용되기 때문에 능동관절가동범위(AROM)를 확대

표 11-2

작업치료에서의 지역사회 실행에 관한 역사적 연대표

나쁜 예	이유	좋은 예
목표 :		
가족은 클라이언트가 자신이 먹을 수 있도록 설정함으로써 지원을 제공한다,	측정할 수 없다.	클라이언트는 설정된 지원에 의해서 점심식사의 75%를 자기가 먹는다.
클라이언트는 자기가 먹는다.	조건이나 수행수준이 특정되어 있지 않다.	클라이언트는 특별 제작한 손잡이가 부착된 스푼을 사용해서 최소의 원조로 자기가 먹는다(수행 수준).
경과기록 :		
클라이언트는 다리의 옷 갈아입기에 중간정도의 원조를 요구한다.	클라이언트의 어려움에 관한 특징이 언급되어 있지 않다.	클라이언트는 선 자세 균형을 유지할 수 없기 때문에 다리의 옷 갈아입기에 중등정도의 원조를 필요로 한다.

한다는 목표는 측정 가능한 것일 것이지만, 그러나 이 목표는 치료사가 AROM의 확대와 작업수행의 강화를 결부시키지 않는 한, 기능적이라고는 할 수 없다. 따라서 클라이언트의 전반적인 치료에 대한 작업치료 특유의 공헌을 명백히 하거나 강화하기 위해서는 그 사람이 자기의 작업을 회복하는 것을 강조하는 치료의 목표와 성과에 초점을 맞춘 것으로 해야 한다.

장기목표(long-term goals : LTG)는 작업수행 영역에서의 자립도를 높이는 것에 초점을 맞춘다. 치료사는 클라이언트의 초회의 상태에서부터 치료과정의 종료기에 획득될 것인 기능적 이득을 예측하고 결정한다. 예컨대, 만일 초회 평가에서 가족이 클라이언트를 안전하게 옮겨 타게 할 수 없다는 것이 명백해졌다면 아마도 클라이언트의 안전한 옮겨타기가 치료의 성과의 하나로 될 것이다. LTG 달성의 시간적 틀은 그 상황에 따르지만 수개월이거나 또는 불과 수주일인 경우도 있을 것이다. LTG를 수립하는 경우, 메디케어 환자를 위해 인가되는 기간이 약 60일이라는 것을 염두에 두어야 한다. 재가건강 케어의 수급자에 따라서는 더 장기의 케어(60일 이상)를 요구하는 사람도, 반대로 더 단기로 하고 싶다는 사람도 있을 것이다.

사례관리자는 보통 인정기간의 종료(recertification deadline)가 임박하였다는 것을 작업치료사에게 알릴 것이다. 이 시점에서, OTR은 치료의 계속이 필요한지 어떤지를 결정한다. 치료 계속에 대한 요구는 클라이언트나 가족이 (1)숙달된 케어를 계속 요구하고 있다는 것, (2)집에 계속해서 틀어박혀 있는 채로라는 것에 대해서 의사에 의한 재인정을 필요로 할 것이다. 이들 2개의 기준을 충족하지 않는 경우, 모든 재가건강 서비스를 종료할 필요가 있을 것이다. 재차 반복하지만, 새로운 목표는 측정 가능한 용어로 언급되어야 하고 또한 클라이언트의 작업수행 수준을 개선하는 것에 초점을 맞춰야 한다.

개입이나 치료의 계획은 제3자 지불기관에 어떠한 유형의 치료적 접근방법이 사용되는지를 보여주고 있다. 보수를 지불할 수 있는 서비스는 항상 "숙달된" 것이어야 하고 그것은 작업치료사 또는 작업치료 조수의 지식과 기술을 필요로 하는 서비스라 정의되는 것이다.

방문횟수를 결정하는 경우, 작업치료 종사자는 재가건강 서비스가 입원 서비스보다도 집중적인 것도, 급성기의 것도 아니라는 것을 명심해야 한다. 일반적으로는 초기의 방문횟수는 주 3회일 것이다. 빈도와 기간의 결정은 작업치료사에 의해서 제안될지도 모르지만, 클라이언트의 보험 제공자에 의해서 지불되는 실제의 방문횟수는 사례관리자에 의해서 설정하게 될 것이다. 이 경우, 그 보험회사의 대표자가 제시한 방문횟수를 인정하게 되고 치료사는 그것에 따라서 그 클라이언트의 상태에 있어서 최선이라고 생각되는 주당의 방문횟수를 결정하게 될 것이다. 예외는 있으나 주 5회나 주 1회라는 극단적인 방문횟수는 좀처럼 없다. 주 5회의 방문은 일반적으로는 집에 계속 틀어박혀 있는 상태의 클라이언트로서는 지나치게 빈도가 심한 것이라 생각된다. 따라서 일반적인 빈도는 주 2회 내지 3회라는 것이 될 것이다. 어떤 치료사는 처음에는 클라이언트를 주 3회 치료하고 다음으로 클라이언트가 보다 자기 충족적이 되고 방문과 방문 사이에 가정 프로그램을 할 수 있도록 개선하여온 경우나 또는 클라이언트의 종료가 가까워진 경우에는 주 2회 이하로 빈도를 줄여간다.

여러 전문직 사이의 케어 계획

대부분의 재가건강기관은 클라이언트의 차트(chart)에 그 사람의 케어에 관여하는 모든 전문직으로부터의 정보를 나타내는 전반적인 케어 계획을 언급한 전문직 사이의 계획에 관한 어떠한 양식을 갖고 있다. 작업치료사는 그 문서의 적절한 부분에 치료의 목표를 적도록 요구될지도 모르며 또는 작업치료 목표가 클라이언트이 문제점의 리스트에 통합되는 경우도 있다. 후자는 문제지향성 의료기록(problem-oriented medical record : POMR) 시스템의 예이며, 클라이언트의 온갖 문제점이 통합된 리스트에 열거되고 각 전문직은 각자의 전문분야에 기초하여 목표에 대처함으로써 책임을 분담한다는 것이다. 예컨대 POMR 시스템에서는 간호직원과 작업치료사는 "클라이언트는 최소의 원조로 한쪽을 사용하는 기술을 사용해서 팔에 옷을 끼워 넣다 "라는 목표를 달성하기 위해 클라이언트를 지원한다는 역할을 공유할지도 모른다. 치료사는 클라이언트에게 한쪽을 사용하는 기술의 훈련을 시행하고 클라이언트가 요구한 특정의 적응방법을 스태프에게 전달하며, 간호직원은 그 사람에게 ADL을 보조하는 경우에는 항상 한쪽을 사용하는 기술의 사용을 통해서 클라이언트를 코치함으로써 이 목표의 도달을 지원할 것이다.

어떤 재가건강사업소는 각 전문직의 목표를 하나의 케어계획으로 만들기 위해 사례관리자를 이용할지도 모른다. 이 상황에서는 그 사례관리자는 재활 팀 구성원의 각각의 계획을 재검토한 후에 통합된 계획을 작성한다. POMR 시스템과 여러 전문직에 걸친 모델의 모두에는 차트의 하나의 중앙 위치에 있는 클라이언트의 니즈에 대한 통합된 접근법이 있다.

경과기록

재가건강 케어에서는 각 방문마다 별개의 기록을 작성하여야 한다. 기록으로서 사용되는 양식은 기관의 방침에 따라서 다를 것이지만, 기본적 내용은 상이한 것이 아니다. 기록에는 클라이언트나 가족에 의해서 치료사에게 제공되는 어떠한 정보도 문서로 명시한다. 이것에는 그들의 그날의 전반적인 건강상태, 치료사가 제공한 가정 프로그램과 그 반응, 작업치료 제공자가 권장하거나 가르친 적응 기기나 테크닉의 효과 등에 대한 논평이 포함될 것이다. 치료사는 그날에 제공한 모든 숙달된 서비스와 그것에 대한 클라이언트와 가족의 반응을 사실에 입각하여 객관적으로 그리고 측정 가능한 용어로 문장에 남겨야 한다. 클라이언트의 반응의 기록에는 클라이언트가 어떠한 조건 하에서 수행할 수 있었는지를 포함시킨다. 이것에는 적응 기법과 적응한 기기, 특별한 설정, 환경조정 또는 언어적 단서(이것은 보통 인지장애의 존재를 나타내고 있다) 등의 이용이 포함될 것이다. 치료사의 기록은 수행영역의 장애와 근저가 되는 작업치료 구성요소와의 사이의 관계를 설명하는 것이어야 한다. 기능적 상태를 방해하는 작업수행 구성요소의 장애를 포함하는 것은 다른 치료기간의 부분이 특정의 수행의 구성요소에 초점을 맞추고 있는 이유를 설명한다. 그 예에 대해서는 표 11-2를 참조하기 바란다.

치료목표에 대한 개선에 관한 문장을 포함시키는 것, 다음번의 방문에서 다룰 문제를 남겨두는 것도 권장된다. 치료목표, 치료접근, 방문의 간격이나 빈도의 변경은 문장으로 하여 경과기록에 남겨두어야 한다. 치료사는 기록에 있는 클라이언트의 개선에 초점을 맞춰 지속적인 치료에 대한 니즈를 정당화하는 계속되는 문제를 기록하지 않을지도 모른다. 클라이언트의 능력과 어려움에 관한 전체상을 기록함으로써 지불에 대해서 덜 각하할 것 같다.

더욱이, 초회 방문에는 작업수행에서의 문제와 그 기초가 되는 원인을 평가하는 것과, 적어도 하나의 숙달된 치료개입을 포함시켜야 한다. 이것은 메디케어의 A부의 서비스를 위해 필요한 것이기는 하지만 재가건강의 장면으로서는 다소 드문 일이고 특유한 것이다. 기록에는 가족교육, 가정 프로그램에서의 교육, 또는 적응 기법의 교육 등의 개입이 포함된다.

실시되지 않았던 방문

기록은 재가건강의 모든 방문에 대해서 요구되기 때문에 실시되지 않았던 방문의 이유도 기록하여야 한다. 작업치료 종사자는 예정하고 있었던 방문을 하였더니 그 사람이 입원해버려 없거나, 가족으로부터 클라이언트의 상태가 좋지 않기 때문에 방문을 취소하고 싶다는 전화가 있거나, 또는 클라이언트가 그날의 치료를 거부하는 일이 있을지도 모른다. 치료사는 방문이 여러 번 실시되지 않으면 그 클라이언트나 환자가 집에 틀어박혀 있는 상태의 서비스 기준을 충족시키고 있는지 아닌지의 의문을 제기하고 있다는 것을 인식해야 한다.

사례의 의사소통

경과기록에 특별히 기재되지 않은 클라이언트 케어에 관한 어떠한 의사소통도, 그 기관의 직원사이 연락용지에 기록해야 한다. 예컨대, 만일 클라이언트가 치료 중에 건강상태의 저하를 경험하였다면 치료사는 이 변화를 사례관리자에게 알려야 한다. 관찰된 특정의 변화를 설명하는 사례관리자나 간호사에 대한 연락은 사례 연락용지에 기재되고 그것에는 정보를 가져온 사람, 걱정거리, 일시를 기재하여야 한다. 또 다른 예는 의료과오나 안전성에 대한 위험성을 나타낸 내구성 의료기기(DME)의 부품일 것이다. DME회사에 그 문제점을 알리고 연락한 데이터와 시간, 연락한 사람 그리고 그 회사의 전화에서의 반응을 사례 연락용지에 기록하는 것이 적절한 행위일 것이다. 이러한 것은 만일 회사가 기기의 고장과 클라이언트나 가족의 사고에 의한 외상에 타이밍을 맞춰 대응하지 않았던 경우, 중대한 서면상의 증거가 될 것이다. 자기의 개인적 기록에 연락용지의 복사본을 보관하는 것도 좋은 실행이다.

요약

어떤 기관은 치료사에게 클라이언트의 경과에 대한 요약 문서를 치료 종료 후 1개월 내에 완성하도록 요구할 것이다. 그 데이터에 포함되는 것은 클라이언트의 최초의 기능적 상태(또는 그 달의 처음의 상태)와 그 달의 마지막의 상태를 요약하는 것이다. 이것에 포함되는 것은 실시되고 있는 숙달된 개입과 이후의 치료에 대처할 것인 클라이언트의 남겨져 있는 니즈나 장애를 확인하는 것이다.

치료사는 모든 클라이언트에 대해서 치료경과의 결론으로서 종료 때의 요약 문서를 완성해야 한다. 시작 때의 클라이언트의 기능수준, 제공된 서비스 그리고 현재의 기능수준에 관한 문서는 모두가 종료 때의 요약 문서를 구성하는 요소이다. 결론에서는 종료하는 이유와 종료 후의 권장되는 케어를 언급하여야 한다. 치료사는 외래에서의 치료의 계속, 가정에서의 훈련 프로그램, 훗날의 작업치료 서비스 등을 권장하는 일도 있으며, 또한 그러한 각각의 옵션을 어떠한 조건의 경우에 고려해야 하는가에 언급하는 경우도 있을 것이다.

사례연구 / CASE STUDIES

Maggie씨

Maggie씨는 10주일 전에 뇌혈관장애가 발병한 65세의 아프리카계 미국인 여성이다. 그녀는 오른쪽

편마비와 실어증이 있고 요변실금 상태이며 비인슐린 의존형 당뇨병(NIDDM)과 고혈압의 기왕증을 갖고 있다. 그녀는 농축 퓌레(puree)모양의 유동식으로 1,500 Kcal의 다이어트식을 받고 있으며 이때에는 보조식사만을 위해서 PEG 튜브를 부착하고 있었다. 그녀는 뇌졸중 후의 재활을 위해 전문 노인 케어시설로 옮겨졌다. 그 노인시설의 작업치료사는 가족이 그녀를 자택으로 데려간 후에 치료의 계속을 위해 재가건강 케어를 권장하였다. 그녀는 또한 재가 언어치료와 물리치료를 받고 있었다. 그녀가 현재 가정에서 사용하고 있는 기기는 그녀의 니즈에는 부적절한 휠체어, 반전동식 병원용 침대, 그리고 침대 곁의 휴대용 변기이다. 그녀가 잘 쓰는 손은 뇌졸중 발병 전에는 오른손이었다.

Maggie씨는 가까이에 살고 있는 대가족이 있다. 딸들은 어머니의 케어를 하기 위해 교대로 근무하고 그중의 한 사람은 줄곧 그녀와 지내고 있다. Sandy는 대부분의 날을 Maggie와 지내고 있는 주된 간병인이다. 다른 가족은 주말에 와서 돌보거나 의사에게 진료를 받으러 가기 위한 교통수단을 지원하고 있다. 손녀들은 빈번하게 집을 방문하고 연장의 손녀는 그녀의 일상의 케어에 관한 니즈를 지원하고 있다.

작업치료사는 Maggie씨를 평가하였을 때에 가족이 그녀를 돌보는 데에 있어서 가장 신체적 부담을 강요당하고 있는 것은 요변실금에 관련된 것으로 그녀를 침대 곁의 휴대용 변기로 옮겨 앉히거나 휠체어로 되돌리는 보조의 양이라는 것을 알아차렸다. 그녀의 침대 주위에서의 이동기능은 의존적이고, 안정된 앉은 자세의 유지를 할 수 없었다. 옮겨타기(transfer)에서는 선 자세의 안정성이 부족하였다. 그녀는 휠체어로 집 안을 스스로 조종하여 다닐 수 없었다. 휠체어의 조정에 관한 어려움의 이유는 부분적으로는 행위상실증(실행, apraxia) 때문이었다.

그녀는 목욕이나 착탈의를 시행하기 위해 최대의 신체적 보조를 필요로 하였다. 그녀는 머리를 빗는 것도, 세팅하는 것도 할 수 없었다. 그녀는 입안에 음식물을 가득히 넣는 충동적인 행위에 의해서 식사에는 감시가 필요하였다.

Maggie씨는 자발적인 회화에 의해서 사회적으로 적절한 사람들에 대한 인사는 하고 있었다. 그녀는 언어에서의 이상언행반복증(perseveration)을 나타내고 있었다. 개인적 질문에 대한 반응에서는 "아니다(no)"는 적절하였으나 "그래요(yes)"라는 대답은 신뢰할 수 없었다. 반응시간은 현저한 지체도 보여주었다.

처음에 치료사는 적절한 휠체어와 좌석 쿠션에 대한 합리적 이유를 제시하여 획득하는 것 같은 클라이언트의 기본적 니즈에 초점을 맞췄다. 클라이언트가 오른쪽 어깨통증과 어깨위팔관절(견갑상완관절)에 1개의 손가락 폭 이내의 불완전 탈구가 있었기 때문에 치료사는 가족에게 휠체어나 침대에서의 환부 쪽 팔다리의 적절한 조작(handling)과 자세잡이(positioning)의 방법을 가르쳤다. 옮겨 탈 때에 클라이언트와 가족에게 과도한 스트레스가 가해지는 것을 방지하기 위해, 치료사는 가족에게 자세유지용 벨트를 구입하도록 권장하였다. 휠체어에서의 클라이언트의 자세잡이를 개선하기 위해 치료사는 테이블을 구입하도록 권장하였다. 가족은 이들의 권장에 따랐다. Maggie씨는 손을 뻗쳐 가구를 당김으로써 휠체어로 집안을 움직일 수 있다는 것을 발견하였다.

치료사는 가족에게 옮겨 탈 때에 클라이언트를 원조하게 되는 설정의 방법과 최선의 단서를 가르치기 시작하였다. Maggie씨는 물리치료사의 방문에는 비협력적이고 보장구를 착용해도 기능적인 보행을 획득할 수 없을 것이라는 이유로 물리치료 서비스는 약 3주일 후에 종료가 되었다. 물리치료사의 방문중지는 Maggie씨가 다시금 걸을 수 없다는 것을 보여주고 있는 것처럼 느껴 가족과 클라이언트는 매우 낙담하였다. 그녀는 무릎과 어깨의 관절통증을 빈번하게 호소하였다. 작업치료사는 이 문제에 대처하기 위해 치료 전에 진통제를 복용하도록 클라이언트에게 요구하였다.

Maggie씨는 자기가 옷을 갈아입는 것에 매우 의욕적이고 매번의 방문 때에 착탈의를 위한 한손 동작 기술을 훈련하였다. 그녀는 행위상실증 때문에 새로운 학습이 곤란하였으나 그 과제를 완수하기 위하여 자기 자신이 문제를 잘 해결할 수 있었다. Maggie씨는 치료시간 중에 잘 울었으나 과제를 자기가 완수하면 기뻐하는 것 같았다.

가족은 Maggie씨가 옷을 입은 채로 배설해버렸을 때 자기들에게 알려주고 있는 것을 알아차리기 시작하였다. 치료사는 옮겨타기 기술의 개선을 위함과 동시에 실패하기 전에 변기로 옮겨서 배설의 기회를 제공하기 위한 화장실 훈련 스케줄을 제시하였다.

가족은 옮겨타기 기술을 배우고 훈련을 받았다. 가족은 또한 그녀의 앞경사 자세를 유지함으로써 서거나 앉거나 하는 것을 원조하는 테크닉도 가르침을 받았다. 이 테크닉에 의해서 Maggie씨는 최소한의 보조로 옮겨타기를 위해 서거나 앉거나 하는 것을 자발적으로 시행할 수 있었다.

작업치료 개시 후 11주째의 종료 때에 Maggie씨는 옮겨타기를 위해 휠체어를 설정하기 위해 언어적 단서나 제스처를 필요로 하였다. 그녀는 실내복을 중간정도의 보조로 입고 단추를 혼자서 채울 수 있었다. 그녀는 준비를 해주면 양말과 신발을 신을 수 있었다. 침대 위에서 자기가 상반신을 씻었다. 오른쪽 무시(right-sided neglect) 때문에 때로는 보조를 필요로 하였지만 집안에서는 휠체어를 스스로 조작할 수 있었다. 오른쪽 어깨 굽힘과 가쪽회전의 수동 관절가동범위에서는 90도까지는 통증을 호소하는 일이 없어졌다. 그러나 수의운동은 회복하지 않았다. 담당의사는 그녀에게 외래치료를 시작하기를 희망하였다. 가족이 그녀를 자동차에 옮겨 태우는 방법의 훈련을 받고 외래환자로서 치료를 계속하였기 때문에 재가건강은 종료되었다.

맺는말 / *CONCLUSION*

재가건강은 작업치료 실행에 있어서 활력이 넘치는 영역이며 많은 특유의 기회와 도전을 제공하고 있다. 가정은 실제의 생활상황 속에서 클라이언트의 니즈와 일상의 관심을 학습하기 위한 풍부한 환경을 제공한다. 일상생활활동에 대한 작업치료의 초점은 치료 종사자가 가정환경 속에서 서비스를 제공하는 것을 극히 자연스런 것으로 하고 있다.

클라이언트의 니즈와 가족의 관심사만이 아니라, 가정의 사회적 · 물리적 환경에도 초점을 맞추는 것은 가정을 실행하는 도전의 장면으로 하고 있다. 그러나 그 보상(rewards)은 수없이 많다. 재가건강 케어는 치료 종사자가 "가족" 의 일원이 되는 것, 간병인과의 라포르(rapport)를 확립하는 것, 그리고 때로는 가족이 사육하고 있는 페트와조차 라포르(rapport)를 확립하도록 한다. 이들은 제공한 서비스가 가정에서의 클라이언트의 일상생활에 직접 응용된다는 것을 안다는 만족감과 보상을 치료사에게 제공한다.

재가건강 케어 서비스는 미합중국의 인구의 고령화에 따라서 다가오는 수십년에 걸쳐서 계속 확대된다고 예상된다. 개개의 전문직 종사자와 전체로서의 이 전문직은 이 지역사회 실행 장면에 완전히 참여하기 위해 가까운 장래에 작업치료 전문직에 취업하는 사람들을 교육하고 훈련하는 것에 책임감을 공유하고 있다.

학습문제 / *STUDY QUESTIONS*

1. 재가건강 케어에서의 작업치료의 역할과 일반적인 입원재활 서비스와 비교 대비하시오.
2. 재가건강 케어에 관여하는 팀 구성원의 역할을 설명하시오.
3. 질이 높은 재가건강 케어의 기록의 구성요소를 확인하시오.
4. 법규나 진료수가제도가 재가건강 서비스에 어떠한 영향을 미치고 있는가를 논하시오.
5. 효과적인 재가건강 케어 종사자의 특징을 설명하고 지역사회에 기반을 둔 장면에서 일하는 것에 대한 자기의 준비상태를 평가하시오.

인용문헌

Agency for Health Care Policy and Research. (1996). Health care and market reform: Workforce implications for occupational therapy. Washington, DC: Author. (A report prepared for the American Occupational Therapy Association.)

American Occupational Therapy Association. (1990). AOTA member data survey. Bethesda, MD: Author.

Atchison, B., Youngstrom, M., Dylla, L., Oates-Schuster, E., Anderson, K., O'Sullivan, A., and Livingston, S. (1997). Establishing a frame of reference for occupational therapy in home health care practice. In M. Youngstrom and M. Steinhauer (Eds.), *Occupational therapy in home health: Preparing for best practice (module 2)*. Bethesda, MD: American Occupational Therapy Association.

Center for Health Services and Policy Research. (1998). Outcome and assessment information set (OASIS-B1). In T. Marrelli and L. Krulish. (1999). *Home care therapy* (pp. 416–434). Boca Grande, FL: Marrelli and Associates.

Clark, N.M., and Rakowski, W. (1983). Family caregiving of older adults: Improving helping skills. *The Gerontologist, 23*, 637–642.

Harper, M.S. (1989). Providing mental health services in homes of the elderly: A public policy perspective. *Caring, 8*(6), 5–9, 52–53.

Health Care Financing Administration. (1989). *Medicare home health agency manual*. Washington, DC: Author.

Joe, B. (1997). Coaxing Congress on home health care. *OT Week, 11*(27), 16.

Law, J. (1997). Ethical concerns in home health care. *Home and Community Health Special Interest Section Quarterly, 4*(1), 2–3.

Marrelli, T., and Krulish, L. (1999). *Home care therapy*. Boca Grande, FL: Marrelli and Associates.

Medcom. (1993). *Universal precautions: AIDS and hepatitis B prevention for health care workers*. Garden Grove, CA: Author.

McQuire, M.J. (1997). Documenting progress in home care. *American Journal of Occupational Therapy, 51*(6), 437–445.

Medicare. (1996). *Home health agency manual*. Washington, DC: Health Care Financing Administration.

Navarra, T., and Ferrer, M. (1997). *An insider's guide to home health care*. Thorofare, NJ: Slack.

Opacich, K. (1997). Moral tensions and obligations of occupational therapy practitioners providing home care. *American Journal of Occupational Therapy, 51*(6), 430–435.

Schlenker, R., and Shaughnessy, P. (1992). Medicare home health reimbursement alternatives: Access, quality and cost incentives. *Home Health Care Services Quarterly, 13*(1/2), 91–115.

Shaughnessy, P., Crisler, K., and Schlenker, R. (1995). *Medicare's OASIS: Standardized outcome and assessment information set for home health care*. Denver: Center for Health Policy Research.

Siebert, C. (1998, June). Guide to changes in home health care mandated by the Balanced Budget Act. *Home and Community Health Special Interest Section Quarterly, 5*(2).

Spector, R.E. (2000). *Cultural diversity in health and illness*. Upper Saddle River, NJ: Prentice Hall.

Steib, P. (1998, July). Can home health be healed? *OT Week, 12*(27), 13.

Stone, R., Cafferata, G., and Sangl, J. (1987). Caregivers of the frail elderly: A national profile. *The Gerontologist, 27*, 616–626.

Trombly, C. (1993). Anticipating the future: Assessment of occupational function. *American Journal of Occupational Therapy, 47*, 253–257.

Trufant, D. (1994). Home health skilled therapy services. Medicare Medimessage, June 9.

U.S. Bureau of the Census. (2000). *www.census.gov/population/projections/nation*

Weinstein, M. (1997). Bringing family centered practices into home health. *Occupational Therapy Practice, 2*(7), 35–38.

Youngstrom, M. (1997). Occupational therapy in the home health care setting: An introduction. In M. Youngstrom and M. Steinhauer (Eds.), *Occupational therapy in home health: Preparing for best practice (module 1)* (pp. 1–11). Bethesda, MD: American Occupational Therapy Association.

제 12 장

재가건강에서의 전문화된 실행

Specialized Practice in Home Health

■ **개요**

핵심이 되는 용어

출산 전(Antepartum)
소비자 모델(Consumer model)
가족을 중심으로 한 케어
(Family-centered care)
환경의 최소한의 제한
(Least restrictive environment)
육아기술훈련(Parenting skill training)
주산기의 서비스(Perinatal services)
출산 후(Postpartum)
편견(Preconception)

학 습 목 표

이 단원은 독자가 아래의 것을 할 수 있도록 적은 것이다.

- 재가건강에서 만나는 주된 정신질환의 진단명을 작업치료에 의뢰하는 이유를 포함하여 설명한다.
- 정신과 재가건강 케어에서의 적절한 작업치료 평가와 개입을 설명한다.
- 주산기 작업치료 재가건강 서비스의 가능성의 범위를 검토한다.
- 작업치료 재가건강 서비스를 필요로 할지도 모르는 어린이들의 유형을 확인한다.
- 가족중심의 케어라는 개념을 설명한다.
- 소아의 재가건강 서비스의 경제적 지원의 가능성을 가진 자원을 확인한다.
- 소아의 재가건강 케어에서의 적절한 작업치료 평가와 개입을 설명한다.

서론/INTRODUCTION

21세기에는 건강, 건강증진, 가족중심의 케어와 같은 개념이 지배적으로 될 것이다(Frieda, 1994). 건강 서비스의 모델은 제공할 수 있는 테크놀로지의 입수 가능성의 증가, 건강 케어 서비스에 대한 설명 책임의 증가, 건강 케어 전문가에 대한 문화적 유능성(competency)의 기대 그리고 클라이언트에 있어서의 지역사회에의 접근 가능성의 전반적인 개선에 수반해서 잇달아 전개될 것이다. 이러한 것은 지역사회에 기반을 둔 서비스의 질과 양의 개선에 대한 큰 도전을 초래하게 될 것이다.

의학 모델은 병원 장면에서, 소비자 모델은 지역사회 장면에서 각각 유지되고 있으나 재가건강 케어는 의학모델의 접근에서부터 차츰 소비자 모델의 접근으로 옮겨가고 있다. 의학모델에서는 의사가 환자의 치료를 주도한다. 소비자 모델에서는 의사, 다른 헬스케어의 전문가, 소비자 그리고 소비자의 가족을 포함하는 팀이 치료목표를 결정한다. 의학모델에서부터 소비자 모델로의 이 움직임은 (1) 자기 자신의 건강 케어에 의해서 적극적인 역할을 수행하고 싶다는 소비자의 욕구, (2) 입원기간의 단축과 재가건강의 공적 비용부담의 저하에 의해서 병이나 사고 후의 보다 조기부터 치료에 관여하고 싶다는 가족과 소비자의 필요성과 같은 두 가지 큰 요인에 의한 것이다.

작업치료사의 역할은 소비자와 그 가족과 "직접 해보는(hands-on)" 상담역으로서의 역할이다. 소비자와 그 가족은 작업치료사와 치료의 장기목표와 단기목표의 설정에 있어서 협동한다. 이들의 목표는 소비자, 가족, 치료사를 개입자로 하는 팀 접근을 사용해서 달성된다.

과거 수년간, 의료영역에서의 진보는 재가건강의 실행의 전망에 영향을 미쳐왔다. 일찍이 없었을 만큼 사람들이 질병으로부터 살아서 돌아오고 능력 장애를 가지면서 생활을 하고 있다. 재가건강 치료사의 전형적인 취급 건수는 이제까지의 재가건강의 전문직 종사자가 만나는 일이 없었던 것 같은 환자나 클라이언트의 모집단을 포함하도록 확대하여 오고 있다.

아마도 이전에는 재가건강 서비스에서 좀처럼 만나는 일이 없었던 진단명을 가진 클라이언트의 그룹의 증가와 같은 이러한 경향은 계속 확대될 것이다. 적어도 2개의 요소가 이러한 것에 기여한 것이 확인되었다. 하나는 수명의 연장이다. 점점 더 많은 허약한 갓난아기가 유아기를 살아남고 있다. 이 연속성의 또 한편에서는 고령 성인의 수명이 계속 연장되고 있다. 시설에 기반을 둔 케어는 계속 감소하고 있는 것에 반해서 지역사회에 기반을 둔 옵션은 특히 정신과 영역에서 증가하고 있다. 제11장에서는 전통적인 재가건강 실행에 관한 정보를 보여주고 있다.

이 단원에서는 어떤 종사자에 있어서는 매일의 실행의 일부분일지도 모르고, 또는 재가 장면에서 제공되는 작업치료에서는 아직 충분한 서비스가 제공되지 않지만, 거기서부터 이익을 얻을 수 있는 특별한 니즈를 가진 최근 생겨나고 있는 모집단의 몇 가지에 초점을 맞춘다. 이 단원은 주된 진단명 또는 부진단명으로서 정신질환을 가진 클라이언트, 고위험군의 임신 그리고 예방적 케어를 필요로 하는 장애가 있는 영유아와 어린이를 치료할 때에 도움이 될 것인 정보를 포함하고 있다. "비전통적" 클라이언트의 유형과 수는 이 모집단의 니즈가 의학의 진보에 따라서 변화함에 따라 향후 높은 확률로 계속 증가할 것이다.

정신질환을 가진 사람들의 평가와 개입 / EVALUATION AND INTERVENTION WITH MENTAL ILLNESS

경향

정신질환을 가진 사람들의 재가치료에서의 경향은 다른 재가건강의 진단명을 가진 사람들의 치료를 형성하는 경향과 유사성을 갖는다. 오늘날, 입원은 단축되고 그 사람이 자택에 되돌아갈 때에는 보다 병약한 상태에 있다.

재가건강의 지불의 범위는 축소되고 있고 작업치료사는 그 정도는 적어졌지만, 소비자에 대한 서비스 제공자로서 계속 기능을 하면서 현재는 가족의 상담역으로서의 역할을 수행하고 있다. 재가에서의 치료는 치료사가 가족이나 소비자의 니즈에 대처하기 위한 치료를 추천하면서 가족을 중심으로 한 것일 것이다. 가족, 소비자 그리고 치료사는 장래의 재가건강의 방문으로 달성 가능한 장기목표와 단기목표를 설정하기 위해 협동하고 팀으로서 함께 일할 것이다(Weinstein, 1997).

집에 틀어박혀 있는 상태의 정신질환의 소비자에 대한 가정 프로그램을 고안하기 위한 접근법에서는 조정이 이루어질 필요가 있을 것이다. 재가건강의 소비자는 즉각 치료를 시작할 수 있도록 가능한 한 신속하고 동시에 효율적인 평가를 받는 것이 필요할 것이다. 짧지만 효율적인 평가가 필요하다. 헬스케어 비용의 감액이 계속되는 가운데 골똘히 궁리하여 사용되는 테크놀로지는 "활기를 불어넣는" 것을 지원할 수 있다. 예컨대, 금전관리의 비디오를 소비자가 자택에서 볼 수 있도록 놓아둠으로써 그 사람이 다음번의 방문에 대비할 수 있는데, 이와 같이 치료사는 이미 소비자에게 제시되어 있는 정보 위에 구축함으로써 보다 효율적이고 시기적절하게 치료를 시행하는 것이 가능해진다. 가족은 끈기 있게 다음번 치료의 방문 전에 소비자가 자기의 숙제를 하도록 격려할 필요가 있을 것이다.

지불은 더욱더 제한되고 치료사는 메디케어나 메디케이드, 민간보험 이외에도 자금 소스를 찾을 필요가 있을 것이다. 탐색할 수 있는 두 가지 장래의 기회를 대표하는 것으로서 자선단체에 의해서 자금이 제공되는 재가건강 프로그램에 대한 보조금신청서를 적는 것과 그러한 프로그램을 개발하는 것을 통해서 하는 모금의 가능성이다(Ramsey & Auerbach, 1997).

평가

이론적 틀은 작업치료사가 사용하는 틀을 제공한다. 이 틀을 따라서 평가수단이 선택되고 치료목표가 기록되며 개입방법이 결정되고 그리고 서류가 체계화된다. 소비자의 기능장애에 접근하는 전체론적인 방법이 개발되고 있다. 많은 이론적 틀이 정신질환자에게 작용하기 위해 개발되어 있다. 이들에게는 감각통합(SI), 인지지각(CP), 인간작업 모델(MOHO), 작업적응(OA)이 포함된다. 이들의 개개의 이론을 검토하는 것은 이 책의 범위와 목적은 아니지만, 치료적 프로그램을 작성하기 위해 어떤 틀을 제공함에 있어 각각이 갖고 있는 것의 중요성을 언급하는 것에 그치겠다.

작업과 환경이 재가건강의 평가와 개입에서의 2개의 키워드이다. Fidler, Reilly, Kielhofner, Yerxa 등의 이론가들에 따르면 활동수행(또는 작업)은 인간 본성(human nature)의 기본적 본능(instinct)이다. 작업은 건강에 필요한 것이고 정신질환의 치료에서의 개입을 위해 사용할 수 있다. 마찬가지로 건강에 영향을 미치는 환경(environment)은 소비자의 물리적, 사회적, 문화적 그리고 정서적인 치료적 환경(milieu)을 가리킨다. 인간-환경-작업 모델(Law et al., 1996)은 재가건강의 작업치료의 평가와 개입에서 고려되어야 할 3개의 요인을 구체적으로 나타내고 있다. 이 모델은 그들의 상호연관성(interconnectedness)을 시사하고 있다. 이 3개의 부분의 시나리오의 하나의 예는 최근 평생의 반려자를 잃고 우울증에 걸렸기 때문에 작업치료에 의뢰된 한 사람의 소비자이다. 그 사람은 그 상실, 고독, 독거생활에 적응하고 있고 또한 사회 속에서 계속 기능을 하기 위해 새로운 취미, 활동 그리고 친구를 개발할 필요가 있을 것이다. 소비자는 이러한 인물이다. 즉 최근 홀아비 또는 과부상태가 되어 혼자 사는 환경이 되었고 취미, 활동, 가족과 친구가 작업이다.

정신질환이 있는 소비자를 평가하는 작업치료 상담에 대한 추천이 주치의, 정신과의사, 재건강기관의 입원간호사 또는 그 소비자로서 작업치료가 이익을 가져온다고 생각되는 다른 헬스 케어 전문가로부터 올지도 모른다. 그 소비자의 담당의사로부터의 문서 또는 구두에 의한 지시가 필요하다.

작업치료를 의뢰하게 되는 주된 이유는 소비자가 과제나 활동을 자립하여 안전하게 충분히 그리고 효과적으로 수행할 수 없기 때문이다(Holm, Rogers & Stone, 1997). 이 기능장애는 최근, 정신질환이라고 진단된 것, 정신질환의 악화 또는 신체적 상태에 의한 2차적인 정신질환에 기인할지도 모른다. 그러나 작업치료사가 활동수행에 대한 약물치료의 효과를 감시할 수 있기 때문이라는 또 다른 이유로 의뢰하는 일도 있다. 예컨대 의사가 그 소비자의 재가에서의 행동을 개선하려고 할 때, 그 사람의 약물치료를 변경할 필요가 있을지도 모른다. 만일 치료사가 활동수행 영역에 대해서 그 소비자에게 작용하고 있다면 신약(new medication)이 그 소비자에게 어떠한 이익이나 역효과를 가져왔는지를 알아차릴 것이다. 의뢰하는 세 번째 이유는 위탁을 받는 작업치료사는 그 소비자가 안전하게 생활할 수 있는 가장 제한을 **적게 한 환경**을 결정할 수 있다는 것이다. 환경의 최소한의 제한이란 그 사람에 있어서 적절한 수준의 지원을 제공하고 개인의 자율성에 대해서 최저의 제한을 부과하는 것을 가리킨다. 만일 그 사람이 자기나 그 지역사회에 있어서 위협이 된다면 그 사람은 추가적인 감독이 필요할 것이다. 이것은 예컨대 작업치료사가 일상생활활동을 수행하는 소비자와 함께 일할 때 명백해질 것이다.

작업치료사가 처음으로 소비자와 접촉하는 것은 보통 자기소개를 하고, 작업치료에 관한 어떠한 질문에도 답하며 자택으로의 방문허가를 받고 자택까지의 길을 알아두고 그리고 소비자와 그 가족과의 라포르(rapport)를 확립하기 시작하기 위해 그 집에 전화를 거는 것이다. 이 전화통화를 하는 동안에 치료사는 소비자의 신체적, 사회적, 문화적, 정서적 환경에 관한 정보를 얻을 수 있을지도 모른다. 이에 이어지는 초기평가는 어떠한 물품, 재료, 기기가 필요한지를 포함하는 치료사의 첫 방문에 대한 사전준비를 허용하는 것에 의해서 개선된다.

첫 번째 방문은 소비자의 평가에 소비된다. 평가를 위한 통합적 접근은 그 소비자의 보다 전체론적인 견해를 제공하기 위해 권장된다(Hemphill-Pearson, 1999). 최초의 인터뷰는 예컨대 작업적 사례분석 및 평정척도(Occupational Case Analysis Interview and Rating Scale : OCAIRS)와 같은 표준화된 것이라도 특성으로서 비공식적인 것이라도, 치료사가 그 소비자에 대해서 개인적인 것을 상세히 알고 그 소비자와 가족과의 라포르(rapport)를 확립하는 기회가 된다(Kaplan & Kielhofner, 1989). 재가에서의 정신질환의 치료에서는 아래의 도구를 추천할 수 있다.

1. Allen의 인지수준(Allen Cognitive Level : ACL) 검사
2. 역할 체크리스트
3. 캐나다 작업수행 측정(COPM)
4. 포괄적 작업치료 평가(COTE)
5. Kohlman 생활기술 평가(KELS) 또는 Bay Area 기능수행능력 평가(BaFPE)
6. 아래와 같은 특정의 진단을 평가하는 검사
   a. William W. K. Zung, MD의 우울상태 자기평가(The Self-Rating Depression Scale)
   b. James L. Jacobson, MD, and Alan M. Jacobson, MD에 의한 불안상태 특성척도(The State Trait Anxiety Inventory)

이들 평가의 모두는 단시간에서 실시할 수 있고 구입하거나 자택으로 반입해야 하는 기구를 거의 필요로 하지 않는다. ACL은 그 소비자의 현재의 인지기능수준을 결정하는 양호하고 짧은 선별(screening)의 도구이다(Allen, 1985). 역할 체크리스트는 역할의 확인과 가치의 검증에 사용된다. 이것은 치료사가 현 시점에서 소비자가 수행하고 있는 역할과 현 시점에서의 그 소비자가 가치를 두고 있는 역할을 결정하는 데에 도움이 된다(Oakley, Kielhofner, Barris & Reichler, 1986). 캐나다 작업수행 측정(COPM)은 소비자 중심 또는 클라이언트 중심의 관점에서부터 작업수행상의 문제를 확인하고 우선순위를 매기기 위해 작성되어 있다. COPM은 일상생활활동, 일이나 생산적 활동, 놀이나 레저 활동을 포함하는 모든 수행영역을 다루고 클라이언트의 역할과 역할기대를 포함하고 있다(Law et al., 1994). COTE는 일상생활 과제를 수행하는 동안에 사용되므로, 그 소비자가 과제수행에 어떻게 대처하는가와 같은 중요한 정보를 수집하면서 ADL의 평가를 시작할 수 있다(Brayman & Kirby, 1976). KELS나 BaFPE는 기능적 수행과 기본적 생활기술에 관한 우수한 측정이다(Bloomer & Williams, 1982 : Kohlman-Thomson, 1992).

개인적 정보를 얻고 라포르(rapport)를 확립하기 위한 인터뷰, 인지수준을 위한 ACL, 가치의 검증을 위한 역할 체크리스트, 클라이언트의 관점에서부터의 문제의 확인과 순위부여를 위한 COPM , 과제수행의 실제의 기능수준을 위한 COTE, KELS 또는 BaFPE로 치료사는 목표를 확립하기 위해 그 가족과 소비자와 함께 일할 때 사용하는 매우 풍부한 정보를 얻는다. 앞에서도 언급한 것처럼, 이들의 목표에 도달하는 방법은 참고문헌의 이론적 틀에 의해서 결정되고 장기목표와 단기목표, 제안된 치료의 빈도와 기간과 함께 치료계획에 포함되어야 한다.

개입

재가 정신건강의 작업치료사에게 치료를 받는 주된 진단명은 우울증(depression), 불안증(anxiety), 정신분열병(schizophrenia), 분열정동장애(schizoaffective disorder), 알츠하이머병, 양극성 장애(bipolar disorder), 약물남용 등이 포함된다. 만일 정신질환이 신체증상에 수반하는 것이라면 치료사는 그 소비자를 정신질환과 신체증상의 양자에 대해서 치료하게 될 것이다.

어느 저자의 연구를 인용하는가에 따라서 3 내지 5개 유형의 개입을 이용할 수 있다. Holm et al.(1997)은 개입은 치료 또는 회복, 보상 그리고 교육과 같은 형태를 취한다고 언급하고 있다. 개입의 하나의 유형으로서의 교육의 예는, 치료사가 그 질환에 관련되는 적절한 서적, 테이프, 기타의 미디어를 그 소비자가 사용하도록 자택에 반입할 것이다. 불안증이라 진단된 소비자에게 치료사는 그 소비자가 다음번의 방문까지의 동안에 청취하도록 이완에 관한 테이프를 놓아두고 다음번에는 그 테이프로 설명되고 있는 이완 기법을 그 소비자와 치료사가 연습하는 경우가 있다. 자기인식에 관한 책을 테이블에서의 게임을 시행하기 전에 그 소비자가 읽어두도록 건네줄지도 모른다. 그 책의 정보는 게임을 하고 있을 때에 그 사람의 문제해결을 위한 접근을 촉진하고 그 다음에는 그 사람의 일상생활 체험에서의 문제해결에 반영될지도 모른다. Atchison et al.(1997)은 (1) 확립 또는 회복하다, (2) 적응하다, (3) 변경하

다, (4) 예방하다, (5) 창조하다와 같은 5개의 유형의 개입을 설명하고 있다. 이 마지막 개입 접근은 환경을 기능의 개선을 유발하기 위한 변화의 한 영역으로서 개입계획 안에 편입시킨다. 이 환경적 개입의 하나의 예는 불안증이라 진단된 그 소비자를 가족이 잠시도 가만히 있지 못하는 형제와 함께 식사를 하는 것과는 달리 조용한 장소에서 혼자서 식사를 하도록 함으로써 사회적 환경을 바꾸는 것이다.

작업치료의 개입은 (1) 일상생활활동, (2) 일과 생산적 활동 그리고 (3) 놀이 또는 레저 활동과 같은 3개의 수행영역을 다룬다. 정신질환의 진단에 의해서 영향을 받는 수행의 구성요소는 감각운동, 인지통합 그리고 심리사회적이라는 3개의 주요 영역이다. 향정신제(psychotropic medication)는 시각, 반사, 운동조절과 같은 특정 감각운동의 구성요소에 영향을 줄 것이다. Shroeder-Block-Campbell의 성인 정신질환자 감각통합 평가(Adult Psychiatric Sensory Integration Evaluation)는 감각운동 영역에서의 기능장애를 탐지하기 위해 사용된다(Hamada & Schroeder, 1988). 인지통합과 심리사회적 구성요소의 기능장애는 일반적으로 명백하다. 처음의 인터뷰, ACL, COTE, 역할 체크리스트는 이들의 영역에서의 기능장애를 용이하게 보여준다. 예컨대 인터뷰 중에는 각성(arousal), 지남력(orientation), 주의집중기간(attention span) 그리고 기억의 수준의 인지적 구성요소에서의 기능장애가 명백해질 것이다. ACL은 치료사에게 소비자의 문제해결의 관찰을 할 수 있게 하고, 또한 역할 체크리스트는 역할과 소비자의 가치를 확인시켜줄 것이다.

표 12-1은 다양한 정신건강의 진단, 평가의 소견 그리고 개입 접근의 예를 나타내고 있다. 치료를 위해 치료사는 다양한 유용한 용품을 집에 반입할 수 있다. 그 예로서는 아래의 것이 포함될 것이다.

- 테이프레코더
- 녹음테이프(이완 테이프나 다양한 음악 테이프)
- 펜, 연필, 컬러 펜, 괘선지나 괘선이 없는 백지, 색종이, 풀, 끝이 뾰족하지 않는 가위와 같은 미술용품
- 작은 장식이 붙은 미술작품
- 트럼프 놀이, 도미노, 체커와 같은 테이블 위의 게임

표 12-1

정신건강에 대한 개입의 예

진단	수행 구성요소의 장애	개입 사례
우울증	활동의 개시	1시간마다의 활동기록 흥미 체크리스트
	주의집중기간	흥미 체크리스트의 단계부여가 된 활동
불안증	대응 기술	이완훈련과 지도된 이미지의 테이프
정신분열병	금전관리	예산을 세우는 것에 대한 원조 인생게임이나 모노폴리와 같은 테이블 위 게임
알츠하이머병	기억	과제의 조직화 상기하기 위한 벽에 붙인 3 × 5인치의 카드

- 모노폴리(Monopoly)나 인생게임과 같은 금전관리를 다루는 게임
- 제스처 놀이(charade), 픽셔내리(Pictionary)와 같은 사회적 기술을 개발하기 위한 게임
- 다채로운 화제에 관한 페이퍼백(paperback)의 책, 책자, 팸플릿으로 구성되는 작은 도서관
- 종이컵, 화분용 흙, 씨앗, 작은 원예용 도구와 같은 원예용품
- 증정용 화장품 견본, 브러시, 손톱 다듬는 줄, 매니큐어와 제거제

목표가 달성되면 그 소비자와 가족에게는 종료의 준비가 시작된다. 소비자를 위해 지역사회의 자원에 대한 관여를 위한 추천서와 함께 가정에서의 활동 프로그램이 개발되고 연습되며, 기록될 것이다.

사례연구 / CASE STUDIES

Jeremy씨

Jeremy씨는 정신분열병의 기왕력을 가진 33세의 남성이다. 최초의 정신질환의 에피소드는 19세 무렵에 자기 동네서부터 자동차로 몇 시간 떨어진 곳에 있는 대학에 다니고 있을 때에 일어났다. 병 때문에 그는 대학을 퇴학하고 부모 곁으로 되돌아가지 않을 수 없었다.

Jeremy씨는 3주간 입원하여 타이오틱신(thiothixene)에 의한 치료를 받았다. 입원할 때에 그는 불면증, 불안, 사고장애를 호소하고 있었다. 그는 자기로서는 알코올과 마리화나를 먹은 것이 나쁜 영향을 주었다고 굳게 믿고 있었다.

퇴원 후 Jeremy씨는 지역사회의 커뮤니티 칼리지의 학급에 등록을 하고 파트타임으로 일하며 자택에서 생활하였다. 4년 후 예술에서의 단기대학 졸업의 학위를 받고 소매판매업의 초급관리자의 지위가 받아들여져 부모는 자기의 아파트를 구하도록 격려하였다. 부모의 집에서부터 이사를 가서 6개월 이내에 그는 관심을 나타낸 동료직원으로부터 거절되어 셀프케어와 일의 영역에서 기능하는 그의 능력에 장애가 발생하게 되었다.

그 뒤에 그는 환청, 안절부절못함, 편집망상(paranoid delusion), 틀어박힘(withdrawn behavior) 때문에 두 번째의 입원을 하였다. 이 5주간의 입원 동안에 다양한 항정신병약제가 시도되었다. 그는 부모의 집으로 돌아가 수개월을 실업상태인 채로 지냈다.

Jeremy씨의 아버지는 택배 서비스의 일을 하고 있고 마지막에는 아들에게 저임금의 부두의 짐을 쌓는 일을 찾아줄 수 있었다. Jeremy씨는 그 일을 잘 해냈고 즐겼다. 감독은 서서히 그의 책임을 늘려주고 1년 후에 Jeremy씨는 이 회사에서 감독자의 지위가 제공되었다. 그는 승진을 받아들일지 아닌지가 확실하지 않았으나 부모는 그가 더 한번 자기의 아파트에 살 수 있을 여유가 생긴다고 말하여 그를 격려하였다.

Jeremy씨는 감독의 지위를 받아들이고 다시 한번 부모의 집에서부터 이사를 하였다. 그 일은 매우 힘든 일이고 주 50~60시간이나 일할 것을 강요하였다. 그는 술을 마시기 시작하고 여성의 부하에 대해서 부적절한 행동을 취하였다. 그는 곧 보상기전 상실(decompensation)이 되고 재입원을 하지 않으면 안 되게 되었다.

그는 항정신병약제에 의해서 다시 안정된 후에 퇴원하고 부분적 입원 프로그램(partial hospitalization program ; PHP)으로 이행하였다. 그는 집에 틀어박히고 직설적인 말을 하며 부적절한 감정상태가 되어 보통이 아닌 자세를 취하고 노려보는 것처럼 보게 되었다. 그는 때로는 PHP에 참여하였다. 정신과의사는 작업치료를 포함하는 재가건강 서비스의 지시를 내렸다.

재가건강의 작업치료 평가는 셀프케어, 일, 레저의 여러 활동에 잘 참여하는 능력의 제한을 야기하고 있는 인지통합, 각성수준, 주의집중기간, 활동의 개시, 문제해결 그리고 스트레스 관리에서의 작업수행

의 문제를 드러내보였다. Jeremy씨는 스트레스에 대한 반응으로 더 악화한 환청, 편집망상, 불면증, 불안, 흥분 등의 다양한 증상을 설명하였다. Jeremy씨의 부모는 그의 병에 대해서 분노하고 현재의 상황을 청년기의 약물 사용의 탓으로 하였다. 부모 모두 Jeremy씨가 계속 일할 것을 희망하였으나 그가 자기들의 집에서 생활을 계속해야 할지 아닐지에 대해서는 의견이 달랐다.

작업치료사와의 상담으로 Jeremy씨가 설정한 우선적인 사항에는 스트레스를 관리하는 것, 자기가 즐길 수 있는 부분의 일을 찾아내는 것, 레저에 대한 흥미를 개발하는 것 그리고 부모의 집을 나오는 것이 들어가 있었다. 처음에 작업치료사는 가로막(횡격막)에 의한 호흡, 이미지화, 그리고 전향적인 자기와의 대화와 유머의 이용을 포함하는 스트레스 관리기법을 Jeremy씨와 함께 접근하였다. Jeremy씨는 신체적 단련, 체스, 종교 활동, 데이트에 흥미를 나타냈다. 작업치료사는 비디오에 의한 훈련 프로그램 후에 매일의 산보에 의한 신체단련을 시작하도록 권고하였다. 이에 더해서 Jeremy씨는 부모와 교회의 예배에 나가고 친구의 도움을 받아 체스를 하는 것을 학습하였다.

마지막으로 Jeremy씨는 작업치료사의 코치에 의해서 공공교통기관의 이용방법을 학습하고 그 고장의 YMCA에 참여하며 파트타임의 일을 발견하고 그리고 한방친구(roommate)와 감독을 받는 아파트(supervised apartment)로 이사를 하였다.

임신여성에 대한 평가와 개입 / EVALUATION AND INTERVENTION WITH PREGNANT WOMEN

주산기의 재가건강 케어

재가에서의 주산기의 서비스는 작업치료가 예방, 건강 그리고 출산 후의 케어에 깊이 관여하기 위하여 계획하지 않으면 안 되는 하나의 경향이 될 것이다. 주산기의 케어에는 임신 전 케어, 위험성이 낮은 및 높은 출산 전(임신 중) 케어, 자택출산 그리고 출산 후(탄생 후) 케어가 포함된다. 재가에서의 주산기 서비스는 자연출산의 사회적 수용, 입원기간의 단축, 비용효과, 그리고 테크놀로지와 모니터링의 개선에 의해서 강화될 것이다(Association of Women's health, Obstetric and Neonatal Nurses, 1994).

현재, 몇 가지의 재가건강 주산기 서비스가 실시되고 있으나 이들의 대부분은 특별한 니즈를 가진 어린이의 탄생 후부터이다. 간호 서비스는 훨씬 이전부터 임신 중의 가정방문의 주된 제공자가 되어왔다(Smith & Hanks, 1994). Brooten et al.(1984)은 임상간호전문가로부터 이행 케어(transitional care)를 받은 제왕절개에 의한 출산 후의 여성에 대해서 조사하였다. 30시간 빨리 귀가한 여성들은 케어에 큰 만족을 나타내고 건강관리요금의 29%의 감소를 나타냈다는 소견을 보여주었다. Brooten et al.(1986)은 자택환경에서 임상간호전문가의 후속조치 케어(follow-up care)를 받은 저체중 출생아를 평가하고 이들 영아가 신생아 집중관리병동(NICU)에서부터 11일 일찍 퇴원하여 수천 달러나 지출을 억제할 수 있었다는 것을 알게 되었다. 이들의 서비스를 제공한 간호사는 이 수준의 서비스를 제공하기 위한 자격을 얻기 위해 상급의 훈련을 필요로 하였다. 어떤 사람은 운동치료사(exercise therapist)로서 서비스를 제공하고 있었다. 서비스는 어머니의 신체적 및 심리사회적 평가와 신생아의 신체적 평가로 구성되는 것이다. 권장하는 평가의 완전한 리스트는 Kemp & Hatmaker(1996)에 의해서 이루어진 연구로부터 입수할 수 있다. 작업치료사는 탄생 전후의 어머니와 아이의 양자의 건전한 상태에 대한 건강교육을 제공할 수 있다.

임신 전의 재가건강 케어

임신을 계획할 때, 타이밍, 자원, 건강, 가족의 경제적 니즈에 대해서 생각한다. 대부분의 여성은 건강한 아이를 갖기를 원하고 집착한다. 가족은 그들의 유전적 리스크, 임신한 여성의 일의 안전성, 만일 합병증이 발생한 경우에 그들이 입수할 수 있는 자원 그리고 분만의 단계에서의 건강관리의 옵션 등을 평가하는 것을 필요로 하는 경우도 있다.

임신 중의 특정 행동의 위험성을 확인하기 위해 많은 연구가 시행되어왔다. 여성들은 이 정보에 배려하여야 하며, 자기 자신과 자기의 아이를 위해 건강적인 선택을 하도록 권장되어야 한다. 작업치료사는 임신에서부터의 정상발달을 연구하고 또한 이러한 건강 리스크를 인식하고 있다. 임신 중의 최적의 건강을 촉진하기 위해 카운슬링을 하는 것은 강력한 역할이 됨에 틀림없다. 어떠한 정보를 제공하기 위해 여성의 건강 클리닉에 관여하는 것은 고려되어야 할 일이다. 또한 많은 여성은 성인교육교실에 정보를 요청하거나 건강 클럽이나 피트니스 클럽에 출석하거나 시민단체에 참여하려 하고 있다.

계획 밖의 임신을 하였을 때, 여성들은 발달상의 중대한 몇 가지의 시기에 자기가 임신하고 있다고 알아차리지 못하는 일이 자주 있다(Craig, 1992). 이것은 자기가 임신을 알기 전에도 자기의 행동과 건강습관이 태아에 영향을 미치고 있을지도 모른다는 것을 의미하고 있다. 일부 여성에 있어서 행동의 결과를 이해하고 있지 않을지도 모르고 또한 4개월이 지나도 확실하게 임신을 확인하지 않는 여성에게는 보다 큰 위험성을 야기한다. 틴에이저는 이 상황에 취약하다. 공립학교나 건강 클리닉에서 일하는 작업치료사는 아이를 출산하는 연령의 여성이 임신의 징조, 행동의 결과 그리고 조기에 의학적 주의를 요구하는 중요성을 확실하게 이해하는 것에 관여하도록 해야 한다. 계획 이외 또는 원하지 않는 임신은 그 여성이 자기의 결심과 장래계획에 대처할 때의 큰 스트레스와 불안의 원인이 되는 경우가 있다. 35세 이상에서 임신을 하고 있는 여성은 주치의로부터 특별한 상태에 있는 위험성이 높아져 있다는 것을 알게 되어 태아에 문제가 없는지를 조사하기 위한 특별한 검사를 받는다.

작업치료사는 아래와 같은 방법으로 임신 전의 케어에 공헌할지도 모른다.

- 임신 전의 최적의 건강을 위한 훈련 프로그램.
- 흡연, 알코올, 마약의 남용의 중지.
- 영양(자격이 있는 영양사와의 팀 접근).
- 혈압, 혈당이나 당뇨병, 및 환경 리스크의 감시.
- 임신에 관한 교육.
- 스트레스의 감소.
- 가족계획.

출산 전의 재가건강 케어

출산 전의 케어는 임신을 경험하고 있는 가족의 케어이다. 임신은 어머니가 될 사람으로서 피할 수 없는 신체적 변화를 초래한다. 이들의 변화에 대비하는 것과, (특히 임신에 요구되는) 건강적인 생활양식을 채택하는 것은 모자의 상태를 크게 개선할 가능성이 있다. 여성들은 임신 중의 습관에 더욱더 의식적으로 되고, 체조, 영양, 일의 환경, 매일의 일상사, 그리고 자기를 위험에 노출시킬지도 모르는 활동에 관한 의사결정에 도움이 되는 정보를 추구하게 된다. 10대의 여성은 이러한 변화에 대해서 심리적으로 준비가 되어있지 않을지도 모른다. 눈앞에 다가온 신체적인 변화를 회피하려고 할지도 모른다. 10대의 여성 중에는 젊은이의 습관으로서 충분한 식사를 하지 않거나 임신에 수반하는 정상적인 체중증가를 억제하려고 하여 음식물 섭취를 제한하는 사람도 있다. 임신한 10대의 여성 중에는 임신을 가능한 한 오래 숨기려 하거나 진찰을 받으려고 하지 않는 경우도 있다. 이들의 여성들은 자기 자신과 태아를 위해 보다 건강적인 의사결정으로 유도하는 정보를 필요로 하고 있다.

가장 빈번하게 일어나는 모성의 건강문제에는 조산, 임신에 의한 고혈압증, 10대의 임신, 영양상의 리스크, 임신기 당뇨병, 임신입덧, 임신횟수 그리고 약물남용이 포함된다(Association of Women's Health, Obstetric and Neonatal Nurses, 1994). 조산은 신생아의 이환율과 사망률의 큰 원인이며, 임신

22~37주에서는 83%가 사망한다(Creasy, 1993). 이들의 문제와 조산(premature delivery)을 예방하는 것은 출산 전 프로그램에서 가장 강조되어야 한다. 조산의 징후와 리스크 요인을 확인하는 건강교육을 제공하는 것도 중요한 일이다.

Barlow(1994)는 임신한 여성의 니즈를 충족시키기 위해 만들어진 출산 전 프로그램의 모델을 장려하였다. 이 프로그램은 요통과 손목굴증후군(수근관증후군)을 예방하고 필요에 따른 환경의 변경과 적응기기의 제공을 위한 서비스로 구성되는 것이다. 물리치료사와 작업치료사가 이들 니즈에 대처하기 위해 일한다. 이 프로그램은 복부근육의 지지를 가져오고 요통을 최소한으로 하기 위해 산부인과용 허리장구를 사용하고 있다. 건강증진과 교육이 이 프로그램의 중요한 구성요소이다.

고려해야 할 또 다른 니즈는 직장에서의 수정이다. 미합중국에서는 여성들이 노동력의 주된 부분을 계속 차지하고 있고 많은 여성이 자기의 건강케어의 보장을 계속하기 위해 또한 갓난아기의 탄생 후에 보다 오래 쉴 수 있도록 임신 중에도 가급적 계속 일한다. 미국장애인법의 아래에서는 임신은 병은 아니지만 고용주나 여성들 중에는 작업치료 서비스에 대해서 개인적으로 지불하려고 하는 사람도 있다. 이것은 개인과 고용주로서는 비용효과가 될 수 있다. 몇 번인가의 짧은 방문에 대한 소액의 비용은 임신부가 수개월 이상 일에 그대로 종사하는 것을 가능케 할 것이다. 간단한 수정에는 필요로 하는 모든 사람에게 시행될 것이지만, 때로는 치료사는 특정의 일의 리스크를 확인하여 정보를 그 사람과 고용주에게 제공할 필요가 있을지도 모른다. 표 12-2에는 몇 가지의 예를 열거하고 있다.

작업치료사는 American College of Obstetrics and Gynecology(미국산부인과학회)가 권장하는 적절한 체조와 건강기준에 관한 지식을 가져야 한다. 여성은 임신기간을 통해서 주치의가 또 다른 방법을 지시하지 않는 한, 적절하게 운동하도록 격려되어야 한다. 산후의 폴로업을 포함하는 교실이 임산부에게 제공된다. 특정의 클라이언트의 니즈를 충족하기 위해 개별 프로그램을 개발할 필요가 있을 것이다. 작업치료사는 출산 전 케어에서 여성들에게 제공하는 많은 것을 갖고 있다(Box 12-1).

Marmer(1995)는 비용효과가 있다고 판명된 출산 전 재가 케어 프로그램을 촉진하였다. 이 프로그램은 주로 자택으로 퇴원하고 임신의 나머지를 위해 침상에서 안정을 취하는 여성들에게 제공되었다. 재가 서비스는 사회 서비스, 작업치료, 간호를 포함하고 있었다. 4주일 이상의 침상안정을 필요로 하는 여성은 작업치료를 받았다. 작업치료의 치료는 근력과 내구력을 강화하는 것과 환경에 대한 조절을 강화하는 것, 우울증 · 불안 · 지루함과 같은 심리사회적 합병증을 최소한으로 하는 것, 이완을 촉진하는 것, 침대에서의 가동성을 높이는 것 그리고 자립과 의미 있는 합목적적인 작업에의 종사를 촉진하기 위해 환경을 바꾸는 것과 같은 것으로 구성된다. 수공예는 합목적적인 활동으로서 사용되었다. 치료사는 또한 차츰 발달하고 있는 태아의 손상이나 손해를 피하기 위하여 침상안정의 지시에 따르는 것의 중요성을 강조하였다. Marmer(1995)의 결과는 모자에게는 보다 양호한 결과를 가져오고 또한 병원에의 방문횟수를 감소시켜서 비용의 절감을 가져왔다.

HIV 감염의 증가는 출산 전의 재가건강 케어에서의 작업치료 서비스의 이용에 공헌하였을지도 모르는 또 하나의 요인이다. 많은 여성들은 진료소에 기반을 둔 프로그램에 의한 의학적 진찰을 받기에는 너무나도 병들어 있거나 병원에 가는 것을 꺼려하거나 하였다. 어머니에게는 HIV의 태아에의 감염을 방지하기 위해 zidovudine(AZT) 사용의 진행상황을 알릴 필요가 있다(Advance for Occupational Therapists, 1997). 모자 모두가 HIV에 감염되어 있는 경우, 작업치료가 주된 서비스가 되어야 한다. 작업치료는 모자의 양자를 평가하고 변경한 양육기술을 권고할 수 있다. HIV에 감염된 영아의 대부분은 작업치료가 부모와 함께 대처할 수 있는 식사나 발달상의 문제를 갖고 있다. 어린이의 발달을 촉진하고 그들과 어린이를 위해 설명을 하여 결정을 시키도록 부모와 함께 작용하는 것이 필요한 구성요소일 것이다. 이에 더해서 의료의 진보가 HIV에 감염된 부모와 어린이의 생명을 연장할 수 있도록 하였다면 더 장기간의 케어를 제공할 필요가 있을 것이다.

고위험도의 어머니에 대한 출산 전 서비스의 연구에서는 98%가 특별 프로그램으로서 재가에서 받은 신체적, 정서적인 케어에 만족하였다는 것을 나타내고 있다(Goodwin, 1994).

표 12-2

출산 전의 자택/일의 환경의 조정

문제	해결책
배(복부)의 크기의 변화	일을 하는 장소의 형태나 높이의 조정 의자의 높이나 면의 조정 등받이베개의 사용
손목굴증후군	팔목 서포터의 사용 반복운동의 제한 필요가 있다면 또 다른 컴퓨터 입력장치의 고려 잘게 썬 야채의 구입 염분 섭취량의 제한과 부기의 저하
요통	복부지지 장구의 사용
유연성이나 굽히는 능력의 제한	등 지지용 베개의 사용 빈번한 자세교환 지지가 없는 선 자세의 제한 잘 피로하지 않는 매트의 사용 지지가 없는 선 자세를 최소로 하는 바퀴가 부착된 의자(stool)의 사용 짐을 들어 올리는 것의 제한 적절한 들어올리기 기술의 사용 신변처리에 리쳐(reacher) 등의 자조구의 사용
내구성의 제한	에너지 보존기법이나 페이싱(pacing)기법의 전수 손이 닿는 곳에의 흔히 쓰는 용품의 배치
의사가 지시한 침대 위의 안정	자립을 위한 적응방법의 전수 합목적적 활동의 장려 침대 위에서의 근력강화훈련의 실시 용품을 올려놓은 side table cart의 사용 전화, 컴퓨터, 책의 침대 곁에서의 사용 의사결정이나 통제능력의 제공

출산 후의 재가건강 케어

건강 케어 비지니즈의 비용억제의 흐름은 출산 후의 재가건강 케어에서의 전문가의 역할을 높일 것이다. 여성과 신생아는 출산 후 머지않아 자택으로 되돌아간다. 여성에 따라서는 자택분만을 선택하는 일도 있다. 병원은 대부분의 입원이 비교적 짧고 중증은 아니기 때문에 이 사람들에게 쾌적한 환경을 제공하도록 경쟁하고 있다.

출산 후의 의뢰(referrals)의 증가에 기여하고 있는 사회적 영향에는 수태기법의 진보에 의한 다태출산(multiple birth), 미국장애인교육법(Individuals with Disabilities Education Act) H부 하에서 요구된 가족중심의 서비스, HIV에 감염되어 태어나는 아이의 수, 그리고 아이들의 결연가정(foster home) 시설에의 수용 등의 증가가 포함된다. 이에 더해서 아이들의 주된 양육자로 되어있는 조부모의 수가 다양한

Box 12-1

출산 전 케어에서의 작업치료의 역할

- 자택에서의 안전한 운동 프로그램
- 자택의 안전에 관한 체크리스트
- 직장에서의 평가
- 잠재적인 리스크 요인의 평가
- 요통, 손목굴증후군, 우울증의 치료
- 감염증의 예방
- 침상안정(bed rest) 상태에 있는 여성들의 치료
- 몸의 크기나 비례의 변화에 대한 적응
- 일상적 잡일(chores), 육아, 가사의 책임의 변경에 대한 처리
- 탄생에 대한 준비
- 다른 어린이에 대한 발달 선별(developmental screening)
- 어버이의 역할에 대한 준비

이유로 증가하고 있다. 이들의 조부모는 이러한 책임을 맡을 준비가 되어있지 않은 경우가 있다. 더욱이, 자기 자신도 의료의 니즈를 갖고 있는 경우도 있다. 특별한 건강 케어의 니즈를 갖고 태어난 아이들이 재가에서의 서비스를 필요로 하는 경우도 있다. 이러한 것은 간병인에게 아이가 필요로 하는 케어를 제공할 수 있도록 가르치는 것에 역점을 두게 될 것이다.

재가에서의 작업치료 서비스를 가장 필요로 하는 양육자는 젊은 또는 미숙한 부모, 약물을 남용하는 부모, HIV에 감염되어 있는 부모, HIV에 감염되어 태어난 아이를 키우고 있는 부모, 능력 장애나 특별 지원의 니즈를 가지면서 자기의 부모와 생활하고 있는 부모, 부모도 자기도 아이를 돌보고 있는 부모이다. 아이가 뇌성마비, 다운증후군, 선천성 이상, 조산, 만성질환 등의 특별한 니즈를 갖고 태어난 경우도 간병인은 어떠한 지도와 교육을 필요로 할 것이다.

작업치료의 역할은 주로 가족의 니즈를 평가하는 것과 양육자에게 아이의 발달을 촉진하는 교육을 제공하게 될 것이다. 영아의 발달평가는 반드시 필요한 것이 될 것이다. 작업치료사는 아이가 음식섭취의 어려움, 감각처리의 불충분, 비정상적인 근육긴장, 시력이나 청력의 장애 또는 운동발달의 장애와 같은 문제를 가진 경우에 주된 서비스의 제공자가 될 것이다. 인지장애를 가진 아이들도 역시 부모와 함께 셀프케어 프로그램을 실시하기 위해 작업치료를 필요로 할 것이다.

부모로서 관여를 독려하는 것은 유대를 형성하는 것이나 신뢰나 유능성(competence)을 굳건히 세우는 데에 중요하다. 영아가 입원하고 있는 경우, 의료 스태프가 주된 간병인이 되고 부모가 아이를 방문하는 것을 허가한다. 이것은 그들이 자택에서 만나게 될 것인 책임을 조금은 준비시키게 된다. 더욱이, 부모의 대부분은 병원에서 하는 방법을 배워도 주된 의료 팀이 곁에 없으면 안전하지 않다고 느낀다. 많은 부모는 자택으로 돌아가는 것을 기뻐하지만, 동시에 신경질적으로도 걱정으로도 되어있다.

특별한 니즈를 가진 아이의 진단에 대한 가족의 대처와 반응에 관해서는 많은 이론이 있다. 작업치료사는 이들의 이론이나 모델을 이해할 필요가 있다. 특별한 니즈를 가진 아이에 대한 관여를 제한하는 주된 정서적 반응은 노여움일 것이다. 조기의 양육기회의 제한, 진행 중인 의료의 복잡성, 그리고 경험을 가진 양육자의 조언과 지도의 필요성 등의 결과로부터 케어의 제공에 적격이 아니라고 느끼는 일도

있다(Alfonso et al., 1992). 몇 가지의 이론에서는 모든 가족이 명확한 단계를 통과하는 점에 대해서 합의가 없다. 어떤 감정이나 행동은 부모가 아이에게 관여하지 않게 한다는 연구가 있다. 주의 깊은 관찰을 하는 것과 이들의 사고에 대해서 가족과 세심하게 논의를 하는 것은 중요하다. 양육의 과정에 대한 조기의 관여는 필요한 일이다. 부모를 개입과정에 포함시킨 유아는 그 과정에 부모가 참여하지 않았던 아이들보다도 큰 발달적 변화를 보여주고 있다(Dunst, Trivette & Deal, 1988).

다른 가족은 영아의 케어에 참여하고 싶다고 생각할지도 모르지만 "하는 방법"을 배우지 않았는지도 모르고 그들은 그 책임을 떠맡기 위해 마지못해 보거나 느낀다는 결과가 된다. 이러한 것은 가족이 입수할 수 있는 자원과 일시적 간호를 제한하게 된다. 부모는 그러한 사람들이 목욕, 식사 또는 아이의 케어를 자기로부터 학습하려고 하여 다음번의 치료기간에 참여하도록 끌어들이는 것을 권장해야 한다.

작업치료사의 또 하나의 옵션은 육아기술훈련에 참여시키는 것일 것이다. 많은 모델 프로그램은 10대의 임신부를 계속해서 학교에 가게 한다는 옵션을 포함하고 있다. 어떤 프로그램에서는 10대의 어머니가 임신 직후부터 또 다른 학교나 같은 학교에 정해진 시간에 출석한다. 갓난아기도 어머니와 함께 학교에 간다. 갓난아기를 돌보는 것은 아동발달 학급에 있는 고교생이나 고용된 어른이나 자원봉사를 하는 할머니/할아버지에 의해서 이루어진다. 학교 안에 인가된 보육원이 있는 학교도 있다. 학교 간호

표 12-3

출산 후의 개입의 예

문제	해결책
특별한 니즈를 가진 아이의 증가	양육자의 교육 진단에 관한 교육 발달평가 재가평가와 개입의 지도 스트레스 관리 처리기술 탄생 직후의 양육과제에 대한 어버이의 참여
신체적 심리적 병을 가진 양육자나 어버이의 능력에 제한이 있는 양육자	아이를 돌보는 요구를 용이하게 하고 안전을 확보하는 환경조정 과제의 수정 의료를 추구하는 자기변화의 인식 지역사회 자원의 활용 영아의 감각의 과부하를 나타내는 비언어적 의사소통을 이해 영아가 더 잘 잠자는 것을 원조하는 "달래는 방법"의 전수 아이에게 연령에 상응해서 기대할 수 있는 것의 교육 필요에 따른 기기의 적합
의료적 니즈를 가진 아이들	기구의 손질이나 안전의 문제에 관한 가족교육 아이의 상태를 감시하는 방법으로서 건강문제에 관한 가치 있는 정보를 기록하는 것에 의한 부모의 지원 의사에게 연락할 때나 응급 서비스에 관한 부모에 대한 지도
경제적 및 인적 자원에 제한을 가진 가족	지역사회 자원의 활용 초점을 맞춘 지원 그룹 흥미를 가진 중요한 다른 사람에게 아이의 양육기술의 교육

사는 출산계획과 출산 후의 변화에 관한 지도를 시행한다. 예컨대 작업치료사에 의해서 제공되는 육아 기술훈련에는 아래에 보여주는 것 같은 테마가 포함될 것이다. 아이들의 신호를 읽어내는 것, 갓난아기를 달래는 기술을 사용하는 것, 갓난아기의 마사지를 시행하는 것, 갓난아기를 위한 가정환경을 준비하는 것, 그리고 적절한 먹이는 방법을 이용하는 것이다. 과도한 감각자극과 같은 테마는 10대의 부모는 아이를 재우고 싶다고 생각할 때에도, 자기의 생활양식에 의해서 아이가 초조해하는 느낌을 높이는 경우가 있기 때문에 가치가 있는 것이 된다. 출산 후의 다양한 개입이 될 수 있는 리스트는 표 12-3에 나타내고 있다. 소아의 재가건강 서비스에서의 작업치료사의 역할에 관한 가장 많은 정보에 대해서는 이 단원의 후반에서 입수할 수 있다.

작업치료사는 주산기 케어의 건강의 구성요소에 대해서 더 자기주장을 하기 위한 준비를 시작해야 한다. 작업치료사는 간호, 사회 서비스, 등록 영양사, 물리치료사와 함께 명확한 역할을 가진 주요 팀 구성원이 되어야 한다.

앞으로는 건강증진과 건전한 상태에서, 또한 지역사회의 원조시설 안에서 일하는 작업치료사를 더 많이 볼 수 있을 것이다. 자기의 지식기반을 확대하는 준비를 하는 것, 가치 있는 정보를 인식하는 것 그리고 재가건강에서의 작업치료에 공헌하는 것은 미래에 도전하는 보람이 있고 마음이 설레게 하는 것으로 한다.

사례연구 / CASE STUDIES

Mary 씨

Mary 씨는 임신 19주의 38세의 임신부이다. 초음파 진단으로 쌍둥이라는 것을 알게 되고 침상 위 안정을 하도록 지시받았다. Mary 씨는 3세의 딸이 있고 2주일 전까지는 지역의 양로원에서 주임 간호사로서 풀타임으로 일하고 있었다.

자택에서의 인터뷰로 밝혀진 것은 이 클라이언트는 평소에 매우 활발한 사람이고 침대 위에서의 안정에 익숙해지는 것은 어려웠다. 남편이 일하고 있는 동안에, 가족이 3세의 아이를 돌보아주고 있었다. 클라이언트는 자기가 해야 할 많은 사안과 쌍둥이의 준비가 부족하였던 것을 걱정하고 있었다.

신체적인 소견에서는 다리에 약간의 부종이 있는 정도이고 비교적 건강한 여성이라는 것을 보여주었다. 검버섯이 드문드문 인지되었으나 자세로 커버할 수 있었다. 상반신의 근력은 현 시점에서는 정상이었다. 환경의 평가에서는 리치(reach) 범위 내에서 닿는 것은 TV의 리모컨뿐이라고 판명되었다. 육아실의 체크에서는 의복은 크기에 따라서 분류될 필요가 있고, 또한 쌍둥이를 위해서 말끔히 준비할 필요가 있다는 것을 보여주었다. 가족이 잡일의 모두를 시행하고 어떠한 과제도 Mary 씨에게는 시키지 않았다. 그녀는 소용이 없다고 느끼고 있고 또한 앞날을 생각하여 우울해져 있었다.

작업치료 서비스는 Mary 씨에게 주 2회, 6주간에 걸쳐서 제공되었다. 주된 목표는 환경을 조정하는 것, Mary 씨가 침대 위에서 안정을 유지하면서 의미 있는 작업에 종사하도록 지원하는 것이었다. Mary 씨에게는 자기가 가족을 보살피고 공헌하고 있다는 감각이 필요하고 그러한 것이 자존심을 개선할 것이라고 생각되었다. 그녀와 작업치료사는 그녀가 할 수 있는 가정의 잡일을 확인하였다. 그녀와 가족은 이들의 잡일을 적절하게 구성하는 것에 관한 교육을 받았다.

많은 필요한 물건이 놓인 회전쟁반을 올려놓은 작은 테이블이 침대 곁에 놓였다. Mary 씨는 제공된 침대가 침대주위에 설정된 잡일에는 세탁물을 개키는 것, 식사의 준비를 위해 야채를 썰거나 껍질을 벗기는 것, 딸을 위해 그날의 옷을 고르는 것, 아침에 딸의 머리 스타일을 매만지는 것, 청구서에 지불을 하는 것, 의복을 수선하는 것, 식료품의 쇼핑 리스트를 작성하는 것, 쇼핑의 할인쿠폰을 정리하는 것 등이 포함되었다. 또한 쌍둥이의 준비를 위해, 갓난아기용 옷을 크기에 따라 정리하도록 그녀 앞으로 반입되었다. Mary 씨는 다른 사람에게 해주도록 부탁할 필요가 있는 잡일의 리스트를 기입하여 가족이나 친구에게 원조해주도록 권고하였다. 이러한 것은 남편의 책임을 경감하고 원조해준다는 사람들에게 그 사람들이 하고 싶다고 생각하는 잡일을 선택시키게 되었다. 이 리스트에는 육아실의 준비, 병원에서부터 자택으로 돌아갔을 때에 아기침대(bassinet)를 준비해두는 것, 병원에 입원하기 위해 여행 가방을 준비하는 것, 그리고 기타의 갓난아기 용품을 구입해서 모두를 정리하여두는 것 등이 포함되었다. Mary 씨가 필요한 용품을 선정하고 그 가격을 알 수 있도록 통신판매 카탈로그를 입수하였다. 침대 곁의 전화는 직장인과의 연락을 가능케 하고 동료나 환자와 계속 접촉시키게 되었다.

Mary 씨는 샤워와 화장실에 가기 위해 침대에서부터 떠나는 것을 허가받았다. 평가에서 작업치료사는 Mary 씨가 욕조에 출입하는 데에 중간정도의 원조를 필요로 한다고 판단하였다. 욕조용 의자와 손에 든 샤워기에 의해서 그녀는 의자에 앉아서 더 간단하고 안전하게 샤워를 할 수 있었다. 탄력성이 있는 신발 끈은 그녀가 나타낸 부종이 다양하기 때문에 도움이 되지 않았다. 따라서 신발 끈을 매기 위해 필요한 앞으로 굽는 것을 없애기 위해 그냥 신고 벗을 수 있는 신발(slip-on shoes)이 권장되었다. Mary 씨가 침대 밑의 담요, 마루 위의 물품, 방 안의 물건에 편안하게 손을 뻗칠 수 있도록 리처(reacher)가 제공되었다. Mary 씨는 남편과 딸과 함께 하는 가족의 식사를 할 수 없게 되었다. 가족이 함께 식사를 하기 위해 작은 테이블이 침실에 놓였다.

홍미 체크리스트는 Mary 씨가 많은 흥미를 갖고 있음에도 불구하고 침대 위해서 안정하게 되기 이전에는 취미생활을 하는 시간이 제한되어 있었다는 것을 보여주었다. 그녀는 하기 시작한 몇 가지의 작품이 있었으나 아직 완성되어 있지 않았다. Mary 씨의 레저 활동에는 독서, 재봉, 크로스스티치, 수영, 자전거 타기, 그리고 꽃의 재배 등이 포함되어 있었다. 작업치료 종사자는 침대에서의 안정을 하는 동안에 Mary 씨가 완성할 수 있는 작품을 결정하도록 지원하였다. 그녀는 몇 권인가의 책을 읽었다. 그녀는 크로스스티치의 작품을 완성하고 또 다른 새로운 것을 재봉하기 시작하였다. Mary 씨는 또한 딸을 위해 머리의 나비매듭과 리본을 만드는 것을 학습하는 것에 흥미를 나타냈다. 작업치료 종사자는 이 작품을 만들기 시작해야 할 지도와 재료를 제공하였다.

쌍둥이의 육아에 관한 책의 리스트도 그녀가 이 새로운 역할에 대비하는 데에 도움이 되었다. 그녀는 쌍둥이의 부모의 지역사회 지원 그룹에 연락을 취하였다. 근력의 유지와 등(back)의 압박의 경감을 위해 침대 내에서의 체조와 자세잡이(positioning)의 프로그램이 실시되었다. 요약하면, Mary 씨는 침상안정 지침에도 불구하고 자기의 생활을 잘 조절하고 있고, 가족과의 유대가 심화되었으며 활동과 건강을 유지할 수 있었다는 보고가 있었다.

아이들에 대한 평가와 개입 / EVALUATION AND INTERVENTION WITH CHILDREN

소아의 재가건강 케어의 앞날은 현 시점에서는 명확하지 않다. 작업치료를 포함하는 재가 서비스의 니즈는 증가한다고 예상되지만 그 입수성, 제공자, 서비스에 대한 지불자가 명확하지 않다. 가족구성, 아이들의 건강의 니즈, 진료수가의 옵션, 그리고 법률을 포함하는 많은 변화가 아이들에 대한 재가 서비스의 니즈와 지원에 공헌하고 있다. 가족의 니즈를 충족시키려고 하는 시도, 주 내의 전체지역에서의 조기개입 프로그램의 전망, 시설보다도 가족중심의 지원적 서비스의 제공은 비용효과와 유용성을 증명하고 있다.

작업치료사는 다양한 재가환경에서의 "최선의 실행" 개입을 제공하는 능력을 발전시킴으로써 이러한 변화에 스스로를 대비하여야 한다. 작업치료사는 농촌부문으로 손을 뻗쳐 다채로운 문화를 가진 가족에 대한 건강케어와 지원의 시스템을 확립하기 위해 팀에서 일하게 될 것이다. 주된 목표는 가족에게 보다 건전한 방법으로 아이들을 요육하기 위한 밀접한 지도를 하는 것일 것이다. 이들의 목표를 충족할 수 없으면 학대, 영양실조, 탈수 그리고 QOL의 감소를 초래하고 2차적으로는 이환율, 사망률, 발달의 지체를 증가시키게 된다.

소아의 재가건강 케어는 성인의 그것과는 다르다. 첫째로 아이들은 재가에서의 서비스에 적격인 메디케어의 "집에 틀어박혀 있다"라는 정의를 충족할 필요는 없다. 또한 조기개입 기금, 메디케이드, 개인계약 보험의 옵션, 가족의 개인자산 및 공립학교 시스템에서의 개별교육계획(individualized education plan : IEP)의 서류를 통한 지불 등 비용지불에는 다양한 옵션이 있다. 서비스의 지불자는 가족과 아이에 대한 작업치료의 역할에 영향을 준다. 지불자와 기관은 필요한 서류를 결정할 것이다. 이들의 다양성은 치료사에게는 작성서류를 번잡하게 하고 혼란시켜 불만스럽게 만드는 경우도 있다. 많은 기관은 성인의 모집단에 경험이 있는 스태프를 고용하고 있다. 치료사는 소수의 아이들을 치료하도록 요구되고 이 의학적으로 취약한 모집단과 일하는 데에 있어서의 자기의 쾌적한 수준을 결정할 필요가 있을 것이다.

소아의 재가건강 서비스는 일련의 서비스의 일부로서 제공되는 일도 있다. 아이들은 급성기 병원에의 입원에서부터 재활병원으로, 그리고 재가건강 서비스로 옮긴다. 후에, 아이들은 학교에 복귀하거나 외래 서비스를 받을 가능성도 있다. 재가건강의 작업치료사는 가장 효과적인 치료 프로그램을 제공하기 위해 이제까지의 팀 구성원에게 상담할 필요가 있을 것이다(Austill-Claussen, 1995).

아이의 건강에 영향을 미치는 영역

아이들의 건강의 변화를 기록하기 위해 많은 연구가 이루어져 있다. 연구는 이환율과 사망률에 영향을 미치는 주요 리스크 요인을 확인하고 있다(Hogue, Buehler, Strauss & Smith, 1987). 어머니의 건강 상태와 연령, 아이의 출생 시 체중은 매우 중요한 요인이다. 의학적 지식이 계속 증대하고 많은 아이들이 심각한 의학적 상태에서부터 살아남고 있음에 따라 많은 아이들이 어떠한 발달의 지체를 갖는 경우가 있다(Goldson, 1996). 재가에서의 의학적 개입을 필요로 하는 아이들의 모집단도 변화하여왔다. 이들 아이들의 대부분은 그들의 발달성과를 촉진하거나 방해할지도 모르는 생물학적, 환경적인 리스크를 조합하여 갖고 있다. 아이들은 다양한 이유로 재가에서의 치료 서비스를 받게 될 것이다. 예컨대, 지구성이나 내구력이 외래 서비스를 받기 위해서는 곤란하다든가, 면역의 저하에 의해서 집안에 있지 않으면 안 된다는 것이다. 또는 아이들은 클리닉에 데리고 가는 것은 부모에게는 부담이 지나치게 크다(Adams, 1996). 농촌부문에서는 서비스가 제공되어 있지 않았거나, 공적 교통기관이 불충분하거나 없거나 등 서비스의 입수성이 큰 문제가 된다.

급성기의 의료적인 니즈를 가진 아이들 어떤 아이들은 재가건강 서비스를 받는 조건을 갖추고 있으나, 특정 코스의 의료개입을 정해진 시간만을 필요로 할 것이다. 이들의 아이들은 주치의에 의해서 용이하게 확인된다. 결과적으로 이 아이들은 재가 서비스를 그다지 오래 필요로 하지 않을 것이고 외래의 클리닉이나 학교로 옮겨갈지도 모른다. 예컨대, 척추측만증의 수술로부터 회복되고 있는 아이들은 일정 기간은 학교에는 갈 수 없고 재가에서 기능의 적응을 필요로 할 것이다. 최종적으로는 그 아이는 학교에 복귀하고 정상적으로 기능할 수 있다고 예상된다. 그러나 그 아이는 재가건강 서비스를 종료한 후에, 재활을 계속하기 위해 외래 서비스가 시작될지도 모른다.

만성질병을 가진 아이들 이 모집단은 의료 니즈를 갖고 있거나, 재발한다. 이들의 아이들은 자주 신체계와 기능적 기술(functional skills)에 영향을 미치는 복합적인 문제를 갖고 있으며, 대부분은 자기의 건강 케어 니즈에 수반하여 변화하는 서비스를 계속할 필요가 있다(MacQueen & Gittler, 1997). 관계되는 아이의 대부분이 장기입원이나 재입원을 필요로 한다. 아이들의 건강의 문제는 가족의 자원을 긴장시키고 정서적인 고뇌를 만들어내어 양육자를 장기간에 걸쳐 소모시킨다. 가족의 다양한 일원이 아이의 케어에 관여하도록 강제될 것임에 틀림없다(Bailey et al., 1986). 아이가 성장하고 사춘기가 되면 아이가 커지기 때문에 신체적 원조에 대한 요구가 변화하게 될 것이다. 이미 일상화된 원조를 하는 방법으로는 소용없게 되는 일도 있을 것이다. 호르몬의 변화에 따라 상이한 행동을 일으키기 때문에 언어적 교류가 보다 빈번해지는 경우도 있다. 이전의 기법으로는 잘 되지 않을 때에는 수정과 적응이 필요하게 될 것이다.

만성질환을 가진 아이는 또한 발달적 성과에 영향을 미치는 생물학적 및 환경적인 문제에도 직면한다. 빈곤, 자원의 제한, 부적절한 교통, 그리고 육아기술의 이제까지의 역할 모델의 빈약성은 이러한 아이들을 높은 리스크 상태에 놓이게 하고 재가치료 서비스의 필요성을 크게 한다.

테크놀로지의 지원을 필요로 하는 아이들 출생 때와 그 직후의 생명유지 기술의 개량은 많은 아이들의 구명을 가져온다는 양호한 건강상의 성과를 가져오고 있다. 이들 아이들의 어떤 아이는 일시적 또는 영속적으로 생명을 유지하는 기기에 의존하는 것을 필요로 하는 것 같은 호흡, 투석, 음식섭취, 배설 등의 생명기능에 대한 지원이 필요하다. 부모와 양육자는 이들의 의료적 케어를 제공하는 것을 학습해야 한다. 예컨대, 정상적인 육아를 추구하는 것에 더해서 감염을 예방하기 위해 소독기법을 사용하는 것과 의료 시스템에 알리는 근거가 되는 건강상태에서의 변화를 확인하는 것을 학습해야 한다. 문제의 심각성과 필요한 케어의 강도가 가족에 대한 요구나 큰 책임을 초래한다(Kohman, 1991). 케어의 필요성이 오래 가면 일반적으로는 가족의 혼란과 부담이 커진다. 2세 또는 그 이내에 대해서 테크놀로지를 필요로 할 때 가족은 최선의 성과를 얻는다(Quint, Chesterman, Crain, Winkleby & Boyce, 1990).

가족은 경제적 불안, 피로, 공포, 프라이버시의 결여 그리고 가족에게 입수할 수 있는 지원에 영향을 미칠 것인 케어의 변화에 직면하게 된다(Levy & Pilmer, 1992). 어떤 가족은 자기들의 건강보험을 통해서 평생의 한도액을 소진해버리는 경우조차 있다. Sullivan-Belyai(1990)는 최선의 성과는 종료계획이 잘 조직화되고 임명된 사례관리자를 가진 여러 전문직을 망라한 팀을 포함시킬 때 발생한다.

HIV(에이즈)가 있는 아이들 HIV 감염은 아이들의 이환율과 사망률을 끌어올리는 원인의 하나이다. 사례의 90%는 감염된 어머니로부터 태아로의 임신 중 감염이 원인이다(Centers for Disease Control, 1995). 여성의 HIV의 감염의 증가는 아이의 HIV 감염의 증가를 초래하는 경향이 있다. 연구로부터 HIV에 감염된 모든 아이들의 76~90%가 영아로서의 신경발달의 지체와 유아의 신경심리학적 장애가 있다는 것을 보여주고 있다. 의학적 치료의 진보, 특히 AZT와 단백질 분해효소반응 억제가 HIV 감염 어린이의 생명을 연장할 수 있을지도 모른다. 개중에는 부모보다 오래 사는 아이들이 나오고 있어, 가족의 다른 사람이나 양자 양육 또는 장기요양시설로 보낼 필요가 있으며 이미 부담이 되고 있는 사회 서비스나 건강 케어 시스템에 스트레스를 가하고 있다.

저체중 조산과 합병증을 갖고 태어난 아이들 신생아학은 경이적인 진보를 이룩하고 있다. 많은 영아가 생존하게 되었지만 그들의 의학적 문제와 합병증은 그들을 취약하게 하고 때로는 평생에 걸친 장애를 초래한다. 출생체중은 양호한 결과를 예측하는 가장 중요한 지표의 하나이다(Hogue, Buehler, Strauss & Smith, 1987). 극히 낮은 체중으로 출생한 아이는 장기간에 걸친 문제를 가질 가능성이 있다. Klepitsch(1995)는 개인적인 체험으로부터 이들의 부모에 대한 "제트코스터"와 같은 정서적 문제에 대해서 언급하고 있다.

약물을 남용하는 부모로부터 태어난 아이들 약물의 사용은 우리들 사회에 계속해서 널리 퍼지고 있으며 임신 중인 어머니 중에는 약물남용을 계속하여 그 태아에 해악을 초래하고 있다. 낮은 영양, 성감염증, 그리고 출생 전의 부적당한 케어와 같은 모성 리스크가 가해지면 문제를 한층 복잡하게 한다

(Batshaw & Conlon, 1997). 약물남용은 빈곤과 가정불화 속에서 이루어지는 일이 많다(Bauman & Daugherty, 1983). 약물남용의 어머니로부터 태어난 영아는 조산, 낮은 출생체중, 자극과민증 그리고 애착기술(skills for attachment)의 빈약함과 같은 위험성을 높인다. 약물을 남용하는 부모 중에는 육아법을 학습하지 않았거나 효과적인 양육기술을 개발하지 않은 어버이도 있다. 부모 중에는 아이에게 비현실적인 행동을 기대하고, 부정적 강화(negative reinforcement)나 부적절한 벌(punishment) 또는 영아학대를 야기하는 사람도 있다. 또 다른 부모는 아이의 니즈에 대한 케어나 니즈를 구조화하지 않고, 이 때문에 아이는 무시되고 주위를 배회하는 일도 있으며 또한 굶주리는 일도 있다. 아이들이 정상적인 IQ를 갖고 있었다 해도 발달에 영향을 초래하는 의학적 문제와 부정적 환경의 조합이 이들 아이들에게 중대한 결과를 가져오는 경우도 있다.

10대의 어머니로부터 태어난 아이들 10대의 임신 발생률이 증가함에 따라 조산, 낮은 출생체중, 합병증, 사망률 등의 위험성도 계속 상승하고 이다. 임신하고 있는 10대의 대부분은 자기의 몸의 상태를 알아차리지 못하거나 또는 숨기려고 하기 때문에 시기적절한 의학적 진단을 추구할 수 없다. 대부분이 미혼이고 경제력이 한정되어 있다. 대부분은 가족에게 아이가 증가하였기 때문에 부담을 안게 되었다는 경험을 갖고 있다. 이러한 아이들로부터 태어난 아이들의 운명은 그들의 니즈가 충족되어 있지 않으면 더 악화될지도 모른다. 10대 어머니의 아이들의 대부분은 건강을 해치고 학교의 성적도 나쁘다(Brooks-Gunn & Fustenberg, 1986). 임신한 10대에 대해서 이제까지 부여되어온 사회적 오명(stigma)의 대부분이 완화되어왔다. 그러나 현재도 10대의 어머니는 자기 아이를 양육하지 않고 양자로 보내는 것을 생각하고 있다는 사회적 기대가 있다. 어떤 10대의 어버이는 육아기술과 경험의 부족 때문에 아이의 양육에 압박을 느끼는 경우도 있을 것이다.

가족의 변화

가족구성 최근의 30년 동안에 일반적인 미합중국의 가족은 많은 변화를 거쳐 왔다. 대가족, 혼합가족, 한쪽 어버이의 가족, 10대의 부모, 주된 양육자로서의 조부모, 공동보호의 상태, 그리고 수양부모 등이 많아져 있다. 이들 변화의 일부는 가족을 강화할 수 있고 아이들에게 많은 육아와 경제적인 자원을 제공하고 있다. 그러나 부모 중에는 고립되어 혼자서 아이를 양육하고 있는 사람도 있다. 가족의 지원은 이혼이나 별거에 의해서 최소한으로 되거나, 결여되어 있는 경우도 있다. 이러한 변화 때문에 취약성이 증가하여 생존하고 견디어내기 위해 추가적인 지원을 필요로 한다.

가족의 책임 가족구성의 변화에도 불구하고 가족은 특별한 건강 케어의 니즈를 갖고 있는 아이들의 주된 양육자임에는 변함이 없다. 가족은 영양과 생존의 주된 원천이다. 더욱이 아이에 대한 책임은 장기간에 걸치는 새로운 요구와 도전과 함께 평생 계속되는 것으로 되어있다. 여성들은 책임을 어머니나 할머니에서부터 젊은 세대로 옮기면서도 계속 주된 양육자로 있다. 연령의 증가에 수반하여 이 책임은 장애가 없는 형제 중의 보다 연장의 여성에게 이동할 것이다(Erickson & Upshur, 1989).

가족의 자원 시골에서 궁핍한 생활을 하고 있는 가족은 더 큰 경제적 수단을 가진 가족과 같은 수준의 케어에 접근할 수 없다(St,. Peter, Newacheck & Halton, 1992). 예컨대 교통은 그 가족으로서 심각한 문제일 것이다. 장애가 있는 아이들은 불리한 지역에 살고 가난하거나 기능장애적인 가족에 속하여 있는 경우가 적지 않다(Thompson, 1992).

진료수가의 변화

전통적으로 민간보험은 아이들에 대한 재가건강 작업치료 서비스에도 지불되어 왔다. 기관에 지불하는 요금은 계약에 따라 다양하다. 복수의 지불자가 관여하는 경우도 적지 않고 또한 각각의 계약은 적용의 범위와 제한을 명백히 이해하도록 검토되어야 한다. 최근 보험의 보장(insurance coverage)은 공제조항(deductibles), 고용인의 부담(copayments), 이전부터 존재하였던 상태, 대기기간, 균일할당(capitations) 그리고 수당(benefits)과 평생한도액의 유형에 의한 엄격한 제한 등의 종잡을 수 없이 복잡한 옵션으로 되어있다. 아이들이 이용할 수 있는 보상 정도는 오로지 보험보장에 좌우된다. 어떤 계획은 방문횟수를 제한하고 있고, 또 다른 계획은 질병당의 소요된 지불총액을 제한하고 있다. 계획에 따라서는 만성질환을 가진 아이들에 대한 서비스 제공을 인정하고 있지 않다. 어떤 관리 케어의 옵션은 재정적인 인센티브와 이용의 조절을 야기하여 아이들이 필요로 하는 특별한 케어를 받는 것을 곤란하게 하거나 불가능하게 하고 있다(Berman, Gross & Lewak, 1995, Freund & Lewitt, 1993).

비용효과가 있는 건강 케어 서비스의 계속이 제안되고 있다(MacQueen & Gittler, 1997). 1차 예방수준에서는 각각의 아이는 아이의 건강케어의 조정자나 모니터 역할을 수행하는 주치의를 갖는다. 이 개념은 일상의 케어로서 응급환자실을 이용하는 가족에게는 새로운 것일 것이다. 2차 예방의 수준에서는 예사롭지는 않거나 중증의 문제 때문에 특별한 상담역이나 치료적 개입과 같은 직접 서비스가 이용된다. 이것은 주치의의 의뢰를 필요로 한다. 3차 예방의 수준에서는 고도로 전문적인 상담역과 직접적인 서비스가 제공된다. 이들의 예는 소아병원에서의 서비스나 신생아전문의나 심장외과의사와 같은 전문가에 의한 서비스이다. 가장 고차원 수준의 치료에서의 케어는 더 값비싼 대가를 치른다. 주치의의 역할은 필요에 따라서 의뢰하는 것과, 그 아이에 제공되는 모든 서비스를 조정하는 것이다.

주정부가 운영하는 메디케이드 프로그램은 이 나라에서는 빈곤한 사람들에 대한 건강 서비스에 대한 최대의 지불자로 되어있다(Fleming, 1993). 각 주정부는 서비스의 확대, 수급자격의 기준, 규정을 조절하고 있다. 대부분의 주정부는 재가 작업치료 서비스의 적용에 대한 어떠한 대책을 제시하고 있다. 메디케이드에 의한 치료 서비스에 대한 진료수가는 민간보험이나 메디케어와 비교하면 상당히 비용이 저렴하다. 각 주정부는 장애와 만성질환을 선별하여 가능한 한 조기부터 서비스를 제공하기 때문에 조기의 주기적인 선별과 진단치료(early periodic screening and diagnosis treatment : EPSDT)를 실시하도록 요구받고 있다. 이 선별은 발달의 지체나 다른 건강상의 문제 때문에 서비스를 정당한 것으로 하는지 아닌지를 결정하기 위해 작업치료의 평가를 포함하고 있다. 보험보장의 제한에 의한 서비스 이용의 감소는 사회경제적으로 낮은 계층과 능력 장애와의 관계에서의 중요한 인자이다(Halfon & Newacheck, 1993). 진료수가가 변경되지 않는 한, 경합하는 재가건강기관이 이 메디케이드의 모집단에 서비스를 제공하기 위해 노력하는 것은 비현실적이다. 주에 따라서는 자기 주의 메디케이드 프로그램을 HMO를 본떠 만들고 있다. 온가족이 모든 관리 및 전문적 서비스를 정당하다고 인정하지 않으면 안되는 주치의를 선택한다. 이러한 사고방법은 일상의 문제에 대한 응급부문에서의 서비스의 이용을 감소시킴으로써 경제적인 절약이 되며, 이와 같이 주치의를 통해서 잘 협조된 케어를 제공하고 있다.

각 주는 모자건강 서비스에 대한 총괄 보조금을 받고 있다. 각 주는 또한 그 자금에 상당하는 금액에 일치시킬 것을 필요로 한다. 1990년 이후, 각 주에 제공된 이 금액의 30%가 특별한 건강상의 니즈를 가진 아이를 표적으로 한 것이다(Hutchins & Hutchins,1997). 지도기관은 보통 금액을 적절하게 할당하여 지불하는 주정부의 건강국이다.

만성병의 아이들 중에는 보험보장이 없는 아이도 있다. 부모는 의료비를 지불하기 위해 소유물을 팔아치우는 경우도 있다. 부모가 재산의 대부분을 의료비에 사용해버리면 그 아이나 가족은 메디케이드 보상의 자격을 얻게 될 것이다. 현재 우리들의 사회는 두 단계의 건강 체계를 갖고 있는데 하나는 민간보험이 있는 아이들을 위한 것과 하나는 가난한 아이들을 위한 것이다.

가족은 아이들이 필요한 서비스를 받도록 대변자가 된다는 것을 알아야 한다. 부모는 보험회사의 부적절한 거절을 호소하여 지불을 추구하여야 한다. 관리 케어 시스템은 전문가에게 설명책임을 강요하고 한 순간도 빼놓지 않고 부모와 함께 있도록 하고 있다. 치료사들은 단시간에 보다 좋은 성과를 올리도록 강요되고 있다. 이러한 신속한 성과나 개선은 만성질환을 가진 아이들에 대해서는 비현실적인 일이며, 그래서 서비스의 거절은 점점 증가할 것이다.

사회보장 소득(Social Security Income : SSI)은 1980년대에는 만성질환을 가진 아이들을 포함하도록 대상을 넓혔다. 가족이 자택에서 아이를 돌보도록 지원하기 위해 관대한 수입기준이 사용되고 있었다. 이 시스템에서의 부정이나 남용이 보고되었기 때문에 최근의 기준은 엄격하게 되었다. 가족은 이 보충수입을 기기지원을 필요로 하는 아이를 위한 여분의 전력, 보조영양식품, 치수가 큰 기저귀 또는 선 자세용 기기(stander)나 보행기(stroller)와 같은 큰 비품을 구입하기 위해 사용되는 경우가 많다. SSI의 재정원조로서의 적정성은 메디케이드의 재정원조의 적정상과 결부되어 있으며 가족이 건강보험을 획득하는 것을 가능케 하고 있다(Hutchins & Hutchins).

조기개입의 시스템은 "탄생에서부터 2세까지"나 "탄생에서부터 3세까지"의 발달적으로 지체된, 또는 지체의 위험성 있는 아이들에 대한 서비스를 제공한다. 이 시스템은 가족지원과 재가 서비스를 포함하는 것을 추구하고 있다. 작업치료는 의학모델과 교육모델을 잘 조합하고 있는 이 시스템의 주요 서비스 제공자이다. 조기개입에 관한 상세에 대해서는 제14장을 참조하기 바란다.

사회로서 우리들은 이들 아이들의 고립, 거절 그리고 학대를 방지하기 위해 양질의 재가 서비스를 가족에게 제공하는 것에 관여할 필요가 있다(Thomson, 1992). 서비스는 가족과 필요한 지역사회 자원을 강화하는 서비스에 우선순위를 두어야 한다. Albrecht & Higgins(1977)는 아이나 젊은이에 대한 재활의 성공은 그 대부분이 가족지원에 좌우된다는 것을 발견하였다. 이것에는 아이들을 안전한 환경으로 되돌리는 것과 가족에 대해서 각각의 아이가 일상의 기능에 자립하는 것을 촉진하는 방법을 가르치는 것을 포함하고 있다. 어머니들은 자원과 시종일관된 사회적 지원이 제공될 때, 능력 장애를 가진 아이들에 대해서 보다 좋게 기능하는 것이다(Anderson & Telleen, 1992).

가족의 니즈

현재의 적절한 정보 가족은 개입계획을 작성하기 위해 질병과 질병의 의미를 이해할 필요가 있다. 그들은 적절한 질문을 만들어낼 수 있고 또한 과제에 우선순위를 매길 수 있다. 가족은 특별한 기술(skill)을 완성하기 위한 개별화된 교습방법이나 강화방법을 선호하며 그러한 주문에 따라 맞추기 위한 교육을 희망하고 있다. 가족은 팸플릿, 그림이나 도표를 포함하는 다양한 형태의 정보를 평가하고 있다는 보고가 있다.

가족은 자기들 아이의 건강에 대해서 정보를 받아서 하는 결정을 하도록 지원하는 정보를 희망하고 있다. 이것에는 신경뿌리절단술(rhizotomies)이나 척수고정술과 같은 외과적인 절차, 보톡스(보튤리눔독소) 주사나 발작을 예방하기 위한 다이어트(diet)와 같은 현재의 치료에 관한 정보를 포함하고 있다. 작업치료사는 가족에게 필요한 정보에 대한 접근을 가능케 하는 자원을 제공할 수 있을 것이다. 가족은 자기의 아이들을 위해 정보를 받고 하는 선택을 하기 위해 각각의 절차의 긍정적, 부정적 측면을 알 필요가 있다.

가족중심 케어 모델에서는 가족의 니즈는 건강 케어 팀의 구성원으로서 최대의 관심사이다. 가족은 의사결정에서 대등한 파트너로서 다루어지고 있으며 아이들의 일상적 능력의 자원이라 간주되고 있고 그리고 아이를 돌보는 능력에 가치를 두고 있다. 건강 케어 팀의 구성원은 가족의 양육자와 같은 역할을 지원하고 키운다. 자연스런 자택과 지역사회는 장애를 가진 아이들의 최량의 환경이라 생각되고 있다(Brewer, McPherson, Magrab & Hutchins, 1989).

권능강화(empowerment) 부모는 서비스 제공자에게 정보의 제공, 정보를 추구하도록 격려하는 것, 그리고 자기 자족의 니즈에 기초하는 의사결정을 하도록 격려하는 것을 원하고 있다. 그들은 자기의 문화나 종교적 신조와 양립하는 안전한 환경 속에서 자기의 아이를 키울 것을 희망하고 있다. 그들의 문화를 이해하는 것은 서비스 제공자의 책무이다.

장애아의 탄생은 다양한 사회나 가족에서 상이한 의미를 가진다. 문화적 가치와 신념은 의료적 개입, 아이의 받아들임, 가족역할에서의 책임, 종교적 의미와 같은 가족의 관점을 형성한다. 사회의 관점은 시간과 더불어 변화한다. 지적 장애를 가진 아이에 있어서 최량의 것에 관한 이 나라의 표준적인 철학적 관점은 25년 전과 현재와는 매우 다르다. 이들 모든 요인이 상이한 가족 구성원의 관점을 형성하고 있다.

민족적 집단의 혼합체인 미합중국에서는 작업치료사는 자기가 서비스를 제공하고 있는 지역사회에 관한 지식을 가져야 한다. 음식은 문화와 종교적 교육에 큰 측면을 차지하고 있다. 앨라배마의 콩과 쌀, 뉴올리언스의 검보(gumbo), 뉴욕의 베이글(bagels), 그리고 보스턴의 베이커트 빈즈(baked beans)와 같은 종교적인 음식은 이 개개의 가족의 문화를 대표할지도 모르고 대표하지 않을지도 모른다. 건강 케어 전문직이 스스로의 문화적 이해를 유도하는 제안의 몇 가지를 아래에 열거한다.

- 그 상황과 니즈에 관한 그들의 관점과 정의에 대해서 논의하도록 가족을 격려할 것. 이러한 것은 치료사의 관점과는 크게 다를지도 모르는 가족의 관점을 경청하게 할 것이다.
- 그들의 모국어를 학습하도록 할 것. 적어도 의사소통에 필요한 통역사를 구하도록 할 것. 그 지역사회에서 존경받고 신뢰되고 있는 사람을 통역사로서 선정하는 것은 가족이 치료사의 의도나 서비스를 어떻게 보고 있는가에 큰 차이를 가져올 수 있다.
- 추측하는 것을 피할 것. 가족의 집과 개인적 소유물을 존중할 것.
- 익숙하지 않은 습관에 대해서 관대할 것. 가족이 다양한 가족구성원의 의무, 잡일, 책임을 어떻게 확립하고 있는가에 주의를 기울일 것. 가족은 변화를 원하지 않을지도 모른다. 이것은 그들의 생활에서 중요하고 보편적인 것일지도 모른다.
- 그 문화에 대해서 보다 많은 것을 학습하고 이해하도록 할 것. 부모에게 어떻게 대처해주기를 원하는지 묻고 부모 또는 다른 가족을 혼란시키지 않도록 간결하게 말할 것(Roelse, 1996).
- 직접 눈을 맞추는 것을 피하는 것, 아버지에게만 말하거나, 아버지가 방에서 나간 경우에는 어머니에게만 이야기하는 것을 포함하여 문화의 차이를 인식할 것.
- 한쪽 성에만 국한된 기대는 많은 문화에서는 적절하다는 것, 그리고 그 전통은 신성시되는 것이라는 것을 잊지 말 것.

의뢰과정

재가건강기관은 소아의 재가건강 작업치료 서비스를 추구하는 니즈를 인식하지 못할지도 모른다. 재가 작업치료 서비스가 최선의 옵션인 경우가 적지 않다. Box 12-2는 재가건강 작업치료 서비스에 대한 니즈를 촉진하는 요인을 열거하고 있다. 이러한 인식을 개발하기 위한 현장훈련(in-service training)은 스태프가 소아의 재가건강에 대한 역할을 확인하는 데에 도움이 되며, 따라서 작업치료에 적절하게 의뢰하게 된다. 그 기관은 또한 가능성 있는 의뢰에 대비하여 상처의 치료(wound care), 기관절개의 치료(tracheotomy care), 위루관(gastrostomy tube)의 치료, 기타의 소아과적 니즈와 같은 소아의 전문지식을 제공할 수 있는 간호 스태프를 이용할 준비를 시작할지도 모른다.

의뢰를 하는 다른 기관은 그 재가건강기관이 소아의 의뢰를 받아들이고 있는 것을 인식하고 있지 않을지도 모른다. 전화번호와 의뢰를 위해 연락을 취할 사람의 이름을 기재하고, 그 기관이 아이들에게 제공할 수 있는 서비스를 보여주는 1매의 팸플릿은 매우 도움이 될 것이다. 지역의 어린이병원, 재활시설, 외상 센터, 급성치료병원, 지역사회의 조기개입 스태프와 연락을 취하여 두는 것도 의뢰의 기반을 만들기 위해 시작하면 좋을 것이다.

평가도구

최적의 평가도구를 선택하는 것을 포함한 평가과정은 그 대부분이 작업치료사에 의해서 결정된다. 따라서 작업치료사는 그 상황에 최적의 평가도구를 선정하여야 한다. 재가건강기관의 대부분은 자체개

Box 12-2

재가건강 작업치료 서비스의 이용을 촉진하는 요인

- 외래 센터에의 교통수단이 없거나 곤란하다.
- 아이의 면역 시스템이 저하하여 있다.
- 감염의 위험성을 최소한으로 하는 예방책이 필요하다.
- 아이는 자연의 환경에 있는 것이 가장 좋다는 신념을 갖는다.
- 가족은 외래에서의 서비스를 받고 있지만 외래방문을 못하는 경우가 많다.
- 조기개입법(early intervention law)에서의 지시가 이 선택을 조장한다.
- 아이의 입원에 의해서 가족 전원의 스트레스가 높아져 있다.
- 약간의 시간이라도 재가에서 지내는 것이 유익한 효과를 야기한다.

발한 작업치료 평가양식을 갖고 있으나 그것은 소아의 모집단에 사용하는 데에는 적절할지도 모르고 그렇지 않을지도 모른다. 수정이 필요한 경우도 있다. 평가도구를 선정하기 전에 의료기록의 검토와 부모에게 전화접촉을 하여 정보를 수집한다. 이렇게 하는 것은 교류를 강화하는 데에 도움이 되고 초회 방문의 질을 높이게 될 것이다. 아래에 제시하는 질문은 가이드라인으로서 도움이 된다.

1. 어떠한 미세운동기술(fine-motor skills), 자조기술(self-help skills), 인지기술(cognitive skills)이 연령에 적절하다고 생각되는가? "정상적인" 아이의 발달을 이해하는 것이 중요하다. 예컨대, 자조기술의 면에서는 2세의 아이는 어떠한 일을 하는 것이 기대되는가?
2. 수행영역과 그 구성요소의 면에서는 의뢰된 질환이 기능적 수행에 어떠한 영향을 미치고 있는가? 예컨대 뇌성마비와 같은 진단으로 의뢰된 아이로서는 모든 수행영역(신변처리, 놀이, 그리고 일)이 영향을 받고 있다.

감각운동평가. 비정상적인 근육긴장, 구축 그리고 협동성을 포함하여 운동과 자세의 조절이 평가되어야 한다. 특히 뇌성마비(CP)의 경직형에서는 발작의 경력이 있는가? 특히 항경련제가 처방되어 있는가? 시각이나 인지의 장애가 있을지도 모른다. 안경이나 안경 조절에 관한 어떠한 정보나 진료해줄 안과의사가 있는가? 그 아이의 인지상태, 의사소통능력, 니즈를 나타내는 것, 지시에 따르는 일은 어떠한가? 이전에 어떠한 검사를 받았는가?

발달검사. 재가건강에서의 작업치료에 대한 소아의 의뢰는 대부분이 음식물 섭취, 전반적인 발달의 지체, 그리고 현저한 건강상의 손상에 대해서이다. 다양한 평가도구를 구입하는 것은 고가의 투자이다. 이에 대신해서 다양한 연령에 사용할 수 있는 도구를 선정하는 것이 권장된다. 그것은 다양한 발달기술의 조직화를 가능하게 한다. 일반적으로 부모의 관여를 가능케 하는 발달 체크리스트를 적어도 한 종류 갖고 있는 것은 유용하고 경비도 적게 든다. 그 예는 아래에 보여준다(특정 연령이나 주문에 관한 정보에 대해서는 부록을 참조하기 바란다).

- Hawaii Early Learning Profile
- Hawaii Early Learning Profile for Special Preschoolers

- Carolina Curriculum for Infants and Toddlers
- Carolina Curriculum for Preschoolers with Special Needs
- Early Learning Accomplishment Profile
- Learning Accomplishment Profile-D

미세운동 평가 Peabody는 출산에서부터 83개월까지의 아이의 다목적 평가도구이고 특히 투박하고 큰 운동 및 미세운동 기술을 평가하는 데에 가치가 있다. 이 도구는 표준화되어 있으며 기준이 제시되어 있다. 이 도구는 적응기술의 상세한 관찰을 위한 체크리스트로 보완되어 있지만 기준선이 되는 정보를 제공한다.

Bruninks-Oseretsky 운동발달검사는 재가 장면에서 만나는 아이들의 대부분에 사용하는 데에는 수준이 지나치게 높은 경우가 많다. 그것은 의뢰가 경증에서부터 중등도의 운동장애를 가진 학령아동에 대해서 이루어진 경우에는 적절할 것이다. 이 정보는 연령군마다 표준화되어 있으나, 재가환경에서 기능하는 것으로서는 적절한 것은 아니다.

신변처리의 평가 Pediatric Evaluation of Disability Inventory(PEDI)는 연령을 감안한다. 치료사는 아이들이 일상과제를 수행하기 위해 필요로 하는 원조의 정도를 평정할 수 있다. 이것은 뇌성마비(CP), 근육퇴행위축(muscular dystrophy ; MD), 외상성 뇌손상(TBI)과 같은 운동기능장애가 있는 아이들의 평가에 매우 도움이 될 것이다.

음식물 섭취(feeding)의 평가 판매되고 있는 모든 음식물 섭취의 평가도구를 이용할 수 있다. Oral Motor Feeder Rating Scale은 다양한 아이들에게 적용할 수 있다. 그 결과를 적절하게 해석하고 최선의 개입을 만들어내기 위해서는 보통, 구강운동기술의 정상발달의 순서를 매우 상세하게 이해하는 것이 필요하다. 음식물 섭취 평가를 실시할 때에 잊어서는 안 되는 몇 가지의 요점을 Box 12-3에 나타냈다.

음식물 섭취 평가를 실시할 때에는 휴대용 음식물 섭취도구를 사용할 것을 권장한다. 부모에게 보여주면 도움이 될지도 모르는 도구에는 소모품을 포함하여 다양한 종류의 젖꼭지, 뚜껑이 부착된 컵과 부착되지 않은 컵, 어린이용에 맞춘 식기와 용구, 눌러 짜내는 플라스틱 병(squeeze bottle)[입천장갈림증(cleft palate)용], 젖꼭지 브러시 세트, 잇몸 브러시, 빨대, 스쿠프 접시, plate guard와 같은 것이 있다. 자

Box 12-3

음식물 섭취(feeding)의 요점

- 음식물 섭취 전 프로그램이 필요하다. "그것을 사용하라, 그렇지 않으면 그것을 잃는다(use it or loose it)" 라는 사고방식
- 자세는 반드시 필요한 사전 필요조건이다.
- 근육긴장(muscle tone)을 정상화하는 것은 보다 양호한 운동조절을 촉진하기 위해 필요하다.
- 음식물 섭취는 다른 가족이 식사하고 있을 때에 자연스런 환경에서 보통의 식사시간에 이루어져야 한다.
- 음식물 섭취는 교류의 과정(interactive process)이어서, 의사소통이 반드시 필요하다.
- 감각방어(sensory defensiveness)가 있었다면 치료되어야 한다.
- 음식물 섭취는 매우 문화적인 활동이라는 인식이 중요하다.

세장치에는 등받이, 유아용 머리 지지기구, 작은 베개 그리고 아이용 좌석, 자동차의 좌석, 유아의 식사용 의자(high chair)에서의 자세지지기구가 포함된다. 모든 가족이 자동차의 좌석을 필요로 하기 때문에 거기서부터 음식물 섭취 평가를 시작하는 것이 최선이며 가족에게 남긴 몇 가지의 자질구레한 도구를 신속하게 평가를 하게 하면 음식물 섭취에 관한 주의사항을 바로 실시할 수 있다.

안전 면에서의 이유에 따라 튜브식사에서부터 구강섭취로 이행하는 아이들은 병원에서 가장 가까운 음식물 섭취 전문가 팀에 의한 평가를 필요로 할지도 모른다. 그 팀은 흡인(suctioning), 비디오투시검사(videofluoroscopy), 의료적 개입을 그 자리에서 사용할 수 있다. 이들의 전문가는 음식물 섭취 평가를 실시할 수 있고 재가에서의 실시에 대해서 유용한 제안을 제공해준다. 소아의 음식물 섭취에 관한 문제에의 양호한 판단이 필요하다.

기타의 평가 만일 재활의 장면에서부터 떠나는 연장아의 의뢰가 예상되는 경우에는 치료사는 또 다른 평가도구를 필요로 할지도 모른다. 이들은 운동의 협동성(motor coordination), 시지각 기술(visual perceptual skills), 시각운동기술(visual motor skills), 신변처리, 고차 수준의 작업과제의 평가에 유용할 것이다. 평가기구는 의뢰의 가능성에 기초하여 선정하게 될 것이다.

첫 방문과 부모에 대한 인터뷰

치료사는 가족의 손님으로서 아이를 보거나 안거나 치료하기 위해 허가를 요청하여야 한다. 첫 번의 면접을 하는 동안은 아이, 부모, 치료사가 서로 편안해지는 시간을 제공하기 위해 부모가 아이를 팔로 안고 있어야 한다. 특히 아래에 열거하는 것과 같은 부모의 관심사에 관한 정보를 끌어내는 것은 중요하다.

- 가족이나 아이에게 미치고 있는 배경이 되는 영향.
- 건강, 아이의 발달, 음식물 섭취, 착탈의, 예의범절과 같은 사안에 대한 문화나 신념의 영향.
- 가족이 바람직한 성과로서 원하는 것.
- 자택환경 안에서 장난감, 도구, 일상적인 일, 형제간의 기대, 소란스런 놀이에 대한 관용 등 받아들일 수 있는 범위
- 옥외에서의 놀이의 안전한 장소 또는 가까운 공원
- 아이의 케어에 적극적으로 관여하는 가족의 구성원.

다른 가족은 그렇게 할 의사가 있지만, 아이의 니즈를 충족하기 위해 어떻게 할지 모르거나 두려워하고 있는가?

부모에게 평가를 설명하는 것, 부모를 평가에 참여시키는 것, 그들을 책망하는 일이 없는 케어를 사용하는 것, 그리고 아이를 잘 수행시키는 이유를 처음에 설명하는 것은 평가의 성공을 높이게 될 것이다.

사용한 평가의 종류가 아이의 능력의 기준선을 찾아낸다. 이 정보는 개입에 관한 모든 장래의 결정에 반드시 필요하며, 또한 영향을 미친다. 이것은 현 시점에서의 그 아이의 참된 능력을 가능한 한 정확하게 묘사하는 것이어야 하며, 양호하고 신뢰할 수 있는 정보를 얻기 위해 온갖 노력이 이루어져야 한다. 아이를 평가하고 개입계획을 세울 때에 고려하여야 할 중요한 점의 몇 가지를 Box 12-4에 열거한다.

아이의 훈련을 하기 위해 시간을 사용할 수 있고 또한 사용하여야 하는 부모는 적다. 목욕할 때, 식사할 때, 기저귀 교환이나 용변 때, 자동차에 타고 있을 때 등의 일상사로서의 적절한 자세잡이(positioning)가 필요하다. 아이를 안전하게 자세잡이를 하는 것은 양육자가 자기들의 생활을 더 조절하기 위해 셀프케어나 재가에서의 일을 하는 동안과 같은 양육자의 일상사 안에 포함된다.

첫 방문을 종료하기 전에 일반적으로는 다음번의 방문이 예정된다. 치료사와 가족은 또한 스케줄의

Box 12-4

아이들에 대한 평가와 개입에서 고려해야 할 점

- 아이들은 자기 자신의 집에서 안전하여야 하고 또한 가능한 한 자유로이 많이 움직여야 한다.
- 부모의 생활양식과 매일의 일상사에 맞추도록 권고하여야 한다.
- 평가는 정확하고 현재의 신뢰할 수 있는 정보를 제공해야 한다.
- 평가의 과정에 부모를 참여시켜야 한다.
- 아이들은 일반적으로 자연스런 환경에서의 평가에 대해서 보다 양호하게 수행한다.
- 아이를 평가하고 있는 동안의 주의 깊은 관찰은 가능한 개입의 전략을 개발하기 위해 중요하다.

변경을 치료사에게 어떻게 연락하는가에 대해서도 정해둔다. 전화번호가 적힌 업무용 명함이 도움이 된다.

개입

작업치료사는 상이한 평생교육의 능력, 기록 · 보고, 의뢰의 절차 등을 요구하는 재가건강의 실행에 관한 주법(state laws)을 준수하여야 한다. 대부분의 주정부와 보험회사는 작업치료의 평가와 치료를 위해 의사의 처방을 요구할 것이다. 급성의 진단적 상태에 있는 사람에게는 검사, 부목의 작성, 자세잡이 또는 개입의 특정 유형을 수행하도록 요구하는 매우 특정화된 처방이 나오는 경우가 있다.

재가에서의 개입은 가장 기능적인 것이 될 수 있고 부모와의 최적의 의사소통을 가능케 한다. 아이들은 특히 신변처리기술 등의 기술(skill)을 자기들이 그러한 기술을 사용하는 환경 안에서 연습하고 있을 것이다. 그 아이에게 자력으로 먹는 일이나 배설하는 기술을 발달시키는 것은 양육자가 놓인 빈도나 시간적 요구에 의해서 매우 중요하다. 작업치료사는 가족의 일상사에 맞는 신변처리활동을 주의 깊게 선택하여야 한다(Hinojosa & Anderson, 1991).

매번의 방문 때에 최초의 5분에서부터 10분을 부모의 관심사에 적극적으로 귀를 기울이는 것은 그날의 치료의 초점을 변경할지도 모르는 정보를 제공할 것이다. 의료상의 상태의 변화나 새로운 문제는 의사소통을 하고 고심해야 한다. 그날의 방문에 대한 초점을 설명하는 것과, 부모의 허가를 얻는 것 그리고 제안을 받아들일 용의가 있는 것은 그 방문의 효과를 높이게 된다.

재가건강 개입의 또 하나의 이점은 합목적적인 레저나 놀이 활동으로 되돌아가는 그 아이의 능력을 자극하게 되는 것 같은, 이전에 즐기고 있었던 게임, 스포츠, 취미의 이용 가능성일 것이다. 이제까지의 매일의 일상사는 어느 정도의 변경이 필요할 것이지만, 중요한 것은 레저나 놀이를 허용하는 것이다. 형제나 친구들은 아마도 동료와의 우호적인 관계를 촉진하면서 이러한 활동의 몇 가지에 기꺼이 관여할지도 모르고, 한편 부모에게 일상적인 케어의 일시적 중단을 할 수 있게 한다.

치료계획의 초점은 학교에 기반을 둔 치료 또는 외래환자 치료로 이행하는 아이의 능력에 영향을 주는 요인과 가능한 한 빨리 지역사회로 복귀하기 위한 목표에 맞춰야 한다. 보험은 이들의 요인에 대처하고 목표가 가능하면 언제든지 치료의 조기단계에 완수되도록 요구할 것이다. 이 이행(transition)에 대비하여 집밖에서 잘 처리하는 것, 가족의 차량이나 스쿨버스에 옮겨 타는 것 그리고 교실에서의 연령 상응의 사회적 그리고 인지적 기술에 대한 그 아이의 능력을 포함하는 영역을 다룬다.

방문의 마지막에는 가족의 협력에 대해서 감사하고 구두로 그날의 경과기록의 요약을 제공한다. 다음번의 방문도 예정된다. 이 교류(interaction)는 가족의 일상사를 혼합하는 것과 그 아이의 능력 장애를 관리하기 위해 학습한 그들의 기술을 최적으로 하는 기회를 증가시킨다.

사례연구 / CASE STUDIES

Tommy 군

Tommy 군은 HIV 양성이고 발달의 지체와 음식물 섭취의 문제에 대해서 작업치료를 받고 있는 9개월의 아이이다. 이 아이는 약간 낮은 긴장이 있고 내구성이 부족하며 중력에 대항한 머리와 몸통의 조절이 저하되어 있음을 보여준다. 이 영아는 고칼로리의 섭취를 위해 아이소밀(isomil)을 20분 동안에 7온스를 복용하고 있다. Tommy 군은 수양부모의 집에 살고 수양부모는 유아용 시리얼이나 프루트(fruits)를 스푼으로 먹이는 것을 도입하기를 원한다.

작업치료 평가에서는 얼굴과 몸통에 약간의 낮은 긴장이 있고 젖병의 젖꼭지를 입술로 무는 것이 부족하고 내구성이 부족하며 항중력 위치에서의 머리와 몸통의 조절이 어렵다는 것을 보여주었다. Early Learning Accomplishment Profile(ELAP)에 의한 발달은 아래와 같다.

1. 투박하고 큰 운동기술은 4개월
2. 미세운동기술은 3개월
3. 인지기술은 5개월
4. 언어기술은 4개월
5. 자조기술은 3개월
6. 사회적 및 정서적 기술은 4개월

작업치료 서비스는 수양부모의 집에서 제공되었다. 몇 회의 기간(session)에는 재가 훈련사(home trainer)가 하여온 방법을 전수하는 것을 지원하기 위해 작업치료사와 함께 참여하였다. 치료는 최초의 3개월간은 주 2회, 다음의 3개월간은 주 1회로 줄이고, 이어서 1년의 나머지 동안에 대해서는 월 1회 제공되었다.

치료사는 음식물 섭취의 루틴(routine)을 확립하기 위해 수양부모와 함께 협동하였다. 음식물 섭취는 이 아이와 가족으로서는 큰 관심사이고 표준적인 주의사항이 필요하였다. 프로그램에는 근육긴장을 높이는 것이나 감각자극 활동과 같은 음식물 섭취 전 루틴을 포함시켰다. 이것은 이 영아를 음식물 섭취의 과정으로 준비시켰다. 음식물 섭취를 위한 최선의 자세는 갓난아기용 좌석을 약간 넘어뜨린 자세라는 것을 알았다. 치료사는 가족과 함께 서서히 영아용 라이스 시리얼과 프루트를 도입하도록 하였다. 이 시리얼은 사과소스의 농도로 유아용 유동식과 혼합되었다. 입술을 다무는 것을 돕기 위해 아랫입술용 서포트(support)를 제공하였다. 입을 닦기 위해서는 아랫입술을 위쪽으로, 윗입술을 아래쪽으로 향하도록 하여 닦아 항상 입술이 다물어지도록 이루어졌다. 1회에 하나의 식품을 입에 넣도록 하고 반응이 기록되었다. 그 아이는 알레르기반응을 나타내는지 아닌지 세밀히 감시하였으나 알레르기반응은 없었다.

음식물 섭취 프로그램이 일단 확립되면 섭취량이 기록되고 가족은 정기적으로 그 아이의 체중을 측정하도록 지도를 받았다. 음식물과 분유의 경구섭취의 결과, 체중이 증가하였다. 작업치료사는 음식물 섭취 프로그램을 감시하고 적절한 의견을 제시하거나 변경을 하였다.

Tommy 군은 매일 다양한 자세로 놓일 필요가 있었다. 자세를 바꾸는 것은 상이한 근육군을 발달시켜 다중적인 감각체험을 획득시키고 인과관계를 이해하기 위해 장난감을 조작하는 것을 가능케 하였다. 양호한 자세의 유지와 놀이의 프로그램은 가족의 루틴으로서 전개되었다. 어머니가 요리, 세탁, 다른 아이들을 돌볼 필요가 있는 경우에는 어머니의 시야 안에서 마루의 매트 위에서의 안전한 자세(옆으로 눕다, 가슴을 작게 회전시켜 엎드려 누운 자세로 몸 구르기를 하다, 바로 누운 자세로 몸 구르기를 하다)로 놓였다. 유모차나 영아용 시트와 같은 지지를 받아 하는 앉은 자세 유지는 다른 아이들과 버스 정류장에 갈 때, 지역사회에 심부름을 갈 때, 그리고 집의 또 다른 장소에서 사용되었다. 다중감각 피드백을 가진 장난감 그리고 어떤 것은 스위치로 작동하는 장난감이 선정되고 다양한 자세에 맞춰졌다. 머리와 몸통의 조절에 대처하기 위한 특수한 테크닉을 각각의 이동(transition)에 대해서 보여주었다. 이것에는 자세를 바꿀 때, 기저귀를 교환할 때, 몸 단정히 하기나 목욕 때, 그리고 이 아이를 운반할 때 등이 포함되었다.

몇 가지의 신변처리의 루틴을 만들어내기 위해 부분적 참여와 같은 개념이 사용되었다. 부모는 그 영아에게 촉각이나 언어의 신호를 어떻게 주고 또한 적절한 반응을 기다리는가(예컨대, 팔이나 다리를 옷을 입히는 쪽으로 움직이기 시작한다) 보여주었다. Tommy 군이 보다 호응하고 참여할 수 있게 됨에 따라, 치료사는 아이에 대한 기대를 서서히 점증적으로 바꾸도록 제안하였다. 작업치료사는 또한 Tommy 군의 일과나 놀이에 다른 아이들을 어떻게 참여시키는가에 관해서 수양부모들의 역할모델이 되었다. 아이들은 Tommy 군을 위한 훌륭한 역할모델을 제공하고 Tommy 군은 다른 아이들이 자기와 놀고 있을 때에는 흥분과 발성(vocalization)의 증가를 보였다. 이러한 것은 다른 아이들에게도 자기들의 노력에 대한 긍정적인 피드백을 제공하였다.

요약하면, 작업치료는 수양부모의 가족에게 그들의 일과나 책임을 유지하면서 Tommy 군에게 필요한 케어를 제공하였다. Tommy 군은 체중이 증가하고 똑바로 앉아 있을 때에는 깔끔한 정렬로 머리를 지지할 수 있게 되고 착탈의 과제에 부분적으로 참여하기 위해 자기의 팔다리를 움직이고 그리고 다양한 장난감을 움직였다. 그는 자신의 젖병을 지지할 수 있게 되기까지 개선되고 컵으로 마시는 것이 서서히 도입되었다.

맺는말 / CONCLUSION

재가건강은 작업치료의 실행영역으로서 몇 년 전부터 확립되어 왔지만 그 실행영역의 지표는 끊임없이 변화하고 있다. 작업치료사의 기술에 의해서 최선으로 충족되는 것 같은 니즈를 가진 새로운 환자집단이 출현하고 있다. 이 단원에서는 이들의 새로이 출현한 클라이언트 집단의 몇 가지를 검토하였다.

정신질환을 가진 사람들의 탈시설화의 개시 이래, 헬스 케어 시스템은 그들의 니즈를 확인하고 충족하기 위해 재가 서비스를 포함하여 적절한 공급 시스템을 찾아내려고 하여왔다. 정신건강 서비스를 재가건강 장면에 맞추기 위해서는 특별한 배려가 필요하다. 제한되어 있는 진료수가나 기능적 장애 또는 성과를 기록하는 것 같은 문제도 고려되어야 한다.

최근에 재가건강 실행의 일부에 출현한 제2의 집단은 특별한 니즈를 가진 여성과 아이들로 구성된다. 의학이 진보함에 따라 특별한 니즈를 가진 보다 많은 아이들이 생존하고 또한 리스크를 가진 어머니에 대한 예방방법이 확인되고 있다. 이러한 개선에 수반하여 작업치료사가 이러한 니즈를 충족하는 서비스 제공자가 되는 기회가 오고 있다.

한 사람의 작업치료사는 클라이언트의 온갖 유형의 문제에 대처하기 위해 의뢰를 받을 것이고 또한 케어를 추구하여 오는 다양한 클라이언트가 증가하고 있기 때문에 계속적인 능력개발이 필요하다는 것은 명확하다. 자기의 기술을 최신의 것으로 하는 것과 헬스 케어 환경이나 특정 모집단의 니즈를 이해하는 것은 끊임없이 하여야 할 과제이다.

학습문제 / STUDY QUESTIONS

1. 정신질환을 가진 사람들에 대한 평가와 개입에서의 작업치료의 이론의 역할을 설명하시오.
2. 출산 전의 작업치료의 재가건강 프로그램의 구성요소를 설명하시오.
3. 육아기술훈련에서의 작업치료사의 역할을 검토하시오.
4. 특별한 니즈를 가진 아이들의 가족이 건강 케어 제공자에게 요구되고 있는 것은 무엇인가?
5. 문화적으로 유능한 치료사의 특징을 설명하시오.
6. 정신질환자, 임신부, 아이들에 대한 재가 건강에서 사용되는 평가의 유형을 토의하시오.
7. 정신질환자, 임신부, 아이들에 대한 가능성이 있는 재가 건강개입을 기술하시오.

인용문헌

Adams, R. (1996). Pediatric home care. *Advance for Occupational Therapists, 12*(28), 18.

Advance for Occupational Therapists. (1997). Increase in prenatal care would cut perinatal HIV transmission. *Advance for Occupational Therapists, 13*(14), 24.

Albrecht, J., and Higgins, P. (1977). Rehabilitation success: The interrelationships of multiple criteria. *Journal of Health and Social Behaviors, 18*, 36–45.

Alfonso, D., Hurst, L., Mayberry, L., Haller, L., Yost, K., and Lynch, M. (1992). Stressors reported by mothers of hospitalized premature infants. *Neonatal Network, 11*, 63–72.

Allen, C.K. (1985). *Occupational therapy for psychiatric diseases: Measurement and management of cognitive disabilities.* Boston: Little Brown.

Anderson, P.A., and Telleen, S.L. (1991). The relationship between social support and maternal behavior and attitudes: A meta-analytic review. *Journal of Community Mental Health 20*(6), 753–774.

Association of Women's Health, Obstetric and Neonatal Nurses. (1994). *Didactic content and clinical skills verification for professional nurse providers of perinatal home care.* Washington, DC: Association of Women's Health, Obstetric and Neonatal Nurses.

Atchison, B., Youngstrom, M.J., Dylla, L.R., Oates-Schuster, E., Anderson, K., O'Sullivan, A., and Livingston, S. (1997). Establishing a frame of reference for occupational therapy in home health care practice. In M.J. Steinhauer and M.J. Youngstrom (Eds.), *Occupational therapy in home health: Preparing for best practice.* Bethesda, MD: American Occupational Therapy Association.

Austill-Clausen, R. (1995). Pediatric services in the home. In *AOTA's guidelines for occupational therapy practice in home health.* Bethesda, MD: American Occupational Therapy Association.

Bailey, D., Simeonsson, R., Winton, P., Huntington, G., Comfort, M., Isbell, P., O'Donnell, K., and Helms, J. (1986). Family-focused intervention: A functional model for planning, implementing, and evaluation of individualized family services in early intervention. *Journal of the Division of Early Childhood, 10*, 156–171.

Barlow, C. (1994). OT intervention reduces pregnancy aches and pains. *Advance for Occupational Therapists, 10*(26), 18.

Batshaw, M., and Conlon, C. (1997). Substance abuse. In M. Batshaw (Ed.), *Children with disabilities* (4th ed.). Baltimore, MD: Paul H. Brookes.

Bauman, P., and Daugherty, F. (1983). Drug addicted mothers' parenting and their children's development. *International Journal of Addiction, 18*, 291–302.

Berman, S., Gross, R.D., and Lewak, N. (1995). *A pediatrician's guide to managed care.* Elk Grove Village, IL: American Academy of Pediatrics.

Bloomer, J., and Williams, S.K. (1982). The Bay area functional performance evaluation. In B. Hemphill (Ed.), *The evaluative process in psychiatric occupational therapy* (pp. 255–308). Thorofare, NJ: Slack.

Brayman, S.J., and Kirby, T. (1976). Comprehensive occupational therapy evaluation. *American Journal of Occupational Therapy, 30*(2), 94–100.

Brewer, E.J., McPherson, M., Magrab, P.R., and Hutchins, V.C. (1989). Family centered, community based, coordinated care for children with special health care needs. *Pediatrics, 83*, 1055–1060.

Brooks-Gunn, J., and Furstenberg, F. (1986). The children of adolescent mothers: Physical, academic and psychological outcomes. *Developmental Review, 6,* 224–251.

Brooten, D., Kamar, S., Brown, L., Butts, S., Finkler, S., Bakewell-Sachs, S., Gibbons, A., and Delivoria-Papadoupoulus, M. (1986). A randomized trial of early hospital discharge and home follow up of very low birth weight infants. *New England Journal of Medicine, 315,* 934–939.

Brooten, D., Ronceli, M., Finkler, S., Arnold, L., Cohen, A., and Mennuti, M. (1984). A randomized trial of early hospital discharge and home follow-up of women having cesarean births. *Obstetrics/Gynecology, 84*(5), 832–838.

Centers for Disease Control (1995). U.S. Public Health Services recommendations for human immunodeficiency virus counseling and voluntary testing for pregnant women. *Morbidity and Mortality Weekly Report, 44*(7), 2–3.

Craig, G. (1992). *Human development* (6th ed.). Englewood Cliffs, NJ: Prentice Hall.

Creasy, R. (1993). Preterm birth prevention: Where are we? *American Journal of Obstetrics and Gynecology, 168*(4), 1223–1230.

Dunst, C., Trivette, C., and Deal, A. (1988). *Enabling and empowering families: Principles and guidelines for practice.* Cambridge, MA: Brookline Books.

Erickson, M.E., and Upshur, C.C. (1989). Caretaking burden and social support: Comparison of mothers with infants with and without disabilities. *American Journal of Mental Retardation, 94,* 250–256.

Fleming, G. (1993). *The health insurance status of children: 1990–1992.* Elk Grove Village, IL: American Academy of Pediatrics.

Frieda, M. (1994). Childbearing, reproductive control, aging women and healthcare: The projected ethical debates. *Journal of Obstetrical, Gynecological and Neonatal Nursing, 23,* 144–152.

Freund, D.A., and Lewitt, E.M. (1993). Managed care for children and pregnant women: Promises and pitfalls. *The Future of Children, 3*(91), 109–111.

Goldson, E. (1996). The micropremie: Infants with birth weight less than 800 grams. *Infants and Young Children, 8*(3), 1–10.

Goodwin, L. (1994). Essential program components for perinatal home care. *Journal of Obstetrics, Gynecology and Neonatal Nursing, 23,* 667–674.

Halfon, N., and Newacheck, P. (1993). Childhood asthma and poverty: Differential impacts and utilization of health services. *Pediatrics, 91,* 56–61.

Hamada, R., and Schroeder, C. (1988). Schroeder-Block-Campbell adult psychiatric sensory integration evaluation: Concurrent validity and clinical utility. *Occupational Therapy Journal of Research 8*(2), 75–88.

Hemphill-Pearson, B.J. (1999). *Assessments in occupational therapy mental health: An integrative approach.* Thorofare, NJ: Slack.

Hinojosa, J., and Anderson, J. (1991). Mothers' perceptions of home treatment programs for their preschool children with cerebral palsy. *American Journal of Occupational Therapy, 45,* 273–279.

Hogue, C., Buehler, J., Strauss, L., and Smith, J. (1987). Overview of national infant mortality surveillances (NIMS) projects: Design, methods, results. *Public Health Reports, 102,* 44–152.

Holm, M.B., Rogers, J.C., and Stone, R.G. (1997). Referral, evaluation and intervention. In M. Steinhauer and M.J. Youngstrom (Eds.), *Occupational therapy in home health: Preparing for best practice.* Bethesda, MD: American Occupational Therapy Association.

Hutchins, V., and Hutchins, J. (1997). Public sector health services for children with special health care needs. In H. Wallace, R. Biehl, J. MacQueen, and J. Blackman (Eds.), *Mosby's resource guide to children with disabilities and chronic illness* (pp. 30–41). St. Louis, MO: Mosby.

Kaplan, K.L., and Kielhofner, G. (1989). *Occupational case analysis interview and rating scale.* Thorofare, NJ: Slack.

Kemp, V., and Hatmaker, D. (1996). Perinatal home care. *Family and Community Health, 18*(4), 40–48.

Klepitsch, L. (1995). Having a premie changed my outlook as a therapist. *Occupational Therapy Forum,* July, 4–6.

Kohlman-Thomson, L. (1992). *The Kohlman evaluation of living skills.* Bethesda, MD: American Occupational Therapy Association.

Kohrman, A. (1991). Psychological issues. In M. Mehlman and S. Young (Eds.), *Delivering high technology home care.* New York: Springer.

Law, M., Baptiste, S., Carswell, A., McColl, M.A., Polatajko, H., and Pollock, N. (1994). *Canadian occupational performance measure.* Toronto, Canada: Canadian Association of Occupational Therapists.

Law, M., Cooper, B., Strong, S., Stewart, S., Rigby, P., and Letts, L. (1996). The person/environment/occupation model: A transactive approach to occupational performance. *Canadian Journal of Occupational Therapy, 63,* 9–23.

Levy, S., and Pilmer, S. (1992). The technology-assisted child. In M. Batshaw and Y. Perret (Eds.), *Children with disabilities: A medical primer* (pp. 137–157). Baltimore, MD: Paul H. Brookes.

MacQueen, J., and Gittler, J. (1997). Future directions of community based service system for children with special health care needs and their families. In H. Wallace, R. Biehl, J. MacQueen, and J. Blackman (Eds.), *Mosby's resource guide to children with chronic illness* (pp. 57–71). St. Louis, MO: Mosby.

Marmer, L. (1995). How managed care is changing home health. *Advance for Occupational Therapists, 12*(28), 19.

Oakley, F., Kielhofner, G., Barris, R., and Reichler, R.K. (1986). The role checklist: Development and empirical assessment of reliability. *Occupational Therapy Journal of Research, 6*(3), 157–169.

Quint, R., Chesterman, E., Crain, L., Winkleby, M., and Boyce, W. (1990). Home care for ventilator-dependent children: Psychosocial impact on the family. *American Journal of Diseases of Children, 144*(11), 1238–1241.

Ramsey, R.M., and Auerbach, E. (1997). Forms follow function: Documentation for reimbursement in mental health OT. *Occupational Therapy Practice, 2*(8), 20–23.

Roelse, T. (1996). Cultural issues of patient care in home health. *Home and Community Health. Special Interest Section Newsletter, 3,* 4. Bethesda, MD: American Occupational Therapy Association.

Smith, J., and Hanks, C. (1994). Reaching out to mothers at risk. *RN, 57*(10), 42–46.

St. Peter, R.F., Newacheck, P.W., and Halton, N. (1992). Access to care for poor children. *Journal of the American Medical Association, 267,* 2760.

Sullivan-Belyai, S. (1990). All better: Preparing parents to take their medically complex children home. *Continuing Care, 9,* 24.

Thompson, T. (1992). For the sake of our children. In T. Thompson and S. Hupp (Eds.), *Saving our children at risk: Poverty and disabilities.* Newburg Park, CA: Sage.

Weinstein, M. (1997). Bring family-centered practices into home health. *Occupational Therapy Practice, 2*(7), 35–38.

제 13 장

호스피스

Hospice

■ 개요

핵심이 되는 용어

적응(Adaptation)
사별(Bereavement)
클라이언트 중심의 케어 (Client-centered care)
존엄사(Death with dignity)
가족 중심의 케어(Family-centered care)
비탄(Grief)
호스피스(Hospice)
호스피스판 작업기능 평가 (Hospice Assessment of Occupational Function : HAOF)
마켓의 구분(Market segmentation)
마케팅(Marketing)
의미심장함(Meaningfulness)
영적인 것(Spirituality)
죽음에 이르는 단계(Stage of dying)
상징적 상실(Symbolic loss)
종말기의 진단(Terminal diagnosis)

학 습 목 표

이 단원은 독자가 아래의 것을 할 수 있도록 적은 것이다.

- 호스피스 케어의 역사와 철학을 설명하는 것.
- 호스피스 팀 구성원 각각의 역할과 기능을 검토하는 것.
- 작업치료 실행과 연관되는 호스피스 케어의 테마를 설명한 것.
- 호스피스에서의 작업치료 개입상의 중요한 원칙을 설명하는 것.
- 비탄이나 사별의 과정에서의 작업치료 종사자의 역할을 설명하는 것.
- 호스피스 개설자에게 작업치료 서비스를 제안하거나 마케팅을 하는 것 같은 과정을 설명하는 것.
- 직접적 치료 접근과 상담 모델과를 비교 대비하는 것.

서론/*INTRODUCTION*

호스피스의 케어와 철학은 독특한 것이었다. 질병에 초점을 맞춘 표준적인 의학 모델의 사용을 초월할 것이다. 호스피스 케어의 기반을 이루는 개념은 생물의학적인 지식 기반보다도 오히려 죽음으로 가는 사람의 개인적 니즈라는 관점에서 비롯된다(Agich, 1978). 이들의 니즈는 신체 시스템의 기능과 치료에 초점을 맞추는 통상의 초점과는 달리 클라이언트의 케어를 위한 원동력이다. 이 클라이언트의 흥미, 가치, 목표, 역할 그리고 능력이 주된 것이 된다. 이러한 상황 속에서 작업치료는 합목적적 활동과 의미 있는 작업을 촉진한다. 클라이언트의 인생의 발달적, 시간적, 사회적, 문화적 그리고 환경적인 정황을 존중한 고려야말로 호스피스에 기반을 둔 치료사의 전체적인 평가와 개입을 좌우하는 것이다.

Capra(1982)는 건강과 치유에 대해서 생각함에 있어서 생물의학적 모델에서부터 시스템론적 관점으로의 패러다임 전환이 필요하다는 것을 확인하였다. 참의 치유는 기계적으로 기능하는 것에 초점을 맞춘 "환원주의자(reductionist)"를 포기하고, "인간의 상태의 신체적, 심리적, 사회적, 환경적인 여러 측면 사이의 복잡한 상호작용(Capra, pp.123-124)"을 포함하는 전체적인 인간적 존재를 편입시키는 것을 필요로 한다. 이러한 것을 염두에 두면 작업치료사는 지역사회에 기반을 둔 호스피스 케어에서 매우 중대한 역할을 갖고 있다.

이 단원은 케어의 개념으로서의, 또한 지역사회에 기반을 둔 작업치료 실행을 위한 환경으로서의 호스피스라는 생각을 포함하여 호스피스의 역사와 철학을 간결하게 개략적으로 기술한다. 이 단원은 또한 호스피스라는 맥락 속에서 작업치료의 이론, 평가, 개입의 상호작용에 대해서도, 그리고 진료수가와 기록이라는 문제에 대해서도 검토한다. 지역사회에 기반을 둔 호스피스의 클라이언트들과 프로그램을 실행하기 위한 전략을 개발하는 기본적 가이드라인도 제안한다. 마지막으로 이들 개념의 통합을 강조하기 위해 증상사례 보고를 사용한다.

호스피스 케어의 개념 / CONCEPTS OF HOSPICE CARE

호스피스 케어의 개념은 죽음의 과정을 편안하게 하는 것에 관한 관심에서부터 진화하였다. 서양문화에서는 사람들은 자기의 환경을 지배할 필요가 있다고 생각하고 있다. 의학의 영역에서는 질병과 죽음의 조절이 요망되고 있다. 질환이 불치의 경우, 호스피스는 죽음에 이르는 사람에게 케어를 제공하는 또 하나의 시스템을 제공한다.

역사적 개관

"호스피스(hospice)" (hospitality와 같은 어원)라는 용어는 지치고 병든 여행자를 위한 주거와 휴식의 장을 설명하기 위해 사용된 서양문명 초기까지 소급할 수 있다. 11세기의 유럽에서는 수도원을 기반으로 한 호스피스가 설립되었다. 이들은 후에 쇠퇴하였지만 현대에서의 호스피스의 개념은 Cicely Saunders 의사의 선구적인 일에 의해서 형태가 바뀌게 되었다. 1950년대 초기에 런던의 St. Joseph병원에서 그녀는 후에 세계중의 어디에서나 볼 수 있게 된 죽음으로 가는 사람들을 위한 통증의 조절기술과 종합 케어의 시스템을 개발하였다(Corless, 1983). Saunders 의사는 1967년에 환자와 동료 선지자(fellow visionary)로부터의 자금을 사용해서 St. Christopher병원에 호스피스를 창설하였다. 이 센터는 호스피스라는 개념을 교육함과 함께 죽음으로 가는 사람들에 대한 최적의 케어를 개척하기 위해 의학, 간호학, 건강관련 직종의 지식과 영적인 것(spirituality)(생명력과 신성한 존재와 결부되어 있다는 감각)과를 결부시켰다. 오늘날 호스피스라는 용어는 다양한 장면에서 실행할 수 있는 인도적이고 인정 많은 케어라는 개념으로 서서히 확대되고 있다는 것을 보여주고 있다.

철학

1965년에 Dame Cicely M. Saunders는 아래와 같이 언급하였다(p.70).

> 나로서는 죽음과 죽음에 이르는 것에 대해서 자신감을 주고 긍정적인 접근을 허용하는 것을 발견하는 방법은, 그 환자를 그들의 니즈가 아니라 그들의 용기를, 그들의 의존상태가 아니라 그들의 존엄을 계속 발견하는 것이라 생각하고 있다.

그녀의 영향에 의해서 호스피스의 철학은 전체론적이고 클라이언트 중심으로 되었다. National Hospice Organization(NHO)(1979)은 아래와 같이 언급하고 있다.

> 죽음에 이르는 것은 질병의 결과이든, 그렇지 않든, 일반적인 과정이다. 호스피스는 죽음을 재촉하는 것도 아니고 연장하는 것도 아니다. 오히려 호스피스는 불치의 병의 종말기에 있는 사람들에 대해서 그 사람들이 가능한 한 완전하게 그리고 쾌적하게 살 수 있는 것 같은 지원과 케어를 제공함으로써 "인생"을 긍정하기 위해 있는 것이다. 호스피스는 환자와 그 가족이 자기들에게 만족할 수 있을 때까지 죽음에 대한 정신적이고 영적인 준비를 획득하기 위해 자유로워질지도 모르기 때문에 인생의 이 시기에 그들의 니즈에 민감한 케어 공동체의 형성을 촉진한다.

호스피스 프로그램을 정의하는 호스피스 케어를 위한 기준 그리고 그 프로그램을 위한 22개의 기준과 지원의 원칙은 프로그램의 평가와 비교를 가능케 하고 있다(National Hospice Organization, 1979). 이들 기준의 명료성은 작업치료와의 연관성과 작업치료에의 적응성을 강화하고 있다.

미국작업치료협회(American Occupational Therapy Association : AOTA)의 "호스피스에서의 작업치료 서비스의 가이드라인(1987)"이라는 공식문서는 NHO의 기준과 원칙을 작업치료 과정에 적용하고 있다. 이것에는 전체론적인 케어와 건강과 작업을 중심으로 한 케어가 포함되어 있고 호스피스에 기반을 둔 전문직 종사자를 위해 하나의 틀을 제공하고 있다.

작업치료와 호스피스 : 철학과 실행의 공통성 / *OCCUPATIONAL THERAPY AND HOSPICE : PARALLELS IN PHILOSOPHY AND PRACTICE*

인생의 긍정, 클라이언트 중심의 서비스를 제공하는 것을 통해서 죽음에 이르는 사람이 최대한의 존엄과 기능을 갖고 살아갈 수 있다는 호스피스의 철학과 목표는 작업치료의 철학과 원칙에 공통되고 있다. 작업치료는 1900년대의 초기 이래의 인도주의에 초점을 맞춘 전문직으로서 사람들이 자기 지향적이고 의미 있는 작업으로의 참여를 통해서 새로운 목적을 발견하도록 지원한다.

호스피스의 철학은 클라이언트 중심의 케어와 가족중심의 케어라는 기본적인 가치를 편입시키고 있는데 그것에는 아래의 것이 포함된다.

1. 케어를 받는 사람에 대한 기본적인 관심
2. 살아있는 것의 자연스런 일부분으로서의 죽음의 수용
3. 케어의 단위로서의 가족 전체에 대한 배려
4. 가능한 한 오래, 환자를 자택에 두는 것
5. 자기의 인생을 조절하려고 하고 있는 환자를 지원하는 것
6. 환자에게 셀프케어를 가르치는 것
7. 통증이나 다른 고뇌를 가져오는 증상의 감소 또는 제거
8. 종합적이고 단편적이지는 않은 케어
9. 여러 학문분야를 망라한 팀에 의한 포괄적 서비스의 제공
10. 사후에도 서비스를 계속하는 것(Koff, 1980, pp.18-19)

지역사회에 기반을 둔 호스피스는 시설장면에서부터 자기의 가족, 친구, 위로가 되는 소유물에 둘러싸인 우리 집과 같은 환경으로 옮김으로써 죽음에 이르는 사람의 케어를 가능케 하고 있다. 작업치료는 케어의 사회문화적 및 환경적 측면 그리고 작업과 적응의 중요성을 고려하는 것에 의해서 호스피스 케어와 이상적인 대응을 보여주고 있다.

호스피스와 작업치료의 원칙, 가치 그리고 철학 사이의 접점은 명백한 것처럼 생각된다. 종말기의 질환을 가진 사람은 작업치료의 결함, 환경적 숙달의 조절의 상실, "시행하는" 것의 과정의 어려움 그리고 습관과 기술의 퇴행을 경험하고 있다. 종말기의 진단(생존 가능성이 6개월 이내라 정의된다)에 수반하여 적응 또는 새로운 상황에 효과적으로 반응하는 능력과 적응이상과의 사이의 변동(fluctuation)과 마찬가지로 작업 기능과 기능 장애 사이의 변동이 일반적이다. Kubler-Ross(1969)는 **죽음에 이르는 5단계** 즉 (1) 부인, (2) 노여움, (3) 협상, (4) 우울, (5) 수용을 확인하였다. 종말기의 질환을 가진 사람은 어떤 특정의 시기에 이들의 단계의 어딘가에 머물거나 옮겨갈 가능성이 있다. 만일 적응이상적인 작업행동이 인간환경과 비인간적 환경과의 교류 속에서 커졌다면 이들은 긍정적 반응을 촉진할 수 없는 한 죽음에 이르는 과정을 방해할 것이다.

실행에서 작업행동이론의 이용은 이러한 적응을 강화할 것이다. Gammage, McMahon & Shanahan(1976)은 종말기 케어에서의 작업치료의 연구 안에서 죽음에 이르는 사람의 환경의 요구에 효과적으로 반응하기 위해서는 역할을 변경하는 유연성과 능력이 중요하다는 것을 보여주고 있다. Pizzi(1984)는 작업과 적응의 원칙을 지지하고 있다. 이들은 클라이언트의 조절감각과 생활의 질을 높인다. 몇 사람의 저자들(Flanigan, 1982 ; Holland, 1984 ; Holland & Tigges, 1981 ; Pizzi, 1983, 1986, 1990, 1993)은 지지적 환경을 만들어내기 위해 개방 시스템 접근의 이용을 제창하고 있다.

호스피스 팀의 일부분으로서의 작업치료

클라이언트는 보통, 그 클라이언트의 상태가 종말기이고 생명의 끝이라는 문제를 다루는 전문가의 지식이 필요하다고 생각되는 경우에 의사의 의뢰를 통해서 호스피스 시스템에 들어온다. 의뢰는 자기 자신이 하는 경우도, 가족이나 기타의 지식을 갖춘 자원을 통해서 이루어지는 경우도, 단순히 지역의 호스피스 기관과의 접촉에 의해서 이루어지는 경우도 있다. 이 저자들은 재가건강 케어에서 일하고 있고 호스피스가 제공하는 이익이 크다는 이유로 가족에게 호스피스를 권장하는 경우가 적지 않다. 재가에 기반을 둔 작업치료 서비스는 호스피스의 후원 하에 아직도 계속할 수 있다.

호스피스 팀의 구성원에는 보통 간호사, 사회복지사, 성직자 그리고 의사가 포함되고 작업치료사, 물리치료사, 언어청각사, 호흡치료사, 상담역, 약사, 영양사, 자원봉사자가 포함되는 경우도 있다. 주치의나 전문의는 의학적인 케어나 통증조절과 함께 필요에 따라 매일의 응급사태의 문제를 해결하고 케어 계획에 서명을 한다. 영적인 니즈와 관심사를 위해서는 성직자를 이용할 수 있고 그 가족의 상황과 같은 맥락 속에서 그 사람의 인생 이야기의 완성을 촉진한다. 사회복지사는 클라이언트와 가족이 비탄이나 사별과 같은 실제적 관심사에 대처하는 것을 지원하고 장례식이나 보험과 같은 실제적 사안을 지원한다. 클라이언트와 가족을 위해 일일의 과제를 실행하여주는 자원봉사자는 집에서의 활동을(때로는 작업치료 종사자와 함께) 개발하고 케어 제공자에게 휴식(respite)을 제공할 수도 있다. 가정 도우미(home helper)나 케어 제공자가 일상생활활동이나 가정관리에 지원을 제공하는 것에 관여하는 경우도 있다.

간호사는 쾌적한 케어를 제공하고 의학적 지원과 사회적 지지를 옹호하면서 클라이언트와 가족의 생활에 관여하는 주된 의학적 전문가이다. 간호사는 클라이언트의 생활에서의 작업의 힘과 효과를 인식하고 있는 일이 적지 않으며, 작업치료에의 적절한 의뢰를 하거나 의사에게 작업치료 서비스의 처방을 요구하는 것에 책임이 있는 사람이다. 클라이언트의 케어에 관여하는 다른 전문가도 클라이언트의 작업적 니즈를 확인하고 의뢰를 시작할 가능성이 있다. 만일 필요하다면, 작업치료사는 의뢰하는 전문직, 간호사, 의사와 의뢰를 받은 경우에 예측되는 이익을 논의하는 경우도 있다.

작업치료 종사자는 작업 기능을 유지하고 강화하기 위한 전략을 개발함에 있어서 다양한 전문직과 그 죽음에 이르는 사람의 생활에 큰 영향을 미치는 다른 사람과 협동한다. 팀 접근을 통해서 종말기의 질병을 가진 사람과 그 가족의 우선사항과 니즈를 보다 효과적으로 충족한다.

작업치료 종사자의 면회, 작업치료에의 의뢰 수, 그리고 호스피스에서의 작업치료 서비스를 제공할 가능성을 높이기 위해 특별한 전략이 사용될 것이다. 이것에는 다음의 사항이 포함될 것이다.

- 호스피스와 재가케어기관의 직원에 대한 공식적, 비공식적인 현직 프로그램(in-service program)
- 호스피스와 업계 소식지의 편집자에 대한 편지나 기사
- 전문직의 저널이나 지방신문에의 특별한 케어에 관한 문서의 집필

지역사회에 기반을 둔 호스피스에 대한 작업치료의 관여

호스피스의 서비스는 치유적 치료(curative treatment)로부터는 이미 이익을 얻을 수 없는 사람이 이용할 수 있다. 전형적인 호스피스의 클라이언트는 생존기간이 6개월 이내의 사람이다. 그러나 많은 사

람이 그러한 진단보다 오래 살고 개중에는 호스피스 케어로부터 퇴원하는 사람도 있다. 작업치료사는 재가에 기반을 둔 케어를 통해서 지역사회 안에서 호스피스의 클라이언트에 관여하는 경우가 있다.

호스피스 케어는 서비스 공급의 재가 케어 모델과 결부되어 있는 경우가 적지 않다. 서비스를 재가에서 하게 된 경우, 재가 케어의 상담과 실행의 기본을 호스피스에 적용할 수 있다. 호스피스 케어는 또한 미합중국의 도처에서 수적으로 증가하고 있는 독립시설에서 제공할 수 있다. 1998년에는 호스피스의 약 28%는 독립된 회사이었다. 나머지의 호스피스 서비스는 병원이나 양로원에서 제공되었거나 재가건강기관을 통해서 제공되어 있었다(National Hospice Organization, 1999).

호스피스의 클라이언트의 주된 진단은 단연코 암이다. 다른 진단에는 심장과 연관성이 있는 질환, 에이즈, 알츠하이머병 그리고 콩팥과 허파의 병이 포함된다. 케어의 환경과의 연관성은 호스피스의 클라이언트의 77%가 자택에서 사망하고 19%가 시설장면에서 사망하였으며 그리고 4%가 다른 장면에서 사망하고 있었다(National Hospice Organization, 1999). 호스피스 케어에 대한 지역사회에 기반을 둔 접근은 호스피스 클라이언트의 대부분이 자택에서 사망한다는 것을 고려하면 아직 많은 것을 필요로 한다. 직접적인 케어와 프로그램의 개발 그리고 상담 서비스는 모두다 지역사회에 기반을 둔 케어에서의 작업치료 종사자로서 적절한 역할이다.

Jaffe & Epstein(1992, p.678)은 상담역으로서의 작업치료사의 역할을 검토하고 상담의 이론적 모델로서의 생태학적 또는 환경적 관점의 개발을 아래와 같이 검토하고 있다.

> 전체적인 환경은 상담역이나 치료사와 마찬가지로 임상가로서 중요한 관심사이다. 양쪽의 역할에서 임상가는 계획된 개입의 성과에 영향을 주는 상호작용적인 환경의 다이내믹스를 인식하여야 한다.

그들은 건축 상의 장벽에 대처할 환경공학자와 같은 상담역으로서의, 또는 목표달성을 지원하기 위해 사회적 문화적 변화를 촉진하는 환경관리자로서의 치료사의 장래의 역할을 아래와 같이 명시하고 있다(Jaffe & Epstein, 1992, p.678).

> 변화는 협동적이고 교육적인 상담 접근을 통해서 촉진될 수 있다. 이와 같이 치료사의 역할은 보다 큰 치료적인 정황 속에서의 상담적인 관점으로 전환하여가고 상담은 서비스 공급 모델의 일부가 된다.

표 13-1

치료적 접근 대 상담 모델

치료적 접근의 여러 단계	상담 모델의 여러 단계
처방	참여
선별	니즈 평가
진단적 평가	진단적 분석
니즈의 확인	목표설정과 계획
개입계획	개입전략
개입과 적응	개입, 적응, 피드백
끊임없는 재평가	평가
종료	종료
후속조치(follow-up)	재협상

출처 : Jaffe, E.G., and Epstein, C.F,(1992). Occupational therapy consultation : Theories, principles and practice(p.684). St. Louis : Mosby. 허가를 받아 게재

Jaffe & Epstein(1992)은 상담적 접근과 치료적 접근 사이의 상승작용에 대해서 상세하게 기술하고 있다. 접근을 조합하여 사용하는 것은 지역사회에 기반을 둔 실행에서의 작업치료사에게 강력하게 권장된다. 그렇게 하는 것은 아무것도 없을지도 모르는 장소에 고용과 서비스의 다수의 기회를 제공한다. 치료와 상담의 양자의 과정에는 표 13-1에서 확인하고 있는 것처럼 9개의 단계가 있다.

가장 친숙한 치료 모델은 직접 케어를 하는 접근이다. 그러나 상담 모델에서는 치료사는 클라이언트나 케어 제공자(직접 케어의)만이 아니라 호스피스 케어의 시스템, 또는 그 시스템의 일부를 평가하고 분석하는 것도 있다. 이와 같이 개방 시스템이론과 지역사회에 기반을 둔 케어를 지원하는 모델의 사용이 반드시 필요하다. 환경은 케어가 공급되는 방법에 매우 큰 영향을 미치고 있기 때문에 건축, 경제, 보험 상의 장벽, 그리고 오명(stigma)이나 차별과 같은 사회적 장벽을 포함하는 케어에 대한 많은 유형의 장벽을 확인하는 것이 중요하다.

호스피스라는 테마와 관련되는 작업치료

전문직 종사자와 상담역으로서의 작업치료사에 관련되는 중요한 테마에는 작업의 의미심장함(meaningfulness)과 의미(meaning), 죽음에 이르는 과정에서의 존엄, 케어의 단위로서의 가족, 그리고 상실, 비탄, 사별과 같은 사항이 포함된다. 생활의 질, 시간적 적응, 통제 위치(locus of control), 환경, 통증과 통증조절 그리고 적응과 같은 다른 테마가 Pizzi(1993)에 의해서 다루어지고 있다.

의미와 의미심장함

작업치료에 관련되는 호스피스의 가장 중요하고 중심적인 테마의 하나는 작업의 의미와 의미심장함(의미, 중요성 또는 목적성)이다. Yerxa(1967, p.170)는 "참의 작업치료란 특정의 의미에 관한 클라이언트 자신의 인식에 관여하는 것에 기초하고 있다"라고 언급하고 있다. 작업의 의미심장함은 인생의 종말에 고조된다. 새롭고 그리고 상이한 의미는 수공예, 요리, 그리고 가족이나 친구에게 선물을 보내는 것 같은 작업에 부여된다. 자기가 선정한 작업에 종사함으로써 그것이 단순한 행위일지라도 의미가 높여진다. 그 사람은 각각의 과제의 가치, 시간 그리고 노력을 고려하여 그 활동의 수행과 그 활동과 결부되어 있는 상징을 통해서 영적으로 풍요롭게 될 수 있다. 그 사람이 의미 있는 작업의 이 영적인 특성을 느낄 때, 그 사람은 또한 주의의 집중과 참여의 즐거움을 경험한다. 행위가 완성되는 과제의 하나로 되었을 때, 이제까지의 경험과는 대조적인 것이 될 것이다. 의미는 작업행동의 발달적, 시간적, 사회적, 문화적 그리고 환경적 측면이 정황에 영향을 받거나 그 정황 속에서 볼 수 있어야 한다(pizzi, 1993). 인생의 종말에 가까워지고 있는 사람에 있어서의 의미 있는 작업이란 추수감사절의 가족과의 식사 준비, 자기의 손자를 위한 자전적 비디오의 작성 또는 아직 태어나지 않은 아이를 위한 갓난아기용 담요의 제작 등에 참여하는 것일지도 모른다. 이들의 활동은 그 사람의 유대감(connectedness)과 영적인 것(spirituality)과 같은 감각을 높일지도 모른다.

작업의 의미와 의미심장함은 특히 생명을 위협하는 질환을 가진 사람들에게는 추가적인 영적인 특성을 갖는다. 1997년 3월, American Journal of Occupational Therapy지는 "영적인 것, 작업 그리고 인생의 의미"라는 특집호를 출간하였다. 이 호의 Peloquin & Christiansen(1997)의 독창성이 풍부한 논문은 인간의 생활의 선택, 경험, 신념에 의해서 의미가 어떻게 끌어내어지는가, 또한 정신, 신체, 영혼을 사용한 의미 있는 활동(작업)이 인간의 생활의 질과 영적인 것을 어떻게 강화하는가라는 것을 직접적으로 이야기하고 있다. 이것은 작업치료사가 호스피스에서의 실행에 참여하기 위해 필수적인 요소이다. 의미 있는 작업에의 종사를 통해서 질환을 건전한 상태로 변환하는 것은 정신-신체-영혼이라는 전체론적인 실행의 본질인 것이다.

작업치료는 인간에게 의미와 목적을 제공하는 것을 지향하고 있다. Peloquin은 아래와 같이 언급하고 있다(1997, p.168).

> 우리들의 치료의 핵심인 작업은 인간의 영혼에 생기를 불어넣고 확대한다. 우리들은 그것에 의해서 생

> 기가 넘쳐 참여한다. 과거의 시점에서의 실행을 넘어서 그 상세한 계획에 의해서 유도되면서도 실행의 과거를 상세하게 응시함으로써 우리들은 보다 깊은 목적을 인식한다. 그 발견은 엄청난 것이다.

작업치료에서의 지역사회에 기반을 둔 호스피스의 실행은 모든 수준(통증의 관리를 포함)에서 사는 것을 촉진하고 또한 그것에 의해서 의미 있는 생활상의 작업에의 적극적인 종사를 격려하는 전체론적인 케어 프로그램의 조직화와 실행이라고 정의하는 것이 가장 좋을 것이다. 이것은 클라이언트와 케어의 제공자에게 매일이 새로운 시작이라는 것, 인생의 종말은 언제라도 일어난다는 것, 게다가 중요한 것은 자기 생존의 축복이라는 희망을 촉진한다. 치료사가 클라이언트에게 자기선택과 생활양식에 있어서 적절한 의미 있는 작업에 종사시키기 시작함에 따라 다른 관련 테마가 출현하고 혼연일체가 된다.

존엄사

존엄사, 또는 죽음에 이르는 사람이 죽음에 이르는 과정을 가능한 한 조절하는 것은 호스피스 케어의 초석이다. 클라이언트와 케어 제공자에 대한 서비스가 재가나 지역사회에서 제공될 때 존엄은 유지 또는 회복할 수 있다. 환경은 보다 자연스럽고 제공된 케어는 보다 의미 있고 적절하여 케어를 위한 장벽은 전혀 없다. 선택을 제공하는 것과 물리적, 사회적 환경을 자기가 희망하는 정도로 조절할 수 있는 것은 이 죽음에 이르는 과정에서의 존엄을 높인다(Pizzi, 1984). 클라이언트에게 존엄을 부가하는 단순한 예는 잠을 자고 있거나 한밤중에 활력징후(vital sign)의 체크를 위해 깨우지 않는 것, 몸 단정히 하기, 착탈의, 목욕과 같은 신변처리를 언제, 어떻게 시행하는가의 결정을 클라이언트에게 맡기는 것이다.

케어의 단위로서의 가족

가족 또는 케어 제공자의 상황은 그 클라이언트와 마찬가지로 호스피스 케어를 좌우하는 구성요소의 하나이고 개입을 필요로 한다. 가족은 작업적 발달과 작업적 적응의 기초와 정황을 제공한다. 가족의 역할수행은 최적의 가족기능과 연관되어 있다.

최근 몇 년간 가족은 질병에 직면하고 있고 그 구성원의 한사람의 종말기 질환이 다른 구성원의 생활을 방해하고 있는 단위로서 간주되고 있다. 가족 시스템의 보전과 기능은 위협을 받고 역할수행은 손상되어 있다. 가족은 질환이 그 죽음으로 가는 사람의 역할수행을 방해하는 정도, 그것을 보상하기 위한 가족구성원의 능력, 그리고 부가된 케어 제공 책임에 의해서 부과된 부담에 따라서 자기들이 사랑하는 사람의 임박한 죽음에 대한 적응성이 달라진다.

가족의 구성원과 중요한 다른 사람(significant others, 남편・아내・애인 등)은 자기가 사랑하는 사람을 위해 과제를 수행하는 것이 도움이 된다고 인식할지도 모른다. 그러나 만일 보다 자립을 원하고 원조의 제공을 불쾌하게 생각하고 있을 것 같으면 이러한 것은 부정적 효과를 초래할지도 모른다. 가족과 친구는 불편하고 부적절하다고 느끼면서 보다 고독하고 외톨이라고 느끼는 그들이 사랑하는 죽음으로 다가가는 사람을 남기고 물러설지도 모른다. Pizzi(1986, pp.245-246)는 아래와 같이 언급하고 있다.

> 가족단위와 중요한 다른 사람에 대한 적절한 권고는 스트레스를 완화할 수 있고 또한 개개의 구성원이 그들이 사랑하는 죽음으로 다가가는 사람에 대한 케어를 시행하면서 자기 자신의 건강과 적응적인 생활의 방법을 보다 잘 촉진하기 위해 자기들의 일상생활의 루틴과 활동을 조직화하는 데에 도움이 된다.

비탄과 사별

보편적인 현상인 비탄(grief)은 상실에 대한 정상적인 반응이다. 상실은 보통 물리적 상실과 상징적 상실로 분류된다. 그러나 상징적 의미는 물리적 상실에 부수되는 일이 있다(Rando, 1984). 예컨대, 접시 1개의 파손은 물리적 상실이지만, 만일 그 접시가 가보이었다면 그것은 또한 상징적 상실(정서적 애착이나 감상적 가치를 가진 어떠한 것을 상징하는 것의 상실)일지도 모른다. 또 다른 유형의 상징적 상실은 직장에서의 해고 또는 질환에 의해서 야기된 제한에 의해서 자존심이 손상되는 것일 것이다.

상실과 비탄의 문제를 처리하고 있을 케어 제공자와 종사자에게 도움이 될 것인 아래의 네 가지 고려할 점이 있다.

- 질환에는 현실적으로 물리적이고 상징적인 매우 많은 상실이 수반된다.
- 각각의 특정 상실이 확인되어야 한다.
- 이들 각각의 상실은 독자적인 비탄 반응을 촉진하고 필요로 한다.
- 상실의 중요성은 그 특정의 사람에 있어서의 의미에 따라서 변동할 것이다(Rando, 1984. p.18).

호스피스 종사자는 비탄하는 것과 개입에서의 그 자리매김의 중요성을 인식해야 하며, 또한 클라이언트 중심의 비탄 과정을 촉진해야 한다.

호스피스 케어에 반드시 필요한 또 하나의 구성요소는 중요한 다른 사람(significant others)이나 가족이 체험하고 있는 사별(사랑하는 사람의 상실을 경험하는 것)의 과정을 원조하는 것이다. 사별의 개입은 호스피스 과정의 어느 때라도 일어날 수 있다는 것이다. 작업치료는 각각의 가족의 역할전환을 촉진하고 일상생활의 루틴을 재구축하는 것에 그 독특한 공헌을 한다. 이것에는 죽음으로 가는 배우자에게 의존해온 사람에게 이들의 책임에 대처하는 것을 의존한 사람을 위해 식사준비와 금전관리에 대한 사항도 포함될 것이다.

호스피스에서의 작업치료의 역할 / OCCUPATIONAL THERAPY' S ROLE IN HOSPICE

Bye(1998)는 호스피스에서 종사하고 있는 10명의 작업치료사로부터 수집한 데이터를 분석하였다. 이 데이터로부터 차별을 두는 것, 작업치료에 의뢰하는 것, 그 상황을 평가하는 것, 상실에 대해서 목표설정을 하는 것, "변화한 현실 속에서의 정상 상태(normality)를 받아들이는 것, 클라이언트의 조절을 유지하는 것, 지원을 받고 하는 안전한 케어를 제공하는 것 그리고 자각을 촉진하는 것을 포함하는 9개의 개념 카테고리가 생성되었다. 그녀는 이 분석의 핵심적 원리가 "생활을 긍정하는 것 : 죽음에 대비하는 것"과 같은 테마를 만들어내었다고 결론짓고 또한 작업치료사는 호스피스 케어에서 효과적으로 일을 하기 위해 자기들의 실행과 사고를 다시 구성할 필요가 있다는 것을 인식하였다. Bye(p.19)는 아래와 같이 언급하고 있다.

> 성과는 전통적인 작업치료의 특질인 정상생활에 대한 자립 또는 항구적인 재활에 대한 것이 아니다. 그것은 클라이언트들이 자기들의 생활이나 생활 속의 사람들과 연결된다는 목표를 질환이나 케어를 받는 것을 초월한 수준에서 인식하도록 원조하는 작업치료사에 대한 것이다. 이 성과의 달성은 클라이언트의 생활을 긍정하게 된다.

Hasselkus(1993)는 종말기의 질환을 가진 사람을 돌보는 것은 가까워지고 있는 죽음을 지원함과 동시에 쾌적성과 생활의 질을 촉진한다는 모순을 나타내고 있다고 언급하고 있다. 그녀는 "후자의 역할에 정통한 능력은 죽음으로 가는 환자에게 능숙하게 작용하는 보건전문직을 가장 특징짓는 특성일 것이다(p.722)"라고 언급하고 있다. 이 유능성은 작업치료사가 그 서비스를 능숙하게 실행하기 위해서는 기술적인 작업 기술(technical occupational skills)과 임상적 추론(clinical reasoning)과 함께 죽음으로 가는 사람에게 작용하기 위한 정열을 갖고 관여해야 하기 때문에 고유한 것이기도 하고 학습된 것이기도 하다.

작업수행의 평가

작업수행영역과 수행요소의 평가에는 신경근육, 감각운동 그리고 일상생활에서의 인지와 심리사회적 측면이 포함된다. 가족의 상황과 물리적 환경도 평가되고 케어 계획에 포함시켜야 한다.

호스피스 케어에서의 평가는 관찰, 면접, 차트나 다른 팀 구성원으로부터의 정보, 그리고 때로는 공식적 평가를 포함하는 다양한 정보 소스에 따른다. 적극적인 경청, 클라이언트, 가족, 환경에 관한 숙달된 관찰 그리고 치료적 자기 자신의 사용은 호스피스 실행에서의 평가과정에 반드시 필요한 요소이다.

이 장면을 위해 특별히 만들어진 도구는 호스피스판 작업기능 평가(Hospice Assessment of Occupational Function : HAOF)(Pizzi, 1993)이고 작업과학과 작업행동의 원리에 기초하여 호스피스와 작업치료 철학을 통합하고 있다. 이 도구의 전체론적 접근은 질적이고 양적인 데이터를 제공하고 단독으로도 전통적인 작업치료 평가의 보충으로서도 사용할 수 있다.

호스피스에서의 개입계획

적응과 작업은 작업치료의 주된 수단이기도 하고 또 그 요망되는 성과이기도 하다. 클라이언트와 그 가족의 작업적 니즈, 목표 그리고 소원은 개입계획을 이끈다. 아래의 치료원리는 호스피스 케어에 특별히 설득력이 있는 것이다. 잘 계획된 작업에 기초하는 개입은 아래와 같이 된다.

- 흥미, 자신감, 용기를 불러일으킨다.
- 평가 데이터에 기초하여 체계적으로 적용된다.
- 시간이 흐르면서 변화하는 클라이언트와 가족의 가능성에 따라서 단계가 부여된다.
- 클라이언트의 증상보다도 오히려 건강에 초점을 맞춘다.
- 감정의 표출을 강조한다.
- 종합적 케어 계획을 제공한다(Pizzi, 1984).

호스피스 케어에서의 임상추론은 호스피스의 철학과 테마, 죽음으로 가는 과정의 지식, 그리고 상실, 비탄, 사별과 같은 문제에 대한 이해를 포함한다. 이들의 요소의 복잡한 상호작용의 인식과 작업행동과 작업과학의 원리의 통합은 효과적이고 의미 있는 개입의 기초를 제공한다(Pizzzi, 1992).

기능을 개선하기 위해 서서히 복잡성을 증가시키는 수준을 통해서 작업과 환경적 도전의 단계부여를 한다는 전략은 종말기의 질환을 가진 클라이언트에게 작용하는 경우에는 부적당한 것이다. 단기간이고 의미가 있으며 용이하게 도달할 수 있는 목표가 최선이다. 작업치료 종사자는 촉진제(facilitator)로서 행동함으로써 생활의 질을 높이고 정서적 자각을 제공하는 작업에 클라이언트를 종사시키는 것이다.

기록과 진료수가

1982년의 상원 결의는 호스피스 케어에 자격이 있는 수혜자에 대한 메디케어의 적용을 확대하였다. 메디케어 호스피스의 수혜에 대한 자격기준에는 메디케어 A부의 적용과 의사에 의한 종말기의 예후 판정을 포함하고 있다. 메디케어 호스피스의 적용은 90일간을 2회, 그리고 필요한 경우에는 30일간 1회를 추가한 기간으로 연장되는 경우가 있다. 만일 호스피스 케어의 210일이라는 유효기간의 상한에 도달하거나 또는 클라이언트가 결정하였을 때는 언제라도 통상의 메디케어에 복귀하는 경우도 있다. 호스피스 케어를 위해 필요한 적격성은 보험제공자에 의해서 다양한 것이 될 것이다.

호스피스 작업치료 서비스에 대한 메디케어의 지불은 호스피스 1일당의 요율이 적용된다. 메디케어에서 인가된 호스피스는 작업치료사, 물리치료사, 언어청각사와의 계약이 필요하지만, 이들의 서비스를 사용하지 않으면 안 된다는 조항은 없다. 민간보험회사에 따라서는 호스피스 작업치료 서비스를 적용하는 경우도 있다. 평가와 개입에 앞서서 클라이언트의 보험적용을 확인하여두는 것은 호스피스기관 또는 치료사의 책임이다. 치료에의 자금제공이 부적절한 경우에는 비용을 부담하는 다른 자원을 추구하여야 한다. 그것에는 보조금, 개인의 기여, 그리고 자금조달 등이 포함될 것이다.

환자의 예후를 나타내어 보이는 등의 메디케어의 진료수가를 위해 요구되는 일상적인 문서는 메디케어 호스피스의 범위에 적용되지 않는다. 메디케어에서 인가된 호스피스 프로그램을 위해서는 문서는 제공된 치료, 클라이언트의 반응, 그리고 전번의 방문으로부터의 주목해야 할 변화와 같은 사항의 기재를 포함하는 것이어야 한다. 통상의 적용범위의 메디케어 업무와는 대조적으로 기능적 개선은 진료수가의 필요조건은 아니다(Health Care Financing Administration, 1983).

지역사회에 기반을 둔 호스피스 실행의 개발 / DEVELOPMENT OF A COMMUNITY-BASED HOSPICE PRACTICE

지역사회에서의 호스피스 작업치료 서비스를 만들어내는 것은 동기가 부여된 기업가적인 작업치료 종사자로서는 도전할만한 가치가 있는 것이 될 가능성이 있다. 새로운 틈새의 역할을 개발하는 경우, 우선은 비전(vision), 다음으로는 관여(commitment), 마지막으로 행동계획(plan of action)과 후속조치(follow-up)가 필요하다. 작업치료 역할의 명확한 정의부여와 호스피스의 장에서의 다른 전문적 서비스를 차별화하는 능력이 반드시 필요하다. 가장 중요한 것은 이 분야는 재활 서비스라 간주되고 있기는 하지만 클라이언트의 케어는 질병의 유형이나 질병과정에서의 기간에 관계없이 과제와 환경을 적응한다는 전체론적이고 건강이라는 관점에 입각한 접근을 효과적으로 나타내는 것이어야 한다, 라는 것이다. 호스피스 작업치료 서비스를 만들어낸다는 제안을 전개하는 경우, 적응이라는 기본적 원리(작업치료의 하나의 원리)가 반드시 필요한 요소이다.

만일 이 전문가가 그 제안을 자기 자신, 소비자 조직을 위해 도움이 되는 것으로 한다는 열정을 갖지 않고 또한 그렇게 하려고 하여 관여하려 하지 않는다면 그 제안은 적절한 것이라고는 할 수 없을 것이다. 전문가의 열정은 그 제안의 개발, 그 내용 그리고 고용자가 될 가능성이 있는 사람들에게 마케팅을 하는 방법에서 분명해질 것이다. 제안을 적절하게 개발하기 위해서는 몇 가지의 단계가 필요하다.

제1단계 : 니즈의 평가

생명을 위협하는 질환을 가진 사람들의 작업적인 문제와 니즈는 치료, 간호, 사회복지, 재활분야의 문헌의 리뷰를 통해서, 인터넷을 통해서, 또는 니즈 평가법의 개발을 통해서 확인할 수 있다. 니즈 평가는 작업치료가 클라이언트에게 서비스를 제공할 가능성이 있는 전체 영역을 열거한다. 만일 어떤 스태프가 이들의 영역의 원조를 제공하고 있고 또한, 만일 그 클라이언트가 이들의 영역의 원조를 희망할 것 같으면 호스피스 스태프는 작업과 관련되는 문제(예컨대 착탈의, 가동성, 요리, 레저에의 참여)를 가진 클라이언트를 확인할 수 있다. Pizzi는 호스피스를 위한 니즈 평가표를 개발하고 "클라이언트 또는 간병인이 이들 영역의 어느 것인가에서 더 자립하기를 원합니까?" 라는 질문을 포함시켰다. 그리고 몇 가지의 작업수행영역을 열거하였다. 이 데이터는 작업치료사가 직접적 케어와 상담의 양쪽에 관여하도록 하는 데에 도움이 되었다.

제2단계 : 전략의 형성

제1단계에서 데이터가 수집되었다면 전문직 종사자는 효과적인 작업치료 서비스를 제안하는 방법을 결정할 필요가 있다. 아래의 질문에 답을 추구하는 것은 전문직 종사자가 그 제안을 효과적으로 제시하는 데에 도움이 될 것이다.

- 시설의 장, 간호부장, 경영관리자 중 만날 필요가 있는 최적의 사람은 누구인가?
- 체재기간에 관한 통계, 이미 제공되어 있는 서비스, 어디에서부터 의뢰가 왔는가?

- 작업치료사는 의뢰를 만들어내는 것을 도울 수 있을까?
- 작업치료 서비스는 클라이언트의 생활의 질을 높이는가?
- 그러한 것이 어떻게 일어나는가?(치료사는 앞에서의 질문에 대한 답을 완전히 "네"라고 생각하지만 그 사고를 지지하기 위해서는 어떠한 데이터를 이용할 수 있는가?).
- 작업치료 서비스는 다른 서비스(예컨대 간호보조)의 이용을 감소시키고 비용을 절약하는 서비스가 되는가, 또는 비용이 상승되는 것인가?

제3단계 : 제안의 전개

앞에서 언급한 정보를 수집하고 있을 때에 제1단계와 제2단계로부터의 답을 제안으로서 상세히 그려낼 수 있다. 제안에는 아래와 같은 기본적인 주제를 포함시켜야 한다.

- 생명을 위협하는 질환을 가진 사람들의 작업적 니즈
- 호스피스의 클라이언트에 대한 작업치료란 무엇인가? 서비스는 어떻게 사용되는가?
- 작업치료의 평가와 개입에 관한 문제
- 작업치료 과정에의 케어 제공자의 관여
- 작업치료 서비스의 비용과 이익
- 사례연구
- 참고문헌

제4단계 : 아이디어의 마케팅

작업치료 종사자로서 가장 받아들일 수 있는 마케팅의 정의는 "참된 의미에서의 마케팅은 사람들이 니즈를 인식할 때에 그 니즈에 민감해지고 응답하는 것을 의미한다(Kotler & Andreasen, 1987, p.7)"는 것이다. 생명을 위협하는 질환을 가진 사람들은 앞에서도 언급한 것처럼 아직 충족되어 있지 않은 많은 작업적 니즈를 갖는 경우가 적지 않다.

호스피스 케어에 관여하고 있는 지역사회에 기반을 둔 작업치료 종사자는 호스피스 직원을 교육하는 제안을 만들어내기 위해, 그 호스피스기관의 특정 니즈를 호스피스의 원리에 관한 지식과 결부시킨다. 마케팅의 최초의 단계는 서비스가 제공되는 니즈와 사람 또는 조직을 확인하는 것이다. (1) 호스피스에서의 작업치료 서비스에 관한 지식과 그 가시성(visibility)의 결여, (2) 호스피스의 직원에 의한 작업 기능 장애를 확인하는 것의 제한과 같은 두 종류의 니즈에 관해서 호스피스 직원이 알아차리도록 개선을 도모하는 것은 도움이 될 것이다.

그 제안의 마케팅을 하는 것은 아마도 최대의 도전이지만, 그러나 가장 큰 가치가 있는 것이다. 주저자(first author)가 기존의 몇 가지의 재가 케어에 기반을 둔 호스피스에서 작업치료 서비스를 개발할 무렵에는 마케팅의 방법은 상이하였다. 서비스를 지지하기 위한 다양한 공급 소스로부터 자금을 이용할 수 있고 따라서 단순히 회의나 현장교육을 개최하는 것, 죽음으로 가는 사람들에 대한 강력하고 특유한 서비스로서의 작업치료의 이익을 나타내어 보이는 것 등은 성공적인 것이었다. 판매에 있어서의 강조점(selling point)은 클라이언트와 케어 제공자에 대한 생활의 질, 행복감, 존엄의 수복을 높이는 것으로 전환되는 자립생활기능의 계속을 강조하는 것이었다. 비용절약이라는 오늘날의 풍조 속에서 제안은 작업치료가 어떻게 비용을 절감하는가를 명확히 나타내는 것이어야 한다.

사회적 마케팅이론은 제안의 개발에 있어서 매우 중요하다. MacStravic(1977)은 사회적 마케팅의 5요소를 아래와 같이 그 개요를 서술하였다.

- 지지층(고객)을 확인하는 것.
- 마케팅 환경과 그 여러 문제의 평가

- 마케팅 대상의 선별과 평가
- 마케팅 전략의 디자인
- 마케팅 노력의 계획, 실행, 관리 그리고 평가(Gilkerson(1997)의 고찰에 따름)

전략으로서의 사회적 마케팅은 (1) 목표와 특정의 전략을 가진 명확한 계획의 개발, (2) 마켓의 구분, (3) 소비자의 이익, (4) 다수의 이익을 확인하는 것과 같은 제안의 전개에서 초점을 맞춘 4개 영역에 관련되어 있다.

목표와 특정 전략을 가진 명확한 계획의 개발

이것에는 호스피스 직원, 회의에서 접촉하는 사람 그리고 회의에의 참여가 요망되는 사람들에게 접근하기 위해 특별히 문서화된 계획을 포함시킬 필요가 있다. 제시해야 할 중요한 것은 제안자와 관여하는 호스피스 직원을 위한 행동목표로서 설명되는 협동적 노력을 통해서 달성되는 이익은 "무엇인가"라는 것이다. 만일 그 제안의 제시가 작업치료와 호스피스 사이의 접점(interface)을 설명하는 데에 명확하고 동정심(compassion)과 양호한 비즈니스의 장소로부터 온 것이라면 그 제안은 호스피스 공동체와의 파트너십을 갖게 되는 좋은 기회가 될 것이다.

시장 세분화

시장 세분화(market segmentation)란 누구를 시장에 내놓는가, 무엇을 시장에 내놓는가라는 것을 가리킨다. 이 예에서는 "생산품(product)" 은 작업치료 서비스이다. 그러나 케어 제공자의 부담경감에 관해서 사회복지사와의 회의("시장에 내놓음"), 그리고 비용이나 이익에 대해서 논의함으로써 경영 임원에게 마케팅을 하는 것은 가장 적절한 것인지도 모른다. 또 다른 고려할 점은 제공되는 서비스에 대한 그 호스피스의 상대적인 지리적 위치(농촌 대 도시), 호스피스 클라이언트의 인구통계적 자료(소아 대 고령자), 그리고 태도적인 요인이나 인식적 요인("재활의 전문가가 장애아나 뇌졸중 환자에게 작용하는 경우에 여기서는 어떻게 원조할 수 있는가?")과 같은 것이 포함된다.

소비자의 이익

이것은 제안을 하거나 파기하게 되는 영역이다. "소비자(호스피스의 클라이언트와 케어 제공자 및 그 호스피스 조직)는 왜 이 제품(작업치료 서비스)을 구입하지 않으면 안 되는가?". 제안에서 이 영역은 소비자가 호스피스에서의 작업치료의 가치를 인식하지 못하는 것은 어째서인가라고 이상하게 생각할지도 모른다는 것을 명확히 설명해야 한다. 서비스를 파는 방법은 비용절감, 생활의 질의 개선 그리고 동정적이고 작업에 기반을 둔 실행을 통해서 하는 의미 있는 작업에 의한 계속적인 기능적 자립을 나타내어 보이는 것이다.

다수의 이익("생산품")을 확인하는 것

제안에는 클라이언트를 위한 다양한 개입, 케어 제공자의 부담을 어떻게 경감하는가, 어떻게 재가환경을 개선하는가, 과제와 환경을 어떻게 변경하여 적합을 시키는가, 그리고 비용절감을 부가하는 것 등을 포함하여야 한다. 이들의 모두는 작업치료 종사자에 의해서 공급되는 호스피스의 생산품으로서 완전하게 기술될 수 있는 것이다. 동정심을 유지하면서도 케어에 대해서 사무적으로 접근을 제공하는 것은 지역사회에 기반을 둔 실행영역에 새로운 토대를 구축하게 된다.

사례연구 / CASE STUDIES

Sara 씨

Sara 씨는 전이성 간암이 있는 78세의 여성이었다. 암은 뼈에 전이하여 있고 또한 뇌에도 전이하여 있는 것 같았으나 이것은 확인되지 않았다. Sara 씨는 양로원 간호사의 의뢰를 통해서 작업치료와 처음 만났다(주 : 호스피스 케어는 "케어의 환경"이고 의뢰는 재가나 독립된 호스피스에서만은 아니다). Sara 씨를 "잘 알고 있는" 원조자나 담당간호사는 그녀가 자기가 할 수 있다는 것 이상의 것을 그녀를 위해 해줄 수 있었다. 그러나 그녀는 모든 케어를 거부하고 "열화와 같이 화를 냈다". 작업치료에의 의뢰는 Sara 씨의 셀프케어 기술을 높이고 가능하면 원조자의 부담도 경감하기 위해 이루어진 것이다. Sara 씨와의 첫 만남은 그녀가 치료를 위한 입실을 거부하였기 때문에 출입구의 복도에 서서 거기서부터 자기를 소개하는 것으로 끝났다. 그녀의 권리를 존중하기 위해 치료사는 멀리 떨어져서 작업치료 이익에 대해서 이야기 하고 다음날에도 오도록 계획하고 있다고 Sara 씨에게 전달하였으나 그 약속은 계속 그녀를 크게 실망시켰다.

다음의 방문에서는 Sara 씨는 자기 방으로 들어가는 것을 허용하였다. 치료사는 그녀의 작업경력과 기능적 능력에 대한 인식을 평가하기 위해 침대 곁에 앉았다. Sara 씨는 침대에서부터 나올 수 없었고 또한 자기로서는 많은 과제를 수행할 수 없다고 생각하고 있었다. 그러한 것을 이야기하였을 때 그녀는 침대에서부터 똑바로 일어나서 아주 큰소리로 욕을 하기 시작하였으나, 치료사는 그것을 보고 그녀는 이제까지 생각한 것보다 양호한 가동성이 있다고 인식하였다. 치료사는 다음날도 또 온다고 전하고 다시 그 약속을 지켰다.

Sara 씨는 세 번째의 방문까지에 자기의 말이나 행동 때문에 치료사가 많은 다른 사람들이 한 것처럼 떠나려고 하지는 않는다는 것을 이해하고 마침내 그녀는 협력하기 시작하였다. 그녀는 자력으로 침대 끝에 걸터앉은 자세가 되었으나 주로 근력저하와 결부된 공포를 이유로 천천히 선 자세를 취하거나 옮겨타기(transfer)를 하고 있었다. 결국, 작업치료 기간에서는 자력으로 앉는 것, 서는 것, 휠체어로 옮겨타는 것을 할 수 있게 되었다. Sara 씨는 또한, 적응 기구를 사용해서 자기가 식사를 하기 시작하고 최소한의 보조로 세수나 착탈의를 하기 시작하였다. 머지않아 그녀는 간호사나 보조자의 모든 기분을 파악하여 자기 인생의 놀랄만한 이야기를 이야기하게 되었다. 그녀는 활동에 대한 지구력이 개선되었기 때문에(주의력의 증가와 다른 사람의 할 수 있게 하는 지지에 의해서 강화되어), 작업치료사는 실외에서의 활동계획을 개발하기 시작하였다. 이 무렵에 불같은 성질과 다른 사람의 케어에 대한 빈번한 거부의 배후에 있었던 이유가 밝혀지기 시작하고 이해되기 시작하였다. 그녀는 외동딸로 컸고 페미니즘과 평등권 운동이 일어난 무렵에 자립한 여성이 되었다. 그녀는 젊어서 결혼하고 남편은 결혼 후 머지않아 실명하였다. 그들에게는 자식도 없었다. 그녀는 과일과 야채의 소매점을 경영하는 남편을 돕고 수지를 맞추기 위해 분투하는 일도 자주 있었다. 그녀는 현재의 상당히 의존적인 환경, 다른 사람의 주목의 결여 그리고 미지의 미래를 가진 상태에 있음으로써 공포, 노여움, 좌절감을 갖게 하고 열의를 상실하게 되었다.

Sara 씨는 방에서부터 떠나고 싶다고 마음으로 바라고 있었던 것은 아니었다. 그러나 그녀는 과자를 굽는 것을 좋아하여, 남편의 도움을 받아 케이크나 쿠키를 굽는 일이 적지 않았다는 것을 알게 되었다. Sara 씨가 2층의 부엌에서 "나를 도와주는 멋진 젊은 여성들 전원"을 위해 케이크를 굽는다는 계획이 세워졌다. Sara 씨는 그러한 것이 자기로서는 큰 도전이라고 인식하고 있었으나 그 사람들을 위해 특별히 무엇인가를 하고 싶다고 생각하였다. 이 무렵에는 암은 생각한 것보다 급속하게 전이하여 있고 그녀는 급속히 쇠약하여갔다. 그녀가 자기의 활동을 유지하여 보다 큰 자립을 느끼고 필요로 하는 조절감각을 주기 위해 치료사는 Sara 씨가 과제를 완성할 수 있도록 조리기구와 시간의 틀을 조정하였다. Sara 씨는 자기가 50년 전부터 기억하고 있는 자기가 좋아하는 설탕을 발랐다. 그녀는 이 거대한 케이크를 들고 엘리베이터를 내려서 간호사실(nurse station)까지 휠체어로 운반하였더니, 관계자 전원에 대한 "감사의 케이크"(Sara 씨가 그렇게 불렀다)를 굽는다는 이 간단한 일이 얼마나 훌륭한지를 인식하고 전원이 눈물을 흘렸다. Sara 씨는 전원으로부터 몇 번이나 포옹되거나 키스를 받아, Sara 씨의 생활의 강력한 인상을 남긴 순간을 공유하였다.

그 후, 머지않아 Sara 씨는 기억이나 판단력을 상실하기 시작하였다. 보조자는 매일 그녀를 일으키고 그녀는 간호사실에서 친구들과 함께 앉아있었다. 이 시점에서의 작업치료는 약간 온화한 마사지, Sara 씨가 즐긴 음악 테이프 그리고 그녀가 이전에 일하였던 몇 가지의 약간 가벼운 수공예 활동에 종사하는 것으로 구성되었다. 어느 날, 치료사는 Sara 씨의 치료시간이 되었기 때문에 간호사실로 걸어서 갔더니 그녀는 어제 밤에 사망하였다는 이야기를 들었다. Sara 씨가 모든 사람으로부터 사랑을 받고, 또한 케어 제공자에게 많은 것을 가르쳐주었기 때문에 치료사는 간호사와 함께 소리를 내어 울었다. 표면적인 감정이나 행동은 그렇게 보이지 않는 경우가 있다. 돌봄을 받고 사랑을 받는 것을 정말 기다리고 있는 훌륭한 사람이 있다. 치료사와 다른 사람들은 Sara 씨로부터 작업의 힘 그리고 좋아하는 환경과 협동하는 마음과 신체가 환자와 전문가의 양자에 있어서 멋진 기적을 만들어낸다는 것에 관한 몇 가지의 중요한 교훈을 얻었다.

Bryan 군

Bryan 군은 12세이고 남동생, 여동생, 부모와 함께 살고 있다. 그는 혈우병이고 6세 때에 HIV에 감염되었다. Bryan 군은 발달지체와 HIV의 신경학적 2차 장애에 의한 잘 쓰는 쪽(dominant side)에 영향을 미치는 뇌혈관장애(CVA) 때문에 작업치료에 의뢰되었다. 그는 6학년생 중에서는 평균적인 학생이었고 가족은 매우 신앙심이 깊었으며 모두가 그의 진단을 인식하고 있었다. 작업치료 프로그램은 그가 신변의 생활 활동을 한손으로 잘 수행하는 것을 보조하는 신체적 회복을 위한 활동과 그와 가족이 HIV를 갖고 생활하는 가운데에서의 현재와 미래의 변화에 잘 대처하도록 보조하기 위한 심리사회적 개입으로 구성되어 있었다.

Bryan 군은 한쪽 목발(single crutch) 보행을 하고 학교에서는 "절름발이"라고 놀림을 받았기 때문에 싸우는 일이 많았다(Bryan 군에 따르면). 어머니에 따르면 그는 목발을 방어무기로 사용함으로써 싸움에 이기는 일도 있었다. 작업치료에서는 치료 프로그램 안에 3형제자매 중의 최연장자로서의 역할, 그가 좋아하는 어머니와의 요리, 보드 게임(board game)이나 스포츠에서의 놀이와 같은 그의 생활에서의 의미 있는 측면을 결부시킴으로써 노여움에 대한 개입과 대처법을 편입시켰다. 이러한 것들은 치료활동에 더 한층 관여하도록 그에게 동기를 부여하고 또한 노여움의 관리의 개선에 수반하는 조절감각을 얻는 것에 도움이 되었다. 그는 신발 끈을 매는 데에 적응 기구를 이용할 수 있다는 것, 애플파이를 만들기 위해 사과를 자를 수 있다는 것, 그리고 모든 일상생활활동(ADL)에서 보다 자립하는 것 등을 기쁘게 생각하였다. 작업치료사는 또한 그의 환부 쪽의 기능을 더욱 높이기 위해 신경발달학적 수법을 도입한 게임이나 스포츠의 활동도 사용하였다.

가족은 Bryan 군에게 지원을 아끼지 않았다. 작업치료사는 Bryan 군이 원조를 필요로 하는 것도 어떤 놀이의 활동이나 특히 ADL에서 그의 어린 형제자매를 치료에 가능한 한 포함시키도록 하였다. 치료사는 또한 가족들과 건강관련 활동, 감염의 조절, 건강증진 그리고 HIV에 대해서 몇 번인가 대화를 나누었다. 때로는 어머니는 Bryan 군의 활동수준과 그의 위험한 놀이의 행동(그는 혈우병이라는 위험성에도 불구하고 접촉하는 스포츠를 좋아하였다)을 걱정하였다. 뒤이어서 부모의 정서적 건강을 위해 제한을 설정하는 방법과 격렬한 놀이를 추구하는 Bryan 군과의 균형을 맞추는 것에 대한 부모와의 논의가 계속되었다. 작업치료사는 또한 그들의 신에 대한 신앙이나 그러한 것이 Bryan 군의 건강과 그의 교회 활동에의 참여에 대하여 어떻게 긍정적인 영향을 미치는가의 그들의 종교적 신념을 포함하여 그들과 정신이나 신체의 활동에 대해서 거듭 대화를 나눌 수 있었다. 사회적 시스템 및 전반적 건강과 면역기능에 대한 사회적 지원이 긍정적 영향을 미친다는 것에 관한 연구는 잘 알려져 있다. 이들의 활동과 논의는 그들에게 아이를 기능의 변화에 적응시킨다는 것이 아니라 여전히 생활에 종사하고 있다고 봄으로써 혈우병이나 HIV를 가진 아이라는 관점을 초월하여 볼 수 있도록 하였다.

작업치료사는 Bryan 군이 약물내성이 생기기까지 약 1년간 그와 가족에게 단속적으로 작용하였다. 마침내는 바이러스 부하(HIV의 증가)가 그를 압도하였다. 그는 침대 밖으로 나올 수 없게 되었을 때에도 여전히 보드 게임을 하면서 놀거나 요리로 어머니를 도울 수 있었다. 그러한 요리활동을 하기 위해, 또한 그가 여전히 가족 시스템의 일부이기 위해서 그와 가족에 의해서 적응이 시행되었다. Bryan 군의 죽음은 많은 사람들을 슬프게 하였다. 훗날 어머니는 Bryan 군이 자기가 만든 애플파이를 좋아해준 작업치료사에 대한 것을 기뻐하였다는 것, 그리고 자기가 "많은 즐거움"을 가질 수 있었다는 그의 편지를 작업치료사에게 보내왔다. 작업치료가 Bryan 군과 그와 같은 다른 사람들을 위해 유지할 수 있었던 생활의 질과 존엄은 큰 선물이다.

맺는말 / CONCLUSION

이 단원에서는 독자가 이미 갖고 있는 풍부한 작업에 관한 지식을 높이고 그리고 종말기나 생명을 위협하는 질환을 가진 사람들의 생활의 맥락에서 사용되는 그 힘을 나타내어 보이기 위해 계획된 정보를 제공하여왔다. 인생의 종말에 정신, 신체, 영혼을 작용하도록 촉진하는 것은 전문직 종사자가 그 사람의 인생에 가해진 질을 인식할 때는 매우 보람이 있는 일이다. 건강과 치유(healing)는 치료(cure)가 없어도 촉진되는 것이다.

작업치료는 종말기 질환을 가진 사람에게 의미 있는 작업의 기회를 제공하기 때문에 호스피스 케어의 중요한 구성요소이다. 의미 있는 작업은 죽음으로 가는 과정에서조차도 인생의 연속성이라는 감각을 촉진할 수 있다. 죽음의 늦은 단계에서는 신체기능의 회복은 불가능하지만, 클라이언트와 가족으로서 중요한 심리사회적 니즈는 작업치료 개입을 통해서 충족할 수 있다.

Bolen(1996, p.79)은 아래와 같이 언급하고 있다.

> 우리들의 타고난 재능을 사용하고 발달시키도록 우리에게 요청하는 일(생활과 마찬가지로)은 개인적으로 의미 있는 것이다. 우리들에게 흥미를 갖게 하는 일은 우리들이 성장하기 위한 도전이며 우리들을 생활에 창조적으로 참여하는 기회를 제공하고 있다. 이러한 일을 하였을 때에 우리들은 자기를 진짜이고 자기에게 충실하다고 느낀다. 우리들이 하고 있는 일이 자기가 좋아하는 것이었을 때 그것은 우리들의 참된 모습의 표현인 것이다.

클라이언트가 자기 인생의 가장 의미 있는 일에 종사하는 기회를 만들어내고 그것에 의해서 그들의 인생의 일에 종사시키는 것은 작업치료 종사자의 도전이다.

학습문제 / STUDY QUESTIONS

1. 작업치료의 중요한 개념과 원리를 호스피스의 철학과 비교하여 대비하시오.
2. 오늘날의 헬스 케어 시장에서는 비탄과 사별의 서비스에서의 작업치료의 역할이 있는가? 왜 있다고 생각하는가? 또는 왜 없다고 생각하는가?
3. 아래의 사례에 대한 적절한 평가와 치료접근을 간결하게 기술하시오.
   Bob 씨. 에이즈의 말기인 33세의 남성. 학위취득이 가까워진 대학원생. 최근, 그는 폐렴의 발작이 있고 호스피스 서비스를 이용하기 위해 병원에서부터 자택으로 퇴원하였다. 그는 간호사인 여성 한방 친구(roommate)의 케어를 받고 있다. 그에게 중요한 사람이었던 Mark씨는 Bob 씨로부터 멀어져서 그 상황에 대처할 수 없다. Bob 씨는 음악, 정원손질, 독서를 포함하는 많은 취미를 갖고 있다. 그는 이 6년간을 에이즈와 함께 살고 있다.
4. 당신의 지역사회의 호스피스 제공 사업자를 확인하고 간이 니즈 평가를 실시하거나 작업치료 상담역 서비스를 제공하기 위한 간단한 제안을 적으시오.

인용문헌

Agich, G.J. (1978). The ethics of terminal care. *Death Education, 2*(1–2), 163–171.

American Occupational Therapy Association (1987). *Guidelines for occupational therapy services in hospice.* Rockville, MD: American Occupational Therapy Association.

Bolen, J.S. (1996). *Close to the bone: Life threatening illness and the search for meaning.* New York: Scribner.

Bye, R. (1998). When clients are dying: Occupational therapists' perspectives. *Occupational Therapy Journal of Research, 18*(1), 3–24.

Capra, F. (1982). *The turning point: Science, society and the rising culture.* New York: Bantam.

Corless, I.B. (1983). The hospice movement in North America. In C.A. Corr and D.M. Corr (Eds.), *Hospice care: Principles and practice* (pp. 335–351). New York: Springer.

Flanigan, K. (1982). The art of the possible . . . occupational therapy in terminal care. *British Journal of Occupational Therapy, 45*(8), 274–276.

Gammage, S.L., McMahon, P.S., and Shanahan, P.J. (1976). The occupational therapist and terminal illness: Learning to cope with death. *American Journal of Occupational Therapy, 30,* 294–299.

Gilkerson, G. (1997). *Occupational therapy leadership: Marketing yourself, your profession and your organization.* Philadelphia: F. A. Davis.

Hasselkus, B. (1993). Death in very old age: A personal journey of caregiving. *American Journal of Occupational Therapy, 47*(8), 717–723.

Health Care Financing Administration. (1983). Medicare program, hospice care: Final rule. *Federal Register,* 56008–56036, December 16.

Holland, A. (1984). Occupational therapy and day care for the terminally ill. *British Journal of Occupational Therapy, 47*(11), 345–348.

Holland, A., and Tigges, K.N. (1981). The hospice movement: A time for professional action and commitment. *British Journal of Occupational Therapy, 44*(12), 373–376.

Jaffe, E.G., and Epstein, C.F. (1992). *Occupational therapy consultation: Theory, principles and practice.* St. Louis: Mosby.

Koff, T. (Ed.). (1980). *Hospice: A caring community.* Cambridge, MA: Winthrop.

Kotler, P., and Andreasen, A. (1987). *Strategic marketing for non-profit organizations.* Englewood Cliffs, NJ: Prentice Hall.

Kubler-Ross, E. (1969). *On death and dying.* New York: MacMillan.

MacStravic, R.E. (1977). *Marketing health care.* Germantown, MD: Aspen.

National Hospice Organization. (1979). *Standards of hospice program of care.* Rosslyn, VA: National Hospice Organization.

National Hospice Organization. (1999). Web page. *http://www.nho.org/ques.html*

Peloquin, S. (1997). The spiritual depth of occupation: Making worlds and making lives. *American Journal of Occupational Therapy, 51*(3), 167–168.

Peloquin, S., and Christiansen, C. (1997). Special issue on occupation, spirituality and life meaning. *American Journal of Occupational Therapy, 51*(3). Rockville, MD: American Occupational Therapy Association.

Pizzi, M. (1983). Hospice and the terminally ill geriatric patient. *Physical and Occupational Therapy in Geriatrics, 3*(1), 45–54.

Pizzi, M. (1984). Occupational therapy in hospice care. *American Journal of Occupational Therapy, 38,* 252–257.

Pizzi, M. (1986). Care of the terminally ill, part 1: General principles. In *Role of occupational therapy with the elderly* (pp. 241–249). Rockville, MD: American Occupational Therapy Association.

Pizzi, M. (1990). The transformation of HIV infection and AIDS in occupational therapy: Beginning the conversation. *American Journal of Occupational Therapy, 44*(3), 199–203.

Pizzi, M. (1992). Hospice: The creation of meaning for people with life-threatening illness. *Occupational Therapy Practice, 4*(1), 1–8.

Pizzi, M. (1993). Environments of care: Hospice. In H. Hopkins and H. Smith (Eds.), *Willard and Spackman's occupational therapy* (8th ed., pp. 853–864). Philadelphia: Lippincott.

Rando, T.A. (1984). *Grief, dying and death: Clinical interventions for caregivers.* Champaign, IL: Research Press.

Saunders, C. (1965). The last stages of life. *American Journal of Nursing, 65*(3), 70–75.

Yerxa, E.J. (1967). 1966 Eleanor Clarke Slagle lecture: Authentic occupational therapy. In *A professional legacy: The Eleanor Clarke Slagle lectures in occupational therapy, 1955–1984* (pp. 155–173). Bethesda, MD: American Occupational Therapy Association.

참고문헌

Benson, H., and Stark, M. (1997). *Timeless healing*. New York: Fireside.
Cousins, N. (1989). *Head first: Biology of hope*. New York: Dutton.
Dossey, L. (1996). *Alternative therapies: Special issue on love and human interconnectedness*. Thorofare, NJ: Slack.
Flowers, B.S., and Grubin, D. (Eds.). (1993). *Healing and the mind with Bill Moyers*. New York: Doubleday.
Moore, T. (1992). *Care of the soul*. New York: HarperCollins.
Moore, T. (1996). *The re-enchantment of everyday life*. New York: HarperCollins.
Pizzi, M. (1996). *HIV Infection and AIDS: A professional's guide*. Silver Spring, MD: Positive Images and Wellness.
Pizzi, M., and Burkhardt, A. (1998). Cancer and AIDS. In M. Neistadt and E.B. Crepeau (Eds.), *Willard and Spackman's occupational therapy* (9th ed., pp. 705–715). Philadelphia: Lippincott.
Pizzi, M., Mukand, J., and Freed, M. (1991). HIV infection and occupational therapy. In J. Mukand (Ed.), *Rehabilitation for patients with HIV disease* (pp. 283–326). New York: McGraw-Hill.
Pizzi, M., and Wilson, C.F. (Eds.). (1997). *Alternative and complementary care and the allied health professions*. Silver Spring, MD: National Center for Wellness and Health Promotion.
Siegel, B. (1986). *Love, medicine and miracles*. New York: Harper and Row.
Siegel, B. (1989). *Peace, love and healing*. New York: Harper and Row.
Tigges, K.N., and Marcil, W.M. (1996). Palliative medicine and rehabilitation: Assessment and treatment in hospice care. In *ROTE* (*role of occupational therapy with the elderly*) (2nd ed., pp. 743–763). Rockville, MD: American Occupational Therapy Association.
Weil, A. (1995). *Spontaneous healing*. New York: Ballantine.

제 14 장

조기개입 프로그램

Early Intervention Programs

■ 개요

핵심이 되는 용어

확충(Amplification)
커리큘럼에 기초한 측정
(Curriculum-based measurement : CBM)
조기개입(Early intervention)
생태학적 환경평가(Ecological evaluation)
적격성(Eligibility)
가족중심의 철학
(Family-centered philosophy)
무료이고 적절한 공교육
(Free Appropriate Public Education : FAPE)
개별적 가족서비스 계획
(Individualized family service plan : IFSP)
여러 학문분야 사이에 걸치는 팀
(.Interdisciplinary teaming)
여러 전문분야에 걸치는 팀
(Multidisciplinary team)
자연환경(Natural environments)
서비스 코디네이터(Service coordinator)
해결에 초점을 맞춘 질문
(Solution-focused questions)
여러 학문분야를 망라하는 팀
(Transdisciplinary teaming)

학 습 목 표

이 단원은 독자가 아래의 것을 할 수 있도록 적은 것이다.

- 조기개입 프로그램의 개발에 영향을 미친 법률을 설명하는 것.
- 조기개입 서비스의 니즈를 나타내어 보이고 있는 사건을 설명하는 것.
- 조기개입 프로그램의 구성요소를 확인하는 것.
- 조기개입 프로그램에서의 작업치료사의 역할을 검토하는 것.
- 조기개입 작업치료 서비스를 위한 평가와 측정의 도구의 적절한 영역을 확인하고 설명하는 것.
- 조기개입에 가족의 관여의 중요성을 고찰하는 것.
- 조기개입 프로그램에서의 작업치료 서비스의 질에 관한 중요한 측면을 확인하는 것.

서론/*INTRODUCTION*

조기개입은 탄생에서부터 3세까지의 아이들을 위하여 주정부가 실시하는 연방정부에 의한 위탁 프로그램이다. 주정부는 "장애를 가진 영유아와 그 가족을 위한 조기개입 서비스에 대한 주 전체의 포괄적이고 조정되고 여러 학문분야사이와 관계부처간의 프로그램을 개발하여 시행하고 연방·주·지방 및 사적인 자원으로부터의 조기개입 서비스에 대한 지불의 조정을 촉진하는 것(34CFR303.1 [a] [b]" 의 권한이 주어져 있다. 주된 목적은 이 서비스에 적격일지도 모르는 발달지체아를 확인하고 그 아이를 돌보는 가족의 능력을 촉진하기 위해 필요한 서비스를 제공하는 것이다. 장애인 개별교육법(Individuals with Disabilities Education Act : IDEA)과 1997년의 현행의 장애아교육법 개정(HR5)은 이 프로그램의 구성요소를 정의하고 있다. 그 C부은 장애가 있는 개인의 특별한 니즈를 충족하기 위한 센터나 서비스를 다루고 있고, H부는 장애가 있는 영유아를 정의하고 있다. **무료이고 적절한 공교육**(free Appropriate Public Education ; FAPE)에 필요한 구성요소는 B부, C부, H부에 있고 모든 장애아에 대한 교육의 제공을 위탁하고 있다. 주정부는 아이들에 대한 서비스의 시행과 배치를 조정한다. 1997년의 개정은 이들의 영유아를 위해 데이케어 센터(day-care centers), 데이케어 홈(day-care homes), 유치원 프로그램과 같은 **자연환경**에서의 서비스 제공을 포함하는 더 폭넓은 환경을 위탁하고 있다. 장애아는 장애가 없는 같은 연령의 친구와 함께 그 지역사회에 있어야 한다. 팀의 책임은 이들의 아이들의 계속적 발달을 지원하기 위한 서비스를 지역사회 환경 속에서 제공하는 것이다.

이 단원은 조기개입의 필요성과 목적 및 법률로 위탁된 조기개입 프로그램의 구성요소를 검토한다. 조기개입 서비스에의 작업치료의 참여에 대해서는 평가, 가족참여, 부모교육 그리고 기록 문서를 포함하여 설명한다. 이에 더해서 조기개입에서의 특별히 고려할 점을 논의하고 마지막으로 3개의 사례연구를 통해서 그 주된 개념을 묘사한다.

조기개입 프로그램 / EARLY INTERVENTION PROGRAMS

조기개입 서비스 공급의 전제는 개입의 개시가 빠르면 빠를수록 그 가족과 아이의 성과가 좋아진다는 것이다. 고위험군의 아이가 생존하고 잘 자라기 위해서는 최적의 환경이 매우 중요하다는 것을 연구는 보여주었다(Horowicz, 1982 : Korner, 1987). Gordon(1969)의 선구적 연구는 부모가 다른 부모의 훈련자로서 작용하는 것을 가르쳐주었다. Gordon의 연구는 이 모델에 의한 프로그램에서 아이의 발달이 의미 있게 개선되었다는 것을 보여주었다. 어머니들이 가르치는 방법은 지시적이 아니고 보다 지원적으로 되었다는 개선을 보여주었다(Gray, 1976).

현재의 조기개입 시스템은 "어버이 친화적(parent friendly)"으로 되는 것, 그 지역사회가 필요한 자원을 이용하거나 개발하는 것, 어버이와 전문가의 협동을 촉진하는 것, 자원의 단편화(fragmentation)와 격차를 최소한으로 하는 것 등을 지향하고 있다(Baldwin, Intriligator, Jeffries, Kaufmann & Walsh, 1990). 가족은 장점과 니즈를 확인하는 비공식적인 방법을 선호한다는 것을 연구는 보여주고 있다(Summers et al., 1990).

니즈의 표명

과거에는 어버이들은 장애아를 시설에 넣는 것을 강력하게 희망하고 있었다. 사회의 변화는 그 아이의 장애에 상관없이 가족이 그 아이를 자택에서 양육하고 싶다는 기대에 공헌하여왔다. 가족에 따라서는 그 수준에서의 양육을 능숙하게 처리하기 위해 강력한 개입과 지원을 필요로 하고 있다. 연구는 전문가가 정보, 정서적 지원, 계속적 서비스를 제공함으로써 가족을 원조할 수 있다는 것을 시사하고 있다(Featherstone, 1980).

미합중국에서의 가족의 변화는 한쪽 어버이의 증가를 야기하고 있다. 전근(job relocation)은 그 지역의 자원으로서 이용할 수 있는 대가족이 적어진다는 결과를 야기하는 하나의 요인이다. 이러한 아이의 양육지원 자원의 감소는 주된 양육자에게 더 큰 스트레스를 자아내고 있다. 부모가 모두 있는 가족에서조차도 이러한 아이들의 주된 양육자인 어머니(Crowe, 1993)가 여전히 사회적 고립의 위험에 노출되고 있다. 그들은 자원과 일관된 사회적 지원이 제공되면 보다 양호한 기능을 발휘할 수 있다(Anderson & Telleen, 1992).

연구는 의학적으로 취약한 아이들이 과거에 그러하였던 것보다 보다 오래 산다는 것을 보여주고 있다(Fitzsimmons, 1993 : Gortmakeer & Sappenfield, 1984). 장애와 만성병을 가진 아이의 전체 모집단의 크기는 안정된 상태로 머물러 있지만, 더욱 연장된 수명은 아이의 성장에 수반하는 시간과 함께 니즈의 변화를 잇달아 가족에게 야기하게 할 것이다(Wallace, Biehl, MacQueen & Blackman, 1997).

이에 더해서 장애아의 대부분은 가난하고 기능장애에 빠진 가족과 낙후된 지역사회 안에서 생활하고 있는 경우가 있다(Thompson, 1992). 빈곤은 능력 장애 위험성의 증대, 그리고 만성적인 건강상의 상태와 관련되는 문제에 의한 입원의 증가와 결부되어 있고(Newacheck, 1989 : Wissow, 1988) 장애아를 더욱 크게 축적된 위험에 놓이게 한다.

복잡하고 다양한 건강보험 제공자가 장애아의 니즈를 충족시키는 것에 관한 혼란에 박차를 가하고 있다. 고용인의 부담(copayments), 지병(pre-existing conditions), 공제(deduction) 그리고 문지기 역할을 하는 사람으로서의 주치의를 포함하는 계약은 가족을 혼란시키는 경우가 많다. 주정부의 메디케어

시스템은 다양한 적격성 기준을 설정하고 있다. 어떤 주에서 인정된 아이일지라도 또 다른 주에서는 인정되지 않는 경우가 있다. 민간보험의 지불을 받고 있는 아이들도 개인별 균일 할당제(capitation)라는 문제에 직면하고 있다. 가족은 이러한 갭을 메우기 위해 조기개입 프로그램을 필요로 하고 있고 자기의 아이에 대한 케어를 보증하기 위해 서비스 제공자의 시스템과 협상을 한다.

각각의 주정부는 가족의 특별한 니즈와 자원에 대처하기 위해 계획된 연방정부의 가이드라인에 기초하여 조기개입 시스템을 개발하고 있다. 작업치료사는 자기가 실행하고 있는 주정부의 특별한 정보를 추구할 필요가 있다. 대부분의 조기개입 프로그램은 주정부 교육성과 연관을 시켜서 운영되고 있다.

조기개입의 구성요소

확인

각 주정부는 서비스에 적격일지도 모르는 아이들을 확인하는 시스템을 설정하여 그 사람들을 조기개입 시스템에 의뢰하여야 한다. 발달지체가 의심되는 아이들은 작업치료사, 부모, 의사, 다른 건강제공자 및 지역사회 기관을 포함하는 다양한 자원을 통해서 확인될 것이다. 의뢰를 위해서는 전형적으로는 어떤 국번(보통은 800번 서비스인 수신자부담 통화)을 이용할 수 있다.

적격성의 결정

각 주 전체의 시스템의 하나의 구성요소는 "지방 주도기관(local lead agency)" 의 설치이다. 이 지정기관은 주에 따라서 다양하다. 대부분의 경우 그것은 주정부 교육성의 하나의 부문으로 되어있다. 그 지방 주도기관은 " 적격성"을 결정하기 위해 부모와 평가의 예정을 세운다. 적격성이란 그 주의 기준에 따라서 그 아이가 조기개입 서비스를 받을 자격이 있는지 아닌지에 대한 것이다. 이 평가과정은 어버이의 서면동의를 얻어 개시된다. 평가는 다양한 훈련을 쌓은 전문직에 의해서 실행된다. 평가득점은 주에 따라서 다양하지만, 서비스의 적격성을 결정하기 위해 사용된다. 하나 또는 그 이상의 영역에서의 특정수준(25%와 같은)의 발달지체 또는 어떤 두 영역에서 기준치 이하의 2개의 표준편차가 적격성(eligibility)을 이루고 있을지도 모른다. 어떤 주에서는 고위험성에 대한 전문직의 의견에 기초한 " 위험한 환경에 있는" 범주는 아이에게 자격을 줄지도 모른다.

평가와 사정

1977년의 IDEA는 평가과정에 관한 특정의 정보를 포함하고 있다. 평가는 의뢰에서부터 45일 이내에 시행되어야 하고 또한 가족에게 적합한 모국어 또는 지역사회적인 특성 안에서 제공되어야 한다. 평가의 도구는 문화적 또는 인종적으로 편견을 가진 것이어서는 안 된다. 많은 주정부는 선택할 수 있는 평가의 도구로서 특정의 도구를 제시하고 있으며 그 결과를 지지하기 위해 다른 임상적 정보를 수반하는 의견을 서면으로 표명하는 것을 허용하고 있다. 어버이는 자기 아이의 능력에 관한 정보를 제공하기 위해 그 평가과정에 포함되어야 한다.

아이의 연령, 성별, 민족적 배경, 모국어, 문화 등의 다양한 요인, 가족이나 팀의 니즈 등의 정보는 평가도구의 선택에 영향을 미친다. 사정(assessment)은 (1) 운동적, (2) 인지적, (3) 사회적-정서적, (4) 의사소통적, (5) 적응적인 발달과 같은 5개 영역에서의 수행을 사정하는 표준화된 검사법이어야 한다.

일단 평가요청을 받으면 아이의 기록을 주의 깊게 검토한다. 이 기록에는 과거의 의료경력과 기준선(baseline)이 되는 기능과 장애를 나타낼 가능성을 가진 이제까지의 검사결과가 포함될 것이다. 필요하다면, 치료사는 의료기록과 이제까지의 검사보고서를 얻기 위해 어버이의 허가를 요청하는 경우도 있다.

가장 우수한 실행 연구는 다면적인 환경 또는 정황 속에서의 아이의 평가가 그 평가의 신뢰성을 높인다는 것을 보여주고 있다(Miller, 1994). 가능하다면 작업치료사는 자택, 데이케어나 보육원, 기타의 자연환경에서 그 아이의 관찰을 시행하여야 한다. 평가될 요인에는 상이한 환경에 대한 반응, 수행에 대한 친구의 역할모델의 영향, 혼자 하는 기능과 집단에서의 기능, 다른 아이들이나 부모 이외의 사람과의 사회적-정서적 및 의사소통의 기술(skills)이 포함된다.

조기개입 프로그램은 주로 주된 평가자와 제공자인 교사에 대한 교육적 모델이다. 조기개입 팀에는 작업치료사, 물리치료사, 언어청각사, 간호사, 기타의 이용할 수 있는 사람을 포함하는 다수의 전문직이 있어야 한다. 보통은 교사가 되지만 팀 구성원의 한 사람이 주된 평가를 시행하는 경우가 있다. 이 사람은 검사를 실행하고 다음으로 5개 영역에 걸치는 검사결과에 기초하여, 언어치료나 작업치료와 같은 다른 서비스를 요청한다. 예컨대 작업치료사는 영유아의 평가과정에 관여하는 경우도 있다.

또 하나의 구성방식(format)은 무대-스타일(arena-style) 평가이다. 복수의 서비스 제공자들이 주요한 한 사람 내지 두 사람의 주된 평가자에 의해서 실행되는 평가를 관찰하기 위해 동시에 모인다. 각각의 팀 구성원은 정보를 기록하여 그 아이의 능력을 논의한다. 팀 구성원은 관찰결과에 대해서 논의하고 공동으로 평가보고서를 작성한다. 아이는 검사득점에 기초하여 조기개입 서비스에 적격인지 아닌지가 결정될 것이다. 평가에 이어서 보고서가 작성되고 그리고 정당한 것이라고 한다면 개별적 가족서비스 계획(Individualized family service plan : IFSP)이 작성된다. 평가결과와 관찰은 작업치료를 포함하는 적절한 서비스 제공자에게 의뢰하기 위해 사용된다. 예컨대 아이가 적응기술과 미세운동기술에서 낮은 득점을 보였다면 보통 작업치료 서비스에 의뢰된다.

개별적 가족서비스 계획(IFSP)

일단 적격성이 밝혀지면, 개별적 가족서비스 계획(IFSP)이라 불리는 서면에 의한 계획이 팀에 의해서 작성되어야 한다(Box 14-1 참조). 많은 기관이 관여하고 있음에도 불구하고 IFSP는 하나밖에 작성되지 않는다. 가족은 IFSP 개발의 중요한 참여자이다. 아이에게 필요한 서비스는 지역사회기관이 그 서비스를 제공할지도 모르는 것을 포함하여 이 계획에서 문서화되어야 한다. 이 계획은 서비스의 제공자, 치료의 빈도, 가족의 목표 및 관계되는 자원을 특정하고 있다. 기대되는 성과도 명백히 언급되어 있다. 이 과정은 아이의 니즈, 가족자원, 우선순위, 관심사 그리고 지지를 확인할 것이다. 서비스 조정자의 지정과 가족과의 회의도 포함하는 이 과정의 결론에서는 서비스의 성질과 범위가 상세히 설명될 것이다.

작업치료는 이 IFSP 계획 하에서 영유아에 대한 주된 서비스 제공자가 되는 경우가 있다(Decker, 1992). 작업치료는 유일한 서비스 제공자일지도 모르고, 제공자의 팀의 일원이 될지도 모른다. 각각의 계획은 그 아이와 가족의 니즈에 맞춰서 마련된다. 작업치료의 니즈가 확인된 아이는 어떠한 아이일지라도 그 서비스를 받아야 한다. **서비스 조종자**(Box 14-2 참조)는 부모와 제공자에 대한 상담역으로서 기능을 한다.

서비스 조정자는 부모나 기타의 가족이나 전문직을 훈련하고 의료직과의 면담예약을 조정하며, IFSP

Box 14-1

개별적 가족서비스 계획(IFSP)

IFSP의 과정은 아래의 정보를 수집한다.

- 아이의 현 상황
- 가족자원, 우선순위, 관심사
- 기대되는 주된 성과
- 특정 서비스 — 그 빈도, 기간, 제공자 및 개시일
- 다른 서비스, 예컨대 의료 서비스의 니즈
- 서비스 조정자의 성명
- 3세에서의 이행(transition)을 지원하는 단계

과정에 참여하고 또한 서비스 제공자와의 관계를 확립하는 것에 관여할 것이다. 이에 더해서 서비스 조정자는 아이가 3세가 되었을 때, 공립학교에의 이행계획에 대해서 가족을 지원한다. 서비스 조정자는 가족과 가장 많이 접촉하고 가족과 아이의 니즈를 보다 전체적으로 볼 수 있다. 이 프로그램의 모델은 서비스 조정자가 적극적이고 가족 중심적이며 그리고 능력을 촉진하는 것에 의해서 가족에게 할 수 있도록 한다는 가정을 하고 있다(Bailey, Palsha & Simeonsson, 1991 ; Dunst, Johanson, Trivette & Hamby, 1991). 작업치료사도 서비스 조정자의 역할에 종사하여 서비스를 제공할 수 있으나, 그것은 전문직으로서 관여하는 횟수를 감소시키게 될 것이다.

부모는 IFSP의 과정과 연관성이 있는 많은 권리를 갖고 있다(Box 14-3 참조). 부모는 언제라도 기록을 검토할 수 있고 또한 의학정보를 IFSP 팀과 공유하는 것에 동의할 수 있다. 부모가 서비스에 불만이 있거나 문서화된 IFSP의 서비스가 제공되어 있지 않다는 것을 알게 된 경우, 그 과정을 당연한 것으로 하도록 요구할 권리가 있다. 이것은 분쟁을 해결하기 위해 공정한 조정자에 의해서 시행되는 심리를 포함하는 법적 절차이다. 이러한 것은 조기개입 서비스를 받고 있는 자기 아이의 니즈에 대한 계획에 관한 가족의 권리를 명확히 설명하고 있다.

법률에는 또한 서비스는 자연의 환경, 즉 연령이나 활동에 따르지만, 아이들이 언제나 있는 장소에서 제공되어야 한다 하고 있다. 이것에는 자택, 데이케어 제공자의 집, 데이케어 센터, 보육원과 놀이터가 포함된다. 부모는 서비스의 제공 장소의 선택에 있어서 팀을 유도하는 정보를 갖고 있다. 작업치료사는 보육원에 매월 1회 방문을 하면서 주로 자택에서, 또는 그 반대의 형태로 그 아이를 치료하도록 요구될지도 모른다. 결정은 가족과 영유아의 니즈에 기초하여 개별적으로 이루어진다. 1997년의 개정은 아이들이 친구들과 함께 하는 자연스럽고 폭넓은 환경에 놓이는 것을 강력하게 옹호하고 있다. 서비스 제공도 역시 이러한 폭넓은 환경에서 제공되어야 한다.

팀 구성원

조기개입 팀의 구성원은 보통 아이에게 작용하는 부모, 교사, 치료사 그리고 다양한 계약에 의한 서비스 제공자를 포함하는 기타의 사람들로 구성되어 있다. 작업치료사는 이 팀 구성원의 한사람이 될 수 있다. 이 팀의 주된 목표는 IFSP에 문서화되어 있는 것처럼 가족에게 필요한 서비스를 제공하는 것이다. 각각의 팀은 가족의 니즈에 기초하여 편성된다. 서비스 제공자에 따라서는 빈번하게 함께 일하고 서로 친해지는 일도 있을 것이다. 팀 구성원은 특정의 서비스 제공을 위해 계약하고 있는 다양한 기관의 대표자가 되는 경우가 많다. 목적, 목표, 그리고 철학에 대해서 명확하고 초점을 맞춘 표현을 한 팀은 보다 효과적으로 기능을 한다.

Briggs(1993)는 팀의 성공을 위해 반드시 필요한 10개의 질(qualities)을 설명하고 있다. 논의된 가장 중요한 질의 하나는 "의사소통(communication)"이다. 팀은 자기들의 상황에 걸맞은 의사소통 시스템

Box 14-2

서비스 조정자의 역할

- 부모나 제공자와 상담하는 것.
- 부모나 기타의 사람을 훈련하는 것
- 팀 평가나 IFSP 과정에 참여하는 것
- 조기개입과 다른 헬스 서비스를 조정하는 것
- 서비스에의 접근, 계약, 옹호를 확실하게 시행하는 것.

Box 14-3

부모의 권리의 요약

- 자기 아이의 평가의 필요성에 동의하는 것
- 자기 아이의 기록을 검토하는 것
- 의학적 정보를 팀과 공유하는 필요성에 동의하는 것
- 서비스가 변경되거나 거부되기 전에 사전에 서면에 의한 통지를 받는 것
- 논쟁을 해결하는 적절한 과정을 갖는 것
- 공정한 중재자를 이용할 수 있는 것

을 개발한다. 오늘날의 테크놀로지는 팩스, 휴대폰, 음성 메시지 그리고 이메일과 같은 이전보다도 많은 의사소통 방법을 가능하게 하고 있으며 그것은 팀 구성원에게 다른 사람으로부터의 지도를 추구하거나 지식을 공유하는 폭넓은 기회를 제공하고 있다. 팀 구성원은 원격지에서 일하고 있을 때조차도 그들은 의사소통을 취하기 위한 창조적 수단을 개발할 수 있다. 구성원이 서로 중요한 정보를 전달하는 방법을 정한 일련의 규칙을 문서로 하는 것은 양호한 의사소통을 촉진하는 데에 큰 이점이 된다.

조기개입 팀의 일에 있어서 중요한 또 하나의 구성요소는 문제해결이다. 팀 회의는 반드시 필요하고 시간과 장소에 관한 그 기관으로부터의 약속을 필요로 한다. 회의는 결정을 내리는 것과 생산적인 것이어야 한다. Briggs(1997)는 팀이 긍정적이고 생산적인 방법으로 어려움을 극복하는 것을 돕기 위한 정보를 통합하였다. 문제해결 상황에서 사용할 수 있는 5단계의 의사결정 모델은 문헌에 개략적으로 설명되어 있다(Briggs, 1991).

기본적으로는 3개의 상이한 팀 모델이 있다. 그들은 (1) 여러 전문분야에 걸치는 팀(multidisciplinary team), (2) 둘 이상의 분야에 걸치는 팀(interdisciplinary team), (3) 여러 학문분야에 걸치는 팀(cross-disciplinary team)이다. 여러 **전문분야에 걸치는 팀**은 각각의 전문직이 개별적으로 평가를 실행하고 각각의 목표를 적는다는 오래된 모델이다. 둘 이상의 분야에 걸치는 팀은 목표의 운선순위를 매기기 위해 공동으로 논의를 하지만 개별적으로 평가에 관여하고 보다 조정된 서비스를 가능케 한다(Case-Smith & Wavrek, 1993). **여러 학문분야에 걸치는 팀**은 참여하고 있는 스태프의 전문영역 사이의 역할, 책임, 기능이 서로 중복되어 관여한다. 이것은 유연성을 허용하고 미리 결정된 전문성의 경계를 포기하는 것이다. 모든 팀 구성원은 이 역할에 대비하여 크로스 트레이닝(cross-training)에 관여한다. 이 크로스 트레이닝은 개발하는 데에 시간을 필요로 하고 또한 팀 구성원이 아이의 발달과 치료적 개입에서 견고한 기반을 가질 것이 요구된다. 이 크로스 트레이닝은 팀이 다음의 일련의 역할 발달단계를 통해서 개선하는 것이 포함된다. 이들은 역할의 연장, 역할의 강화, 역할의 확대, 역할의 교환, 역할의 면제, 역할의 지원 그리고 역할의 이행(transition)이다(Briggs, 1993). 이들의 단계에 대해서 더 상세한 정보가 필요한 독자는 인용되어 있는 문헌을 참조하기 바란다.

여러 학문분야에 걸치는 팀을 형성하는 데에 장애물 또는 장벽이 되는 것에는 철학과 전문직의 차이, 법적 책임, 면허상의 한계, 서비스 제공자의 교육의 다양성, 면제된 역할에 훈련을 받은 기술이 일관성이 없는 숙달정도 그리고 지불이나 진료수가의 방침 등이다(Orlove & Sobsey, 1991 : Ottenbacher, 1983).

일반적으로는 팀 구성원의 한 사람이 여러 학문분야에 걸치는 팀과 함께 가족에 대한 주된 제공자가 된다. 필요에 따라서 팀 구성원을 상담역으로서 이용한다. 이러한 것에 의해서 팀은 아이를 위해 전체론적인 프로그램을 개발하고 또한 가족의 구성원과의 보다 강력한 관계를 구축할 수 있다. 이에 더해서 가

족은 한 사람의 주된 서비스 제공자와 쾌적하게 지내는 시간을 얻을 수 있다. 이러한 것은 가족과의 효율적인 시간과 신뢰의 확립에 있어서 최선의 옵션일 것이다. 넓은 농촌지대를 담당하는 프로그램의 경우, 이러한 것은 또한 이동시간을 단축시켜서 가족과의 1대 1의 시간을 증가시키는 데에 도움이 된다.

자격이 있는 작업치료 조수(COTA)도 조기개입 팀의 없어서는 안 되는 구성원이 될 수 있다. 그러나 이 여러 학문분야에 걸치는 모델의 요청은 초보자인 COTA의 이용을 금지하고 있는 경우도 있다. OTR과 COTA는 미국작업치료협회(AOTA)의 실행기준과 감독의 가이드라인 및 작업치료 실행에 관한 주법(state law)을 따라서 COTA의 역할과 책임을 논의하게 될 것이다. 경험이 있는 COTA는 요구에 따라서 OTR로부터의 감독을 받아 주된 서비스 제공자가 될 수 있다. 이 역할에서는 COTA는 임상적 관찰과 추론, 개인적 제한의 인식 및 양호한 라포르(rapport)의 구축과 의사소통 기술에서 우수성을 나타내어 보여야 한다. OTR은 서비스의 질에 대한 책임이 있고 모든 최종적인 임상적 결정을 하여야 한다.

이행계획

이행계획(transition planning)은 어떤 IFSP의 한 부분이 되어야 한다. 이행은 가족으로서는 스트레스가 높아지는 시기라고 알려져 있다. 조기개입 팀은 아이의 세 번째 생일의 적어도 6개월 이상 전에 지역의 교육기관(local education agency : LEA)에 의뢰하여야 한다. LEA는 그 아이에 이용할 수 있는 취학 전 프로그램을 결정하게 된다. 팀은 유치원의 환경에 필요해질 것인 모든 특별한 설비(equipment)를 유치원에서 일하는 스태프에게 통지하기 위해 가족과 긴밀하게 연락을 취하여 일하게 된다. 부모의 허가가 얻어진다면, 조기개입 작업치료사는 이 이행을 용이하게 하기 위해 유치원에서 일하는 작업치료사와 가급적 개별적으로 연락을 취하여야 한다. 이러한 것은 강화인자, 진전의 정도와 경과 그리고 치료 접근의 초점으로서 잘 작용해온 기술과 절차에 관련되는 정보를 제공하는 데에 도움이 될지도 모른다. 식사시간 프로토콜이 개발되었다면 그것을 유치원의 프로그램 스태프에게 제공하면 지속적으로 개설될 것이다.

유치원에 기반을 둔 장면으로의 이행계획은 가족에게는 스트레스에 가득 찬 것이다. 모델은 가족과 친숙한(family-friendly) 모델에서부터 학교에 기반을 둔 특별교육 모델로 변화한다. 조기개입 팀은 부모가 자기의 아이를 위해 필요한 서비스를 요구하는 자기주장(적극성) 기술을 개발하는 것을 도와야 한다. 조기개입 팀은 부모가 회의에서 솔직히 발언하여 자기 아이가 필요로 하는 것을 요구하도록 격려하여야 한다. 부모에게 자기들의 법적 권리를 알리거나 관련되는 장애인개별교육법(IDEA)의 구성요소에 대해서 교육하는 것도 매우 도움이 된다.

가족이 이사를 가는 경우는 치료사는 루틴으로서 시행하고 있는 현재의 식사, 화장실 가기, 착탈의의 프로그램의 비디오테이프를 제작하도록 제의할 것이다. 이것은 필요로 하는 기술이전을 촉진한다. 좋아하는 장난감과 선호하는 활동에 대한 메모는 새로운 팀 구성원이 성공적인 이행 기간(transition sessions)을 계획하는 데에 도움이 될 가능성이 있다. 가능하다면 적응할 수 있는 기구를 그 아이와 가족에게 맡겨서 보내야 한다. 이것을 할 수 없다면 팀 구성원은 부모와 새로운 팀을 위해 특별한 기구와 구매정보 리스트를 작성할 수 있다. 연락할 사람의 이름과 전화번호를 포함시키는 것도 역시 유용하다.

조기개입에서의 작업치료 서비스 / OCCUPATIONAL THERAPY SERVICES IN EARLY INTERVENTION

작업치료사는 조기개입 과정에서 많은 역할을 담당할 것이다. 그들은 평가 팀의 일원이 될 수 있고, 직접 서비스를 제공하며 여러 학문분야에 걸치는 모델에서 다른 팀 구성원에 상담을 제공하고, 또한 이들의 역할을 어떻게라도 조합하여 시행할 수 있다(Hanft, 1989). 작업치료사는 또한 서비스 조정자가 될 수 있다.

작업치료 평가

아이들 특히 낯가림을 경험하는 일이 있는 7개월 또는 8개월의 아이들은 평가에 협력하게 될 때까지 그 치료사에게 적응하는 데에 시간이 걸릴 수 있다. 처음에는 부모가 아이와 함께 있도록 하는 것은 중요하다. 또한 이 기간 동안에는 그 아이에 대해서 단계적인 교류와 놀이를 하도록 감안한 느긋한 시간을 갖고 접근해야 한다. 아이가 울거나 두려워하고 있을 때에는 그 수행은 부정적인 영향을 받을 것이다.

선정되는 평가기구는 높은 타당성과 신뢰성을 나타내어 보여야 하고, 그것에 적절한 영아라는 것을 정확히 확인해야 하며, 포괄적인 건강, 사회, 행동, 환경의 구성요소를 포함하여야 하고 그리고 전문가와 동등한 파트너로서의 가족을 포함시켜야 한다(Hanson & Lynch, 1989).

커리큘럼에 기초하는 측정(curriculum-based measurement : CBM)은 아이들이 획득할 것으로 기대되고 있는 학업기술(academic skills)을 측정한다. 이 유형의 평가는 어떤 특정 학업기술에서의 그 아이의 능력수준을 결정한다. 색깔 또는 형태를 대응시키거나 명칭을 말하는 것, 모형 맞추기(shape sorter)와 같은 아이의 능력이 평가되기도 한다(Deno, 1983).

환경생태 평가(ecological evaluation)는 다양한 환경에서 성공적이기 위해 필요한 기술을 결정한다. 예컨대, 유치원에서는 상이한 환경에서 새로운 기술을 일반화하는 아이의 능력이 평가된다. 이것에는 자기의 의자에서부터 어떤 활동을 위해 고리로 된 의자로 이동하는 것, 외출복을 벗고 행거에 거는 것, 대소변이 마려우면 화장실에 가도 되는지 묻고 화장실에 가는 것, 놀이터에서 다양한 놀이기구 위에서 안전하게 노는 것 같은 것이 포함될 수도 있다. 환경생태 평가는 팀 구성원에게 아이의 실제의 기능적 변화를 평가하는 것을 가능케 하는 데에 매우 유용하다.

놀이는 아이들의 주된 작업이기 때문에 작업치료사에 의해서 평가된다. 팀이 적격성을 결정하는 것을 지원하기 위해 다양한 평가방법을 이용할 수 있다. 또는 이들은 기준선이 되는 기술의 수행에 관한 특정의 정보를 제공할지도 모른다. 이 정보는 치료계획이나 일상생활활동의 스케줄 입안과 마찬가지로 의사결정 과정에 편입할 수도 있다. 놀이는 특정의 운동, 인지, 의사소통, 사회적-정서적 기술에서의 문제를 치료하는 기회를 제공한다.

여러 학문분야에 걸치는 놀이에 기초하는 평가(Transdisciplinary Play Based Assessment : TPBA)(Linder, 1990)는 관찰에 기초하는 여러 학문분야에 걸치는 평가도구이다. 이것은 인지, 사회적-정서적, 의사소통, 감각운동과 같은 기술의 영역에서의 기술획득의 정상발달의 연속성을 고심하고 그리고 평가의 여러 학문분야에 걸치는 장면의 유형의 평가를 실시하기 위한 절차를 설명한다. 팀은 자연환경 속에서 보통의 놀이를 하고 있는 아이를 평가한다.

개정판 Knox 유치원 놀이 척도(Revised Knox Preschool Play Scale)는 출생에서부터 6세까지의 아이용의 것이다. 이것은 (1) 공간의 관리, (2) 재료의 관리, (3) 가장놀이와 상징놀이(pretense/symbolic play), (4) 참여와 같은 놀이의 4개 영역을 평가한다. 이것은 친구가 있는 자연환경에서의 실내와 옥외의 양 장면에서 적어도 2회의 30분간의 놀이의 관찰을 필요로 한다. 놀이평가의 과정과 해석의 보다 상세한 설명은 L. Parham and L. Fazzio(1997)가 저술한 "소아에 대한 작업치료에서의 놀이" 안에서 볼 수 있다.

감각통합과 감각운동기능은 작업치료사가 평가하는 중요한 구성요소이다. 미숙아의 몸짓 언어(body language)를 이해하는 것은 특히 중요하다(Hussey, 1988). 영아의 상태의 검사는 감각처리 과정을 평가하는 하나의 방법이며 Degangi(1995)가 저술한 "영유아 증후 체크리스트"는 Therapy Skill Builders로부터 입수할 수 있다. 3세 미만의 아이를 위해서 이용할 수 있는 다른 도구는 부록에 열거하였다.

먹이 주기(feeding)는 양호한 영양, 특히 신경계의 적절한 성장과 발달에 있어서 반드시 필요하기 때문에 특히 영유아에서 평가해야 할 중요한 수행영역이다. 운동의 지체, 미숙한 중추신경계, 내장의 이상이 있는 영아는 먹이 주기에 현저한 어려움을 경험하는 경우가 있다. Morris & Klein(1987)은 먹이 주기를 방해하는 감각적 문제나 의학적 문제가 더욱 복잡한 감정적, 행동적 문제로 발전한다는 것을 시사하고 있다. 작업치료사는 정상적인 먹이 주기의 상세한 발달에 관한 이해를 가져야 한다. 정상적인 먹이 주기의 발달적 연속성은 모든 식사 평가의 기초이다. 대부분의 아이들의 병원에는 여러 학문분야에 걸치는 먹이 주기의 평가를 실시하기 위해 이용할 수 있는 먹이 주기 팀이 있다. 이것은 의학적으로 복잡하고 취약한 아이를 평가하기 위한 가장 안전한 장이다. 먹이 주기에 별로 경험이 없는 작업치료사는 의뢰를 위하여 병원의 팀과의 유대를 개척하여야 한다. 아이들을 위해 적절한 비영양적 빨기(non-nutritive sucking)와 구강운동 자극 프로그램을 확립하는 것은 아이들이 타액의 조절을 학습하고 자기가 먹을 수 있도록 하기 위해 필요한 것이다.

다른 평가방법은 미세운동, 시각-운동 그리고 신변처리 기술과 같은 특정의 기술영역에 대처하기 위해 사용되는 경우가 있다. 평가의 종류는 매우 많다(부록 참조). 어떤 것은 정상발달에 기초하고 있으나 또 다른 것은 진단을 위해 특화되어 있다. 추천을 한다고 하면 적어도 하나의 평가방법은 부모가 자기들의 관찰도 마찬가지로 보고하는 것을 가능케 하는 발달 체크리스트이다. 이것은 또한 IDEA에 의해서 명시되어 있는 모든 영역을 망라하는 것이어야 한다.

가족의 관여

가족중심이라는 철학은 부모야말로 가장 잘 안다고 추정한다. 서비스 제공자의 파트너라고 간주되고 있는 부모는 자기 아이를 위한 옹호자라 기대되고 있다. 서비스 제공자의 역할은 부모가 중요하다고 한 정보나 설명을 제공함으로써 가족의 니즈를 충족하는 것이다. 이 가족중심의 철학을 이해하기 위해 제공자는 가족 시스템의 관점을 이해하고 가져야 한다(Bronfenner, 1976). 예컨대, 작업치료사는 가족과 파트너쉽을 형성하는 것을 학습하여야 한다. 부모의 보고를 신뢰할 수 있는 정보로서 받아들이는 것, 부모가 목표를 정하는 것을 돕는 것, 부모가 논의를 이끌게 하는 것, 부모에게 팀과 함께 문제해결을 하도록 요구하여 가벼운 기분으로 질문을 시키는 것은 좋은 출발점이 된다.

가족중심이라는 철학은 작업치료사가 종전에 사용해온 의학모델과는 다르다. 의학모델은 부모에게 자기들이 아이에 대해서 해야 할 것을 조언하기 위해 헬스 케어 제공자를 보다 상위의 역할에 자리매김을 하는 일이 적지 않다. 부모는 그 어떤 것은 자기들의 아이의 니즈에 맞지 않을지도 모르는 선의의 조언을 수동적으로 받는 사람이다. 이러한 것은 부모에게 자기들의 아이를 위해 활동적으로 되거나 또는 어떻게 옹호하는가의 방법을 학습하는 것을 단념시킨다.

작업치료사는 가족과 그들의 자국어로 의사소통을 하는 것을 학습해야 하거나 또는 이 과정을 촉진하기 위해 통역사를 배치하여야 한다. Simeonsson & Bailey(1990)는 수동적인 관여에서부터 적극적인 관여로의 연속성을 나타내는 조기개입을 위한 부모의 관여에 관한 계층성을 확인하였다. 가족은 그 때의 환경적 요구와 그들의 대처능력에 따라 이들의 수준 안에서 변동할 것이다. 가장 낮은 수준에 있는 것은 가족이 아이의 케어에 관여하지 않는 것을 선택하는 선택적 비관여(elective noninvolvement)이다. 계층성의 중간수준에 있는 것은 정보의 수집과 기능의 개발에 초점을 맞추는 가족의 관여(family involvement)이다. 가장 높은 수준에 있는 것은 가족이 그 가족의 시스템에서의 정신적 변화(psychological change)를 추구하는 것이다. 가족이 어떤 시기에 기능하고 있는 수준을 확인하는 것은 작업치료사가 그 가족 내에서의 적절한 케어 제공자의 역할을 결정하는 데에 도움이 될 것이다. Featherstone(1980)은 전문직은 적절한 현재의 정보를 제공하는 것, 감정적 지지나 필요한 서비스를 제공하는 것에 의해서 가족을 지원할 수 있다고 제안하였다. 어떤 가족은 자기들 자신의 니즈 옹호자가 되는 방법을 가르쳐주고 또한 자기들 자신과 자기들의 아이를 위해 의사결정을 하는 데에 힘을 부여하도록 하는 치료사의 지원을 필요로 할지도 모른다.

자연환경 속에서의 아이의 관찰은 가족의 루틴, 역할, 의사소통 양식에 관한 가치 있는 평가정보를 제공할 것이다. "**확충**(amplification)"이라는 개념은 작업치료사로서는 유용한 전략일지도 모른다. 확충이란 "아이의 변화를 촉진할 것 같은 가족과 아이 사이의 상호 교류적인 사건을 인식하고 기술하고 검토하는" 과정이다(Andrews & Andrews, 1993, p.42). 이것은 작업치료사가 아이가 시행하고 있는 어떠한 의사소통의 시도와 아이의 이러한 행동을 강화하는 부모의 반응에 관해서 자기의 관찰을 가족과 논의하는 것을 의미한다. 이것은 부모가 비언어적인 의사소통의 시도를 알아차리고 반응하는 것을 권장한다. 예컨대, 점심식사 동안에 작업치료사는 "나는 지금 당신의 아이가 당신에게 시각적으로 주목하여 스푼 쪽으로 자기의 머리를 움직이는 것을 막 보았습니다. 이번에는 아이의 입 앞으로 오도록 스푼을 놓아 보십시오. 아이가 다시 그렇게 움직이는지 아닌지를 봅시다."라고 말할지도 모른다. 이러한 것은 부모가 이 비언어적 의사소통에 주목하도록 권장하고 또한 아이의 노력을 강화하는 것이다. 이것은 아이와 부모 사이의 유대를 강화할 수 있는 상호 교류의 최초의 인식이 될지도 모른다. 어떤 경우에는 이 상호 교류는 인식되고 그것에 기초하여 구축할 수 있는 활동으로의 부분적 참여의 시작이 될지도 모른다. 작업치료사는 먹이 주기(feeding)와 같은 보다 큰 과제를 시행하고 그 과제를 완료하기 위해 필요한 다수의 작은 단계를 분석한다. 부분적 참여는 이 작은 구성요소의 단계의 어딘가에 적극적으로 참여하는 것이다. 이것은 특히 많은 기능적 신변처리 과제에서 중요하다.

부모와의 인터뷰에서는 가족은 유능하고 그 아이의 생활을 관리하고 있다는 메시지를 전달하여야 한다. 이렇게 하는 하나의 방법은 해결에 초점을 맞춘 질문을 하는 것이다(Andrews & Andrews, 1993). **해결에 초점을 맞춘 질문**은 가족의 노력을 인정하고 있다는 것을 전달하고 가족이 이미 그 상황을 개선하는 방향으로 향하고 있다고 가정한 표현으로 이루어진다. 예컨대, "나는 당신이 아기를 영아용 좌석(infant seat)에 놓을 때 얼마만큼 주의해서 아기의 머리와 팔을 놓았는지를 알았습니다. 이것은 중요합니다. 다른 과제나 자세에서도 마찬가지로 하고 있습니까?" 또 다른 예는 "먹이고 있는 동안에 TV를 끄는 것은 따님이 먹는 것에 집중하는 것을 돕는다고 생각해요. 이 밖에도 당신이 따님이 주의를 기울이는 데에 도움이 되도록 하는 또 다른 것을 알았습니까." 이 접근으로부터 신뢰의 구축은 물론 중요한 정보를 얻을 수 있다.

가족의 정상적인 매일의 루틴을 바라보는 것도 중요하다. 가족은 이미 확립되어 있는 매일의 루틴 안에 자세잡이(positioning)와 운동을 어떻게 적합을 시키는지의 교습을 받으면 그것을 잘 계속할 수 있을 것이다. 그 예에는 기저귀를 바꿀 때에 관절가동범위훈련을 시행하는 것, 또는 부모가 식사를 마련하거나 샤워를 하고 있는 동안에 아이를 안전한 장소에서 놀이용 상자(tray) 위에 장난감을 놓은 영아용 좌석에 앉히는 것과 같은 것이 포함된다. 가장 효과적인 제안은 이러한 것이 가족의 자연스런 루틴 안에서 시행되는 것이다. 활동의 특성도 또한 어느 가족을 원조에 이용할 수 있는가에 영향을 준다. 모든 부모는 자기의 개인적 위생, 식사준비 그리고 다른 자식들의 케어를 위해 시간을 필요로 한다. 치료사는 부모가 가장 바쁠 것으로 예상될 때에 아이를 안전하고 자립한 놀이의 장소에 둘 수 있는 방법을 나타내어 보여줄 수 있다. 다른 자식들에게 그 아이와 놀고 감시하는 방법을 보여줌으로써 다른 자식들을 관여시킬 수 있다. 이것은 물론 다른 자식들의 연령과 능력에 좌우된다. 연상의 형제자매들이 등교하는 시간에 도착한 치료사는 통상의 루틴을 방해하게 될지도 모른다. 따라서 10분 정도 빨리 도착하는 것은 매우 도움이 되거나 폐가 될 가능성이 있다. 치료사는 방문에 형편이 좋은 시간을 가족에게 명확히 하게 하여야 한다.

가족에게 제공되는 서비스의 질을 측정하기 위해 이용할 수 있는 정보는 거의 없다. Safer & Hamilton(1993)은 시기 적절성(timeliness), 효과성(effectiveness), 개별화(individualization), 이행(transition), 가족중심의 초점(family-centered focus) 그리고 조정력(coordination)에 기초하여 서비스의 질을 측정하는 방법을 서면으로 제시하고 있다(Box 14-4 참조).

부모의 교육

부모의 교육은 기술과 특정 행동의 연습을 모델화하는 것을 포함하는 계속 진행 중인 과정이다. Hinojosa(1990)에 의한 연구는 어머니들은 유연성이 없는 재가 프로그램에 따를 수 없고, 그 대신에 매일의 루틴에 맞는 프로그램을 필요로 한다는 것을 보여주었다. Case-Smith & Nastro(1993)는 어머니들이 특정의 활동에 대해서 서면으로 된 유인물을 사용하는 것을 좋아한다는 것을 발견하였다. 마찬가지로 Rainforth & Salisbury(1988)는 부모의 생활양식에 맞는 프로그램을 옹호하고 있다. 복수의 지시(instruction)는 혼란을 야기한다. 전략적으로 중요한 장소에 놓인 단순하고 선명한 그림은 자세잡이(positioning)를 강화하는 데에 큰 도움이 될 가능성이 있다. 이 제안에는 그림을 기저귀 교환 테이블(또는 기저귀 가방 안쪽에) 가까이에 놓아 아이를 이완시키고 옆으로 누운 자세에서 기저귀를 교환하는 방

Box 14-4

조기개입에서의 작업치료를 위한 최선의 실행 가이드라인

- 부모를 의사결정의 파트너로서 간주할 것.
- 모든 팀 구성원과 분명하고 공개적이며 협동적인 의사소통 양식을 사용할 것.
- 팀 구성원과 서비스 실행의 책임을 공유할 것.
- 수행과 기능적 성과를 개선하기 위해 지식을 사용할 것.
- 비용효과가 있는 양질의 치료를 제공할 것.
- 아이의 능력을 자연환경의 맥락 속에서 볼 것.
- 획득한 것을 자연스런 매일의 루틴에 편입시킬 것.
- 확충과 해결에 초점을 맞춘 질문을 사용할 것.

법을 보여주는 것, 먹이 주기(feeding)를 하는 자세의 그림을 냉장고나 도어 또는 테이블 곁에 두는 것, 또는 욕실의 욕조에서의 자세잡이의 그림을 두는 것 등이 포함된다. 부모와 관심이 있는 가족이 함께 기법을 연습하는 것은 안심을 시켜줄 수 있다.

기기와 보급품

작업치료사는 다양한 평가도구, 자세잡이 장치, 먹이 주기 용품, 스위치로 접근하는 발달적으로 적절한 장난감, 그리고 바로 사용할 수 있는 표준적인 예방조치를 취할 수 있는 청소용구를 갖고 있어야 한다.

다양한 지지용 의자와 선 자세 유지 장치를 포함하는 자세잡이 장치(positioning equipment)는 필요한 경우에 도움이 된다. 업자에 따라서는 구입에 대비하여 기재를 빌려준다. 기기는 그 높이와 폭에 성장의 여지를 감안한 것을 선택하여야 하고 또한 내구성이 있고 청소가 간단하고 조정할 수 있는 것이어야 한다. 코너의자(corner chair)는 때로는 목수나 부모가 만들 수도 있다. 판지(cardboard)는 자세잡이 장치를 만들기 위해 성형할 수 있다. 둘둘 말은 수건, 작은 빈 백 의자(bean bag), 내용물을 채운 샌드위치 백도 옆쪽으로의 지지물로서 사용할 수 있다. 이 밖에도 욕조용 좌석을 위한 어린이용 치수의 잔디용 의자, 다양한 자세잡이의 옵션이 있는 영아나 아이용 자동차 좌석과 같은 시중에서 판매되는 제품을 사용할 수 있다.

먹이 주기 키트(feeding kits)는 평가과정에 반드시 필요하다. 품목에 따라서는 다양한 질감이 있는 끝을 가진 칫솔 손잡이, 한쪽에 칫솔형의 강모(bristle)가 있어 손가락 위를 미끄러지게 하는 고무 튜브와 같은 품목은 가족에게 사용하도록 주는 일이 많기 때문에 소모성 보급품의 예산도 제안된다. 다양한 젖병의 젖꼭지, 컵, scoop dish, 기구(utensils), 감각의 품목도 필요하다.

발달적으로 적절한 장난감은 내구성과 청결하게 할 수 있는지 아닌지의 점에서 선택되어야 한다. 구입한 재료는 다양한 연령과 목적에 적응할 수 있는 것이 많다. 이것에는 비눗물 방울, 플레이 도오(Play Doh), 커버 부착 풍선, 공, 스쿠터 보드(scooter board), 인형 옷 입히기(dress-up dolls), 나무못 꼽는 판(peg board), 미세운동을 촉진하는 장난감(fine-motor shape toys), 조작할 수 있는 작은 장난감이 포함된다. 치료사는 다양한 재생 가능한 용품이나 가정용품으로부터 장난감을 만드는 것에 창조적 아이디어를 함께 나눌 수 있고 또한 그 과정에서 부모에게 자기 자식에게 적절한 장난감의 특성을 가르쳐줄 수 있다.

다양한 기술이 필요하고 또 다른 형태에 의한 놀이를 제공하는 장난감은 도움이 된다. 만일 이용할 수 있다면 장난감 대여점은 조기개입 팀에게 훌륭한 자원이다. 스위치 차단기(switch interceptors)를 만드는 방법을 알고 있으면 도움이 된다. Toys "R" Us는 현재 적용성이 있는 일련의 장난감을 판매하고 있다. 또한 많은 회사가 시중판매를 하는 스위치 장난감을 만들고 있다.

보급품의 청소는 반드시 필요하다. 이용할 수 있는 물품에는 표준적인 예방조치를 위한 장갑과 손을 씻기 위한 위생기포제가 포함된다. 표백제와 물을 혼합하면(1 : 10의 혼합) 매번 사용 후에 장난감 청소에 사용할 수 있다.

기록

기록의 요청은 기관, 진료수가 제공자, 치료의 유형에 따라서 다양한 것이 될 것이다. 예컨대 매일의 개선기록, 매일 또는 매월의 체크리스트, 또는 분기 보고서(quarterly report) 등이다. 보통은 이동시간과 경비, 회의시간 그리고 직접적 · 간접적 서비스 시간에 대해서는 별개의 형식이 사용될 것이다.

파일(file), 보고서, 기록의 원본 그리고 IFSP와 부모 지도용지는 조기개입 센터에서 잠금장치가 있는 파일 캐비닛에 보관되어야 한다. 이들은 기밀문서이며 반드시 필요한 팀 구성원에 의해서만 열람할 수 있는 것이다. 모든 메모와 의사소통의 원본도 이 파일에 넣어두어야 한다. COTA에 의해서 기재된 문서는 복사를 하여 배포되기 전에 OTR에 의해서 검토되고 부서(countersignature)를 하게 되어있다. 치료사는 자기 메모의 복사본을 목표 대비 개선의 요약을 포함하여 자기의 개인 파일에 보관하는 경우도 있다. 이들의 파일은 개인적인 이용을 위한 것에 한정하고 다른 사람에게 공개하여서는 안 된다.

아이의 개선을 기재한 개선기록에는 이전의 기록 이후부터의 치료의 빈도와 기간, 치료적 접근에서의 어떠한 변경 또는 치료를 방해한 의학적 문제의 설명, 그리고 이동상의 문제, 빠트린 방문, 질병, 개선을 가능케 하거나 방해한 기타의 요인의 기재 등이 포함된다. 부모의 스트레스를 바꾼 요인은 대처기술에 대한 그들의 영향으로 인하여 기록된다.

의학용어를 사용하지 않고 적은 간결하고 부모가 이해할 수 있고 읽기 쉬운 보고서는 가족에게는 가장 도움이 되는 것이다. 예컨대 "상지(upper extremity)"라는 용어를 사용하는 대신에 "팔(arm)"이라는 용어를 사용하여야 한다. 마찬가지로 "양측의(bilateral)" 또는 "동측의(ipsilateral)"을 사용하는 대신에 "양쪽에서(on both sides)" 또는 "몸의 같은 쪽에서(on the same side of the body)"라는 말을 사용하여야 한다.

모든 보고서는 서비스의 빈도와 기간을 포함하여 서비스를 설명하고 정당화하는 것이어야 한다. IFSP형식은 이 정보를 적는 칸이 있다. 종료 때의 기록에는 아이의 능력과 개선을 요약하고 종료의 날짜와 이유, 프로그램의 유형, 치료의 빈도와 기간, 사용된 개입과 수행된 개선의 요약을 포함시킨다. 보고가 된 정보에는 매일의 루틴으로서 시행된 활동, 아이에 대한 효과적 강화요인과 치료 접근, 그리고 부모의 능력을 촉진하는 데에 도움이 되었던 전략을 포함시킨다.

조기개입에서 특별히 고려해야 할 사항 / SPECIAL CONSIDERATIONS IN EARLY INTERVENTION

농촌지방에서의 서비스 공급

농촌지방에서의 높은 기술의 개입 서비스를 공급하는 것은 집 사이의 거리가 매우 멀기 때문에 확실한 계획입안이 필요하다(Box 14-5 참조). 자동차와 이동의 준비에 대한 힌트는 제11장의 재가건강 케어의 부분에서 볼 수 있을 것이다. 안전예방 조치로서 한적하거나 보다 안전하지 않은 지역으로의 방문은 오전 중이나 낮 동안으로 계획할 것, 그리고 치료사는 도착과 출발을 기관의 사무소에 알릴 것을 권장한다.

Box 14-5

농촌지방에서의 서비스 공급

- 탈 것을 준비하자(휴대폰도 권장된다).
- 전날에 가족과 예정을 세워서 체크하자.
- 다른 팀 구성원과 방문계획을 세우자.
- 사무소에 체크인을 하고 예정에 따르자.
- 악천후에 대비하자.
- 자연재해에 대비하여 응급처치방법을 알아두자.

대가족

대가족(extended family)의 구성원은 치료에 매우 협력적일 가능성이 높다. 그러나 아이에 따라서는 과도한 소음이나 움직임이 정신을 산란하게 하거나 자극과잉이 될지도 모른다. 그 집에 다른 아이가 있는 경우 부모가 치료사와 함께 일하는 것에 집중할 수 있도록 그들을 위해 그룹 활동을 계획하는 것이 도움이 될지도 모른다. 형제자매들은 자원봉사자가 될 수 있고 또한 팀 구성원과 특별한 니즈를 가진 아이에게 관여하기 위해 교대인원으로 선정될 가능성이 있다. 이러한 것은 아마도 형제자매가 그 아이에게 어떠한 책임을 갖고 관여하는 것을 가능케 하면서 형제자매들이 적절한 교류기술을 학습하는 기회가 될 수 있다.

가족의 식사를 관찰하는 것은 그 환경과 제공되는 감각자극의 유형에 관한 정보를 제공한다. 이것은 가족에게 보다 적절한 제안을 가능케 한다. 아이의 수행(performance)은 가족과의 식사를 하는 동안과 1대 1 장면에서는 매우 다를지 모른다. 부모에게 얼마간의 휴식을 주기 위해 치료사는 대가족의 각자가 그 아이의 기본적 케어의 루틴에 대해서 학습하여 잡무를 공유하도록 권장할 수 있다.

놀이에 어떠한 장난감을 이용하여야 하는가에 대해서 생각할 때의 하나의 요인은 내구성이다. 형제자매가 새로운 장난감으로 놀기를 원하는 것은 불가피한 일이며 공유할 것을 권장한다. 부서지기 어려운 장난감과 재료를 사용하는 것은 감정을 상하게 하는 것을 방지할 수 있다.

문화적 다양성

적응기술과 사회적-정서적 기술에 관한 실행은 가족의 문화에 매우 좌우된다. 아이를 키우는 것에 관한 견해는 가족의 의사결정에 다른 아이들을 관여시키는 것, 음식의 종류와 식사의 사회적 분위기, 위생, 의류의 습관과 선택, 행동의 기대 그리고 징계조치와 방법을 포함하여 매우 다양하다. 조기개입 팀은 가족의 문화에 대해서 알아야 하고 또한 평가와 치료를 이 맥락에 적합한 것으로 하여야 한다. 아이들은 자기의 가족 안에서 우선 기능을 하고 다음으로 자기의 지역사회에서 기능을 하는 것을 학습하여야 한다. 종교적 의식, 문화적 활동, 학교활동에 참여하는 그 아이의 능력은 가족에게 특히 중요할지도 모른다.

작업치료사는 케어를 제공하게 되는 그 지역사회에 관한 정보를 추구하여야 한다. 지역사회 활동에 대해서 아는 것이나 통역 서비스를 포함하여 자원을 찾아내는 것은 매우 도움이 된다.

전문직의 준비

조기개입에서 일하기를 희망하는 치료사는 자기의 능력을 고려함과 동시에 추가적인 계속교육을 추구하여야 한다. 소아영역에서의 경험, 의학적 검사의 이해 그리고 소아의 평가도구의 지식은 도움이 된다. 표준화된 평가도구와 표준화되어 있지 않은 평가도구 및 그 사용에 관한 지식은 반드시 필요하다. 최저 및 최고연령기준(basal and ceiling age criteria), 집행과 채점 그리고 검사득점의 해석에 익숙해지는 것도 중요하다.

작업치료와 다른 서비스 제공자가 조기개입 팀에 가져다주는 전문지식을 아는 것도 역시 중요하다. 작업치료의 전문지식에는 먹이 주기, 적응기술, 과제분석 기술, 환경의 변경, 정상발달, 운동조절, 각각 처리 과정 그리고 놀이의 기술의 다양성과 발달이 포함된다.

각각의 주정부는 모든 조기개입 팀의 구성원이 충족해야 하는 능력기준을 작성하고 있다. 일반적으로 특정의 계속교육과 경험을 필요로 하지만 주에 따라서 다를 수 있다.

지방의 푸드 뱅크(food bank), 법 제8절에 기초하는 주택의 신청, 데이케어, 중고의류점, 이용할 수 있는 백화점과 같은 지역사회 기관의 지식은 도움이 된다. 장난감, 먹이 주기 용품, 기타의 제품은 근처에서 구입할 수도 있다.

사례연구 / CASE STUDIES

Marla 양

Marla 양은 쌍둥이의 한 사람이고 병원에서부터 귀가하였을 때는 3개월이었다. 그녀는 임신 32주에서 태어났으며 APGAR 득점은 출생 시와 5분 후에 각각 4점과 6점이고 출생 시 체중은 1,600 그램이었다. 신생아 집중치료실에서 최초의 5주간을 지냈고 다음의 5주간을 미숙아실에서 지냈다. 그녀는 특징적인 낮은 근육긴장과 낮은 빨아먹기를 나타냈고 또한 최초의 4주간은 코위영양관(nasogastric[NG] tube)으로 영양을 섭취하고 있었다. 작업치료사는 갓난아기에게 빨게 하는 장난감에 의한 빨기(non-nutritive sucking), 체위잡이(positioning), 각성을 위한 감각자극을 위해 공들였다. Marla 양은 미숙아실에 있는 동안에 빠는 힘이 약하였기 때문에 체중의 증가가 매우 더뎠다. 그녀는 스퀴즈 병(squeeze bottle)과 보다 긴 젖꼭지에 의한 경구영양으로 옮겨갔다. 이 동안에 그녀는 또한 전염병의 부작용인 서맥과 2회의 열성 경련에 걸렸으나 그것은 후에 소실하였다. Marla 양은 병원에서부터 앨라배마주의 농촌지방에 있는 가족의 이동주택(mobile home)으로 퇴원하였다. 그녀의 쌍둥이 언니인 Mandy 양은 더 크고 생후 2주째에 퇴원하였다. Marla 양은 뇌성마비이고 왼쪽편마비라는 점에 약간의 염려가 있었으나 퇴원 시에는 그 원인은 불확실하였다.

조기개입 팀은 작업치료에 평가와 치료를 요청하였다. Marla 양은 4세와 2세의 형제가 있는 가족의 넷째였다. 어머니는 20세이고 이 갓난아기가 다른 아이들과 비교하여 매우 "달랐고" "아주 작은 아이"였기 때문에 자기가 미숙한 영아를 양육하는 것에 두려움을 표명하였다. 아버지는 그 고장의 자동차 수리공장에서 풀타임으로 일하고 있고 가족의 단지 1대의 자동차를 운전하여 통근하고 있었다. 때로는 아내가 자동차를 사용할 필요가 있으면, 그를 직장까지 자동차에 태워서 간다는 방식을 취하였다. 조기개입 팀은 가족 서비스 계획서의 작성을 위해 가족과 협동하였다. 이 영아와 가족을 위한 장기목표에는 아래의 것이 포함되었다. (1) 가족이 쌍둥이를 잘 다루는 것, 식사를 먹이는 것, 옷을 갈아입는 것, 그리고 놀이에 적응하도록 원조하는 것, (2) 지역사회로 나가고 아이들을 안전하게 수송할 수 있는 것, (3) 가족의 식사시간을 고려하여 쌍둥이에게 먹을 것을 주는 스케줄을 확립하는 것, (4) 발달을 촉진하기 위해 놀이의 기회를 제공하는 것이다.

작업치료사는 쌍둥이의 먹이를 주는 것(두 사람 모두 우유병으로), 식사의 준비, 가족의 식사 그리고 필요한 잡무를 위한 시간의 스케줄을 수립하는 데에 부모를 원조하였다. 이에 더해서 어머니는 하루를 통해서 자기 자신의 페이스를 유지하기 위해, 또한 다른 아이들을 적절한 활동에 포함시키기 위해 에너지 보전기법을 학습하였다. 치료사는 부모가 육아를 제공하기 위해 지역사회의 그룹으로부터 자원봉사자를 구하도록 제안하였다. 3명의 교회 사람이 잡무와 아이들과의 활동을 원조할 것을 제의하였다. 이러한 것은 어머니가 슈퍼마켓에 쇼핑을 가거나 다른 용무를 볼 수 있는 시간을 가질 수 있게 하였다.

아버지와 조부모를 교육하여 육아에 관여시키기 위해 저녁의 작업치료 방문이 예정되었다. 부모와 조부모의 각각은 2명의 영아를 어떻게 안전하게 먹이고 목욕시키고, 옷을 갈아입히고, 기저귀를 교환하고 체위결정을 하는가를 학습하였다. 이 교육에 포함시킨 것은 Marla 양에게 고유수용감각의 입력을 제공하고 왼쪽으로 체중을 싣는 테크닉, 놀이나 탐색을 위해 양손을 정중선으로 가져가기 위한 테크닉, 먹이 주기를 위해 양손을 입으로 가져가는 테크닉 그리고 발달을 촉진하기 위해 하루를 통해서 그녀를 다양한 자세로 두기 위한 테크닉이었다. Marla 양을 위한 자세는 가족의 루틴과 활동에 기초하여 이루어졌다. 영아를 위한 "좋은 자세"의 그림을 부모, 조부모, 자원봉사자에게 인식시키기 위해 적절한 장소에 붙였다.

작업치료는 Marla 양의 구강운동 기술과 먹이 주기 능력에 계속해서 초점을 맞췄다. 그녀는 더 잘 빨 수 있게 되어 짧은 젖꼭지와 보통의 우유병으로 옮겨갔다. 왼쪽의 촉진기법과 정중선 방향으로의 얼굴의 쓰다듬기(stroking)를 포함하는 먹이 주기 프로그램이 실행되었다. Marla 양에 스푼으로 먹이를 주는 것이 서서히 도입되었다.

후속조치의 의료방문으로 뇌성마비의 진단이 확정되었다. 부모는 조기개입 팀이 자기들의 변화하여 가는 니즈를 충족하기 위해 가족과 함께 계속해서 그것에 관여하였다.

Daniel 군

Daniel 군은 다운증후군이 있는 8개월의 영아이고 이 4개월간에 걸쳐서 특수교육교사와 물리치료사에 의한 조기개입 서비스를 받고 있었다. 조기개입 팀은 그의 감각처리와 신변처리 기술을 염려하고 있었다. 물리치료사는 크고 투박한 운동기술과 체위결정에 초점을 맞추고 있었고 그의 치료를 계속하게 될 것이다. 현재의 테스트에서는 크고 투박한 운동 연령이 5개월, 인지연령이 4개월이라는 것을 보여주었다. 부모의 걱정에는 장난감을 쥐는 것과 장난감과 접하는 것의 부족, 쉽게 자극을 받는 것, 바로 무서워하는 것, 다른 환경에서는 우는 것 그리고 스푼에 의한 이유식을 거부하는 것 등이 포함되어 있다.

Daniel 군은 부모, 10세와 12세의 2명의 형제와 함께 작은 도시에 살고 있다. 부모는 대학교육을 받은 사람들이다. 아버지의 직업은 보험조정관이고 빈번하게 출장을 갈 필요가 있다. 어머니는 지금은 간호사로서 주 3일 밤의 파트타임의 일에 복귀한지 얼마 안 된다. 다른 가족은 이 지역에 아무도 살고 있지 않다. 부모가 함께 일하고 있을 때, 고용된 이웃사람이 아이들과 함께 있다. 형제는 어떠한 원조를 제공하기에 충분한 연령이다.

작업치료의 개입은 Daniel 군의 감각 니즈에 초점을 맞췄다. 영유아 증상 체크리스트는 자기조정과 목욕, 착탈의, 접촉에 약간의 문제를 나타냈다. 작업치료사는 관찰을 통해서 얼굴과 손바닥에의 감각자극에 대한 혐오반응, 급속한 움직임과 결부된 안뜰(전정)자극의 변화에 대한 혐오, 환경 내의 시각과 감각정보에 의한 과잉자극의 경향에 주목하였다. 상세한 평가는 얼굴과 혀에서의 낮은 긴장과 노력에 대해서 약간 피로가 있다는 것을 드러내었다.

작업치료 개입은 부모교육, 환경의 변경 그리고 pre-feeding 프로그램을 통해서 감각과 운동의 니즈에 초점을 맞췄다. 치료사는 감각자극에 관한 부모교육을 제공하고 문제가 시각과 청각에 있다는 것을 확인하고 그리고 환경의 수정을 제안하였다. 이것에는 식사시간 동안에는 전화와 TV를 끄는 것, 시각적 주의산만을 최소한으로 하기 위해 이 아이의 자세를 유지하는 것, 그리고 언어적 및 비언어적인 의사소통을 단순화하는 것이 포함되었다. Daniel 군의 과잉 감각자극을 보이는 상태는 딸꾹질을 하는 것, 얼굴을 돌리는 것, 자기의 몸을 억지로 펴는 것 그리고 우는 것을 포함하였다. 천천히 흔드는 것, 포대기로 감싸는 것, 강한 압박자극으로 꽉 안는 것, 조명을 어둡게 하는 것, 조용히 이야기하는 것과 같은 진정시키기 위한 활동이 가르쳐지고 취침시각이나 낮잠을 자기 전이나 이 아이가 과잉자극의 징후의 시작을 보였을 때에 사용하도록 제안되었다. 신속한 움직임과 이에 수반하는 안뜰(전정)의 변화에 수반하는 Daniel 군의 불안 때문에 부모에게는 자기들이 그를 움직이려고 하는 것을 Daniel 군에게 알린 다음에 그를 천천히 안전하게 움직이도록 가르쳤다.

Daniel 군은 스푼으로 이유식을 먹는 것을 거부하고 있었기 때문에 그의 구강운동 영역에서의 감각의 내성을 개선하기 위해 pre-feeding 프로그램이 실행되었다. 어머니는 진정을 시키는 음악을 선정하여 연주되고 있는 동안에 그의 얼굴을 양손으로, 다음에 수건으로 느린 움직임으로 마찬가지의 압박으로 쓰다듬었다. 쓰다듬는 것(stroking))은 항상 얼굴의 정중선의 방향과 입술을 다물게 하는 방향으로 이루어졌다. 어머니는 자기의 손가락 끝에 촉각 자극 미니솔(Infa-Dent)을 붙이고 정중선의 입술영역, 다음으로 잇몸을 천천히 쓰다듬었다. 다음으로 일련의 구강 브러시(Nuk) 중의 첫 번째 브러시를 잇몸의 정중선과 앞쪽으로 대고 그리고 서서히 입안을 움직였다. 시간을 들여서 풍미를 도입하기 위해 그 브러시를 유아용 과일주스 안에 살짝 담갔다. Daniel 군은 그 접촉에 익숙해짐에 따라 서서히 자기 입을 벌리고 더 받아들이게 되었다. 입술을 다무는 것과 혀의 조절을 위해 얼굴영역과 혀에 대한 몇 가지의 촉진기법이 도입되었다. 서서히 스푼이 추가되고 그리고 그의 식사는 시리얼(cereals)과 과일로 진전되어갔다.

Tenisha 양

Tenisha 양은 방치와 학대를 받고 자란 역사 때문에 법원과 어린이 보호 서비스에 의해서 최근에 양부모에 의해서 양육되기 시작한 1세의 어린이이다. 그녀는 경직성사지마비, 시각과 청각의 장애를 수반하는 뇌성마비를 갖고 있다. 그녀는 현재 연령에 비해서 체중과 키가 아래쪽 3%에 있다. 그녀는 폐렴 때문에 세 번의 입원을 하고 있고 1개월 전에는 가벼운 뇌진탕으로 입원하였다. 그때에 그녀는 HIV 양성이라는 진단을 받았다. 그 입원 중에 비디오 형광투시법이 실시되고 심각한 흡인(severe aspiration)을 나타내어 보였다. 먹이 주기를 위해 위루튜브(gastrostomy tube, G-tube)가 삽입되고 병원에서부터 양부모의 집으로 퇴원하였다. 그 아이는 침울해져 있는 것처럼 보였고 성장을 위해 필요한 장기의 결함을 갖고 있다. 무릎과 팔꿈치에는 약간의 구축이 관찰되었다. 조기개입 팀은 이 아이에게는 간호, 작업치료, 물리치료 그리고 수양부모를 원조하기 위한 재가훈련사가 필요하다고 결정하였다. 수양부모 집에서의 장기간의 배치가 요망되었다. 재가훈련사가 주 2회의 방문을 하면서 작업치료, 물리치료, 간호종사자는 주 1회의 방문을 하고 있다. 물리치료의 초점은 구축의 관리, 관절가동범위(ROM), 근육긴장의 억제 그리고 체위잡이에 맞춰져 있다. 작업치료의 초점은 구강-운동에 대한 자극, 다채로운 감각을 제공하는 장난감의 놀이 자세를 촉진하는 것, 그리고 표준적(일반적)인 예방조치를 포함하는 부모교육에 맞춰져 있다.

구강-운동 프로그램(oral-motor program)은 Tenisha 양이 타액을 조절하고 발성을 지원하게 되는 구강근육의 조절을 개선하는 것을 원조하기 위해 실행되고 있다. 이 프로그램은 얼굴근육을 억제하고 입을 다무는 것과 발성을 촉진하는 것에 초점을 맞추고 있다. 다중감각의 단서와 자세잡이(positioning)는 이 과정의 중요한 요소이다. 이 아이는 얼굴을 맞대는 접촉을 촉진하기 위해 쐐기모양 베개 위에 또는 부모의 넓적다리 위에 들어 올려져 바로 누운 자세로 눕혀지고 있다. 자세잡이와 신경발달학적 치료의 테크닉이 허파의 확대와 날숨(호기)을 촉진하기 위해 사용되고 있다. 수양부모는 위루튜브에 의한 먹이 주기의 직전이나 먹이고 있는 동안에 구강자극과 만복감을 결부시키는 것을 촉진하기 위해 구강-운동자극 프로그램을 시행하도록 장려되고 있다.

작업치료사와 물리치료사는 가족의 루틴 안에서 조화되는 매일의 자세잡이 프로그램을 개발하기 위해 함께 일하였다. 가족에게 하루의 과정에서 기저귀 교환, 옷 갈아입기, 목욕, 그 아이와 놀이를 하는 동안에 자세잡이, ROM, 억제기법을 어떻게 이용하는가를 보여주었다. Tenisha 양을 무릎의 폄을 촉진하기 위하여 마루 위에 깐 담요 위에 어깨 밑에 작은 반원형 롤을 대고 엎드려 누운 자세로 둔다. 진동하는 작은 장난감을 움직이는 머리 스위치(head switch)가 목의 폄을 촉진하기 위해 사용된다. 옆으로 누운 자세는 촉감이 좋은·장난감이나 재료를 탐색하고 리치(reach)와 움켜잡기(grasp)를 촉진하기 위해 양손기술(bilateral hand skills)이 촉진된다. 바로 누운 자세에서는 매달은 장난감에 손을 뻗히는 것과 마찬가지로 굽힘과 양 손이 잡아당겨져서 하는 앉은 자세에서의 머리 조절이 권장된다. 앉은 자세의 자세잡이는 머리의 조절과 손의 기술을 위한 기회를 제공하면서 영아용 좌석(infant seat), 자동차 좌석(car seat), 유모차에 초점을 맞춘다.

연령에 상응하는 신변처리 기술에 부분적으로 참여한다는 개념이 이용된다. Tenisha 양은 모자를 벗는 것, 소매에 팔을 끼우거나 빼는 것, 다리를 반바지(shorts)에 끼우거나 빼거나 하는 것 등을 위해 손을 잡고 하는 도움이 제공된다. 가족은 요구되는 행동을 나타내기 위해 일관되게 촉각적 단서를 사용해서 착탈의의 루틴을 개발하도록 권장된다. 시간이 경과됨에 따라 Tenisha 양은 이들의 운동을 개시하는 능력이 개선되고 있다.

Tenisha 양은 다양한 시간에 다양한 약물치료의 장에 놓였다. 이것은 부작용의 가능성을 확인하고 필요에 따라서 이 아이의 수행(performance)에 대한 기대를 수정하기 위해, 조기개입 팀과 가족 사이의 끊임없는 의사소통을 필요로 하고 있다. 조기개입 팀의 도움과 지원을 얻어, 수양부모의 가족은 Tenisha 양에게 필요한 수준의 케어의 제공이 가능하였다. 그들은 그녀의 건강과 발달을 촉진하는 기회를 제공하기 위해 열심히 일하고 있고 또한 그녀의 다정한 성격에 의해서 보답을 받고 있다.

맺는말 / CONCLUSION

조기개입 작업치료는 재가와 지역사회의 환경 속에서 이루어진다. 조기개입 작업치료사에게 요구되는 기술에는 평가와 관찰의 기술, 예정에 대한 유연성, 양호한 시간관리, 지역사회기관과 자원에 관한 지식, 문화적 및 종교적인 다양성의 인식, 그리고 우수한 의사소통 기술이 포함된다. 작업치료사는 다양한 팀 안에서, 또한 상이한 팀 구성원과 함께 기능하는 것을 학습하여야 한다. 부모에 대한 존경과 관계를 확립할 능력이 필요하다. 매일의 도전과 보상이 아주 많다. 영유아와 그 가족의 다양성은 자극적이고 흥분시켜준다.

지역사회에 기반을 둔 실행은 때로는 고립될 수도 있고 때로는 독특하고 도전적인 것으로 될 수도 있다. 정보나 자원에 접근하기 위한 컴퓨터의 사용은 이용할 수 있게 된다면 가치 있는 도구가 될 수 있다. 팀 구성원이나 다른 작업치료사의 효과적인 활용은 그 치료사에게 다시 활기를 북돋우어줄 수 있다. 또한 필요한 전문적 지지를 제공할 수 있다.

학습문제 / STUDY QUESTIONS

1. 법률이 조기개입 프로그램의 전개에 어떠한 영향을 미쳤는가를 검토하시오.
2. 조기개입에서의 감독과 실행을 위해서는 어느 주의 면허법을 고려할 필요가 있을까?
3. 조기개입 프로그램에서의 팀의 세 가지 유형의 특징을 비교하여 대비하시오.
4. 조기개입 프로그램에서의 부모의 권리를 열거하여 설명하시오.
5. 치료의 과정에 가족참여를 촉진하기 위한 방법을 설명하시오.
6. 개입 프로그램에서 작업치료사가 이용할 수 있는 역할의 종류를 설명하시오.
7. 작업치료사가 평가하는 중요한 수행영역과 수행의 구성요소는 어떠한 것일까? 또한 이들을 평가하기 위해 이용할 수 있는 도구는 무엇일까?
8. 조기개입 프로그램에서의 작업치료의 "최선의 실행"의 다섯 가지 특징을 열거하시오.
9. 당신이 자동차에 "치료 키트(therapy kit)"를 정리하여 둘 필요가 있는 경우, 그 키트에 어떠한 기기, 용품, 양식을 포함시킬 필요가 있을까?

인용문헌

American Occupational Therapy Association. (1989). *Guidelines for occupational therapy services in early intervention and preschool services.* Bethesda, MD: American Occupational Therapy Association.

Anderson, P., and Telleen, S. (1992). The relationship between social support and maternal behavior and attitudes: A meta-analytic review. *American Journal of Community Psychology, 20*(6), 753–774.

Andrews, M., and Andrews, J. (1993). Family centered techniques: Integrating enablement into the IFSP process. *Journal of Childhood Communication Disorders, 15,* 41–46.

Bailey, D.B., Palsha, S.A., and Simeonsson, R.J. (1991). Professional skills, concerns, and perceived importance of work with families in early intervention. *Exceptional Child, 58,* 156–163.

Baldwin, D., Intriligator, B., Jeffries, G., Kauffman, R., and Walsh, S. (1990). *Critical factors in the development of part H service systems.* Vienna, VA: The National Maternal and Child Health Resource Center.

Briggs, M. (1991). Team development: Decision making for early intervention. *Infant Toddler Intervention: The Transdisciplinary Journal, 1,* 1–9.

Briggs, M. (1993). Team talk: Communication skills for early intervention teams. *Journal of Childhood Communication Disorders, 15,* 33–40.

Briggs, M. (1997). *Building early intervention teams: Working together for children and families.* Gaithersburg, MD: Aspen.

Bronfenner, U. (1976). The experimental ecology of education. *Educational Research, 5*(9), 5–15.

Case-Smith, J., and Nastro, M. (1993). The effect of occupational therapy intervention on mothers of children with cerebral palsy. *American Journal of Occupational Therapy, 46,* 811–817.

Case-Smith, J., and Wavrek, B. (1993). Models of service delivery and team interaction. In J. Case-Smith (Ed.), *Pediatric occupational therapy and early intervention.* Boston: Andover.

Crowe, T. (1993). Time use of mothers with young children: The impact of a child's disability. *Developmental Medicine and Child Neurology, 35,* 612–630.

Decker, B. (1992). A comparison of the individualized education plan and the individualized family service plan. *American Journal of Occupational Therapy, 46*(3), 247–252.

Degangi, C. (1995). Infant toddler symptom checklist. San Antonio, TX: Therapy Skill Builders/ Psychological Corporation.

Deno, S. (1983). Curriculum based measurements: The emerging alternative. *Exceptional Children, 52,* 219–232.

Dunst, C.J., Johanson, C., Trivette, C.M., and Hamby, D. (1991). Family-oriented early intervention policies and practices: Family centered or not? *Exceptional Children, 58,* 115–121.

Family Education Rights and Privacy Act of 1974. Public Law No. 93-380, 20 U.S.C. §1232, 34 C.F.R., Part 99.

Featherstone, H. (1980). *A difference in the family: Life with a disabled child.* New York: Basic Books.

Fitzsimmons, S. (1993). The changing epidemiology of cystic fibrosis. *Journal of Pediatrics, 122,* 1–9.

Gordon, I. (1969). Early childhood stimulation through parent education. Final report to the Children's Bureau, Social and Rehabilitation Services, Department of Health, Education and Welfare (HEW), ED 038–166.

Gortmaker, S.L., and Sappenfield, W. (1984). Chronic childhood disorders: Prevalence and impact. *Pediatric Clinics of North America, 31,* 3–18.

Gray, S. (1976). A report on the home-parent centered intervention programs: Home visiting with mothers of toddlers and their siblings. DARCEE, Peabody College, Massachusetts.

Hanft, B.E. (1989). Nationally speaking—early intervention issues in specialization. *American Journal of Occupational Therapy, 43,* 431–434.

Hanson, M., and Lynch, E. (1989). *Early Intervention: Implementing child and family services for infants and toddlers who are at risk or disabled.* Austin, TX: Pro Ed.

Hinojosa, J. (1990). How mothers of preschool children with cerebral palsy perceive occupational and physical therapists and their influence on family life. *Occupational Therapy Journal of Research, 10*(3), 144–162.

Horowicz, F.D. (1982). The first two years of life: Factors related to thriving. In S. Moore and C. Cooper (Eds.), *The young child: Review of research* (Vol. 3). Washington, DC: National Association for the Education of Young Children.

Hussey, B. (1988). *Understanding my signals.* Palo Alto, CA: VORT Corporation.

Hutchison, D. (1978). The transdisciplinary approach. In J. Curry and K. Peppe (Eds.), *Mental retardation: Nursing approaches to care*. St. Louis: Mosby.
Korner, A.E. (1987). Preventive intervention with high risk newborns: Theoretical, conceptual, and methodological perspectives. In J. Osofsky (Ed.), *Handbook of infant development*. New York: Wiley.
Linder, T. (1990). *Transdisciplinary play based assessment*. Baltimore: Paul H. Brookes.
Miller, L.J. (1994). Journey to a desirable future: A value-based model of infant and toddler assessment. *Zero to Three, 14*(6), 23–26.
Morris, S.E., and Klein, M.D. (1987). *Pre feeding skills*. San Antonio, TX: Therapy Skill Builders/ Psychological Corporation.
Newacheck, D.W. (1989). Adolescents with special health needs: Prevalence, severity, and access to health services. *Pediatrics, 84*, 872–881.
Orlove, F., and Sobsey, D. (1991). *Educating children with multiple disabilities: A transdisciplinary approach*. Baltimore: Paul H. Brookes.
Ottenbacher. K. (1983). Transdisciplinary service delivery in school environments: Some limitations. *Physical and Occupational Therapy in Pediatrics, 3*, 9.
Parham, L., and Fazzio, I. (1997). *Play in occupational therapy for children*. St. Louis: Mosby.
Rainforth, B., and Salisbury, C. (1988). Functional home programs: A model for therapists. *Topics in Early Childhood Special Education, 7*(4), 33–45.
Safer, N., and Hamilton, J. (1993). Legislative context for early intervention services. In W. Brown, S. Thurman, and L. Pearl (Eds.), *Family-centered early intervention with infants and toddlers: Innovative cross disciplinary approaches* (pp. 1–19). Baltimore: Paul H. Brookes.
Simeonsson, R.J., and Bailey, D.B. (1990). Family dimensions in early intervention. In S.J. Meisels and J.P. Shonkoff (Eds.), *Handbook of early childhood intervention*. Cambridge, MA: Cambridge University Press.
Summers, J., DeOliver, C., Turnbull, A., Benson, H., Santell, E., Campbell, M., and Siegel-Causey, E. (1990). Examining the individualized family service plan process: What are family and practitioner preferences? *Topics in Early Childhood Special Education, 10*, 78–99.
Thompson, T. (1992). For the sake of our children. In T. Thompson and S. Hupp (Eds.), *Saving our children at risk: Poverty and disabilities*. Newburg Park, CA: Sage.
Wallace, H., Biehl, R., MacQueen, J., and Blackman, J. (1997). *Mosby's resource guide to children with disabilities and chronic illness*. St. Louis: Mosby.
Wissow, L. (1988). Poverty, race, and hospitalization for childhood asthma. *American Journal of Public Health, 78*, 777–782.

참고문헌

American Occupational Therapy Association. (1997). *Occupational therapy services for children and youth under the Individuals with Disabilities Education Act*. Bethesda, MD: American Occupational Therapy Association.
Bashaw, M. (1997). *Children with disabilities* (4th ed.). Baltimore: Paul H. Brookes.
Case-Smith, J., Allen, A., and Pratt, P. (1996). *Occupational therapy for children*. St. Louis: Mosby.
Ensher, G., and Clark, D. (1994). *Newborns at risk: Medical care and psychoeducational intervention*. Gaithersburg, MD: Aspen.
Hanft, B.E. (1989). *Family centered care: An early intervention resource manual*. Rockville, MD: American Occupational Therapy Association.
Krauss, M. (1990). New precedent in family policy: Individualized family service plans. *Exceptional Children, 56*, 388–395.
Parham, L., and Fazzio, I. (1997). *Play in occupational therapy for children*. St. Louis: Mosby.
Semmler, C., and Hunter, J. (1990). *Early occupational therapy intervention*. Gaithersburg, MD: Aspen.

제 **15** 장

지역사회에 기반을 둔 정신건강 서비스

Community-Based Mental Health Services

■ **개요**

핵심이 되는 용어

이동식 행동 케어
(Ambulatory behavioral health care)
미국장애인법
(Americans with Disabilities Act : ADA)
사례관리(Case management)
지역사회 정신건강 센터
(Community mental health centers ;CMHC)
지역사회 지원 프로그램
(Community support program)
상담(Consultation)
정신질환의 진단 · 통계 매뉴얼 제4판
(Diagnosis and Statistical Manual of Mental Disorders, Fourth Edition : DSM-IV)
정신분열증의 음성증상
(Negative symptoms of schizophrenia)
부분입원 프로그램
(Partial hospitalization program)
정신분열증의 양성증상
(Positive symptoms of schizophrenia)
적극적 지역사회 치료 프로그램
(Program for assertive community treatment : PACT)
정신과 재활(Psychiatric rehabilitation)
심리교육적 접근
(psychoeducational approach)
정신약리학(Psychopharmacology)
향정신약(Psychotropic medication)
보호작업소(Sheltered workshop)
스트레스-취약성 모델
(Stress-vulnerability model)
지원적 취업(Supported employment : SE)
이행적 취업
(Transitional employment : TE)

학 습 목 표

이 단원은 독자가 아래의 것을 할 수 있도록 적은 것이다.

- 작업치료와 연관시켜서 정신건강에서의 실행의 역사의 개요를 설명하는 것.
- 지역사회에 기반을 둔 정신건강 장면에서의 작업치료의 역할을 논하는 것.
- 정신장애의 다차원적인 병인을 설명하는 것.
- 스트레스-취약성 모델의 작업치료에의 적절성을 설명하는 것.
- 이동식 행동건강 케어의 원칙을 설명하는 것.
- 정신건강 · 재활에 대한 PACT 접근을 설명하는 것.
- 지역사회에 기반을 둔 정신건강 장면에서의 작업치료 실행의 성공에 대한 기회와 장벽을 확인하는 것.
- 지역사회에 기반을 둔 정신건강 케어에서 담당할 것인 작업치료 종사자의 전문적 역할을 검토하는 것.

서론/INTRODUCTION

작업치료는 정신질환자의 치료에 그 기원을 갖고 있다. 작업치료는 입원한 환자에게 건강한 생활의 습관과 의미가 있고 문화적으로 적절한 수공예(handicraft)를 포함하는 작업의 습관을 기르기 위해 활동을 제공하였다. 일도 또한 작업치료의 수단으로서 사용되었다. 정신건강 케어의 통원 장면의 변화에 수반하여 지역사회에 기반을 둔 서비스는 증가하고 있다. 서비스의 이러한 증가에 수반하여 지역사회에 기반을 둔 개입에서의 작업치료의 역할도 증가하고 있다.

이 단원에서는 작업치료 종사자가 기존의 서비스 시스템 안에서, 또는 새로이 만들어지고 있는 서비스 시스템 안에서 어떻게 기능할 수 있는가에 초점을 맞추면서 정신장애라 진단된 사람에 대한 지역사회에 기반을 둔 개입에서의 작업치료의 역할을 설명한다. 다루어지는 정신장애란 정신질환의 진단 · 통계 매뉴얼 제4판(Diagnosis and Statistical Manual of Mental Disorders, Fourth Edition : DSM-IV)(American Psychiatric Association, 1994)에서 정의된 물질남용 및 중독성 장애 이외의 질병과 장애이다. 이 단원에서는 프로그램 모델, 치료적 접근, 그리고 작업치료 종사자에 적절한 장면을 설명한다. 프로그램 모델, 접근, 치료 장면 및 종사자의 역할의 설명에 편입되어 있는 것은 정신건강에서의 지역사회 실행의 성공에 있어서 반드시 필요한 가치와 신념이라는 것이다. 검토되는 많은 원칙과 메커니즘은 어떠한 모집단에도 적용할 수 있는 것이기는 하지만, 아이, 젊은이 및 고령자가 조우하는 특별한 문제가 있기 때문에 초점은 주로 성인에게 맞춘다. 작업치료 종사자의 간접적 역할과 지역사회 실행의 여러 학문분야 사이의 특성에 대해서도 설명한다.

정신건강의 장애 / MENTAL HEALTH DISORDERS

정신건강의 장애는 "뇌장애(brain disorders)"라고도 불린다. "뇌장애"라는 용어는 "정신장애라는 용어와 결부되어 있는 불명예(stigma)를 불식시키는 노력 안에서 미국정신장애인동맹(National Alliance for the Mentally Ill : NAMI)에 의해서 최근에 도입된 것이다(National Alliance for the Mentally Ill, 1996).

작업치료와 관련되는 역사적 측면

"도덕치료(moral treatment)" 운동의 일부로서 정신장애인은 혼잡한 큰 공업지구 밖의 치료시설에 수용되었다. 여기서의 작업치료는 건강한 생활과 수공예를 포함하는 의미가 있고 적절한 직업(occupation)을 육성하는 활동에 종사하는 환자로 구성되었다. '산업치료(industrial therapy)"로서 알려져 있는 일(work)도 역시 작업치료의 수단으로서 사용되었다. 육군병원에서는 병사는 그들의 회복 중에는 요구사항을 줄인 "과제(job)"가 제공되었다. 그 때 이래로 정신과 작업치료 서비스의 대부분은 주로 병원의 입원장면에서 계속 제공되고 있다. 그러나 작업치료의 명확한 역할은 지역사회에 기반을 둔 서비스 안에 있고 그것은 증상을 가급적 최소화하는 것에 맞춘 초점에서부터 기능적 능력을 개선하는 것으로 전환하는 것과 일치하고 있다(Jeong, 1998).

1950년대의 중간 무렵부터 몇 가지의 요인이 정신 장애인에 대한 입원장면 밖에서의 서비스의 증대에 기여하여왔다. 당시의 신경차단제 또는 항정신병약제의 도입은 정신증상을 현저하게 감소시키고, 따라서 많은 사람을 시설 밖에서 비교적 보통의 생활을 영위하는 것으로 유도하게 되었다. 연방법은 미합중국에서의 정신건강 공급 시스템에 더욱 현저한 영향을 미쳤다. 지역사회 정신건강법(Community Mental Health Act)과 정신건강 전문직(정신의학, 심리학, 사회복지, 간호)에 대한 훈련 프로그램인 타이틀 V는 지역사회에 기반을 둔 네트워크를 통해서 정신건강의 문제에 국가가 대처하는 것을 지향한 전국적 시스템을 확립하였다(Stein & Cutler, 1998). 이들의 법률의 주된 목적의 하나는 시설에의 배치에부터 퇴소나 전원이 되고 있었던 가장 중증인 환자의 니즈에 대처하는 것이었다. 1963년의 지역사회 정신건강법(Community Mental Health Act)의 결과 연방정부의 조성금에 의한 **지역사회 정신건강 센터**(Community Mental Health Centers : CMHC)는 주립병원의 대안(alternatives)으로서 지역사회에서의 정신건강 서비스를 제공하기 위해 설치되었다. 그러나 CMHC의 서비스는 중증 정신장애인의 니즈를 적절히 충족하는 것은 아니라는 것이 명백해졌다(Ellek, 1991).

1960년대 중간 무렵에 연방정부 재정지원 혜택 프로그램인 메디케어와 메디케이드가 통과된 것은 정신건강 케어에 현저한 영향을 미쳤다. 이들의 프로그램은 주립병원 밖에서의 전문적 서비스에 대한 거의 무제한의 지불자금을 조달하기 위해 연방정부의 자금을 제공하게 되었다. 그러나 주립병원은 주로 주정부 예산으로부터의 자금제공에 의존하고 있었다. 이들의 주정부 예산은 주택, 식품, 의료나 정신의료의 서비스를 포함하는 시설수용 환자에 대한 케어의 총경비의 지불에 자금을 제공하였다(L. Mosher, 개인 편지, 1987). 이들 제도의 양자는 비록 이들에게 접근할 수 있었던 전원에 대한 서비스를 제공한다는 부담을 공유하였지만, 주립병원에 대한 한정된 자금제공은 극도의 과밀상태와 일손 부족을 초래하였다. 이에 더해서, 한정된 자금제공에 의해서 서비스에 "순응하지 않았던" 지역사회 시스템 내의 클라이언트에 대한 후속 조치(follow-up)는 거의 할 수 없었다. 지역사회 정신건강 센터는 주택과 사회적 지원을 필요로 하는 클라이언트에 대한 원조의 제공을 다른 기관에 의존하고 있었다. 기관, 병원 및 지역사회 정신건강 센터 사이의 케어와 접촉의 조정은 붕괴되고 많은 사람들이 "완전히 무시된" 채로 남겨졌다(Ellek, 1991).

그 동안에 이들의 문제를 처리하기 위해 다수의 서비스 모델과 개입전략이 개발되었다. 이들 프로그램의 대부분은 국립정신건강연구소에 의한 1977년의 **지역사회 지원 프로그램**의 설치에 수반해서 출현하였다. 각 주정부는 주립병원에서부터 탈시설화한 중증 정신장애인의 니즈를 다루기 위해 지역사회에 기반을 둔 프로그램을 설치하기 위해 자금제공을 받았다. 지역사회 지원 프로그램은 지역사회 장면 안에서 적절한 의료, 재활 및 지원의 서비스를 제공하는 것에 의해서 재입원을 방지하기 위해 계획되었다(Stroul, 1984). 예컨대, 위스콘신주 매디슨에서의 적극적 지역사회 치료 프로그램(program for assertive community treatment : PACT)이나 뉴욕시에서의 Fountain House 프로그램과 같은 이들 지역사회 서비스 모델의 몇 가지는 입원의 감소와 자립의 증가를 포함하는 긍정적 성과를 일관성 있게 보여 왔다. 그러나 미합중국에서의 정신건강장애라 진단된 대다수의 사람에게는 비용효과가 높은 개입과 지원 시스템은 잇달아서 부족하고 있다. 이들 사람들의 대부분은 노숙자들이거나 보호수용 시설의 거주자이다. 주립병원이 점점 축소됨에 따라 옹호자들은 정신장애라 진단된 교도소에 있는 사람들과 노숙자들의 수가 급격하게 증가하고 있음을 지적하고 있다(Frese, 1998).

이 시기에 지역사회 치료 프로그램과 지역사회 치료에 대한 자금제공은 성장을 보였지만 작업치료는 반드시 이 성장의 일부였던 것은 아니다. Nielson(1993)에 따르면, 작업치료의 문헌이 지역사회 정신건강 장면에서의 실행을 촉진하고 있었음에도 불구하고 작업치료 종사자는 주로 입원장면에서 계속 기능을 하고 있다. 그녀는 작업치료사의 성공적인 지역사회 실행에 대한 세 가지 장벽을 기술하고 있다. 이들은 (1) 대체 가능한 역할을 맡을 필요성, 즉 임상의사에서부터 사례관리자, 프로그램 디렉터 또는 상담역으로, (2) 전문직의 경계와 역할이 유연한 여러 학문분야에 걸친 모델 안에서 일할 필요성, (3) 확립된 시스템 내에서의 동력원을 이해하고 영향을 미칠 필요성이다. 현재 및 장래의 정신건강 케어 시스템에 큰 영향을 발휘하고 있는 동력원에는 관리 케어를 통해서 비용을 조절하려고 하는 추진력, 미국장애인법(ADA, 1991), 공적 및 사적인 헬스 케어 시스템의 출현, 소비자운동이나 옹호운동 등이 포함된다.

정신건강 서비스 시스템의 큰 재편성은 전개되고 있는 케어 시스템에 중대한 영향을 미치고 있는 또 하나의 요인인 전문직 사이의 "영역" 다툼을 초래하였다. 지역사회 실행에 대한 또 하나의 장벽은 입원장면에 있는 종사자와 비교해서 삭감된 지역사회 종사자의 금전적 보상이다.

병인론과 역학 / ETIOLOGY AND EPIDEMIOLOGY

정신건강의 장애에 대한 현재의 이해는 다차원적 병인론을 가리킨다(American Psychiatric Association, 1995). 생물학적 요인, 특히 질환과 감정 상태에 대한 유전적 소인이 정신장애의 발생의 원인임을 강하게 시사하고 있다. 비록 정신장애의 발생에서는 특별히 게놈(genomes)이 확인되지는 않았지만 많은 구조학적 이상이나 생리학적 이상이 우울증, 양극성 장애 및 불안증과 결부되어 왔다. 이에 더해서 그 사람의 과거와 현재의 환경에 기초하는 심리적, 사회적인 영향은 그 사람의 정신건강 장애의 발생과 계속적인 진행을 촉발하는 조건을 만들어내는 데에 중요한 역할을 담당하고 있다. 전체적인 증상의 완화(remission), 완화와 악화(exacerbation)의 기간, 그리고 상태의 강도가 변화하는 증상이 발생할 수 있다(이 단원의 "스트레스-취약성 모델"을 참조).

역학연구는 미합중국의 약 4명 중 1명이 그 사람의 일생에서 정신건강장애를 경험한다는 것을 보여주고 있다. 어떤 단일연도에서의 성인의 정신장애의 발생률은 22.1%로 추정되고 있다. 중증의 정신질환은 합중국의 전체 성인인구의 2.8% 또는 약 500만명에 영향을 미친다고 추정되고 있다(American Psychiatric Association, 1995). 대략 10명에 1명이 정신장애에 의한 능력 장애를 경험하고 있다. 이 장애에 기인하는 가족이나 개인의 고통에 더해서 케어의 비용과 생산성의 손실의 양자의 경제적 영향은 현저하다. 정신장애에 관한 비용은 매년 1,500억 달러에 도달한다고 추산된다.(National Institute of Mental Health, 1998). 정신질환 치료의 치료비 부담에서의 등가(parity)를 주장하는 옹호단체는 적절하게 재정조치를 취한 개입과 지원 서비스가 경제적 비용과 인적 경비를 감소시킬 수 있다고 시사하고 있다. 약물남용 · 정신건강국에 의한 최근의 연구(Sing, Hill, Smolkin & Heiser, 1998)는 정신장애에 대한 등가(parity)의 비용은 현재의 보험료의 3.6% 이내를 추가하는 것보다 크지 않을 것이라는 것을 보여주었다.

정신건강 장애는 또한 다른 증상을 수반해서 상당히 높은 비율로 발생한다. 최근의 연구는 약물오용과 정신건강 장애의 동시발생(co-occurrence)은 두드러지며 50% 이상이라 추정된다고 한다. 발달장애나, 예컨대 외상성 뇌손상, 관절류마티스, 만성통증과 같은 신체질환도 정신건강 장애를 수반한다. 치료사 중에는 편집정신분열증(paranoid schizophrenia)이나 분열정동장애(schizoaffective disorder)라 진단된 다수의 사람의 내력(history) 안에 촉각방어(tactile defensiveness)나 학습장애와 같은 감각통합장애의 존재를 인지한 사람도 있다(Learnard, 1998). 이에 더해서, 정신건강장애가 있는 사람은 아마도 허술한 셀프케어, 자해행위, 열악한 사회경제적 상태, 기타의 이유 때문에 단명하다(Hyman, 2000 : Hyman & Rudorfer, 2000). 일부 전문직 종사자는 정신건강의 주요 장애가 있는 많은 사람들이 현재 제공되고 있는 케어와 기능적 능력을 복잡하게 할지도 모르는 2개 이상의 추가된 진단명을 갖고 있다고 보고를 하고 있다.

전문용어

이해를 해두어야 할 중요한 전문용어의 2개의 주요 영역은 정신건강장애를 확인하기 위해 사용되는 용어의 체계와 약물치료에 관한 전문용어이다. 정신질환의 진단 · 통계 매뉴얼 제4판(DSM-IV : American Psychiatric Association, 1994)은 미합중국에서 성인과 아이의 정신질환을 확인하기 위해서 가장 널리 사용되고 있는 체계이다. 포함되어 있는 주요 카테고리는 발달장애, 인격장애, 정신장애, 감정장애, 중독성 장애, 불안장애 그리고 기질성 뇌장애이다. 클라이언트는 아래의 5개의 축으로 평가된다.

- 제 I 축은 주요한 정신의학적 진단(또는 복수진단)이다.
- 제II축은 인격장애와 지적장애(해당되는 경우)를 확인한다.
- 제III축은 신체적 및 의학적 병상을 포함한다.
- 제IV축은 클라이언트에게 경험되는 환경 스트레스인자의 수준이다.
- 제V축은 클라이언트의 현재의 기능수준이다(American Psychiatric Association, 1994).

제IV축과 제V축은 작업치료의 치료에 가장 연관성이 있다. 작업치료사는 이들 축의 평가척도(rating)를 결정하는 데에 핵심이 되는 공헌자가 되는 경우가 적지 않다.

정신건강장애를 치료하기 위해 사용되는 약물은 향정신약제(psychotropic medication)로서 알려진 일반적인 약제분류에 속하고 있다. 이들을 사용하는 과학은 정신약리학(psychopharmacology)이라 불리고 있다. 향정신약제의 다수의 하위분류를 이용할 수 있다. 예컨대(중추신경계의 도파민 수용체에서의 특이적 반응에 기초하여) 전형적 또는 비전형적으로 정신질환성 장애의 치료에는 신경이완제가 일반적으로 사용되고, 정동장애를 치료하기 위해서는 기분안정제 또는 항우울제가 사용되며 그리고 불안장애에 대해서는 신경안정제, 항불안제, 항우울제가 사용되고 있다. 많은 경우, 사람들은 자기의 장애를 치료하기 위해 또는 주요한 향정신약제의 부작용을 조절하기 위해 약물을 조합해서 복용하고 있다. 최근에는 처음에는 정신건강 장애의 치료를 위해 개발된 것이 아닌 약물이 현재는 치료를 위해 일반적으로 사용되고 있는 것도 있다. 이들에는 간질, 심장병 그리고 갑상샘의 약물이 포함된다.

증상

지역사회 건강장면에서의 작업치료사는 다양한 정신건강의 진단이 내려진 사람들에 대해서 서비스를 제공할 것이지만, 정신분열증은 아마도 가장 빈번하게 만나는 진단이고, 따라서 특기할만한 가치가 있다. 흔히 관찰되는 다른 정신장애의 몇 가지의 증상은 표 15-1에 열거하였다.

정신분열증이라 진단된 사람은 양성 또는 음성이라 하는 증상을 나타낸다(Andreasen and Olson, 1992). **정신분열증의 양성증상**은 정신질환의 사람에서 볼 수 있으나 정신적으로 건강한 사람에서는 볼 수 없다. 이들은 보통의 생활체험의 부분은 아니다. 정신분열증의 양성증상에는 망상, 환각 그리고 체계적이지 못한 이야기이나 사고가 포함된다. 이들의 증상은 신경이완제에 상당히 잘 반응하고 있다. 그러나 표준적인 약물치료는 이들을 완전히는 제거할 수 없을지도 모르고 또한 어떤 사람들에서는 이 장애의 음성증상을 실제로는 증가시키는 경우가 있다.

정신분열증의 음성증상은 정신건강 장애를 가진 사람에서 볼 수 있는 손상된 정신건강의 특징을 가리킨다. 정신분열증에서는 음성증상에는 아래와 같은 것이 포함된다.

- 감정의 둔마
- 과묵(이야기나 사고의 빈곤 또는 지연)
- 의욕장애(avolition) 또는 무감동(apathy)(초라한 옷차림과 위생, 작업역할에서의 지속성의 결여 그리고 활동의 자발적 개시가 드물다는 것을 포함)
- 무쾌감증(anhenonia)(기쁨의 결여)
- 비사회성(다른 사람으로부터의 회피)
- 주의장애(Andreasen and Olson, 1992)

이들의 증상은 전통적인 약물치료에는 반응하지 않았다. 그러나 예컨대 클로자핀(clozapin, 상품명 : Clozaril)과 같은 새로운 약물은 이들의 증상을 조절하는 데에 얼마간 효과가 있었다. 작업치료 개입은 기능에 대한 음성증상의 영향에 직접적으로 대처하고 있다.

약물은 비록 정신건강장애의 증상을 제거하거나 감소시키는 일이 있지만, 많은 사람들은 특히 어떤 환경에서 또는 자기가 스트레스를 느낄 때에 보다 중증은 아닌 후유증상을 계속 경험한다. 이들의 증상과 기능에 대한 그 영향에 대처하기 위해 많은 비약리학적 개입이 사용된다. 이들에는 정신요법, 카운슬링, 인지행동요법, 환경변경, 직무지도(job coaching), 직무조정(job accommodation)이 포함된다.

스트레스-취약성 모델

스트레스-취약성 모델은 원래는 환경의 "스트레스인자"와 정신분열증이라 진단된 사람들에게 고유한 개인의 "취약성"과의 상호작용의 이해를 통해서 정신분열증의 증상의 발병을 설명하기 위해 제안되었다(Neuchterlein, 1987 : Birchwood, Hallet & Preston, 1989). 이 모델은 원래는 정신분열증을 설명하기 위해 개념화되었으나 지역사회 장면에서 생활하고 있는 정신건강장애가 있는 사람의 증상의 악화와 완화를 이해하는 데에 특히 유용하다. 증상악화의 삽화(episode)는 기능적 과제와 작업역할을 수행하

표 15-1

선택된 정신장애의 증상

장애	증상
주요 우울삽화 (Major depressive episode)	● 억압된 기분 ● 대부분의 활동에서 즐거움이 줄어들음 ● 체중의 현저한 변화 ● 불면증 또는 과다수면증 ● 정신운동성 초조 또는 지체 ● 피로 또는 에너지의 손실 ● 무가치감 또는 과도한 죄악감 ● 집중 또는 결정하는 능력의 감소 ● 죽음 또는 자살염려의 반복
양극성 장애 (Bipolar disorder)	● 주요 우울삽화와 조증(manic) 또는 경조증(hypomanic) 삽화 사이의 만성적 변동 ● 과장(grandiosity), 수면욕구의 감소, 다변(talkativeness), 사고비약(flight of ideas), 주의산만, 정신운동성의 초조, 흥청망청 돈을 써댐(spending sprees), 성적 무분별 행동에 의해서 특징지어지는 조증삽화 ● 사회적 및 직업적 기능에서의 현저한 장애
강박장애 (Obsessive-compulsive disorder)	● 강박관념 또는 강박행위 ● 강박관념/강박행위가 과다하다는 인식 ● 강박관념/강박행위는 고통을 일으키고 정상기능을 방해한다.
분열정동장애 (schizoaffective disorder)	● 정신분열증의 증상과 동시에 존재하는 주요 우울삽화와 조증삽화 ● 망상이나 환각 ● 약물작용에 기인하지 않은 장애 ● 사회적 및 직업적 기능의 현저한 장애
외상 후 스트레스 장애 (Posttraumatic stress disorder)	● 자기 신체의 보전을 위협하는 외상적 사건의 체험 ● 심한 공포와 무력감 ● 사건에 대한 반복적이고 고통스러운 사고와 꿈 ● 외상과 연관되는 자극의 회피 ● 수면장애 ● 과장된 경악반응 ● 주의집중 곤란 ● 쉽게 자극을 받고 감정적 폭발
패닉 장애 (Panic disorder)	● 예기치 않은 패닉 발작의 반복 ● 더 패닉발작이 일어나는 것은 아닌가 하는 불안의 계속 ● 패닉발작의 결과로서의 행동의 변화 ● 패닉발작의 결과에 대한 불안 ● 광장공포증(도망치는 것이 곤란하거나 당황스러울지도 모르는 장소에 있는 것에 대한 불안)을 포함하는 경우가 있다.

출처 : American Psychiatric Association(1994). Diagnosis and statistical manual of mental disorders, fourth edition. Washington, DC : American Psychiatric Association Press.

는 개인의 능력에서의 감소를 수반하는 것이 일반적이다. 이 모델에 따르면, 이들의 삽화는 취약한 사람들에 있어서의 "통상적인" 환경적 스트레스에 의해서 촉진된다(Neuchterlein, 1987). 취약한 개인에서는 스트레스의 이 "통상적인" 수준은 또한 심각한 증상과 기능상태의 소실이 계속되는 기간에 대해서 원인이 될 수 있다. 어떤 사람의 개인적 취약성(vulnerability)은 뇌기능의 이상에서부터 일어나고 있다고 생각된다. 그러나 이들의 취약성은 또한 탐닉(addiction)이나 발달장애와 같은 다른 신체적 질환이나 장애와 결부되어 있는 경우도 있다. 원래 내재되어 있는 취약성의 정도는 반대로 정신장애의 급성 삽화를 야기하는 스트레스 수준에 연관되어 있다(Birchwood et al., 1989).

개인이 이 장애에 의해서 보다 더 많은 불이익(handicap)을 가질 때, 임상증상은 거듭 영향을 받아 기술(skill)의 퇴행을 일으키고 그 사람이 기능할 수 있는 환경적 요소를 좁히며, 그리고 작업역할의 책임을 수행할 수 없게 된다. 재발할 때마다 취약성과 장래의 재발의 가능성을 직접적으로 높인다. 결과로서의 시설 입소는 그 사람을 더욱 고립시켜 환자라는 생활역할을 강화하고 의존, 부정, 절망을 높인다. 이 순환에의 개입은 증상재발의 강도를 방지하거나 약화시키는는 개인적 및 환경적 "방어인자(protector)"를 통해서 이루어진다(Birchwood et al., 1989).

개입접근과 모델/INTERVENTION APPROACHES/MODELS

예방

관리 케어의 상승 그리고 경비의 삭감과 생활의 질을 개선하기 위해 소비자를 건전하게 유지하는 것에 초점을 맞추는 것에 수반하여 예방과 건강증진이라는 개념이 차츰 강조되고 있다. 건강보험회사에 의한 이러한 프로그램에 대한 자금제공은 여전히 적지 않지만 건강 실행 안에는 서서히 국민적 문화의 일부분으로 되어가고 있는 것이다. 법률은 많은 직장, 쇼핑구역 그리고 식사의 장소에서의 금연 환경을 확립하고 또한 음주 후의 운전을 금지하였다. 건강증진 및 질병과 장애의 예방에 관한 미국작업치료협회(1995)의 성명서(posiion paper)는 건강증진과 건전한 상태의 필요성을 "모든 치료적 개입의 기초"로서 확인하고 있다. 예방에 대처하는 작업치료 프로그램은 종업원 지원 프로그램(Maynard, 1986), 고령자 센터(Eilenberg, 1986) 그리고 건강유지단체(HMO)에 설정되어 있다(E.Cohen-Kaplan, 개인적 편지, 1998). 다루어지는 화제에는 사회적 교류, 문제해결, 신체적 활동, 스트레스 관리, 부부 카운슬링, 역할-중압감의 문제 등이 포함되어 있다. 예방 프로그램은 지역사회에서의 작업치료의 관여에 대한 또 하나의 잠재적 영역을 제공하고 있다.

의학적 치료 접근

정신건강 장애를 가진 사람들에 대한 주된 의학적 치료접근은 약리학적 개입이다. 클라이언트는 매일 복용하는 경구약제가 처방되거나 장기간의 효과가 있는 주사를 정기적으로 맞는 경우도 있다. 이에 더해서 최근 새로운 약제가 도입되어 정신분열증이나 양극성 장애와 같은 유형의 중증 정신질환의 치료에 보다 큰 효과가 인지되었다. 이들의 약물은 부작용이 적고 증상의 조절에 더 한층 효과가 있다는 것을 알았다. 예컨대 비정형 정신병약인 클로자핀(clozapine)(Clozaril)은 정신분열증이 있는 사람들에게 현저한 효과를 나타내고 있다. 이 약에는 매우 드물기는 하지만 치명적인 부작용인 무과립구증(agranulocytosis, 중증의 감염증에 이르는 백혈구 수의 감소) 가능성의 모니터링을 할 필요가 있지만, 클로자핀은 많은 사람들이 보다 양호한 기능적 생활을 보내고 학교에 복귀하며, 직업을 갖고 그리고 만족할 수 있는 사회적 관계를 갖는 것을 가능케 하고 있다.

현재의 치료환경에서 많은 상이한 형태를 취하는 또 다른 중요한 의학적 치료접근은 정신요법이다. 비록 전통적인 통찰지향적인 요법(insight-oriented therapy)이 사용되는 경우도 있지만 필요로 하는 치료기간과 요구되는 통찰능력 때문에 그 적용은 제한되어 있다. 이 접근에서는 그 사람은 과거의 사건이 자기의 행동을 어떻게 형성하였는가를 이해함으로써 현재의 자기의 행동에 대한 통찰을 전개하고 이어서, 그 통찰에 기초하여 행동을 바꾼다는 것이다. 지지적이고 간단한 정신요법은 시간을 들여서 하는 통찰의 전개에 의존하지 않고 현재의 행동 및 조우하는 문제에 대처하는 방법에 더 초점을 맞추고 있다. 이 종류의 요법에 있어서의 테크닉은 보다 지시적이고 클라이언트의 니즈와 요망에 관한 전문직의 이해에 기초하는 것이다.

인지행동요법은 개인의 감정, 행위, 반응은 그 사람의 사고와 세계인식에 기초하고 있다는 이론에 기초하는 특수한 유형의 정신요법적인 개입이다. 만일 이들의 사고 또는 인식이 이의가 제기되거나 바뀐다면 절망, 실망, 낮은 자존심과 같은 부정적 감정은 수정되는 경우도 있다.

현재의 관리 케어의 환경에 공통되는 것은 치료기간 수(number of treatment sessions)의 제한과 기능적 성과에 대한 요구이다. 정신요법을 위한 시간을 보다 짧게 하는 것, 약물치료의 준수에 대한 보다 큰 신뢰 그리고 정신건강 장애에 대한 간략한 위기개입 대응을 조합시킨 것은 클라이언트가 치료를 받고 퇴원해서 증상의 악화와 기능적 능력의 저하를 수반해서 단기간 후에 치료에 되돌아오는 "회전문" 현상을 야기하고 있다.

재활 접근

재활은 그 질환의 증상과 기능장애를 줄이는 치료와 복잡한 사회와 헬스 케어 시스템과의 타협을 포함하여 보다 좋은 생활의 질을 유지하기 위한 정서적 지원과 실제적 원조를 포함하는 3조로 구성되는(triad) 서비스의 일부분이다. 재활 서비스는 취업, 일상생활활동 그리고 사회적 수행과 같은 성인의 생활역할에서의 기능 상태를 촉진하기 위해 클라이언트에게 계속적으로 제공된다.

적극적 지역사회 치료 프로그램(PACT)

적극적 지역사회 치료 프로그램(program for assertive community treatment : PACT)은 적극적 지역사회 치료(assertive community treatment : ACT) 모델로서도 알려져 있는 것으로, 중증 정신질환자에 대한 지역사회에 기반을 둔 포괄적인 치료 모델이다. 이 프로그램은 1972년에 몇 개의 주립병원의 병동이 폐쇄되어가고 있는 동안에 위스콘신주의 매디슨에서 시작되었다. 어떤 하나의 병동의 치료 스태프가 자기들의 환자와 함께 지역사회로 옮겨 그들의 집, 그들의 일, 사회적 장면에서 클라이언트들에게 집중적인 치료, 재활, 그리고 지원 서비스를 제공하였다(Allness & Knoedler, 1998).

이 접근에서는 정신건강의 여러 전문분야에 걸친 스태프가 어떤 종류의 이동이 가능한 정신건강기관으로서 조직화되어 있다. 구성원은 자기 자신의 특유한 역할(예컨대 의사, 정신과 간호사, 심리사, 작업치료사, 사회복지사, 카운슬러 그리고 직업전문가)을 수행하고 클라이언트가 필요로 하는 시간과 장소에서 이용할 수 있는 아주 원활하게 진행되고 중단되지 않는 서비스를 제공하기 위해 다른 역할을 담당하는 등과 같이 여러 학문분야에 걸치는 팀으로서 기능하고 있다. 그 팀은 서비스의 주된 공급자이고 클라이언트에 대한 "책임의 고정점(fixed point of responsibility)" 이다.

서비스는 포괄적 평가에 기초하고 매우 강력하게 개별화되어 있다. 제공방법은 개개의 클라이언트의 현재의 니즈와 선호(preference)에 기초하고 있다. PACT 서비스는 계속적이고 동시에 장기간에 걸쳐서 제공된다. 작업치료사는 직업기능 및 사회적 기능의 영역에서의 초기의 포괄적 평가와 기능상태의 손상된 영역에 대해서 이루어지고 있는 개입의 효과평가에 공헌하고 있다. 작업치료 종사자는 이 팀의 일원으로서 클라이언트에 대한 재활 서비스와 팀에 대한 재활에 관한 전문지식을 제공하고 있다.

PACT 팀은 클라이언트를 다른 데이케어 프로그램이나 보호작업소에 의뢰하는 것이 아니라 그들의 통상의 일상 활동에서의 매일의 시간을 구조화하도록 원조한다. 클라이언트는 수행할 필요가 있는 일이나 어떻게 시행하는가의 매일의 계획을 세우는 데에 도움을 받는다. PACT 팀은 클라이언트의 니즈와 목표에 기초하여 다양한 정도와 수준에서의 지원을 제공한다. 클라이언트는 재활이나 다른 서비스를 조합하여 1일 5회에서부터 7회 보살핌을 받는 경우도 있다. 이것에는 취업, 개인적 및 도구적 일상생활 활동, 사회적 관계 그리고 여가시간의 사용에 대한 지원이 포함된다.

클라이언트가 직장을 찾아서 유지하는 것을 지원하는 것이 PACT 모델의 중심이다. 모든 클라이언트를 직업 재활과정에 참여시킨다. 직업에 관련되는 서비스는 실제의 직장이 강조되는 지역사회에 기반을 둔 장면에서 제공된다. 일단 취업이 달성되면 그 팀은 클라이언트와 그들의 고용자에게 지원과 원조를 제공한다. 공적 급여제도는 의욕을 상실시키는 것으로서가 아니라 클라이언트가 경쟁적 취업에 대비하고 있는 동안의 경제적 원조로 간주되고 있다.

PACT 팀이 재활 서비스를 제공할 때에 사용한 방법은 작업치료의 이론이나 가치관과 공통되는 것이고 클라이언트의 목표를 달성하는 데에 효과적이라는 것이 증명되어 있다. 이들의 방법은 작업치료 종사자가 일하고 있는 지역사회 장면과 프로그램의 대부분에 적용할 수 있는 것이다(Box 15-1).

PACT와 그 복제 프로그램의 효과에 관한 연구는 성공을 거둔 성과를 만들어낸다는 점에서 효과적이라는 것을 보여 왔다(Santos, Henggeler, Burns, Arana & Meisler, 1995). 이들의 긍정적인 성과는 의미 있게 적은 입원 수와 입원하고 있는 사람의 입원기간의 의미 있는 단축, 몇 배의 고용과 경쟁적 취업에 의한 보다 많은 수입, 자립생활 상황에서의 전체적으로 보다 멋진 시간, 보다 적은 증상과 보다 큰 생활에서의 만족 그리고 적당한 사회적 기능상태의 증가를 포함하고 있다. 그러나 연구는 클라이언트가 이 프로그램을 끝내고 싶을 때에 이들의 이득이 유지되지 않는다는 것도 나타내어 보여주고 있다. 이러한 것은 정신적 장애가 장기화될 것 같은 사람들에 대해서는 현행의 서비스가 필요하다는 것을 나타내는 것처럼 생각된다(Allness & Knoedler, 1998).

심리교육적인 접근

심리교육적인 접근에서는 질병과 그 관리에 관한 정보를 소비자와 가족에게 제공하여 치료와 회복과정에의 적극적인 관여를 촉진하고 그들에게 질병에 대한 조절감각을 준다. Bloomer(1978)는 소비자는 자기의 병에 관한 정보를 받아 서비스를 선택하는 권리에 더해서 안전성에 대한 권리와 경청해 받을 권리가 있다고 기술하고 있다. 이들의 권리는 작업치료의 철학과 일치하고 있으며 소비자의 자기결정 과정을 촉진하고 그 결과로서의 자신감(self-efficacy)과 자부심(self-esteem)을 높인다(Bloomer, 1978). 심리교육은 전문직에 의해서 사용될 때, 단순히 정보를 주는 것에만 그치는 것이 아니다. 주의 깊게 선택되고 소비자와 그 가족에게 도움이 되는 것 같은 방법으로 제공되는 정보는 이 접근의 성공을 좌우한다.

Anderson, Hogarty & Reiss(1980)에 의해서 개발된 가족에 대한 심리교육적인 모델은 (1)가족과의 연결, (2)생존기술에 관한 워크숍, (3)이들의 새로운 기술을 적용하고 실행하는 기회의 반복, (4)가족요법(family therapy)의 계속 또는 종료와 같은 4단계를 포함한다. 작업치료사는 생활기술 프로그램을 개발하기 위해 심리교육적인 모델을 이용하고 있다. 부분입원(McFadden, 1992)과 주간치료(day treatment)(Tomlinson, 1994) 프로그램에서 소비자는 목표설정, 스트레스관리, 사회적 기술, 여가계획, 시간관리, 예산관리, 기타의 도구적 일상생활활동에 관한 개별 및 집단에 의한 교육을 받는다. 프로그램에 따라서는 교육적 환경이 확립되어 있다. 소비자는 "환자" 역할 대신에 학생역할을 담당하여 수업에 출석하고 숙제를 하고 그리고 교육적 미디어를 이용한다. 소비자는 숙제로서 수업에서 학습한 기술을 연습하고 성공과 실패에 대해서 보고를 한다(Lillie & Armstrong, 1982).

정신과 또는 심리사회적 재활

심리사회적 재활(psychosocial rehabilitation)은 "지역사회 안에서의 자립한 기능 상태를 달성하기 위해 신체적 재활의 원칙을 정신질환에 적용하는" 시도를 의미한다(Cara & MacRae, 1998, p.556). 이것은

Box 15-1

PACT방법에서의 작업치료의 이용

- 클라이언트가 보통의 생활의 루틴을 확립하고 유지하는 것을 돕는다. 클라이언트는 일상생활 활동, 취업 그리고 사회적 여가시간 활동의 예정을 수립하는 데에 지원을 받는다. 클라이언트의 예정이 수립된 후에 활동에 참여하기 위해 클라이언트가 필요로 하는 지원에 기초하여 팀의 예정이 수립된다. 다음으로 클라이언트는 팀의 구성원과 언제 만나도록 예정되어 있는지와 같은 정보가 제공된다.

- 성인의 역할활동을 확립 또는 재확립하기 위해 곁에 붙어서 지원한다. 팀 구성원은 클라이언트가 생활, 일, 사회적 활동을 계획하고 실행할 때에 적극적으로 참여한다. 팀 구성원은 처음에는 활동의 태반을 시행하지만 루틴이 확립되고 클라이언트의 스태미나와 집중력이 높아짐에 따라 서비스의 강도를 줄여간다. 이러한 것은 특히 가정유지, 금전관리, 복지나 사회보호와 같은 사회적 제공자와의 타협, 그리고 여가시간의 구성과 같은 것에서는 중요하다.

- 모델링(데먼스트레이션), 리허설(실행), 코칭(촉진) 및 피드백. 전략은 개별 또는 다른 클라이언트와의 집단에서, 또한 지역사회에서의 실제의 생활에서 제공된다. 가족, 룸메이트, 고용자, 임대인, 기타의 사람들로부터의 피드백은 클라이언트로서도 팀으로서도 가치 있는 정보를 제공하기 위해 팀 구성원과 정기적으로 시간계획을 잡는다.

- 클라이언트의 니즈를 충족하기 위한 환경의 적응. 환경이 그 클라이언트의 생활 활동의 성공적인 수행의 방해가 되고 있는지 아닌지를 결정하기 위해 클라이언트와 그 주위상황의 평가에 기초하여 환경의 적응이 이루어진다. 이 적응에는 휴일에 가족과 함께 외출하는 것에 하루를 소비하는 것이 지나치게 긴 경우에 그 시간을 제한하는 것, 주의집중 시간의 짧은 클라이언트를 위해서는 작업시간 중의 휴식횟수를 증가시키도록 예정을 수립하는 것, 직장에 가기 위해 버스를 타고 있는 동안에 편집증(paranoia)을 경험한 클라이언트가 걸어서 갈 수 있는 거리에 집을 구하는 것을 돕는 것 등이 포함된다.

약물치료관리를 제외하고 있었기 때문에 당초는 정신과재활(psychiatric rehabilitation)과는 별개의 접근이었다(Cook & Hoffschmidt, 1993). 이에 반해서 의학모델에 기초하는 정신과재활은 기능의 개선에는 전혀 기대를 보이지 않고 증상의 감소와 병리에 초점을 맞춘 것이었다. 이들의 모델은 약물관리와 재활접근을 통합하여 하나로 합쳐졌다. 현재 심리사회적 재활과 정신과재활이라는 용어는 호환성으로 사용되고 있다(Cara & MacRae, 1998). 이 접근에서는 서비스는 개인의 상세한 문진과 체크에 의해서 결정되는 그 사람의 장점과 단점의 광범위한 평가에 초점을 맞추고 있다. 다음으로 그 사람은 지역사회에서의 최적의 기능으로 향한 개인목표의 설정에 원조를 받는다. 지역사회 지원이 확인되고 환경 적응의 필요성이 결정된다. 기술(skill)의 회복이 요망되고 목표로서 설정될 수 있다. 만일 기술이 개선되지 않는다면, 목표는 수정되고 환경적 지원이 이용된다. 직업, 사회, 주택 및 레크리에이션의 영역에 직접적으로 대처하기 위해 실제적인 기술이 사용된다. 온갖 사람은 유급 또는 무급의 취업 또는 주부나 자원봉사자와 같은 별개의 생산적이고 사회적인 역할을 통해서 생산적이고 싶다는 니즈와 능력을 갖고 있다고 인식되고 있다(Anthony & Blanch, 1987).

이 모델은 그 발전에 기여한 작업치료의 원리와 공통점이 많다(Munich & Lang, 1993). 유사점에는 정신 내계의 과정보다도 기능에 맞춘 초점, 건강은 의미 있는 작업을 통해서 달성된다는 신념 그리고 변화는 "클라이언트가 기술의 구축, 탐색, 교육 그리고 지역사회 역할의 발달을 촉진하는 활동에 종사하는 것과 선택하는 것"을 통해서 효과적으로 될 수 있다는 이해를 포함하고 있다(Jeong, 1998).

Fountain House 모델

Fountain House 모델은 구조화된 심리사회적 재활접근의 한 예이다. Fountain House는 탈시설운동의 시기에 주립정신과시설에서 퇴원한 환자의 그룹에 의해서 설립되었다. 음식과 쉼터를 추구하는 그들의 기본적 니즈를 충족하는 것의 어려움에 더해서 그들은 사회적으로 고립되고 지역사회나 의미 있는 일상생활로부터 격리되어 있다고 느끼고 있었다. Fountain House는 이들의 니즈를 충족시키기 위한 시도로서 설립되었다(Beard, Propst & Malamud, 1975). Fountain House의 철학은 이 프로그램에 참여하는 모든 이전의 환자가 이 클럽의 회원이 된다는 것이다. 그들은 "회원(members)"이라 불리고 기대와 함께 권리와 특전이 주어지고 있다. 회원을 필요로 하고 클럽이 구하고 있다. 그들은 매일 이 클럽에 올 것이 기대되고 있고, 그리고 자기가 할 수 있는 어떠한 수준에서도 이 클럽의 일에 참여하도록 기대되고 있다. 모든 회원은 생산적으로 될 수 있다고 간주되고 이 클럽의 이행적 작업 프로그램(transitional work program)을 통해서 유급의 취업으로 일할 권리가 보장되어 있다. 이 모델에서는 생산적인 것을 필요로 하고 있다는 것이 재생적 및 생성적인 특성으로서 매우 중요하다고 생각되고 있다. 다른 사람과 교류하는 기회와 적절한 생활준비도 이 모델의 철학에 비추어 중요한 것이다.

Fountain House는 식사준비, 사무적인 일 및 클럽 하우스의 유지 및 보수를 포함하는 클럽에 필요한 기능을 수행하기 위해 근무부서에서의 매일의 작업이 구성되어 있다. Fountain House 모델 또는 클럽 하우스 모델은 미합중국, 캐나다 그리고 세계 도처에서 모방되거나 또는 그 개념이 프로그램에 편입되었다. 작업치료사는 몇 가지의 클럽 하우스의 프로그램에 관여하여 왔고(Kavanagh, 1990 : Urbaniak, 1995) 그리고 이 프로그램의 직업적 및 전직업적인 측면에 초점을 맞추는 경우가 많았다.

이 모델에서는 작업치료 종사자의 역할은 임상에서부터 관리까지의 범위에 이르고 있다. 임상에서의 역할은 보통은 실내에서의 자연스런 관찰과 인터뷰 기술을 사용해서 이루어지는 회원의 평가, 작업실이나 사회적 프로그램에서의 회원과의 직접적 교류(모델링과 코칭), 임상적인 사례관리 그리고 개입 팀의 다른 구성원과의 이용 회원의 개별적 서비스계획의 전개, 모니터링, 수정을 포함하고 있다. 관리의 역할에는 클럽 하우스 프로그램의 운영, 서비스 계획의 실행에서의 스태프의 지도감독 그리고 직업 프로그램의 개발과 운영이 포함된다. 직무의 지원 그룹(Kavanagh, 1990), 직장적응훈련 부문(W. Starnes, 개인편지, 1998), 그리고 이행적 취업배치관리(Urbaniak, 1995)가 직업 프로그램의 예이다. 이행적 취업이라는 개념은 Fountain House에 기원을 갖는 개념이고 많은 클럽 하우스가 계속 사용하고 있다. 직무지도(job coaching)나 기타의 종류의 지원취업 모델도 클럽 하우스 프로그램에서의 취업기회의 범위를 확대하기 위해 사용된다.

치료 장면 : 서비스의 연속체

정신건강 서비스는 전통적으로는 주립병원, 종합병원의 급성기 정신병동, 그리고 단독의 정신병원을 포함하는 다양한 입원치료 장면에서 제공되어 왔다. 마침내, 최근에 일련의 지역사회에 기반을 둔 프로그램이 출현하였는데 이것에는 정신장애자를 위한 이동식 행동건강 프로그램, 직업적 프로그램, 그리고 재가건강 서비스가 포함된다.

이동식 행동건강 케어

이동식 행동건강 케어(ambulatory behavioral health care) 서비스는 몇 가지의 근저를 이루는 원칙에 의해서 지지되어 있는 하나의 연속체라 설명되고 있다(Kiser, Lefkovitz, Kennedy & Knight, 1996). 이들의 원칙에는 다음의 것이 포함된다.

1. 이동식 서비스는 24시간의 케어는 필요로 하지 않지만 외래 통원에서 제공되는 것보다도 집중된 정신과적 케어를 필요로 하는 모든 연령층의 사람들을 위해 계획되어 있다.
2. 클라이언트의 니즈의 포괄적 평가가 이루어지고 이들에 대처하기 위해 조직적이고 적극적인 치료의 구성요소가 실행된다.
3. 서비스는 일일의 기능 상태에 그다지 영향을 미치지 않고 일일의 기능 상태의 시뮬레이션을 하는 것 같은 방법으로 실행된다.
4. 지역사회와 가족이 치료과정에 관여한다.
5. 이들의 서비스의 특질은 클라이언트의 장점을 신뢰하고 기존의 자원이나 가족과 지역사회의 지원시스템을 이용한다는 환경의 최소한의 제한 속에서 시행되기 때문에, 비용효과가 높은 것으로 하고 있다.

이동식 행동건강 케어 서비스의 3개의 수준은 이 연속체 안에서 제안되고 있다(Kiser et al., 1996).

수준 1

수준 1은 재가 위기개입 또는 안정화와 같은 **부분입원 프로그램**이나 다른 집중적 서비스라 정의되고 그 사람을 입원에서부터 방향을 전환시키는 것이다. 병원의 대안으로서 목표는 급성의 징후를 감소시키는 것과 위기개입을 제공하는 것이다. 이 수준의 사람들은 아마도 급성질환이나 삽화(episode) 또는 만성질환의 악화로부터 일어나는 중증의 증상을 나타내고 심각한 기능장애를 야기한다. 서비스는 보통, 적어도 주 4일의 종일 프로그램에의 참여를 기본으로 제공되거나(National Model Medicine Local Medical Review Policy Committee, 1998) 또는 클라이언트의 자택이나 지역사회 환경에서 적어도 매일 연락을 취하는 것으로 제공된다. 병원 프로그램 또는 지역사회 정신건강 센터에 부설되는 일이 있는 부분입원 프로그램은 근무하는 의료 스태프에 따라서 약간 다른 경우가 있다. 그러나 프로그램의 강도나 거기에 오는 클라이언트의 유형 및 스태프의 구성은 유사하다.

작업치료 종사자는 이 수준의 클라이언트의 치료에 관여하는 경우가 적지 않다. 치료의 서비스에는 기능상태의 평가, 특히 안전의 문제, 그리고 그룹과 개별의 두 양식으로 제공되는 개별적으로 계획된 치료적 개입이 포함된다. 개입은 증상을 완화하는 것과 작업수행에서의 기능을 촉진하는 것에 초점을 맞춘다. 메디케어 중개 매뉴얼(Medicare Intermediary Manual)에는 메디케어에서 보장되는 서비스로서 특히 작업치료를 열거하고 있다. 이 장면에서의 작업치료 서비스에 대해서는 어떤 관심이 제기되고 있다(Allen, 1998). 그러나 이들의 관심은 이 프로그램에 들어가 있는 특정 클라이언트와 연관성이 있는 것 같다. 즉 이 나라의 몇 개 지역사회에서는 장기간의 재활에 초점을 맞춘 프로그램(이동식 수준 2의 서비스에 가깝다) 쪽에 적합한 사람들이 부분입원 프로그램에 부적절하게도 참여하고 있다.

작업치료 종사자는 클라이언트의 입원기간의 극단적인 단축과 퇴원 후의 강력한 애프터케어 서비스의 필요성 때문에 부분입원 프로그램에서 중요한 역할을 수행하고 있다. 작업치료 종사자는 장기입원이 증상의 안정화와 기능상태의 개선을 가능케 하였을 때의 병원 장면에서 환자를 치료한 오랜 경력이 있다. 현재는 클라이언트가 부분입원 서비스를 받고 있는 동안에 안전화와 개선이 빈번하게 이루어진다.

수준 2

이동식 수준 2의 서비스는 구조화된 스태프 지원환경을 갖고 재활 또는 이행기에 초점을 맞춘 적극적인 치료에 관여하는 서비스이다. 이 프로그램은 지역사회 안에 확산되고 그리고 참여는 클라이언트의 니즈에 따라서 유연성이 있다. 환경에 기반을 둔 집중적인 외래 프로그램과 심리사회적 재활 프로그램이 이 수준의 예이다. 이 수준의 사람들은 서비스 제공자가 가족에 의한 중간정도에서부터 최대 수준의 지원을 필요로 하면서 자기의 작업역할의 하나에 적절하게 기능을 하고 있을지도 모른다.

이동식 수준 2의 프로그램은 아마도 클라이언트를 장기간에 걸치는 다양한 유형의 심리사회적 재활 프로그램에 참여시키게 되는 주간치료나 데이케어 프로그램을 포함하고 있다. Tomlinson(1994)은 주간 프로그램에서의 작업치료에 의해서 사용되는 다양한 치료적 개입을 설명하고 있다. 그것에는 기능적 능력과 니즈를 결정하는 광범위한 평가, 그 평가에 기초하는 현실적 기대의 설정, 직무의 프로그램에의 단계적 복귀, 그리고 사회적 교류와 다양한 작업의 기회를 제공하는 환경이 포함된다. 집단 프로그램에는 훈련, 사회적 기술의 육성, 예술, 공예, 전직업 카운슬링, 그리고 클라이언트와 가족에 대한 심리교육적인 세미나에 초점을 맞춘 프로그램이 포함된다. 비공식적 활동에는 탁구를 치다. 개인용 컴퓨터를 사용하다, 온실에서 식물을 키우다와 같은 전형적 레크리에이션적인 활동이다. 주간 프로그램의 초점은 "클라이언트가 병의 진행에도 불구하고 자기가 아직 갖고 있는 기술이나 흥미를 재발견하기 위한 탐색으로서의 작업적 기회…의 틀을 짜는 것(Tomlinson, p.6)이다.

노숙자를 위한 보호소(shelter)와 프로그램은 반드시 치료에 초점을 맞춘 것은 아니지만, 때로는 재활 서비스를 제공하는 경우도 있다. 뉴욕시(Barth, 1994)에서는 작업치료사는 정신장애가 있는 노숙자들에게 치료와 재활 서비스를 제공하는 주간 프로그램에 관여하고 있다. 이들 사람들의 대부분은 상습성 중독증(addiction)이 있거나 HIV 양성이기도 하다. 이 프로그램의 초점은 클라이언트의 목표는 자신감과 자기책임성을 키우는 것에 맞춘다. 작업치료사에 의한 평가는 클라이언트의 현실의 세계와 그들의 그 인식에 초점을 맞춘다. 치료는 클라이언트가 대처기술과 기능적 능력을 개발함으로써 일상에서의 숙달을 달성하는 것을 돕도록 시도한다.

워싱턴주의 어떤 작업치료사는 "일하는 구역(The Working Zone)(Joe, 1998)" 으로서 알려져 있는 프로그램에서 10대나 젊은 성인의 노숙자를 치료하고 있다. 미합중국 주택도시개발성(U.S. Department of Housing and Urban Development : HUD)의 자금조성을 받은 이 프로그램의 목표는 클라이언트의 취업 가능성을 개선하는 것에 의해서 안정된 주택공급을 촉진하는 것이다. 젊은이의 대부분은 학습장애, 주의력결함장애, 중독증, 기타의 정신건강장애가 있고, 정신적 외상이나 무시(neglect)와 같은 배경도 갖고 있다. 비록 클라이언트는 다수의 전문직에 의한 서비스를 받고 있지만 작업치료사는 오로지 취업 가능성을 위해 공들인다.

여성 노숙자를 위한 특별 프로그램이 컬럼비아 특별구 작업치료협회에 의해서 일반사람들의 작업치료의 가치인식의 향상에 대처하기 위한 노력의 일부로서 시작되었다. 어떤 작업치료활동 그룹은 그 대부분이 정신장애나 물질남용의 이력을 가진 여성에게 저녁식사를 제공한다는 기존의 프로그램부터 시작하였다. 이 그룹의 목적은 신뢰감을 높이고 고립을 줄이며 긍정적인 사회적 교류를 증가시키고, 과제와 직업 전 기술을 연습하며, 그리고 학습한 기술을 지역사회에 전이하는 것이었다. 선정된 활동은 아래의 특징을 갖고 있었다. (1) 활동은 1회 내지 2회 이상의 기간(session)이상 걸리지 않는다, (2) 그 활동을 수행함으로써 성공체험을 제공한다, (3) 클라이언트는 사용할 수 있는 완성품을 만든다, (4) 그 활동은 상호교류와 적절한 감정표현을 조장한다. 2명의 작업치료 종사자와 지방의 작업치료 양성학교의 학생이 그 프로그램의 스태프가 되었다.

다른 작업치료 교육과정도 이것과 같은 개념을 사용하였다. 학생들은 작업치료 프로그램이나 작업치료 서비스에 자금을 제공하는 기존의 메커니즘이 없는 환경에 배치된다. 감독은 보통 교수가 시행한다. 이러한 노력의 목적은 학생의 훈련을 위한 것이지만, 어떤 경우에는 작업치료가 그 프로그램의 일부에 자금제공을 받게 된다(M. Scaffa, 개인편지, 1997 : C. Helfrich, 개인편지, 1998).

수준 3

이동식 수준 3의 서비스는 협동적인 치료계획의 일부로서 제공되지만 구조화된 프로그램 활동을 반드시 포함하는 것은 아니다. 이러한 서비스에는 비록 이동식 수준 2의 서비스보다도 광범위하지는 않지만, 외래에서의 케어보다 광범위하고 보다 장시간의 개입, 다양한 치료양식, 그리고 24시간의 위기개입을 이용할 수 있는 것이 포함된다. 이 수준의 클라이언트는 보통, 적어도 하나의 작업역할에서 적절하게 기능하고 가족이나 다른 지역사회 지원을 갖고 있다. 예로서는 진찰과 치료의 기간에 더하여 개별 또는 집단에서의 외래 작업치료, 외래 약물치료 관리 그룹, 그리고 사례관리 서비스 등이 있다.

직업 프로그램 장면

소비자는 정신질환에서부터 회복하고 보통의 만족할 수 있는 생활을 영위하는 능력을 키우는 과정에서 일(work)이 매우 중요하다고 보고 있다(Leete, 1989 : Deegan, 1988). 일은 안정 효과가 있고 재발의 위험성을 감소시키며 건강과 건전한 상태의 개선을 촉진하는 것으로 간주되고 있다.

작업치료 종사자는 한때는 비록 적극적으로 일의 적응과 다른 직업 전 프로그램의 입안에 관여하여 왔지만, 1950년대에는 진단과 치료의 의학모델의 채택에 수반하여 그 관여는 줄어들었다(Jeong, 1998). 과거 30년 동안에 정신장애자에 대한 지역사회 치료와 재활 프로그램은 작업치료의 영역 밖에서 현저한 발전을 이룩하여 왔다. 앞에서 언급한 정신과 재활 또는 심리사회적 재활은 정신질환자의 취업과 자립생활을 촉진하는 데에 있어서의 선구자이었다(Jeong, 1988).

선배치-후훈련 모델

직업 프로그램에서의 긍정적 성과를 달성하기 위해서는 소비자, 가족, 고용자 그리고 직업 및 사회적 서비스 제공자 사이의 협력이 필요하다(Tryssenar, 1998). 현재, 이것은 계층적인 "선훈련-후배치(train and place)" 모델보다 오히려 "선배치-후훈련(place and train)" 모델을 통해서 가장 잘 수행되고 있는 것처럼 생각된다.

선훈련-후배치 모델은 특히 작업치료 종사자로서 가장 친숙할 것인 주립 거주시설에서 직업재활 안에서 수십 년간에 걸쳐서 일반적인 것이었다. 이 모델에서는 소비자는 평가되고 재활 서비스를 받으며, 다음으로 직업훈련을 시작한다. 그 후에 그 사람은 배치에 관한 원조를 받고 그리고 직업을 얻은 경우에 서비스가 종료된다.

선배치-후훈련 모델, 또는 정신과 재활에서 알려진 대로 "선택, 획득, 유지(choose, get, and keep)" 모델은 그 반대이다. 소비자는 직업경력, 기술과 흥미, 그리고 일상생활 기술에 초점을 맞추어 평가된다. 이 평가로부터 소비자는 직업전문가의 도움을 받아서 일의 하나의 영역을 선택한다. 때로는 소비자에 의해서 선택된 그 일의 영역의 현장에서 그 일에서의 자기의 선택과 쾌적성을 타당하게 하기 위해 현장 관찰평가(on-the-job observational assessment)가 이루어진다. 일과 관련된 기술과 기술부족 또는 생활기술을 지원하는 것이 주목된다. 기술부족에 대해서는 직접적인 훈련이나 물리적 또는 사회적 환경을 수정함으로써 대처한다. 다음으로, 소비자는 필요에 따라서 그 사람의 직업 코치의 지원을 얻어 고용자에 의해서 직접적으로 현장훈련(on-the-job training)을 받는다.

이 모델의 변종(variation)이 지역사회 지원 프로그램 안에서 작업치료사에 의해서 사용되었다. 그 프로그램에서는 "train, place, train" 모델이 사용되고 있다. 소비자는 클럽 하우스의 주간 프로그램과 지도된 생활 프로그램에 관여하게 된다. 그들이 고용에 관심이 있는 경우에는 직업적응훈련 부문에 참여한다. 이 부문에서 자기가 취업하게 되는 것과 연관성이 있는 목표를 확인하는 개별과 그룹의 세션 동안에 평가과정을 경험한다. 최초의 "훈련"단계에는 작업습관을 개발하기 위한 세션이 포함된다(W. Starnes, 개인편지, 1998).

봉사활동

봉사활동(volunteer work)은 정신장애가 있으면서 생활하고 있는 사람의 일을 조정하기 위해서, 또는 생산적인 생활역할을 확립하는 것에 의해서 얻어진 최종성과로서 사용할 수 있다. 클럽 하우스에 따라서는 집단에 의한 자원봉사 프로그램을 갖고 있다. 저자가 고용되어 있었던 어떤 클럽 하우스에서 성공하였던 집단 자원봉사 프로젝트는 회원에게 그 지방의 요양원(nursing home)에의 정기적인 방문과 애완동물을 매개로 한 치료(pet therapy)를 위해서 애완동물을 요양원에 데리고 가게 하는 것이 포함되어 있었다. 회원은 간단한 수공예 활동이나 휴일의 방문을 거들어주는 것 같은 다른 활동을 고령자들과 함께 시행하였다.

Tryssenar(1998)는 자원봉사를 시행하는 기회의 가치를 소비자가 "이타적이고 사회에 공헌하기(altruistic and contribute to society)" 위한 방법이라고 언급하고 있다. 이에 더해서 소비자는 자기 자신의 시간과 활동의 유형을 선택할 수 있다. 자원봉사활동의 대응, 자원봉사기관이나 직장의 교육, 그리고 자원봉사활동의 조정은 배치의 효과를 개선하게 된다. 국립건강연구소 임상 센터를 통한 자원봉사활동의 배치는 정동장애(affective disorder), 정신분열증, 알츠하이머병의 사람들에 대한 "작업치료(work therapy)"로서 오랜 동안 작업치료사에 의해서 이용되고 있다.

보호작업장

보호작업장(sheltered workshops)은 장애인이 낮은 숙련도의 공장형의 조립작업에 대해서 임금지불을 받는 보호된 환경이다. 이들의 프로그램은 의존성을 만들어내고 작업자에게 현실의 취업에 대한 준비를 시키지 않는다고 비판되어 왔다(Stein & Cutler, 1998). 보호작업장은 정신장애인과 발달장애인을 위한 직업 프로그램의 영역의 일부로 존족하고 있다. 그러나 나머지의 프로그램의 대부분은 시설 안에 있다. 지역사회 내에 있는 프로그램은 대부분이 직업평가를 위해서, 또한 직업배치와 지원 후에 이어지는 작업적응훈련으로서 사용되고 있다.

소비자가 운영하는 사업

소비자가 운영하는 사업은 클럽 하우스의 많은 프로그램의 일부이며, 회원에게 다양한 액수의 급여를 받게 한다. 클럽 하우스의 스태프는 지역사회와의 접촉으로 회원을 원조하는 것, 작업의 과제를 준비하는 것, 그리고 필요에 따라서 실제의 작업을 수행하는 것에 의해서 그 사업을 촉진하고 있다. 이들 사업의 유형의 예에는 핫도그 행상수레(vendor cart), 잔디의 유지관리 서비스, 주간지의 배송 서비스, 중고품 할인 판매점, 택배 서비스 등이 있다. 일부의 사업은 많은 주정부가 직업재활 부문에 의한 조성금에 의해서, 또한 때로는 계약에 의한 보조금을 얻어 소비자만으로 운영되고 있다. 이에 더해서 이들 사업의 일부는 민간의 개인 또는 회사와의 공동경영이다. 이들의 예는 커피숍이나 빵집, 컴퓨터 수리업이다. 소비자 운영에 의한 사업에서의 작업치료사의 역할은 작업평가와 작업적응 프로그램을 개발하여 모니터링을 하는 것이다. 이에 더해서 치료사는 프로그램에 따른 조절 또는 개별적 현장조정을 권고할 수 있었다.

전환고용(TE)

전환고용(transitional employment, TE)은 Fountain House 모델의 일부로서 개발된 것으로 일반적인 임금을 지불하고 작업의 현장에서의 작업지도를 받고 하는 보통의 직장에서의 일의 조달(입수)에 관여한다. 이 TE의 업무는 사전에 정해진 기간, 보통은 3개월에 걸쳐서 그 클라이언트의 몇 사람의 회원에 의해서 공유된다. TE의 목적은 회원에게 파트타임 방식으로 자기의 업무와 사회적 교류기술의 양쪽을 연습하는 기회를 제공하는 것이다. 시간적인 제한 때문에 회원은 초심자 수준의 업무를 "강요된다"고 느낄 필요는 없다. 그 업무는 그 클럽에 속하여 있고 회원은 자기의 시간이 끝나면 그것을 또 다른 회원에게 기꺼이 넘겨주어야 한다. 많은 회원은 자기 자신의 업무로 넘어가기 전에 몇 가지의 TE 체험을 완료한다.

클럽은 그 회원이 할 수 없어도 누군가가 그 업무를 하는 것을 보증하고 있다. 이러한 것은 특히 그 업무가 결코 매력적이지 않은 경우에 고용주로서는 유리하다. 이것은 클럽 하우스가 고용주와 업무에 대해서 협상하는 하나의 방법이다. 클럽의 회원은 자기가 TE를 수행하는 준비가 되어있고 또한 수행할 수 있다는 것을 보여주기 위해 클럽의 업무부문에 참여한다. 이와 같이 하여, TE는 클럽의 회원이 클럽의 업무부문에 참여하기 위한 동기부여로서 도움이 된다. 작업치료 종사자는 TE의 관리자로서 일하고 이 역할 속에서 과제분석 및 과제와 환경의 수정기술을 활용하여 업무에 대한 것을 학습사고 회원을 훈련하며 그리고 직업지도를 제공한다(Urbaniak, 1995).

지원고용(SE)

지원고용(supported employment : SE)은 발달장애 영역에서 시작되었다. 지원전략은 발달장애자가 보호작업장이 아니라 경쟁적 취업의 장에서 일하는 것을 원조하기 위해 개발되었다. 현재 SE는 클럽 하우스 프로그램에서의 심리사회적 재활분야, 또는 주로 직업적 서비스를 제공하고 있는 장소에서 널리 사용되고 있다.

평가에 이어서 그 사람은 이전에 설명한 것 같은 업무에 대응된다. 작업 코치는 사람들이 그 업무를 수행하도록 훈련하기 위해 고용주와 함께 일하고, 또한 적절한 조정의 권고를 시행한다. 작업 코치나 기관은 고용주에게 주로 근로자로서의 능력과 신뢰성에 초점을 맞추어 정신질환에 관한 교육을 제공한다. 작업 코치는 업무에서 만나게 되는 어려움에 처한 근로자를 돕기 위해, 또는 일상생활 기능을 지원하기 위해 도움이 된다. 작업 코치는 증상의 재발, 복약의 변경, 또는 업무의 성공적인 수행을 방해할지도 모르는 기타의 문제를 가진 소비자를 원조하기 위해 사례관리자나 다른 정신건강 전문직과 협력하여 일한다.

작업치료 종사자는 소비자의 초기평가, 업무에 대한 대응의 과정 및 필요한 조절의 개발에서 지원고용에서의 역할을 수행할 수 있다. 작업 코치의 급료는 일반적으로 조금 적은 듯 한데 이것은 작업치료사에게 지도를 받는 작업치료 조수에게 적합한 역할일 것이다.

취업지원 그룹

취업지원 그룹(work support group)은 TE 또는 경쟁적 취업의 회원을 위해 많은 클럽 하우스에서 운영되고 있다. 유사한 그룹이 직장에 복귀하려고 병원 퇴원 후의 외래환자를 위해서 유지되어 왔다. 이들 유형의 그룹은 보통 구체적인 작업상의 어려움이나 성공을 포함하는 1주 근무시간(work week)에 대한 논의에 관여하고 있다. 클럽 하우스의 그룹에 따라서는 업무에 대한 논의에 앞서서 식사준비를 하거나 사교를 하는 경우도 있다.

직업 프로그램화를 위한 평가

설명해온 어떤 직업 프로그램 장면에 있어서 평가는 중요하다. 이러한 장면을 위해 Jeong(1998)에 의해서 제안된 작업치료 평가에는 아래의 것이 포함된다.

- 기능상태의 인지수준, 문제해결에서의 감시와 원조의 필요성, 그리고 필요한 지시의 유형을 결정하기 위한 Allen의 인지수준 검사.
- 기본적인 문제해결, 카테고리로 나눔, 및 순서부여를 평가하는 Jacob의 직업 전 기술평가.
- 대인관계에서의 어려움과 장점을 결정하는 Bay Area 기능수행능력 평가(BAFPE)의 사회적 교류평가.
- 복잡한 문제해결과 기억 유지를 평가하는 미네소타 인지평가

직업적 치료에서 도움이 된다고 입증된 다른 평가에는 아래의 것이 포함된다.

- 일상생활활동이나 작업과제를 수행하는 능력의 기초를 이루는 운동기술과 정보처리 기술의 상태를 결정하는 운동 및 처리기술 평가(AMPS).

- 작업에 관한 자기평가.
- 과거의 일과 학교에서의 수행 및 이들의 노력에서의 성공과 관련된 요인을 결정하는 작업경력.

이들의 평가의 모두는 Asher(1997)에 의해서 인용되고 설명되어 있다.

어떤 작업과제를 수행하고 있는 소비자를 자연 그대로 관찰하는 것은 실제의 작업의 요구나 스트레스 인자의 유형을 개별적으로 구체화할 수 있기 때문에 평가의 최선의 유형인 경우가 많다. 클럽 하우스 프로그램에서는 이것은 작업부문의 하나로 시행될 수 있는 것이다. 모의적인 작업과제도 이 목적을 위해 사용되어 왔다. AMPS에서 사용되는 관찰기술과 평가 시스템은 필요한 영역을 결정하기 위해 자연의 상태에서의 과제활동을 관찰할 때에는 매우 도움이 된다.

고용자와의 합리적인 조정과 함께 일하는 것

미국장애인법(ADA)(1991)은 근로자가 그 필수적인 기능을 수행할 수 있다면 직업에 대한 합리적인 협상을 할 권리를 보장하고 있다. 비즈니스의 세계는 신체적 및 정신적 장애를 가진 근로자를 위해 ADA를 준수하도록 요구되고 있다. 정신의학적 장애를 가진 사람들을 위한 법률의 해석은 광범위하지만, 고용주는 자기들이 준수해야 할 적절한 조정의 유형이나 제한을 이해하기 위해서는 아직도 원조를 필요로 하고 있다. 작업치료 종사자는 신체장애인의 조정에 대처하기 위해 ADA가 통과되기 이전부터, 또한 통과 후도 고용자와 함께 일하여 왔다. 같은 기회가 정신장애자를 위해서 존재하고 있다.

옹호는 이 일에 반드시 필요한 부분이며 우선 정신질환의 원인과 치료에 관해서 고용자에게 교육하고, 이어서 오명을 떨쳐버리며 마지막으로 근로자가 성공할 수 있도록 원조한다. 구체적인 조정에는 주의가 산만한 것을 제거하기 위해 작업환경을 구축하는 것, 빈번한 감독, 유연성 있는 근무시간과 휴식, 작업 코치, 그리고 의사나 치료의 예약을 위한 휴가를 제공하는 것 등이 포함된다. 클라이언트가 일을 시작하기 전에 작업환경을 평가하는 것은 그 작업이 적합한지 아닌지, 그리고 조정이 될 수 있는지 아닌지를 결정하는 데에 도움이 될지도 모른다. 조정을 시행하기 위해서는 근로자는 고용된 후의 어느 시점에서 자기가 정신장애가 있다는 것을 공개하여야 한다. 과거에는 작업치료사는 자주 소비자가 자기의 질병을 밝히지 않고 질문에 어떻게 잘 대답하는지를 결정하는 것을 돕는 경우가 많았다. 현재는 소비자가 정보공개의 긍정적 및 부정적 측면을 판단하는 것을 원조하거나 ADA에 의한 그들의 권리를 아는 것을 도울 필요가 있다.

재가건강 서비스

작업치료 종사자는 신체적 질환을 가진 사람들에게 제공되는 서비스를 위한 일반적 가이드라인과 같은 것에 따라서 정신장애자에 대한 재가건강 서비스를 제공한다. 그러나 정신과재가건강 서비스는 별로 일반적이지 않고 특히 작업치료 서비스를 이용하는 사람은 드물다. 정신과재가건강 서비스는 단시간이나 간병인을 대동하는 외출을 제외하고, 집을 떠날 수 없는 급성증상이 있는 사람에게 제공된다. 진단에는 주요 우울증 삽화(major depressive episode), 광장공포증, 강박장애, 정신분열증 그리고 치매가 포함되지만, 이들에 한정된 것은 아니다.

가장 일반적으로는 정신과 간호사는 정신질환이라 진단된 재가의 클라이언트와 최초로 관계를 가지는 전문직이다. 간호사의 역할은 정신 상태와 가옥의 안전성을 평가하는 것과 복약의 모니터링을 하는 것이다. 재가건강 케어를 제공하는 사회복지사는 법적 및 경제적인 문제, 가족의 역동성, 그리고 지역사회 자원의 이용에 대해서 대처한다(Earle-Grines, 1996). 작업치료 종사자의 주된 초점은 재활이며 간호사나 사회복지사의 초점과는 기본적으로 다르다. 작업치료사는 기능에 대한 "중증의 불안, 움직일 수 없을 정도의 우울상태, 기억장애, 광장공포증, 판단의 장애, 안전의식의 장애, 그리고 편집망상(paranoid delusion)" 의 영향을 평가한다(Azok & Tomlinson, 1994, p.1). 작업치료 개입은 클라이언트가 매일의 활동을 어떻게 관리하는가, 사회적 요구를 어떻게 수행하는가, 스트레스에 어떻게 대처하는가, 일상생활에서의 문제를 어떻게 해결하는가와 같은 것에 초점을 맞춘다(Earle-Grines, 1996). "작업치료 종사자는 의미가 있고 목적이 있는 활동을 확인하고 인지기능을 평가하여 인지장애에 대해서 가족이나 간병인에게 알리며 그리고 신변처리와 재가케어의 관리를 강화하기 위한 적응기법을 가르친다(Earle-Grines, 1996)". 시간관리, 감각운동장애에 대한 보상전략 그리고 지역사회에 다시 들어가는 기술은 또 다른 영역의 작업치료적인 개입이다.

재가치료는 전문직에게 소비자가 자기의 일상생활활동을 시행하는 실제의 환경을 관찰하여 안전하고 효율적인 수행을 개선하기 위한 제안을 시행하는 것을 가능케 한다. 예컨대 생활공간이 극도로 혼란하고 산만하여 있으면, 욕구불만과 동기부여의 결여를 야기하는 경우가 있다. 이에 더해서 재가치료는 소비자의 기능적 능력에 중대한 영향을 미칠 수 있는 가족이나 간병인과의 직접적 접근을 제공한다. 가족과의 치료에 있어서의 협동은 소비자를 한층 자립시키는 문제해결과 적응을 하게 할 가능성이 있다. 또한 작업치료 종사자는 가족을 위해 보다 효과적인 반응과 개입의 모델이 될 수 있다(Azok & Tomlinson, 1994).

정신과의 재가요양과 이 영역에서의 작업치료의 역할이 그다지 친숙하지 않기 때문에 소비자, 전문직 및 재가건강기관의 교육이 필요할 것이다. 재가건강 케어는 메디케어에 의한 신체장애와 정신장애의 양자에게 이익을 보장하고 있고, 제3자 지불기관과 관리 케어회사에 의해서 보장되는 경우도 있다. 서비스에 관한 교육에 더해서 제3자 지불기관과 관리 케어회사에 그러한 서비스의 실행 가능성의 마케팅을 하는 것이 필요할 것이다. 이들의 지불기관은 비용과 질에 초점을 맞추기 때문에, 예컨대, 소비자를 신속하게 일에 복귀시키는 것과 더 이상의 입원을 회피하는 가능성과 같은 것에 의해서 재가건강 케어가 비용을 줄일 수 있다는 것을 보여주는 것이 필요할지도 모른다.

지역사회에 기반을 둔 정신건강 프로그램에 대한 재원/ FUNDING FOR COMMUNITY-BASED MENTAL HEALTH PROGRAMS

작업치료 서비스를 포함하는 지역사회 정신건강 프로그램에 대해서는 몇 가지의 재원을 이용할 수 있다. 그것에는 연방 공적급부금제도(federal entitlements), 메디케어와 메디케이드(주정부가 관리), 민간보험, 조성금(grant funding) 주의 보조금(state block grants)이 포함된다.

부분입원 프로그램(partial hospitalization program : PHP)은 외래 서비스로서의 병원이나 지역사회 정신건강 프로그램으로 실행된다. 이것은 정신건강에서의 작업치료 종사자의 최대 인원수가 고용되어 있는 지역사회 장면인 것처럼 생각된다. 메디케어와 민간보험은 이들의 프로그램에 대해서 지불을 한다. 작업치료는 강제는 아니지만 메디케어의 부분입원 급여금 서비스에 지정되어 있다.

2000년에는 PHP는 정액지불방식에 포함되어 있었다. 전문노인 케어시설의 정액지불방식과는 다르며 환자의 중증정도를 설명하는 카테고리는 없다. 1일의 요금은 전체 환자의 평균이다. 작업치료는 "일괄해서" 주간요금(day rate)인 208달러가 된다(Health Care Financing Administration, 1999). 미국작업치료협회는 보건성 의료재무관리국(Health Care Financing Administration)과의 회합에서 이 시스템은 작업치료가 PHP에서 실행 가능한 서비스로서 존속하는 것을 어렵게 하고 있다는 것을 분명히 하고 가능성이 있는 대안을 제시하였다.

지역사회 재활 프로그램은 보통 다양한 재원으로부터의 자금을 받고 있다. 이들에는 메디케이드, 주정부의 보조금 그리고 기타의 조성금이 포함된다. 이에 더해서 만일 그 프로그램이 업무의 조정이나 배치 프로그램으로서 인가되어 있다면 직업 재활국으로부터의 자금을 받고 있는 경우도 있다.

필요로 하는 것이나 임의급부금이 어떠한 것인가에 대한 메디케이드의 자금제공은 주에 따라서 다르다. 많은 주는 현재 메디케이드 급부금 프로그램을 관리하기 위해 관리 케어회사와 계약하고 있다. 정신건강 급부금은 "분할되어" 행동적 헬스 케어 관리회사에 의해서 관리되는 경우도 있다.

각 주는 약물남용 · 정신건강관리국(Substance Abuse and Mental Health Services Agency : SAMHSA)을 통해서 연방정부로부터 그 주의 정신건강 예산의 약 10%를 받는다. 이 자금제공의 요건은 각 주가 어떻게 예산을 사용하는가에 대한 정보를 제공하는 "정신건강에 관한 계획자문심의회"가 있다는 것이다. 이 심의회의 구성은 50%이상이 소비자 및 그 가족으로, 나머지가 다른 이해관계자로 구성되는 것이어야 한다. 이것은 작업치료 종사자로서 계획의 단계부터 관여하고 보다 많은 지역사회 프로그램에 작업치료를 포함시키는 것에 영향을 미칠 가능성을 가진 기회이다.

작업치료의 특수한 역할 / *SPECIALIZED OCCUPATIONAL THERAPY ROLES*

지역사회 실행 작업치료의 다양한 역할에 대해서는 직접적인 것도, 간접적인 것도 앞의 절까지에 설명하여 왔다. 치료사는 소비자에 대해서 직접적으로 평가와 치료의 서비스를 제공하는 경우도 있으며 프로그램이나 프로젝트의 관리자로서 서비스를 하는 경우도 있고 또한 여러 학문분야에 걸친 지역사회 치료 팀의 구성원이 되는 경우도 있다. 전문직 보조원이나 전문직 스태프의 훈련과 관리는 또 하나의 역할이다. 팀의 구성원으로서의 작업치료 종사자는 주로 재활 서비스의 제공자로서의 전통적 역할을 갖는 경우도 있고, 또한 다양한 특수 역할(표 15-2)로서 서비스를 할지도 모른다.

아래의 절에서는 작업치료 종사자로서의 몇 가지의 특수한 역할을 설명한다. 이들의 역할은 사례관리(case management)라는 높아지고 있는 실행과 지역사회의 상담을 제공하는 독립된 종사자의 역할에서 볼 수 있다.

사례관리와 케어관리

현재, 정신건강에서는 사례관리(case management)의 몇 가지 상이한 모델이 사용되고 있다. 하나는 사례관리자가 클라이언트의 모든 케어의 측면을 조정하는 것에 책임을 가진 중개자로서 서비스하는 것 같은 주로 관리적 역할에 관여한다. 이 종류의 사례관리는 그 목적이 비용을 억제하고 양질의 케어를 유지하면서 적절한 서비스의 제공을 보증하는 관리 케어 시스템에서는 일반적인 것이다(Cottrell, 1998).

또 다른 모델은 임상적 사례관리이다. 이 모델에서는 사례관리자는 각각의 사람의 신체적 생존과 개인적 성장이라는 전체적인 유지에 초점을 맞춘다. 이것은 그 사람의 정신질환으로부터의 회복과 적응, 및 지역사회 생활에 참여하는 양자를 포함하는 것이다(Kanter, 1989). 사례관리자의 주된 역할은 지역사회 서비스와 자원에의 접근을 보증하는 것이지만, 금전관리, 사회적 교류 그리고 인지기술(예컨대 의사결정과 문제해결)과 같은 자립생활 기술의 개발을 다양한 정도로 원조한다.

Cooper(1998, p.580)는 정신건강에서의 임상적 사례관리에 공통되는 특징을 아래와 같이 언급하고 있다.

1. 서비스는 시설 내에서 제공된다.
2. 목표는 입원을 줄이고 클라이언트를 가능한 한 가장 제약이 적은 지역사회 장면에 유지하고 그리고 생활의 질을 유지하는 것이다.

표 15-2

지역사회 정신건강에서의 작업치료의 역할

역할	기능
직접 서비스의 제공자	클라이언트를 관리한다. 작업현장과 주거의 분석을 한다. 클라이언트, 고용주, 거주 스태프에게 개입한다.
상담역(consultant)	문제 상황을 평가한다. (스태프의 정보에 따라) 개선계획을 작성한다. 스태프를 훈련한다. 환경이나 프로그램을 설계한다.
감독자(supervisor)	스태프를 훈련 및 감독을 한다. 치료계획을 작성하거나 리뷰를 하여 최신의 것으로 한다. 스태프의 문제해결과 "조정"의 상담에 응한다. 학생을 훈련한다. 스태프를 평가한다. 예산과 프로그램 개발에 공헌한다.
프로그램 관리자 (program manager)	매일의 프로그램에 지시를 내린다. 전체 예산의 책임을 맡는다. 중간층의 스태프를 지도한다. 조성금(grant)의 개발에 참여한다. 프로그램 개발에 참여한다. 홍보활동을 시행한다.
사례관리자 (case manager)	클라이언트에의 서비스 제공을 조정한다. 지역사회의 다른 제공자와 협력한다. 급부금(entitlement)을 관리한다. 클라이언트에 대한 서비스에 관해서 가족이나 중요한 다른 사람(significant others)과 교류한다.

3. 팀 또는 개인은 책임의 고정점(fixed point)으로서 서비스를 시행한다.
4. 서비스는 기한의 제한이 없다.
5. 서비스는 시간을 초월하고 또한 의뢰기관을 초월하여 계속해서 하는 케어를 제공할 것이다.

분명한 사례관리 서비스는 아니지만 옹호는 자주 서비스와 자원에 접근하는 것의 일부분이다.

작업치료 종사자의 훈련과 기술의 대부분은 사례관리에도 적용할 수 있다. 건강적인 생활에 관한 전체적 접근, 기술과 수행의 맥락의 근저를 이루는 구성요소를 평가하는 능력, 일상생활에 대한 역점, 그리고 기능적 성과에 대한 초점은 지역사회 사례관리와도 일치하는 작업치료의 기술과 관점이다. 작업치료 종사자는 지역사회 서비스를 이용하는 클라이언트의 능력에 대한 기능적 결손의 영향의 이해를 통해서 이 역할에 특히 효과적일 수 있다. 전문직 종사자는 기능적 평가의 결과에 기초하여 서비스를 수정하고 클라이언트가 서비스를 사용하는 것을 원조할 수 있다. 이에 더해서 작업치료사는 기존의 프로그램이나 서비스를 그것을 이용하는 클라이언트에 보다 적응시켜서 그 구성을 수정하기 위한 권고를 하는 경우가 있다(Moeller, 1991). 병원이나 지역사회 재활 장면과는 달리, 사례관리는 클라이언트가 기본적인 생활에 필요한 것을 얻는 것, 자기의 정신질환을 관리하는 것, 그리고 지역사회생활에의 참여를 원조하는 것에 초점을 맞추고 있다. 일반의사(generalist)의 접근은 클라이언트가 실제적인 일일의 문제를 해결하는 데에 도움이 된다.

상담

상담(consultation)은 프로그램 개발과 평가, 관리지도 모델, 조직의 문제, 임상적인 관심사에 관한 정보와 전문적 의견을 제공하는 것에 관여한다. 성공한 작업치료 지역사회 실행의 상담 모델은 메인(Maine)주에 있으며 거기서의 초점은 그 지방이나 주의 다양한 기관에 의해서 의뢰된 클라이언트에 대한 평가와 직접 서비스에 맞춰졌다(Learnard, 1998). 이 실행은 상담역으로서의 작업치료의 역할을 묘사하기 위해 설명된다.

정신건강의 장애를 가진 사람들은 성인의 보호 서비스, 주정부의 정신건강 · 공중복지부 그리고 지역의 학교 시스템과 같은 기관에 의해서 의뢰된다. 그들은 주립시설로부터 지역사회로 배치된다는 특별한 이유로 의뢰되는 경우도 있으나 "누군가에 있어서의 문제(Learnard, 1998)" 이기 때문에 작업치료사와 만나게 되는 경우도 자주 있다. 서비스의 의뢰기관에 의해서 자금이 제공되고 청구에 의해서 제공되지만, 기관에 따라서는 매주 또는 매월 하루의 서비스를 구입하고 있다. 개별적 서비스에 더해서 상담에는 몇 년이나 되는 동안 주립시설에 들어가 있는 사람들의 그룹을 위해 지역사회 거주시설을 설계하는 것도 포함하고 있었다.

이 상담 서비스의 철학은 지역사회에서의 그 성공에 있어서 매우 중요하다. 실행은 효과성을 달성하기 위해 작업치료의 아트(art)와 과학(science)을 조합한다(Robnett, 1998). 이것에는 작업치료에 특유한 기능의 과학, 환경적 상황과 기능적 수행에 대한 그 영향의 이해, 그리고 과제와 활동을 분석하는 능력이 포함된다.

실행의 아트는 클라이언트에게 상호간의 존중과 신뢰라는 관계 위에 구축되는 긍정적인 희망에 충만한 감각을 제공하는 것부터 시작한다. 이 전문직이 그 사람의 있는 그대로를 정확히 받아들이고 그 사람의 이야기, 꿈, 니즈에 귀를 기울이며 그리고 그 사람이 잘 하거나 잘 하였던 어떠한 것을 발견하였을 때에 희망은 촉진된다. 클라이언트의 장래는 이러한 현재 및 과거의 능력 위에 구축된다. 그 사람이 독자적 우선순위를 가진 기관에 의해서 의뢰되는 경우가 있지만, 작업치료 종사자는 그 사람의 니즈와 희망에 주의를 기울이고 이들의 희망에 기초하여 장래의 가능성을 마음에 그려야 한다. 이러한 것은 그 사람이 어떤 사람이 기를 종사자가 희망하는가에 대한 것이 아니라 그 사람이 그러하기를 원하는 것에 대한 것을 진정으로 받아들이는 것을 포함한다. 이 전문직은 장벽이 아니라 희망을 마음에 그리고 장래의 기능과 가능성을 기대하여야 한다. 그 사람은 또한 그 기능을 지지하여 가능케 할 것인 환경을 마음에 그려야 한다(Robnett, 1998).

이 실행에서 서비스가 제공되는 각각의 사람은 그 지역사회의 시민으로서, 또한 한 사람의 인간으로서 보인다. 서비스는 그 개인을 위해 특별히 준비되거나 작성된다. Robnett(1998, p.33)에 따르면, 작업치료 종사자의 업무는 "그 사람을 위해 기능적 환경을 촉진할 것인 지원의 고리를 만들어내는 것이며, … (그 고리에는) 전통적인 팀 구성원과 마찬가지로 친구, 가족, 이웃사람, 종교지도자 그리고 거리에서 떨어진 소매점 경영자와 같은 … 방대한 사람들과 자원을 포함할 수 있고, 또한 포함하여야 한다.

지역사회 재활은 단순히 "클라이언트를 치료하는 것" 이상의 것이다. 이것에는 아래의 것이 포함된다.

- 필요한 과제를 수행하기 위한 그 사람의 현재의 능력을 이해하는 것.
- 이들의 과제를 수행하기 위해 필요로 하는 기술을 분석하는 것.
- 가장 높은 수준의 기능을 촉진하기 위해 환경을 조정하는 것.

- 그들이 자기 자신을 위해 제공되는 것을 바랄 수 없는, 또는 바라지 않는 지원을, 또한 그 사람에 의해서 요망되는 지원을 제공하기 위해 원조를 확인하는 것.
- 기술을 확립하기 위한 전략과 방법을 개발하는 것.

이들의 핵심이 되는 신념, 가치 그리고 전문적 기술은 이 작업치료 상담실행의 성공에 공헌하고 있다.

사례연구 / CASE STUDIES

James 씨

James 씨는 분열정동장애(schizoaffective disorder)라 진단된 26세의 남성이다. 그는 13세 때에 최초로 증상을 체험하고 학교를 10학년에서 중퇴하였다. 그는 증상의 악화와 자살염려 때문에 월넛 크리크 기념병원에 8일간 입원하고 퇴원해서 1개월 후에 월넛 크리크 지역사회 재활 프로그램에 참여하게 되었다. James 씨는 최초에 진단된 이래 6회의 입원을 경험하고 있다. 그는 그룹 홈(group home)에 살고 사회보장 소득과 메디케이드를 수급하고 있다. James 씨의 가족, 즉 어머니와 두 사람의 형제는 같은 지역사회에 살고 있다. 어머니는 실업상태이다. 형은 우체국직원이고 동생은 지역사회대학(community college)에 다니고 있다. James 씨는 과거에 마리화나, 알코올 그리고 크랙 코카인을 사용하고 있었으나 퇴원 후는 냉철하였다.

James 씨는 현재 월넛 크리크 지역사회 정신보건 센터의 정신과의사의 진료를 받고 올란자핀(olanzapine)(Zyprexa)과 파옥세틴(paroxetine)(Paxil)이 처방되어 있다. 그는 이들 약물로부터 가벼운 부작용을 경험하고 있다. James 씨는 과거에는 복약을 계속하는 것에 어려움을 느끼는 일도 있었으나 부작용 때문에 주사에 의한 약물투여는 희망하고 있지 않다.

월넛 크리크 프로그램(The Walnut Creek Program). 월넛 크리크 지역사회 재활 프로그램은 감독을 받으면서 시행하는 아파트 프로그램, 주간 프로그램(day program) 그리고 고용 프로그램으로 구성되는 클럽 하우스 모델에 따라서 운영되고 있다. 또한 적극적 지역사회 치료 팀도 있다. 작업치료사는 모든 프로그램에 상담을 제공하고 있다. 그녀는 각각이 고용 프로그램, 주간 프로그램 그리고 아파트 프로그램에서 일하는 자격이 있는 작업치료 조수(COTA)를 감독하고 있다. COTA는 사례관리, 프로그램 개발, 그리고 프로그램 실행에 책임을 갖고 있다. 그들은 자연 상태에서의 관찰이나 역할 체크리스트나 활동배치, 생활기술 자기평가(월넛 크리크의 클라이언트에 의해서 개발된 것)와 같은 지필검사(paper and pencil assessment)의 실시를 통해서 클라이언트의 평가를 원조하고 있다. 작업치료사는 클라이언트, 및 직접 서비스를 제공하는 근로자, 정신과간호사, 사회복지사, 정신과의사를 포함하는 치료 팀 구성원과 협력하여 치료계획을 개발한다.

주간 프로그램은 음식부문, 사무부문, 유지관리부문 및 원조부문이 있는 클럽 하우스 모델을 따르는 것이다. 동료상담역이 지역사회 안에서 자유이용시설(drop-in center)과 일정을 잡은 작은 그룹의 활동으로 구성되는 저녁과 주말의 사교적 프로그램을 운영하고 있다. 이 프로그램은 또한 그 회원이 상당히 저렴한 비용으로 그 지방의 YMCA에 참여할 수 있도록 마련하고 있다.

평가. James 씨는 자기의 목표가 일을 발견하는 것과 자기 자신의 아파트에 사는 것이라고 언급하고 있다. 그는 때로는 설거지 담당자로서 일하는 경우가 있었으나 결근과 근무일을 채우지 못하는 것 때문에 그 일을 잃게 되었다. 그는 18개월 전을 마지막으로 일하고 있지 않다. James 씨는 설거지가 장시간의 서서 하는 일이고 굽히거나 들어 올리거나 하기 때문에 좋아하지 않았다고 보고하고 있다. 또한 그는 일하고 있는 동안에 자기를 당혹시키는 목소리가 들리는 경우도 있었다. 그의 독서력과 산수의 능력은 3학년생의 수준이라는 것이 이제까지의 취업을 제한하고 있었다. James 씨는 단기간의 직업재활 서비스를 받았으나 약속 날짜를 지키지 않았기 때문에 시작 직후에 중단되었다.

James 씨의 할머니는 그가 성장하는 동안에 가족과 함께 생활하고 있었고 그녀는 그에게 기본적인 요리와 빵을 굽는 기술을 가르쳤다. 그는 이들의 기술을 보유하고 있으나 독서기술의 제한에 의해서 적혀 있는 요리법이나 지침서에 따를 수 없었다.

James 씨는 농구와 포켓볼을 치는 것을 좋아하고 증상이 그를 '괴롭히지 않을" 때에는 다른 사람과 어울리는 것을 즐기고 있다. James 씨에게는 그의 기능을 손상시키는 것 같은 크고 투박한 운동 및 미세운동과 지각적인 문제는 없다. 그는 15분 동안은 중간정도의 복잡한 과제에 주의를 돌릴 수 있다. 그는 새로운 문제를 해결하는 것이 곤란하여 지도자에게 도움을 요청하는 경우가 많다. 그는 1단계에서부터 2단계의 지시에 따를 수 있다.

James 씨는 셀프케어에서는 자립하여 있고 몸단장은 깔끔하고 복장도 단정하였다. 그는 증상이 심해지면 몸단장도 나빠진다고 보고하고 있다. 그는 자신이 세탁을 할 수 있고 간단한 가정유지관리(예 : 설거지, 진공청소, 먼지 털기, 전구의 교환 등)를 수행할 수 있다. James 씨는 쇼핑을 위해 환전을 하거나 사용할 수 있다. 그는 가계비 관리기술이 없고 이제까지 은행계좌를 갖고 있지 않다. 그룹 홈의 운영 담당자는 James 씨가 담배, 화장품류, 의류 등을 구입하기 위해 1주일에 25달러를 건네고 있다. 그는 주말 전에 돈을 다 써버리는 경우도 자주 있다.

월넛 크리크에서의 생활을 시작하기 전에는 James 씨는 1일에 12시간, 잠을 자고 있었다. 그는 커피나 담배를 사기 위해 지역사회로 외출하지만 나머지 시간의 대부분을 TV를 보면서 보내고 있었다. 어머니는 그의 퇴원 이래, 2회 방문을 하였고 그는 어머니가 자기를 지원해주고 있고 도움이 되고 있다고 보고하고 있다.

개입. 클럽 하우스에서의 1주일간의 오리엔테이션 기간 후, James 씨는 자기의 계획을 작성하기 위해 작업치료사와 면담하였다. 그는 1주일에 2회, 각 반일(half days), 대화, 목표의 설정과 리뷰 그리고 작업 장면의 역할극(role play)을 하는 직업 프로그램에 관여하고 싶다고 하였다. 일에 대한 내구성을 키우기 위해 그는 격일로 3일, 클럽 하우스의 음식부문에 참여하기로 결정하였다. James 씨는 스태미나를 개선하고 체중을 줄이기 위해 YMCA에 참여하고 싶다고 생각하고 있었으나 혼자서 가는 것에 불안을 느끼고 있다. 그는 우선 클럽 하우스의 여가 프로그램에 참여하기로 결정하였다.

치료사는 만일 그에게 적합한 일이 발견되어 내구성이 향상되고 그리고 음주를 하지 않고 생활하며 규칙적으로 복약을 할 수 있다면, James 씨는 일할 잠재능력이 있다고 생각하고 있다. 그녀는 그에게 알약을 넣는 곽을 사용해서 기숙사 운영담당자에게 매주 그가 그 곽에 약을 넣는 것을 감독해주도록 제안하고 있다. 그녀는 그의 독서력과 산수의 기술을 상세하게 평가하고 이들의 기술을 개선하기 위해 그를 위한 프로그램을 설정하고 있다. 작업치료 인턴학생은 치료사의 감독 하에 James 씨와 함께 개별적으로 이 프로그램을 실행하게 될 것이다. 이 프로그램은 그의 용돈 예산을 세우는 것에도 대처하게 될 것이다.

치료사는 또한 직업재활부에 James 씨의 사례를 재개하도록 James 씨를 대신해서 대변하게 될 것이다. 거기에는 글을 읽고 쓸 줄 아는 능력(literacy)을 개선하기 위한 또 다른 서비스가 있고, 또한 작업치료사는 James 씨가 장래의 취업 가능성으로서 식료품 부문에서의 더 이상의 훈련으로부터 이익을 얻을지도 모른다고 생각하고 있다.

맺는말 / CONCLUSION

지역사회 정신건강에서의 작업치료 종사자의 장래의 역할은 현재의 경향 속에 뿌리를 내리고 있을지도 모른다. 작업치료의 새로운 역할의 전개는 시장의 수요, 소비자의 옹호 그리고 일반대중에 대한 이 전문직의 마케팅에 의존하고 있을 것이다. 1997년에서부터 1998년의 미국작업치료협회에 의해서 취해진 두 가지의 계획(initiative)인 전국 인식 캠페인(National Awareness Campaign)과 정신건강 공동 프로젝트(Joe, 1998)는 영향을 갖고 있을지도 모른다. 전국 인식 캠페인은 "작업치료 - 생활한다는 일을 위한 기술" 이라는 메시지를 갖고 작업치료에 대한 국민의 의식을 높이도록 계획된 PR활동이다, 그 첫해에 이 캠페인은 협회가 소비자로부터 받은 전화통화 수를 현저하게 증가시키게 되었다. 정신건강 공동 프로젝트는 작업치료 종사자와 소비자 또는 옹호단체나 서로 관심이 있는 문제에 대처하는 다른 정신건강에 관한 협회나 조직과의 협동을 촉진하는 민초(보통사람)들의 노력이다. 어떤 주에서는 정신건강 대응법률을 통과시키기 위해 공동전선을 펴도록 노력하고 있다. 또 다른 주에서는 메디케이드 프로그램이 관리 케어의 관할 하에 들어감에 따라 작업치료는 주정부의 지원에 의한 정신건강 서비스의 재설계에 어떠한 발언을 할 기회를 얻고 있는 경우도 있다. 이들의 노력은 매우 중요하며 그리고 이러한 것은 실습학생의 배치를 통해서 작업치료를 지역사회에 도입하고 있는 대학교수들의 노력과 같은 것이다.

이들의 활동이 진행됨에 따라 작업치료는 지역사회 정신건강에서 이 전문직의 기술, 가치, 목적을 사용할 수 있는 확대된 역할을 발견할지도 모른다. 이 과정을 통해서 정신건강의 소비자는 보다 생산적이고 만족할 수 있는 생활을 영위하기 위해 스스로의 회복과정에 지원을 받을 수 있는 것이다(Frese, 1998).

학습문제 / STUDY QUESTIONS

1. 지역사회 정신건강 장면에서의 작업치료 종사자의 참여를 증가시키기 위한 세 가지의 전략을 설명하시오.
2. 법률이 지역사회 정신건강 서비스에 어떠한 영향을 미쳤는지를 검토하시오.
3. 스트레스 취약성이 기능적 수행 및 정신질환의 발병과 진행에 어떠한 영향을 미치는지를 설명하시오.
4. PACT 모델에서 사용되는 재활의 네 가지 방법을 설명하시오.
5. 이동식 행동건강 케어의 수준을 각각의 수준에서의 작업치료 종사자의 역할을 언급하면서 확인하시오.
6. 재활에 대한 심리교육적인 접근의 네 가지 단계를 설명하시오.
7. 당신의 지역사회에서 현재 작업치료 종사자를 고용하고 있지 않은 정신건강 프로그램을 확인하고 그 장면에서 작업치료가 이용되지 않는 이유를 조사하시오.

인용문헌

Allen, C.K. (1998, April). *Teaching the Allen cognitive levels and diagnostic module.* Institute presented at the American Occupational Therapy Association Annual Conference, Baltimore, MD.

Allness, D.J., and Knoedler, W.H. (1998). *The PACT model of community-based treatment for persons with severe and persistent mental illnesses: A manual for PACT start-up.* Arlington, VA: National Alliance for the Mentally Ill.

American Occupational Therapy Association. Commission on Practice. (1995). *Occupational therapy in the promotion of health and the prevention of disease and disability* (position paper). Rockville, MD: American Occupational Therapy Association.

American Psychiatric Association. (1994). *Diagnostic and statistical manual of mental disorders, fourth edition.* Washington, DC: American Psychiatric Association Press.

American Psychiatric Association. (1995). *Mental illness awareness guide for decision makers.* Washington, DC: American Psychiatric Association Press.

Americans with Disabilities Act (ADA) of 1990, P.L. 101-336, §2,104 Stat. 328 (1991).

Anderson, C.M., Hogarty, G.E., and Reiss, D.J. (1980). *Schizophrenia and the family*. New York: Guilford.

Andreasen, N.C., and Olsen, S. (1992). Negative versus positive schizophrenia: Definition and validation. *Archives of General Psychiatry, 39*, 789–794.

Anthony, W.A., and Blanch, A. (1987). Supported employment for persons who are psychiatrically disabled: A historical and conceptual perspective. *Psychosocial Rehabilitation Journal, 11*(2), 5–23.

Asher, I.E. (1997). *Occupational therapy assessment tools: An annotated index* (2nd ed.). Bethesda, MD: American Occupational Therapy Association.

Azok, S.D., and Tomlinson, J. (1994). Occupational therapy in a multidisciplinary psychiatric home health care service. *Mental Health Special Interest Newsletter, 17*(2), 1–3.

Barth, T. (1994). Occupational therapy interventions at a shelter for homeless, addicted adults with mental illness. *Mental Health Special Interest Newsletter, 17*(1), 7–8.

Beard, J.H., Propst, R.N., and Malamud, T.J. (1975). The Fountain House model of psychosocial rehabilitation. *Schizophrenia Bulletin, 13*, 131–147.

Birchwood, M.J., Hallet, S.E., and Preston, M.C. (1989). *Schizophrenia: An integrated approach to research and treatment*. New York: New York University Press.

Bloomer, J.S. (1978). The consumer of therapy in mental health. *American Journal of Occupational Therapy, 32*, 621–627.

Cara, E., and MacRae, A. (1998). *Psychosocial occupational therapy: A clinical practice*. Albany, NY: Delmar.

Cook, J.A., and Hoffschmidt, S.J. (1993). Comprehensive models of psychosocial rehabilitation. In R.W. Flexor and P.L. Solomon (Eds.), *Psychiatric rehabilitation in practice*. Boston: Andover.

Cooper, N. (1998). Case management. In E. Cara and A. MacRae (Eds.), *Psychosocial occupational therapy: A clinical practice*. Albany, NY: Delmar.

Cottrell, R. (1998). *Mental health case management: Developing OT's competency for expanding clinical roles*. Unpublished paper.

Deegan, P. (1988). Recovery: The lived experience of rehabilitation. *Psychosocial Rehabilitation Journal, 11*, 11–19.

Earle-Grimes, G. (1996). Psychiatric home health care: New horizons for occupational therapy. *Mental Health Special Interest Newsletter, 17*(2), 3–4.

Eilenberg, A.O. (1986). An expanded community role for occupational therapy: Preventing depression. *Physical and Occupational Therapy in Geriatrics, 5*, 47–57.

Ellek, D. (1991). The evolution of fairness in mental health policy. *American Journal of Occupational Therapy, 45*, 947–951.

Frese, F.J. (1998). Occupational therapy and mental illness—a personal view. *Mental Health Special Interest Section Quarterly*, September.

Health Care Financing Administration. (December, 1999). *HCFA Medicare hospital manual. Transmittal 747*. Washington, DC: U.S. Government Printing Office.

Hyman, S.E. (2000). Schizophrenia. In D.C. Dale and D.D. Federman (Eds.), *Scientific American medicine* (Section VII, pp. 1–5). New York: Healtheon.

Hyman, S.E., and Rudorfer, M.V. (2000). Depressive and bipolar mood disorders. In D.C. Dale and D.D. Federman (Eds.), *Scientific American medicine* (Section II, pp. 1–19). New York: Healtheon.

Jeong, G. (1998). Vocational programming. In E. Cara and A. MacRae (Eds.), *Psychosocial occupational therapy: A clinical practice*. Albany, NY: Delmar.

Joe, B.E. (1998). Joining hands on mental health. *OT Week, 12*(23), 12–13, June 4.

Kanter, J. (1989). Clinical case management: Definition, principles, components. *Hospital and Community Psychiatry, 40*, 361–368.

Kavanagh, M.R. (1990). Way station: A model community support program for persons with serious mental illness. *Mental Health Special Interest Newsletter, 13*(1), 6–8.

Kiser, L.J., Lefkovitz, P.M., Kennedy, L.L., and Knight, M. (1996). *The continuum of ambulatory behavioral healthcare services*. Alexandria, VA: Association for Ambulatory Behavioral Healthcare.

Learnard, L. (1998, April). *Payment and programming in behavioral health care*. Short course presented at the American Occupational Therapy Association Annual Conference, Baltimore, MD.

Leete, E. (1989). How I perceive and manage my illness. *Schizophrenia Bulletin, 15*, 197–200.

Lillie, M.D., and Armstrong, H.E. (1982). Contributions to the development of psychoeducational approaches to mental health service. *American Journal of Occupational Therapy, 36*, 438–443.

Maynard, M. (1986). Health promotion through employee assistance programs: A role for occupational therapists. *American Journal of Occupational Therapy, 40*, 771–776.

McFadden, R.S. (1992). *Learning for life: A guide to the design and delivery of psychoeducational groups.* Unpublished manuscript.

Moeller, P. (1991). The occupational therapist as case manager in community mental health. *Mental Health Special Interest Newsletter, 14*(2), 4–5.

Munich, R., and Lang, E. (1993). The boundaries of psychiatric rehabilitation. *Hospital and Community Psychiatry, 44,* 661–665.

National Alliance for the Mentally Ill. (1996). *Mental illnesses are brain disorders: What everybody needs to know.* (Pamphlet). Arlington, VA: National Alliance for the Mentally Ill.

National Institute of Mental Health. (1998). *Mental illness in America: The NIMH Agenda.* National Institute of Mental Health Online at *www.nimh.gov*

Neuchterlein, K.H. (1987). Vulnerability models for schizophrenia: State of the art. In J. Haffner, W.F. Gattaz, and W. Janzarik (Eds.), *Search for the causes of schizophrenia.* Heidelberg: Springer-Verlag.

Nielson, C. (1993). Occupational therapy and community mental health: A new and unprecedented turn. *Mental Health Special Interest Newsletter, 16*(3), 1–2.

Robnett, R. (1998). Paradigms of community practice. *OT Practice, 2*(5), 30–35.

Santos, A.B., Henggeler, S.W., Burns, B.J., Arana, G.W., and Meisler, N. (1995). Research on field based services: Models for reform in the delivery of mental health care to populations with complex clinical problems. *American Journal of Psychiatry, 152,* 1111–1123.

Sing, M., Hill, S., Smolkin, S., and Heiser, N. (1998). *The costs and effects of parity for mental health and substance abuse insurance benefits.* Rockville, MD: Substance Abuse and Mental Health Services Administration, U.S. Department of Health and Human Services.

Stein, F., and Cutler, S.K. (1998). *Psychosocial occupational therapy: A holistic approach.* San Diego: Singular Publishing Group.

Stroul, B. (1984). *Toward community support systems for the mentally disabled.* Rockville, MD: National Institute of Mental Health.

Tomlinson, J. (1994). The dimensions of occupational therapy in day programs. *Mental Health Special Interest Newsletter, 17*(1), 5–6.

Tryssenar, J. (1998). Vocational exploration and employment and psychosocial disabilities. In F. Stein and S.K. Cutler (Eds.), *Psychosocial occupational therapy: A holistic approach.* San Diego: Singular Publishing Group.

Urbaniak, M.A. (1995). Yahara House: A community-based program using the Fountain House model. *Mental Health Special Interest Newsletter, 18*(1), 1–3.

참고문헌

Adams, R. (1990). The role of occupational therapists in community mental health. *Mental Health Special Interest Newsletter, 13*(1), 1–2.

Adams, R. (1992). GROW: An occupational therapist's experience with a peer support program. *Mental Health Special Interest Newsletter, 15*(2), 3–4.

Baxley, S. (1994). Options for community practice: The Springfield Hospital model. *Mental Health Special Interest Newsletter, 17*(1), 3–5.

Del Vecchio, A.L., and Kearney, P.C. (1990). Homeless women's dinner program: Adapting traditional interventions to a nontraditional environment. *Mental Health Special Interest Newsletter, 13*(1), 2–4.

Equal Employment Opportunities Commission. (1997, March 25). *EEOC enforcement guidance on the Americans with Disabilities Act and psychiatric disabilities.* 915.002.

Farabaugh, S. (1994). Occupational therapy opportunities at a community mental health center. *Mental Health Special Interest Newsletter, 17*(4), 3–4.

Jaffe, E. (1981). The role of the occupational therapist as a community consultant: Primary prevention in mental health programming. *Occupational Therapy in Mental Health, 1*(2), 47–62.

Klugheit, M. (1994). An appreciation for the role of occupational therapy in community mental health treatment. *Mental Health Special Interest Newsletter, 17*(1), 1–3.

Merryman, M.B., and Kannenberg, K. (1994). Occupational therapy for individuals with serious mental illness. *Continuum, 1*(3), 153–162.

Tomlinson, J.L. (1992). Joining consumerism through a psychoeducational approach. *Mental Health Special Interest Newsletter, 15*(2), 1–3.

제 **16** 장

물질사용 장애에 대한 지역사회 기반을 둔 접근

Community-based Approaches for Substance Use Disorders

■ **개요**

핵심이 되는 용어

단기간 개입(Brief interventions)	예방(Prevention)
강박적 약물섭취행동 (Compulsive drug-taking behavior)	문제음주(Problem drinking)
위기개입(Crisis intervention)	자조 프로그램(Self-help program)
공식적 개입 프로그램 (Formal intervention programs)	변화의 단계(Stages of change)
작업소외(Occupational alienation)	물질남용(substance abuse)
작업박탈(Occupational deprivation)	물질의존(Substance dependence)
	내성(Tolerance)
	금단현상(Withdrawal)

학 습 목 표

이 단원은 독자가 아래의 것을 할 수 있도록 적은 것이다.

- ■ 상습중독(addiction)의 기본적인 개념을 정의한다.
- ■ 물질사용 장애의 지역사회에 대한 영향을 설명한다.
- ■ 물질사용 장애의 작업행동에 대한 영향을 검토한다.
- ■ 심사숙고 이전(pre-contemplation), 심사숙고(contemplation), 결정(determination), 행동(action), 유지(maintenance), 재발(relapse)을 포함하는 변화의 단계를 설명한다.
- ■ 물질사용 장애에 대한 지역사회에 기반을 둔 개입의 다양한 유형을 설명한다.
- ■ 물질사용 장애에 대한 지역사회에 기반을 둔 프로그램에서의 작업치료의 역할을 확인한다.

서론/INTRODUCTION

관리케어의 출현에 수반하여 물질사용 장애에 대한 개입의 대부분은 외래 장면에서 시행되고 있고(Pollack, 1996) 일반적으로는 그 계속기간은 짧다. 물질사용 장애가 있는 클라이언트에 대한 개입을 제공하는 가장 경제적이고 가장 효과적인 방법을 결정하도록 재정상의 강력한 압박이 가해졌다(Finney & Monaham, 1996). 경제적이고 효과적인 개입을 제공한다는 문제를 검토하기 위해서는 지속기간 이외의 개입의 특징이 고려되어야 한다. 개입의 지속기간 또는 치료의 전체기간은 그것이 비용과 명백히 연관되어 있기 때문에 제3자 지불기관으로부터 주목을 받고 있다. 그러나 이 관계는 그렇게 단순하지는 않다는 것도 확실하다. 그 대신에 비용과 기간과의 관계는 아래의 요인에 의해서 복잡해진다.

- ● 개입의 양식(예 : 인지-행동 프로그램 또는 12단계 프로그램)
- ● 강도(예 : 개입의 빈도)
- ● 형태(예 : 그룹 대 개인)
- ● 장면(예 : 외래 진료소 또는 외래치료 센터)
- ● 치료사의 자격(예 ; 알코올 · 약물 상담역 또는 작업치료 종사자)
- ● 개입 목표(예 : 금욕 대 절제)(Miller & Cooney, 1994).

이 단원은 작업치료에 있어서 특유하지만 그러나 심리학, 사회복지학, 간호학, 의학 그리고 상담 등의 연구를 효과적으로 보완하는 것인 경제적이고 효과적인 지역사회에 기반을 둔 개입을 제공하는 기초를 독자에게 제공한다. 이 단원은 진단적 전문용어를 정의하는 것에 의해서 음주문제라는 사고와 남용행동이라는 개념을 검토한다. 최근에 증가경향에 있는 약물사용에 대해서 설명하면서 지역사회에서의 물질사용의 확대에 대해서 검토한다. 물질사용 장애가 지역사회에 미치는 영향은 폭력, 범죄, 실업,

건강관리 비용 그리고 가정 내 학대와 무시와 같은 점에서 검토된다.

이 단원은 또한 작업소외, 작업박탈 그리고 습관기능 장애에 특히 초점을 맞추면서, 물질사용 장애의 작업수행에 대한 영향을 검토한다. 작업소외는 개인적으로 의미가 없고 성취감을 주지 않는 작업에 종사한 결과로서 어떤 사람이 체험하는 고립감이나 소외감이다(Wilcock, 1998). 작업박탈은 그 사람의 통제를 넘어서 한정된 작업 선택을 가져오는 상황을 가리킨다(Wilcock, 1998). 클라이언트는 작업소외와 작업박탈이라는 부정적인 순환을 포기하고 그 대신에 긍정적 변화와 회복이라는 단계로 들어가도록 가르침을 받을지도 모른다.

변화의 각 단계를 통해서 진행되어가는 이들 프로그램의 성과의 관계를 강조하면서 지역사회 개입 프로그램을 설명한다. 회복행동을 보다 잘 지지하기 위한 생활양식 재설계 또는 환경의 변경을 통해서 이들 지역사회 프로그램에 대한 작업치료의 공헌 가능성을 검토한다.

물질사용 / SUBSTANCE USE

정신질환의 진단 · 통계 매뉴얼 제4판(The Diagnostic and Statistical Manual of Mental Disorders, Fourth Edition : DSM-IV)(American Psychiatric Association, 1994)은 다양한 물질관련 장애를 물질의 그룹 또는 11종류의 약물에 따라서 정의부여를 하고 있다. 이들은 (1) 알코올, (2) 암페타민(amphetamine), (3) 카페인(caffeine), (4) 인도대마(cannabis), (5) 코카인(cocaine), (6) 환각제(hallucinogens), (7) 흡입제(inhalants), (8) 니코틴(nicotine), (9) 아편(opioids), (10) 펜시클리딘(phencyclidine[PCP]), (11) 진정제(sedatives)이다.

장애

물질사용 장애에는 물질의존과 물질남용이 포함된다. 물질의존과 남용은 몇 가지의 예외는 있다고 하지만, 모든 종류의 물질에 적용할 수 있다. 따라서 이들의 두 가지 진단 특성은 다양한 약물의 종류에 걸쳐서 유사하다. 그러나 증상이 나타나는 방식은 다양하며 어떤 증상은 어떤 특정 종류의 약물에는 출현하지 않는다. 어떤 증상은 관계되는 약물에 따라서 다소나마 출현한다. 예컨대 금단증상(withdrawal symptoms)은 환각제 의존성(중독)에는 일반적으로는 출현하지 않는다.

물질 의존성(중독)

물질 의존성의 주요한 특징은 "물질에 관련되는 중대한 문제임에도 불구하고 그 사람이 보통은 내성, 금단현상, 강박적 약물섭취행동을 일으키는 반복적 자기섭취라는 패턴을 수반하여 … 물질의 사용을 계속한다(American Psychiatric Association, 1994, p.176)"는 것이다. 내성은 희망한 효과에 도달하기까지 섭취되는 물질이 증량이 되는 경우, 또는 같은 양으로는 그 사람에게 효과가 거의 일어나지 않는 경우에 관찰된다. 내성은 모든 종류의 물질에 반드시 형성되는 것은 아니지만, 알코올, 마약, 담배의 사용에는 상당히 일반적이다. 금단현상은 "물질의 장기간 대량 사용을 계속한 사람의 혈중 또는 조직 중의 물질농도가 저하할 때에 일어나는 생리학적, 인지적인 수반증상을 동반하는 행동의 부적응 변화이다(American Psychiatric Association, 1994, p.178). 금단현상을 피하기 위해 물질 의존성의 사람은 그 물질을 약간 많게 섭취하는 경우가 있다. 강박적 약물섭취 행동은 일반적으로는 다음의 사항을 포함한다.

1. 그 물질을 최초에 예정한 것보다도 장기간 또는 대량으로 먹거나 사용하는 것.
2. 그 물질의 사용을 줄이는 것이 곤란한 것.
3. 그 약물을 구하는 것을 중심으로 생활을 조직화하는 것.

4. 그 물질의 영향 하에 있는 것.
5. 중요한 사회적 활동이나 레크리에이션적인 활동을 포기하거나 감소시키는 것.

이에 더해서, 그 사람은 그 물질에 의해서 야기되거나 악화된 신체적 문제나 심리적 문제의 재발에도 불구하고 그 물질을 계속적으로 사용한다. 1개월 동안에 이들 증상의 3개 이상이 관찰되면 물질의존성이라 진단될 것이다. 이 진단은 금단현상과 내성이 없어도 내려질 가능성이 있다. 만일 이들 2개의 특정 증상이 관찰된다면, 의존성이라는 진단은 생리학적 의존성을 특정화하는 것을 포함하는 것으로 수정된다.

물질남용

물질남용은 '그 물질의 반복적 사용과 연관하여 직장이나 학교 또는 가정에서의 주요한 역할의무를 수행할 수 없는 것 같은 불리한 결과를 반복하거나 현저하게 한다는 것에 의해서 확인되는 물질사용의 비정상 적응 패턴(American Psychiatric Association, 1994, p.182)이라 정의된다. 작업치료사는 작업역할을 평가하고 그 물질이 개인의 수행에 미칠지도 모르는 영향을 발견하는 데에는 유리한 입장에 있다. 역할수행 상의 문제에 더하여, 그 물질의 영향 하에 있을 때에 자동차를 운전하는 것 같은 신체적 위험을 감수하는 것, 물질사용과 연관되는 법률상의 문제를 반복하는 것, 또는 중독의 결과로서 사회적 및 대인관계적인 문제를 나타내는 것은 물질남용이라는 진단이 내려지는 행동이다. 이 진단 카테고리에 적합을 시키려면 과거 1년간에 이들 증상의 하나라도 관찰되는 것이 필요하다. 그러나, 그 사람은 과거에는 물질의존성이라 진단된 경우가 없다.

문제음주

역학적 데이터는 전체 인구 중에서 물질사용 장애라 분류된 모집단보다도 매우 많은 문제음주자가 존재한다는 것을 보여주고 있다(Hester, 1995). 과거에는 이 문제음주자의 모집단은 거의 무시되어 있었다. 극히 최근이 되어서 전문가는 그 사람들의 문제음주를 수정하기 위한 원조를 제공하는 노력을 하기 시작하였다. **문제음주란** 명백히 표준 이상의 알코올의 사용이다(Doweiko, 1993). 이 수준의 사용에서는 친구나 친척은 그 사람의 음주에 대해서 염려를 표현하는 경우도 있으며, 음주가 사회적 인간관계, 가계사정, 그리고 업무의 수행을 방해하기 시작할지도 모른다. 문제음주는 음주 중에 유지되는 불리한 결과의 중대성이라는 점에서 물질남용과 구별된다. 예컨대, 문제음주자는 그다지 심각하지는 않은 역할의 붕괴를 체험하고 극히 작은 신체적 위험을 감수하고 법률적인 문제나 사회적인 문제가 거의 없다. 그러나 친한 친구나 가족은 알코올 사용의 조절에서의 문제의 시작을 인식하고, 그 본인도 자기의 행동에 대한 알코올 사용의 영향을 염려할지도 모른다.

문제음주자를 표적으로 한 개입은 금주(abstinence)가 아니라 음주를 절제하는 것에 초점을 맞추는 경우가 많다. 절제된 음주는 알코올의 문제를 가진 보다 광범위한 사람들의 마음을 끌기 위한 중요한 개입목표일지도 모른다. 음주를 잘 절제하는 사람들은 결국은 자기들의 행동을 금주로 전환한다(Hester, 1995). 그러나 이 목표를 달성하는 능력이 없다는 것은 그 사람이 실제로는 문제음주자라고 오진되어 있고 그 사람의 물질사용 장애를 표적으로 한 개입으로부터 이익을 얻을 것이라는 것을 의미할지도 모른다. 비록 음주를 절제하는 것을 잘 할 수 없었다 해도, 치료사는 대부분의 경우 그 사람과의 관계를 잘 확립하여 그 사람이 치료의 다음 단계를 취하는 것에 영향을 미칠 것이다. 금주라는 형태를 치료의 유일한 대안으로 하여 제공하는 것은 무심코 서비스를 필요로 하는 많은 사람들을 쫓아버리게 될지도 모른다.

사용범위

알코올

미합중국에서는 1992년에 18세 이상의 7%이상 또는 약 1,380만명이 음주에 수반하는 문제를 갖고 있었다. 그 중의 810만명이 알코올의존성이라 생각되었다. 여성(390만명)의 약 3배의 남성(980만명)이 알코올에 수반하는 문제를 갖고 있었다. 알코올에 수반하는 문제의 확산은 18세에서부터 29세의 그룹이고 남녀 모두 가장 높았다(National Institute on Alcohol Abuse and Alcoholism, 1994, pp.243, 245). 고교 3학년생의 약 64%가 몇 회의 음주체험을 보고하였고 이들 학생의 31% 이상이 2주일 동안에 5회 이상의 연속적인 음주를 하였다고 언급하고 있다(Johnston, O'Malley & Bachman, 1997). 미합중국의 대략 43%, 또는 7,600만명이 가정 내에서 알코올에 노출되어 있다. 이러한 것은 알코올에 문제가 있는 사람과 결혼하는 것, 또는 알코올에 문제가 있는 혈연이 있는 것에 의해서 야기되고 있다(National Center For Health Statistics, 1991, p.1).

약물

1999년의 약물남용에 관한 전국 세대조사(U.S. Department of Health and Human Services : USDHHS)의 예비적 결과에 따르면 1999년 시점에서의 위법약물 사용자 수는 12세 이상의 사람들 중의 1,480만명 또는 6.7%이었다.

1999년에 12세에부터 17세의 청소년의 절반 이상이 마리화나를 손쉽게 입수할 수 있다고 보고하고 있다. 약 1/4이 헤로인을 손쉽게 입수할 수 있다고 보고하였다. 청소년의 15%가 조사의 1개월 전까지에 약물을 판매하는 누군가에 접근할 수 있었다고 보고하였다. 위법약물에의 접근 가능성을 실증한 이 조사에 더해서, 이 결과는 청소년이 위법약물을 사용하는 위험성을 낮게 인식하고 있다는 것을 보여주었다. 예컨대, 코카인을 월 1회 사용하는 것에 큰 위험성을 인식하고 있는 청소년의 비율은 1994년의 63%에서부터 1999년의 49.8%로 감소하였다. 월 1회의 마리화나 사용에 큰 위험성이 있다고 인식하고 있는 12세에서부터 17세의 청소년의 비율은 1990년의 40%에서부터 1994년의 33%로, 그리고 1999년의 29%로 감소하였다(USDHHS, 1999).

마리화나. 1998년에는 추정으로 230만명이 마리화나를 사용하기 시작하였다. 이것은 매일 약 6,400명이 새로운 사용자가 된 것으로 된다(USDHHS, 1999). 마리화나의 부활(resurgence)은 특히 청년 사이에서 계속되고 있다. 이 마리화나 사용의 부활과 함께, 이 약물을 사용하는 청소년의 치료와 체포는 지속적으로 상승하고 있는 것처럼 생각된다. 두 가지 요인이 바람직하지 않은 결과의 극적인 상승에 기여하고 있는 것처럼 생각된다. 이들은 (1)보다 높은 잠재적인 가능성과, (2) 다른 위험한 약물과 병용하는 마리화나의 사용이다. 마리화나 담배는 크랙코카인을 포함하고 있는 경우가 적지 않으며 PCP 안에 담그는 경우도 있고 때로는 진한 커피 또는 위스키(embalming fluid)에 담그는 경우도 있다.

코카인. 크랙 코카인은 계속해서 미합중국에서의 불법약물의 주류를 이루고 있고, 1998년에는 약 180만명이 관련되어 있다. 코카인 사용자의 대부분은 고령이고 범죄와 매춘이 빈발하는 도시 중심부에 살고 있다. 그 인원수는 1985년의 570만명을 피크로 하여 그 사용이 저하하고 있다는 것을 의미하고 있지만 코카인의 공급은 대부분의 도시에서 계속 넘쳐나고 있다. 1997년에는 추정으로 73만명의 미국인이 코카인의 첫 경험을 하고 있었다(USDHHS, 1998). 이들 코카인의 새로운 사용자는 마리화나와 함께 크랙 코카인을 흡연하는 10대, 분말모양의 코카인을 염화수소산염의 형태로 사용하는 중류계급의 교외거주자, 그리고 약물사용의 전력을 갖지 않고 크랙 코카인을 사용하기 시작한 30대의 여성을 포함하고 있다.

헤로인. 헤로인의 신규사용에서의 증가경향은 1992년에서부터 볼 수 있게 되었고 1개월에 헤로인을 사용하는 사람의 수는 1993년의 6만 8000에서부터 1998년의 14만 9000명으로 증가하고 있다. 이들 신규 사용자의 대부분은 26세 이하의 젊은이이며 흡입하거나 증기를 들이마시거나 코로 흡입하는 것과 같은 다양한 방법으로 헤로인 섭취를 시도하고 있다(USDHHS, 1999). 하나의 염려스러운 것은 헤로인을 증기로 흡인하는 젊은이가 내성의 증가, 코의 통증, 또는 이 약물의 순도저하와 같은 것을 원인으로 하여 정맥주사로 변경할지도 모른다는 것이다. 주사의 경우는 주사바늘의 공동사용을 통해서 에이즈의 위험성을 높이고 있다(Pinger, Payne, Hahn & Hahn, 1998).

흥분제. 메타암페타민(각성제)의 입수성과 사용은 이 나라의 다양한 지역사회에 확산되어 있으나 지방에서의 사용이 증가하고 있는 것처럼 생각된다. 지방에서의 입수성은 고질적인 사용지역(예컨대 서해안) 밖으로의 확산을 보이고 있기 때문에 몇 가지의 염려를 야기한다(Pinger et al., 1998). 메틸페니데이트(Methylphenidate)(Retalin)의 남용은 헤로인 사용자의 사이에 계속되고 있다. 젊은이는 에페드린을 베이스로 한 제품을 편의점, 트럭 휴게소, 건강식품 매장 등에서 구입하고 있다. 많은 주정부는 젊은이 사이에 확대되고 있는 이러한 남용을 억제하는 시도의 하나로서 그러한 제품의 판매를 금지하고 있다.

억제제. 몇 개의 도시에서 나이트클럽에 빈번하게 출입하는 사람들은 감마-하이드록시부트레이트(gamma hydroxybutrate, GHB)와 케타민(ketamine)("Special K")을 사용하고 있고 이들 두 가지 약물을 알코올에 섞어서 "Special K-lude"라 불리는 특별 혼합의 형태로 하는 경우가 많다. 이 혼합물은 그 효능이 메타쿠알론(methaqualone)(Quaalude)에 의해서 생성되는 효능과 유사하기 때문에 인기가 있다. 플루니트라제팜(Flunitrazepam)(Rohypnol)의 사용은 이 나라의 많은 지역에서 계속되고 있으나 연방정부가 수입을 금지한 이래, 그 확산된 입수성은 저하하고 있다. 클로나제팜(Clonazepam)(benzpdiazepine계 제제) 또는 "루피즈(roofies)"는 메타돈(methadone)과 다른 아편제(opiate)의 효과를 높이기 위해 사용되고 있다(Pinger et al., 1998).

환각제와 PCP. 펜시클리딘(phencyclidine)(PCP)은 마리화나를 혼합하거나 PCP에 담그거나 하는 것과 같이 다른 약물과 혼합되는 경우가 적지 않다. 또한 PCP는 "스페이스 볼(space ball)"을 만들기 위해서 크랙 코카인과 조합되는 경우도 있다. 리세르긴산 디에틸아마이드(Lysergic acid diethylamind, LSD)는 대부분의 도시에서도, 또한 교외나 지방에서도 아직 널리 입수 가능한 채로이다(Pinger et al., 1998). 1997년에는 110만명의 미국인이 환각제를 처음으로 사용하였다고 추정된다(USDHHS, 1998).

물질사용 장애가 지역사회에 미치는 영향

물질사용 장애는 정신건강상의 문제에 더해서 지역사회 안에서의 의료, 공중위생, 사회 그리고 안전과 같은 많은 문제에서의 큰 요인의 하나이다. 의료의 문제로서는 알코올 사용을 포함하는 약물 사용은 간, 췌장, 소화기의 병을 일으킨다. 선택된 약물에 의해서 호흡, 신경 그리고 심장혈관의 각 계통도 영향을 받는 경우가 있다. 다른 정신의학적 진단과의 동반이환의 높은 비율은 정신분열증과 양극성 장애의 치료를 복잡하게 하고, 또한 비용을 증가시킨다(Dickey & Azeni, 1996 ; Kwapil, 1996). 정신분열증의 사람들은 일반 사람들과 비교해서 약물사용 장애가 6배가 되고, 또한 알코올 문제가 3배에 도달하는 것 같다. 양극성 장애의 사람들은 물질관련 문제가 7.9배에 도달하는 것 같다(Kwapil, 1996).

지역사회 공중위생의 문제로서는 약물사용 장애는 에이즈, 폐결핵, 신생아의 결함과 결부되어 있다(Weisner, 1995). 실업이나 노숙자와 같은 지역사회의 사회문제도 물질사용 장애와 강력하게 결부되어 있다(Weisner, 1995). 약물이나 알코올에 의존하는 사람들이 보다 심각한 의학적 문제를 갖는 것은 명백하며 공중위생상의 관심에 가장 기여하고 있다. 이와는 대조적으로 지역사회의 문제음주자의 대다수는 그 지역사회에 의해서 유지되고 있는 약물관계 비용의 대부분을 실제로 만들어내고 있다(예 : 음주운전, 결근일, 가정 내 폭력 등)(Sobell, Cunningham & Sobell, 1996).

지역사회에서의 기타의 안전상의 문제라는 점에서 보면 물질사용과 범죄, 산업재해, 익사, 저온과 관계된 손상과의 관계는 이미 확인되어 있다. 머리 외상과 척수손상의 아마도 79% 이상이 약물이나 알코올의 사용과 연관성이 있다(Hubbard, Everett & Khan, 1996). 사실상, 머리 외상자의 외상 전의 알코올 의존의 이환율은 68%로서 높다는 것이 발견되고 있다. 이에 더해서 알코올의 대량 음주를 하는 척수 손상자는 직업적 활동이나 교육적 활동에도 재활에도 거의 참여하지 않고, 따라서 지역사회 자원으로부터의 경제적 원조를 더욱더 필요로 하는 경향이 있다.

가족에 대한 물질사용의 영향은 간과할 수 없다. 물질남용자 또는 의존자는 전형적으로는 부부사이나 가정 내의 광범위한 문제를 갖고 있다(Rotunda, Scherer & Imm, 1995). 연구는 아이들이 유전적·환경적으로 알코올 의존에 노출되어 있음으로써 알코올이나 약물의 남용 또는 의존성으로 되기 쉬울지도 모른다는 것을 보여주고 있다(Grinspoon & Bakalar, 1990 : Tarter & Vanykob, 1994). 이들의 아이들은 자기 자신이 의존성을 갖게 된다는 것에 더하여, 인지적, 정서적, 사회적 그리고 학업적인 문제를 포함하는 다양한 어려움을 체험하는 것에 높은 위험성을 갖는다고 생각되고 있다(Moyers, Jones, Mirchadani & Sherwood, 1993). 이 아이들의 가정환경은 물질을 사용하지 않는 부모의 자식들의 환경과 비교하면 보다 많은 부부사이나 부모자식사이의 갈등, 아동학대가 있다는 특징을 갖는다(Rotunda et al., 1995). 이에 더해서 파트너가 상습적 중독이 있는 경우, 일반 모집단의 커플에 비하여 별거나 이혼과 같은 결혼생활에서의 부정적 결말을 보다 일반적으로 볼 수 있다.

물질사용 장애와 작업 / *SUBSTANCE USE DISORDERS AND OCCUPATION*

이제까지는 지역사회에 대한 물질사용의 영향을 전체적으로 검토하여 왔다. 성공적이고 잘 하고 있는 지역사회는 많은 사람들에 의한 복합적인 작업의 수행에 좌우된다. "특정의 작업이 사람들의 건강과 건전한 상태를 촉진하는 일이 있는 것과 마찬가지로 특정의 문화를 특징짓는 작업의 패턴은 소도시, 국가, 도시, 근린 그리고 지역사회의 건강에 영향을 미칠 것이다(Clark, Wood & Larson, 1998, p.18). 따라서 지금이야말로 그 사람의 물질사용과 그 사람의 다음의 작업에의 종사와의 관계가 주목되고 있다.

"작업"은 전형적으로는 시간을 초월하여 확대되고 수행하는 사람에게 의미를 갖게 하며, 다면적인 과제에 관여하는 것과 같은 그날그날의 활동 또는 목표지향적인 추구이다(Christiansen, Clark, Kielhofner & Rogers, 1995). 보통은 작업치료 종사자가 작업에 대해서 생각하고 있을 때 건강을 향상시키고 그 문화에 의해서 긍정적으로 가치부여가 되며, 또는 일상의 생존에 있어서 필요한 작업만이 생각난다. 그러나 작업치료 종사자는 부정적인 결과를 가져오거나 또는 사회적으로 받아들일 수 있는 기준에서부터 일탈하고 있다고 생각되는 것 같은 작업을 이해하는 것도 마찬가지로 중요하다. "어떤 작업이나 작업패턴이 건강을 촉진하는 것에 반해서 또 다른 작업은 건강을 손상시킬지도 모른다(Clark et al., p.18)".

물질의 사용은 그것이 많은 과제나 활동과 결부되어 있기 때문에 작업의 하나라고 생각할 수 있다. 이것에는 아래의 것이 포함될 것이다.

- 약물을 위하여 돈을 모으는 것.
- 약물 공급을 받기 위해 구입하거나 거래를 하는 것.
- 다른 사람으로부터의 보급을 지키는 것.
- 그 사람의 행동에 반대하는 가족을 무시하는 것 같은 사용을 위한 장벽을 제거하는 것.
- 사용하기 위한 상황을 만드는 것.
- 함께 사용할 사람을 찾는 것.
- 사용에 시간을 소비하는 것.

● 사용에 의한 영향으로부터 회복하는 것.
● 약물사용의 과정의 모두를 다시 시작하는 것(Moyers, 1997).

이러한 "사용"이라는 과제와 활동은 약물에 의해서 유발된 희망하는 상태를 달성한다는 목표를 겨냥하고 있다. 물질사용이 진행됨에 따라 사용과 관계되는 이러한 활동은 보다 오랜 시간으로 확대되고 낮, 저녁, 밤과 같은 모든 시간에까지 이르는 경우도 적지 않다. 클라이언트가 수년이나 수십 년에 걸치는 약물 또는 알코올의 사용경력을 보고하는 경우도 드물지 않다.

이러한 약물사용에 관한 과제와 활동은 그 사용자로서는 의미를 갖는다. 이 의미는 약물이나 알코올을 사용하지 않는 다른 사람에게는 이해될 수 없는 경우가 많다(Moyers, 1997). 알코올이나 약물을 사용하는 사람은 그 약물이 도피하고, 재미있게 지내고, 느긋이 쉬고 수면을 취하며 신체적 · 정서적 고통을 회피시키고, 자신감을 갖게 하고, 성욕을 높이고, 덜 꺼리게 되고 보다 창조적으로 느끼게 하며 또는 에너지와 활동수준을 높이는 등의 니즈를 충족시킨다고 보고할지도 모른다(Moyers, 1992a).

이들의 의미에 더해서 알코올과 약물은 그 사람이 자기의 생활에 조절을 미치고 있는 대상이다. 결국은 음주나 약물의 사용과는 다르게 생활하는 또는 음주나 약물사용 이외의 작업에 종사하는 자유는 매우 제한을 받게 된다. Mattingly & Fleming(1994)에 따르면 그 사람은 의도성(intentionality) 즉 행동하는 자유의 창조를 상실하고 있다. 행동하는 이유는 작업행동을 위한 의지 또는 선택의 기초이다. 정서적 스트레스를 받고 있을 때에 긍정적인 효과와 행복감을 만들어내는 알코올과 약물의 유혹적인 능력은 약물사용과 같은 유형의 작업행동에 관여하는 데에 있어서의 강력한 동기(motivator)이다. 그 사람이 취해 있거나 중독증상을 나타내고 있을 때에는 중요한 다른 과제나 활동을 시행하기 위한 의사를 결정할 수 없다. 그 대신에 그 사람은 물질사용과 결부된 행복감을 유지하는 것에 집중하게 된다. 음주나 약물사용을 하는 이 유일한 의도는 숭고하거나 중요한 다른 모든 의도를 손상시키는 것으로 확대된다.

행동하는 이유는 또한 그 사람의 일상생활을 특징짓는 매일의 습관이나 일과에 의해서 상징적으로 표현되고 구성된다(Mattingly & Fleming, 1994). 알코올과 약물에 의존하고 있는 사람의 매일의 일과를 생각해보자. 직장에서 귀가하는 길에 같은 술집이나 약물을 판매하는 집을 들리는 것 같은 음주나 약물사용에 관련된 하루의 습관을 차츰 조직화하게 된다. 이와 같이 음주나 약물사용은 중독증상을 영속시키는 습관기능 장애로 유도한다. 사람의 작업행동은 "우리들은 스스로 세계에서 행동한다는 의미"(Kielhofner, 1995, p.59)를 나타내기 때문에 약물에 중독증상이 있는 사람들은 차츰 부정적인 자기 이미지를 갖게 된다. "Big Book"(Alcoholics Anonymous : AA의 회원이 Alcoholics Anonymoujs World Services, 1976라는 주요 교과서에 붙인 별명)은 이러한 왜곡된 자기의 관점이나 세계 속에서 자기가 어떻게 행동하는가를 선택하는 자유의 상실을 기술한 많은 이야기로 가득 차 있다. 예컨대, 다음과 같은 것이다(Alcoholics Anonymous World Services, p.199).

> 나는 내가 하고 싶다고 생각하지 않았던 정말 많은 일을 하였기 때문에 오래 전부터 내가 정신이상이 있다고 생각하게 되었습니다. 나는 내 자식들을 무시하고 싶지 않았습니다. 나는 다른 부모와 같은 정도로 자식들을 사랑하고 있었습니다. 그러나 나는 자식들을 무시하였습니다. 나는 싸우기를 원하지 않았지만 싸움을 하게 되었습니다. 나는 체포되기를 원하지 않았으나 체포되었습니다. 나는 만취상태에서 운전을 하여 무고한 사람들의 목숨을 위험에 노출시키고 싶지는 않았지만 일을 저질러버렸습니다. 내가 정신이상이 있음에 틀림없다는 결론에 도달한 것은 아주 자연스런 일일 것입니다.

그 사람은 음주나 약물사용 이외의 작업 수행이 차츰 악화됨에 따라 보통의 작업에서부터 더욱더 소외되어 그 건강효과를 박탈을 당하게 된다. 작업에 계속 관여하지 않고 있게 되면 평상시의 의미가 없어지게 되고 이들의 작업이 음주나 약물사용에 대한 장벽 또는 촉진제가 된다는 정도의 의미밖에 갖지 않게 된다. 이와 같이 하여 작업소외가 완료된다. 사용하지 않는 작업에 더 종사하는 것은 일반적으로는 미래의 실패로부터 자아(ego)를 보호하는 방법으로서 회피되고, 이와 같이 하여 작업의 소외와 박탈이라는 부정적 순환을 영속시킨다. 불행히도 작업의 소외와 박탈은 그 사람의 작업을 추구하는 생물학적 니즈를 방해한다. Wilcock(1993, p.20)은 "작업은 사람들이 생명을 유지시키는 음식물(sustenance), 셀프케어, 가옥, 안전과 같은 신체적 니즈를 충족시키도록 돕고", "작업은 침략자와 환경에 대한 우월성을 지향한 기술, 사회구조, 테크놀로지를 발전시키며", 그리고 작업은 "그 유기체가 유지되고 번창하는 것을 가능케 하는 개인적 능력을 훈련하고 발달시킨다"라고 언급하고 있다.

작업치료 종사자는 작업수행에 대한 약물사용의 영향과 작업을 추구하는 생물학적 니즈를 충족시키는 개인의 능력을 분석하는 데에 도움이 되도록 하기 위해 "통일 전문용어(Uniform Terminology : American Occupational Therapy Association, 1994)"를 사용한다. 작업치료 평가는 그 사람의 일상생활 능력이 약물사용에 의해서 영향을 받고 있는지 아닌지, 일이나 생산적 활동이 영향을 받고 있는지 아닌지, 레저에의 참여가 영향을 받고 있는지 아닌지에 초점을 맞춘다(그림 16-1).

작업치료사는 수행 구성요소의 기능 상태에 대한 약물사용의 영향을 평가함으로써 작업수행 상의 문제의 근저를 이루는 원인에 대해서 가설을 세운다. 더 상세하게 말하면 물질사용 장애로 귀속될지도 모르는 감각운동, 인지, 심리사회적 또는 심리적인 기능장애가 있는 것일까? 만일 있다면, 이러한 기능장애 상태의 수행 구성요소는 금주나 약물중단의 기간을 거쳐서 회복하는 것을 기대할 수 있는 것일까? 이들의 기능장애는 천천히 회복하는 것일까? 수행 구성요소에는 그 밖에 문제가 있는 것일까? 등이다.

수행의 맥락에 관한 의문도 제기될 수 있다. 그 클라이언트는 언제, 어디서, 누구와 물질사용 행동을 보다 많이, 또는 보다 적게 취하는 경향에 있는 것일까? 물질사용을 촉진하거나 억제하는 물리적 환경의 단서는 무엇인가? 물질사용을 지원하거나 방해하는 사회적 또는 문화적인 환경의 특징은 무엇인가? 클라이언트의 발달 또는 라이프 사이클의 단계는 그 클라이언트의 회복의 가능성을 이해하는 데에 중요한 것일까?

변화의 단계

물질사용에 내재하는 작업의 소외와 박탈이라는 부정적이고 저절로 계속되는 순환을 고려해볼 때, 일단 접어든 긍정적인 순환이 회복과 장기간 술에 취하지 않은 상태(sobriety)로 유도할 수 있는 것일까? Kielhofner(1995, p.251)는 그 사람이 자기 자신의 노력을 통해서 큰 변화과정을 성취하였을 때에 "치료에 의해서 지지된 변화"가 일어난다고 시사를 하였다. 치료는 클라이언트가 약물과 알코올의 사용과 관련되어 시행한 자기 자신의 건강과 생활양식의 선택에 대해서 책임을 지는 것에 대한 지원을 제공할 뿐이다.

물질사용에 수반하는 문제를 체험하고 있는 모든 사람들이 변화에 대비하고 있는 것은 아니다. 물질사용의 문헌은 역사적으로 이 반응을 부인(denial)으로서 표현하고 있다. 부인이라는 개념은 오늘날에는 이의가 제기되고 있고 아마도 전문가가 지원을 제공하는 것을 단념시킬 것이다. 치료의 초점은 현재는 이 부인을 벗어나고 변화를 강요하는 것이 아니라 사람들이 자기가 변화의 다음 단계를 준비하도록 원조한 것에 맞춰져 있다. 클라이언트가 변화의 전체 단계를 거치도록 원조하는 목표는 필요가 없다. 물질사용 장애에 도달하기까지에는 몇 년이나 되는 시간이 걸리기 때문에 변화가 충분히 일어나기 위해서도 몇 년이나 되는 세월이 걸릴 것이라고 인식되고 있다. 따라서 각 전문가는 상습중독(addiction)을 클라이언트의 의식수준으로 가져가기 위한 일관된 노력을 통해서 클라이언트의 변화과정에 영향을 미칠 수 있으나, 그 변화를 실행하거나 유지하기 위해 클라이언트의 노력을 최종적으로 지원하는 것은 실제로는 전문가가 아닐지도 모른다.

Prochaska & DiClemente(1982, 1986)는 이 변화의 과정을 연구하여 아래와 같은 **변화의 단계**를 확인하였다. 이들은 (1) 심사숙고 전(pre-contemplation), (2) 심사숙고(contemplation), (3) 결정(determination), (4) 행동(action), (5) 유지(maintenance), (6) 재발(relapse)이다. 이들 변화의 6단계는

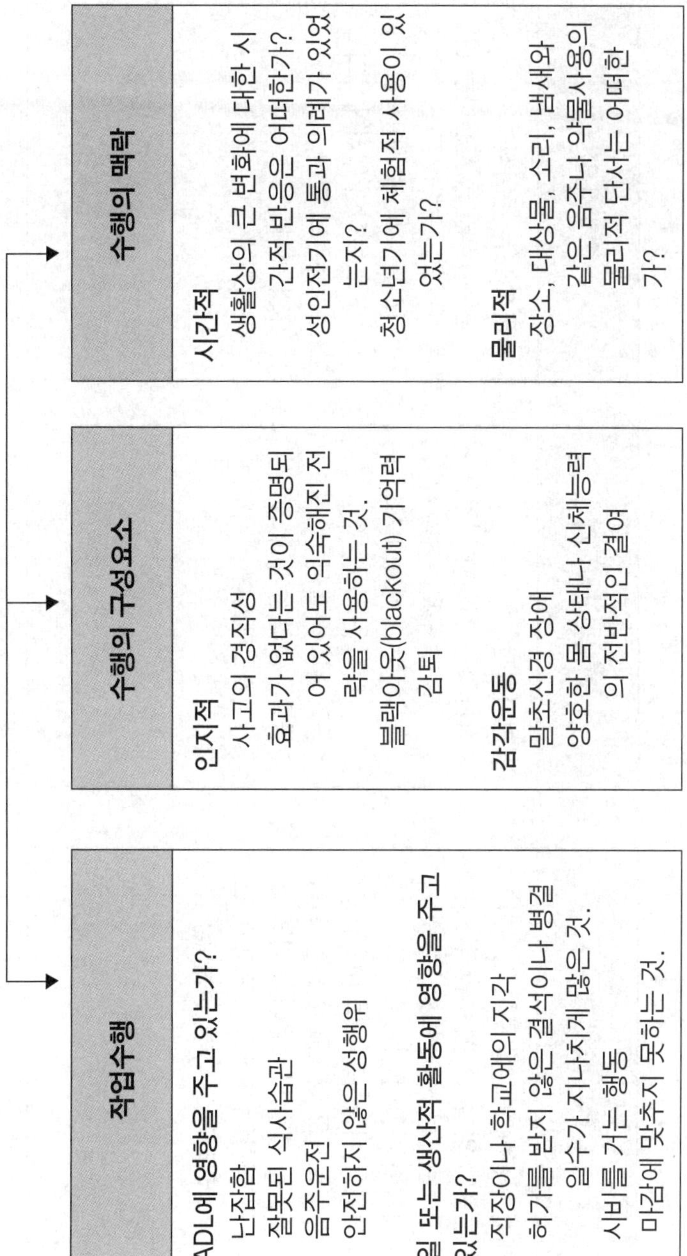

그림 16-1 물질남용의 영향을 분석하는 것

그 사람이 언제라도 들어가거나 나오거나 할지도 모르고 전진하거나 후퇴할지도 모르며, 또는 결정되지 않은 시간 동안에 어떤 단계에 머무를지도 모르는 연속적인 순환에 배열된다. 이에 더해서 사람은 전진하거나 후퇴할 때에 그 변화과정을 건너뛸(생략할) 수도 있다.

"심사숙고 전" 단계에서 작업치료를 받으러 오는 클라이언트는, 만일 그 전문직 종사자가 그 클라이언트가 음주나 약물의 문제가 있다는 것을 확인하였다면, 놀라움을 나타낼 것이다. 전형적으로는 그 클라이언트가 경험하고 있는 문제와 약물과의 관계에 대한 인식부족이 있다. 그 사람은 시간을 들여서 자기인식을 심화시킴에 따라 실제로 바꾸기 위한 좋은 이유가 있다는 것을 발견할지도 모르고, 다음의 단계

작업수행	수행의 구성요소	수행의 맥락
레저 활동에 영향을 주고 있는가? 음주나 약물사용에 수반되는 활동만을 선택하고 있는 것. 레저의 시간이 없는 것. 레저를 시행하고 있을 때의 자기로서도 억제할 수 없는 위험한 행동(알코올이나 약물의 영향 하에서의 보트타기, 스키타기, 사냥을 하는 것)	심리사회적 친한 또는 친밀한 인간관계를 구축하거나 유지하는 데에 있어서의 어려움. 공격성과 적개심 물질사용의 증가에 의해서 스트레스에 대처하는 것.	사회적 또는 문화적 음주나 약물을 사용하는 친구 사회적, 레크리에이션적, 스포츠적인 행사에서의 음주의 확산 휴일 축제 가족의례

그림 16-1 물질남용의 영향을 분석하는 것

즉 "심사숙고"로 이동할지도 모른다. 이 단계에서 그 클라이언트는 변화를 원하는 것과 변화하지 않는 이유를 발견하는 것에서의 변동에 의해서 나타내 보여주는 것처럼 변화에 대해서 애매한 상태에 있을지도 모른다. 결과적으로 그 클라이언트는 회복을 향해서 올바른 방향으로 움직이고 있는지 아닌지가 확실하지 않다. 이 오락가락하는 과정이 일어나고 이 균형이 변화하는 쪽으로 기울었을 때, 다음 단계인 결정이 나타난다. 그 클라이언트는 가능한 모든 변화전략에 대한 브레인스토밍(brainstorming), 각각에 대한 장단점의 고려, 취해야 할 단계에 관한 결정과 같은 변화를 위한 준비과정을 시작한다. 그 사람이 선택한 전략을 시도함에 따라 다음에 오는 것은 행동이다. 그 행동이 그 사람의 그날그날의 대처방법의 자연스런 일부가 됨에 따라 "유지기"로 들어간다.

많은 클라이언트에 있어서 음주 또는 약물사용 생활양식에서부터 균형, 금주 · 약물금지, 건강습관의 유지로 바꾸는 것은 가장 힘들 수 있다. 약물사용 장애에서부터 회복하고 있는 사람들은 일반적으로 변화의 최종단계, 또는 "재발"을 경험한다. 클라이언트의 90% 이상이 자기의 물질남용 개입 프로그램의 종료 후에 다시 음주 또는 약물을 사용하게 될 것이라고 보고되어 있다(Ouimette, Moos & Finney, 1998). 따라서 약물사용 장애의 완전한 회복으로의 방향에서부터 한잔만 마시거나 선택한 약물을 한정적인 양만을 사용하는 것에 관여하게 될지도 모르는 "실수(slip)"를 어떻게 방지하는가를 학습하는 것이 변화의 이 최종단계의 초점이 된다. 재발을 "안정된 회복을 가져오는 변화의 과정에 흔히 있는 단계(Miller, 1995, p.92)로 간주하는 것은 클라이언트 또는 치료사가 유지단계가 완전히 작동하기 전에 시행되어야 한다는 추가적인 변화전략을 개발하는 것을 가능케 한다.

지역사회 개입

물질사용과 상습중독에의 개입은 의료나 지역사회의 다양한 장면(Box 16-1 참조)에서 일어날 수 있다. 변화의 단계는 회복에 대한 기여와 그 프로그램에 가장 적합한 클라이언트의 유형이라는 점에서 각각의 개입 프로그램을 분석하기 위한 틀을 제공한다.

예방

물질남용, 의존, 문제음주의 예방은 학교, 단기대학, 대학, 종업원 지원 프로그램 그리고 공중위생부문에 의해서 제공되는 건강교육을 통해서 수행된다. 성공적인 예방 프로그램은 사람들이 물질남용 프로그램 또는 문제음주의 위험한 행동을 확인하는 것을 지원하고 이어서, 그 사람이 이러한 위험인자를 수정하기 위해 변화의 순환으로 들어가도록 지원한다. 변화의 단계와 관련되는 예방의 목표에는 아래의 것이 포함된다.

- 위험한 행동에 대해서 그 사람의 주의를 돌리게 하는 것.
- 그 사람이 그러한 위험한 행동을 바꾸는 니즈를 결정하도록 지원하는 것.
- 바꾼다는 의사결정을 촉진하고 변화를 위한 전략을 선택하는 것.
- 그 변화전략을 시행하는 것.
- 새로운 건강적인 행동을 유지하는 것.
- 낡은 습관 패턴이나 행동에 빠졌을 때에 건강한 행동을 다시 제도화하는 것.

그 사람을 돕는 국면이 예방목적을 위한 변화의 순환 속에서 심사숙고 전 단계에서부터 심사숙고 단계로 이동함에 따라서 작업치료 종사자는 일상생활활동, 일과 생산적 활동, 그리고 놀이와 레저와 같은 수행영역에 대한 물질사용의 영향에 대해서 사람들을 교육한다. 작업치료 예방 프로그램의 목표는 건강적인 대처능력, 대인 의사소통 그리고 양호한 작업수행과 같은 일반적인 생활기술을 향상시키는 것이다.

이 예방교육의 표적을 부모에게 맞추는 것도 중요한 예방 전략이다. 연구는 부모가 아이들에게 알코올이나 약물의 사용에 관한 규범을 가르치고 있다는 것을 보여주고 있다(Rotunda et al., 1995). 작업치료 종사자는 부모와 함께 자기들의 현재의 가치체계를 평가하고 아래와 같은 신념을 포함시키기 위해 일할 수 있다(Stoffel & Moyers, 1997).

- 물질을 사용하는 것은 특별한 의학적 이유 때문에 처방되는 것이 아닌 한, 작업수행에 반드시 필요한 것은 아니다.

Box 16-1

상습중독에 대한 전문적 서비스 제공의 장

시설
- 상습중독과 이중진단 입원환자 병동
- 해독병동
- 부분입원 프로그램
- 교도소

외래
- 집중적 외래 프로그램
- 애프터케어 프로그램
- 외래진료의 수진

지역사회
- 지역사회 정신보건 센터
- 학교, 단기대학, 대학
- 중간시설(halfway house)
- 종업원 지원 프로그램
- 웰니스 센터(wellness center)와 프로그램
- 노숙자 보호시설
- 지역사회 센터
- 보호작업장(sheltered workshop)
- 구타당하는 여성들의 보호시설
- 이동위기병동/위기개입 프로그램
- 공중위생부문
- 교회의 봉사 프로그램

- 물질을 자기가 조절할 수 없는 것 같은 형태로 사용하는 것은 건강상의 문제이고 작업수행을 방해한다.
- 정서적인 문제를 해결하기 위해 물질을 사용하는 것은 위험한 일이며, 수행의 구성요소의 영속적인 기능장애, 기술의 퇴화 그리고 습관의 기능장애를 야기하는 경우가 있다.
- 인위적으로 감정이나 인지의 상태에 수정을 얻는 것은 받아들일 수 없는 일이며 작업수행을 붕괴시키는 것이다.
- 대처전략을 학습하는 것은 생활상의 문제를 관리하기 위해, 또한 작업수행을 촉진하기 위해 중요한 것이다.

위기개입

위기개입이란 알코올이나 다른 약물에 의한 응급사태의 관리를 가리킨다. 이들의 위기적 상태는 과다섭취, 유해한 약물반응 또는 파멸적인 심리적 반응에 기인할 수 있다. 위기개입은 우울증 등의 정신과의 다른 진단을 받은 사람에게 제공되는 서비스와 유사한 것으로, 중독 상태 또는 그 사람이 상당히

심각한 금단증후군(withdrawal syndrome)을 체험하고 있을 때에 나타내는 자살의사표시의 결과로서 일어나는 경우가 많다. 위기상태의 사람들은 어떤 의미에서는 부정적이지만, 바뀌고 싶다는 자기의 희망을 실제로 행동화하고 있다. 이와 같이 가족, 지역사회의 공무원, 전문가는 특수한 구조화된 형태의 지원을 제공함으로써 이 변화를 추구하는 순간적인 기회를 이용하여야 한다. 사실상, 위기상황은 클라이언트가 심사숙고 전 단계에서부터 심사숙고, 결정, 그리고 행동단계로 신속하게 이행하는 데에 도움이 되는 경우도 있다. 그러나 위기 또는 "최악의 사태에 빠지는 것(hitting bottom)"은 건강전문가가 한때 믿고 있었던 것처럼 변화를 동기부여하기 위해 필요하지 않다. 변화의 단계 모델을 사용하는 것을 통해서 "동기부여는 오늘날에는 음주자(또는 물질사용자)와 그 사람의 주위사람들과의 사이의 상호작용의 결과라고 이해되고 있다. 이러한 것은 치료사가 변화를 위한 동기부여를 높이기 위하여 시행할 수 있다는 것을 의미한다(Miller, 1995. p.91). 위기개입에서 그 목표는 당면한 심리적, 범죄적, 의학적인 위험에 대처하는 것이다. 일단 위험에서 벗어나면 그 목표는 물질사용 장애에 대한 치료를 실행한다는 것과 같이 그 행동에 대한 결과를 실행하는 것으로 변화한다.

약물사용이 폭력이나 예측할 수 없는 행동을 만들어낸 경우, 특히 약물을 과다섭취를 한 경우 또는 약물의 내용에 미지의 혼합물이 가해져 있는 경우에 경찰에 의한 개입이 필요할지도 모른다. 예컨대 암페타민의 남용과 의존성은 편집정신분열병과 매우 유사한 정신질환을 일으키는 경우도 있다(Kaplan & Sadock, 1996). 마리화나 의존성은 섬망(delirium), 정신장애 또는 불안장애를 일으키는 경우도 있다.

의학적 위기는 알코올과 바르비투르염(barbiturate)의 치사량 혼합물을 섭취하였을 때나 알코올 의존성의 사람이 감시를 받지 않는 금단의 결과로서 떨림섬망(delirium tremens)에 시달리고 있을 때에 일어난다(Kaplan & Sadock, 1996). 코카인이나 크랙 코카인을 포함하는 암페타민의 남용에 수반하는 생명을 위협하는 것 같은 특정의 상태에는 심근경색, 중증의 고혈압증, 뇌혈관장애, 허혈성대장염이 포함된다. 흡입약제의 사용은 호흡기능 저하, 부정맥, 불가역성의 간 또는 콩팥의 장애, 간질, 그리고 다른 신경학적 징후나 증상에 수반하는 지능지수의 저하를 가져올 가능성이 있다.

이와 같이 위기개입은 치명적 자살이나 살인의 제스처, 폭력이나 다른 부정적이고 예측할 수 없는 행동의 가능성, 과다섭취, 금단, 다수의 약물과 알코올의 조합 등과 관계된 의학적 증상의 위험성, 그리고 중독의 결과로서 지속되는 외상에 관계되는 손상의 정도와 같은 것의 평가를 포함한다. 이 평가는 처음에는 전화로 이루어지고 가장 가까운 응급시설, 정신병원이나 병동, 알코올이나 약물의 재활병원이나 병동에 가도록 지시가 내려질 것이다. 응급 의료요원도 경찰도 첫 평가를 시행하고 자기 자신 또는 다른 사람에게 위험하다하여 그 사람을 체포하는 경우도 있다. 일단 의학상의 응급실 직원은 알코올과 약물의 문제에 의한 외상성 손상이 있는 사람을 일상적으로 평가한다(Rumpf, Hapke, Erfurth & John, 1998). 음주를 하고 난동을 부리는 것, 공공장소에서 취하여 범죄행위를 하는 것, 취한 상태에서 운전하는 것은 이것도 위기상태이지만 법에 연루되는 계기가 될 뿐일 것이다. 그러나 법원은 투옥 대신 또는 투옥과 병행하여 개입을 명령하는 경우가 많다.

단기 개입

변화의 단계이론은 클라이언트가 최종적으로는 약물사용 행동을 바꿀 필요성에 직면하여야 하는 것처럼 전문가가 환경을 바꾸고 클라이언트와의 교류를 바꿀 수 있는 방법에 관한 창조적 사고로 유도한다. 단기개입은 클라이언트에게 잘 쓰여진 교재의 제공, 건강진단의 실시, 물질사용에 관한 정보의 논의, 또는 자원에 관한 정보의 제공 등을 포함한다(Heather, 1995). **단기개입**의 전략은 변화의 동기부여를 하는 데에 있어서 효과적이고(Miller, Zweben, DiClemente & Rychtarik, 1992). 또한 광범위한 전문가에 의한 실행에 대해서 실현 가능하고 실용적이며 그리고 비용효과가 있다는 것을 알게 되었다. 작업치료 종사자는 클라이언트가 처음에는 비록 손의 손상과 같은 또 다른 이유로 의뢰된다 하더라도 이들의 전략을 다양한 장면에서의 클라이언트의 개입계획에 통합할 수 있다(Moyers & Stoffel, 1999).

단기개입의 하나의 유형은 자조(self-help) 매뉴얼, 교재, 팸플릿 그리고 간이판 자기평가 질문지 등과 같은 기술양식 안에 제공되는 정보이다. 이들의 자료는 어느 작업치료 부문의 대기실에도 비치할 수 있고 클라이언트가 특정의 질문을 하지 않아도 클라이언트와 정식으로 논의할 필요는 없다. 이 생각은 예컨대 심사숙고 전에서부터 심사숙고로, 또는 결정에서부터 행동으로와 같은 변화의 다음 단계로 클라이언트를 이동하는 정보를 제공하면서 클라이언트의 책임을 촉진하게 된다.

Miller & Munoz(1982)는 치료를 보완하는 자조 매뉴얼을 개발하였다. 이 매뉴얼은 개입성과를 성공적으로 강화하기 위해 제시되어 있다. 이와 같이 작업치료 종사자는 자기들의 클라이언트의 교재가 물질사용 장애와 문제음주의 방지와 치료에 관련되는 내용인지 아닌지를 검토하는 것은 당연하다. 물질사용에 대한 이 교육적인 초점은 건강과 작업수행의 중요성에 관한 다른 웰니스 정보에 포함시킬 수 있다. 작업치료 종사자가 서비스를 제공하는 모집단은 각각이 물질사용, 예방전략, 그리고 개입을 위한 자원에 관계된 문제에 대처하는 재료를 특별히 작성하여온 이 정보가 클라이언트로서 가장 관심이 있는 건강상태라는 맥락 속에서 제시되면, 클라이언트에 의해서 사용될 가능성은 보다 높아질 것이다.

동기부여 강화요법(motivational enhancement therapy : MET)은 Miller et al.,(1992)에 의해서 개발된 것으로 고도로 구조화된 4개의 세션(session)이 있다. 이들의 세션에는 음주자의 체크(drinker's check-up : DCU)와 변화에 대해서 인터뷰를 하기 위한 FRAMES 접근을 포함하고 있다(Miller & Sanchez, 1994). DCU는 문제음주가 있는 사람을 위한 건강 체크로서 제공되는 포괄적인 평가이다. 그 사람에게 사용하는 양과 빈도를 질문하는 것에 더하여 문제음주의 영향을 측정하는 다른 선별검사의 도구가 투입되지만 가장 일반적인 도구는 CAGE(Ewing, 1984)이다.

CAGE는 다음의 것을 묻는 4개의 질문의 머리문자를 딴 것이다. 이들은 (1)음주량을 "줄일(cutting down)" 필요성, (2)자기의 음주를 비판하는 다른 사람에게 "짜증나게 하는(annoyed)" 것, (3)음주하는 것에 대해서 "죄악감(guilty)"을 갖는 것, 또는 (4)눈을 번쩍 뜨이게 하는 것(eye opener)을 필요로 하는 것(아침에 제일먼저 하는 일이 음주이거나 잠이 깨면 언제나 음주를 한다) 등이다. 사용의 양과 빈도의 질문에 대한 긍정적인 결과는 여성의 경우에는 1주일에 12단위 이상(음주 1단위는 12온스(340그램)의 맥주, 5온스(140그램)의 와인, 또는 1온스(28그램)의 증류주에 상당한다), 남성의 경우에는 1주일에 15단위 이상의 음주자를 나타내고 있다(cooney Zweben & Fleming, 1995). CAGE의 긍정적인 대답이 2개 있으면 음주문제에 대처할 필요가 있다는 것을 가리키고 있다.

다음으로 DCU는 블랙아웃(blackout), 실업, 음주운전에 의한 체포와 같은 사회적, 의학적, 법적, 심리사회적인 결말을 분석하는 미시간 알코올 스크리닝 테스트(Michigan Alcohol Screening Test : MAST)와 같은 보다 특정의 질문지를 사용하는 것으로 진행된다(Selzer, 1971). 작업치료 종사자는 DCU에 작업수행에 대한 물질사용의 영향을 강조한 작업경력을 추가할 것이다(Moyers & Stoffel, 1999). 알코올에 대한 혈액검사나 약물에 대한 소변검사는 약물의 장기간 사용에 의한 간이나 다른 계통의 기능 상태에 대한 영향을 평가하는 의학검사실에서의 선별검사와 함께 실시되는 경우도 있다.

DCU의 결과는 그 사람의 변화가 연속하는 단계를 잘 이동할 수 있도록 피드백을 제공하기 위해 사용된다. Miller & Sanchez(1994)는 DCU에서부터 얻은 정보를 주의 깊게 전달하기 위해 인터뷰하는 모델인 FRAMES를 개발하였다. FRAMES는 피드백(feedback), 책임(responsibility), 조언(advice), 메뉴(menu), 공감(empathy) 그리고 자기 효능감(self-efficacy)의 머리문자를 딴 기억하는 방법이다. 이 인터뷰를 통해서 전문가는 변화의 필요성을 지지하는 평가로부터의 명확하고 특정화된 "피드백"을 준다. 그 정보는 비난받지 않고 진단적인 딱지를 붙이는 것에 초점을 맞추는 것은 아니다. 그 대신에 그 정보를 해석하고 그 정보에 기초하여 행동하는 그 사람의 "책임"을 강조한다. 그 면접은 계속적인 약물사용의 의학적 결과와의 관계에서의 "조언"을 준다. 전문가는 자조 프로그램 또는 매뉴얼에서부터 입원에 이르는 변화를 선택하는 "메뉴"를 제공한다. 전문가는 이 면접을 통해서 "공감적"이고 "적의를 갖고 하는 대결, 권력투쟁, 그리고 비판적이고 가부장적인 태도를 피한다. 이에 더해서 전문가의 태도는 클라이언트의 "자기 효능감(self-efficacy)", 또는 언제, 어떻게 변화하는가를 결정하는 그 사람의 능력에 대한 신뢰를 촉진한다.

효과적인 단기개입의 열쇠는 라포르(rapport)를 확립하는 것과 그 사람으로서 관심이 있는 화제에 기초한 적절한 자유기술식 질문을 상용하는 것이다(Rollnick & Bell, 1991). 임상적 상황에 따라서는 작업치료 전문가는 FRAMES의 과정이 1회의 세션 안에서 일어나는 것은 드물다는 것을 인지하게 될 것이다. 오히려 이것은 시간을 들여서 일어나는 것이다. 그 클라이언트는 1회의 면접 중에서 그 사람 자신의 책임에 역점을 두면서 몇 가지의 피드백 밖에는 받아들일 수 없을지도 모른다. 만일 클라이언트가 일련의 단기개입 후에 물질사용을 계획하고 행동으로 옮기는 의사를 표시하였다면, 작업치료 종사자는 그 클라이언트가 특정의 현실적인 계획을 세우는 것을 흔쾌히 돕는다. 작업치료 종사자는 의뢰를 시작하는 것과 옵션의 메뉴상의 다른 변화전략을 실행하기 위한 지원을 제공해야 한다.

공식적 개입 프로그램

Miller(1995)는 치료는 전형적으로는 사람들이 변화과정의 행동단계에 있을 때에 시행된다는 것을 나타내어 보였다. **공식적 개입 프로그램**에는 입원에서의 의학적 해독(medical detoxification), 외래와 부분입원에서의 프로그램, 이중진단 프로그램, 그리고 애프터케어 프로그램이 포함된다. 이들 모든 프로그램은 그 사람이 음주나 약물사용을 중지하고 금단(음주중단과 약물중단)을 유지하는 데에 필요한 행동의 유연성을 갖게 하기 위한 기술과 전략의 준비를 시킨다. 공식적인 상습중독 개입 프로그램을 추구하는 사람들은 다른 방법(알코올이나 약물의 사용을 감소시키거나 중지시키기 위한 개인계약이나 교회 또는 자조 그룹에 지원을 요청하는 것 등) 시도해보았으나 그 노력이 실패로 끝난 것을 경험하는 경우가 적지 않다. 작업치료사는 변화를 촉진시키는 단기개입의 기술을 사용한 후에 전문적인 상습중독 서비스로 의뢰하는 것이 클라이언트의 니즈를 보다 잘 충족시킨다는 것을 발견할지도 모른다. 지역사회 내에서 이용할 수 있는 알코올이나 약물의 프로그램에 관한 인식과 지식은 의뢰를 하기 위해서는 중요하다. 알코올과 약물 프로그램의 직원과 초회의 의뢰와 후속조치(follow-up)에 대해서 의사소통을 하는 것은 중요하다. 알코올 남용을 위한 알코올 치료 프로그램으로 의뢰된 사람들의 70%에서 90%가 치료에 들어가는 것이나 치료를 계속하는 것에 실패하였다는 것을 많은 연구에서 보여주고 있다(Babor, Ritson & Hodgson, 1986 : Soderstrom & Cowley, 1987).

Miller(1995)는 행동단계에 초점을 맞춘 공식적 개입 프로그램에도 불구하고 치료를 효과적으로 하기 위해서는 변화의 전체 단계를 인식하여 대처할 필요가 있다고 지적하고 있다. 따라서 상습중독에 대한 개입은 전형적으로는 집단, 개인 그리고 가족의 프로그램, 종업원 지원 프로그램, 지원이나 자조(self-help)의 프로그램을 포함하는 서비스의 전체적 연속성을 포함하는 것이어야 한다. 이에 더해서 상습중독 프로그램은 강도의 적절한 수준을 제공하고 물질사용 장애에 의해서 영향을 받은 생활상의 문제에 충분히 대처하기 위해 다른 서비스와의 통합을 확실히 하여야 한다. 공식적인 상습중독 프로그램은 의존성이 일어날 것 같은 수준은 아닌 알코올과 약물사용의 문제가 있는 사람들에게 서비스를 하는 것을 포함하도록 서비스의 범위를 넓혀가고 있다. 그 결과, Zweben & Rose(1999)는 단기개입을 작업치료 종사자를 직원으로서 배치하고 있는 프로그램을 포함한 모든 의학적 · 사회적 서비스 프로그램으로 통합할 것을 주장하고 있다.

자조

자조 프로그램(전문적 개입이 아니라 그룹 구성원의 지원에 의한 프로그램을 말함)에 클라이언트가 참여하는 것은 입원과 외래의 쌍방의 치료 일수를 철저하게 삭감하기 위한 관리 케어 프로그램에 의한 압박을 고려할 때 특히 중요하다. 작업치료 종사자는 Alcoholics Anonymous(A.A), Cocaine Anonymous 그리고 Narcotics Anonymous와 같은 12단계의 유형의 다양한 프로그램에 대한 참여를 독려하고 추천한다.

가장 보급되어 있는 자조 프로그램은 Alcoholics Anonymous(A.A)이고 전 세계적으로 200만명의 회원과 150개국에 95,166의 그룹을 갖고 있다(Alcoholics Anonymous World Services, 1996). 연구는 보

다 공식적인 개입과 조합되었을 때의 AA의 효과를 보여주고 있다(Emrick, Tonigan, Montgomery & Little, 1993 : Humphreys & Moos, 1996 : McCrady & Miller, 1993 : Ouimette, Moos & Finney, 1998). Miller(1998)는 AA와 같은 영적인 것(spirituality)에 기반을 둔 프로그램은 영적인 것이 전혀 없는 심리학적인 치료법과 비교하면 사람들이 술을 마시지 않은 채로 있도록 돕는 것 같다고 언급하고 있다. 일반적으로 AA는 가장 광범위한 알코올 중독의 문제를 신(higher power)보다는 오히려 자기가 인생의 중심에 있다는 왜곡된 인식으로부터 초래되는 영적인 쇠퇴로 보고 있다(Alcoholics Anonymous World Services, 1996). AA에 따르면 금주를 약속하는 것, 자기집착을 감소시키는 것, 영적인 것이라는 평생 계속되는 프로그램으로 생활하는 것이 술을 마시지 않고 사는 것(sobriety)에 있어서 반드시 필요한 요소이다(Alcoholics Anonymous World Services, 1970). 이들 목표의 달성은 "회복의 12단계를 밟는 것"에 의해서 이루어지고 그룹에의 참여와 후원자의 지원에 의해서 촉진된다.

합리적 회복(Rational Recovery : RR)(Trimpey, 1992)과 술을 마시지 않는 것이 우리들을 구원한다는 비종교 단체(Secular Organization for Sobriety-Save Our Selves : SOS) (Christopher, 1989)는 영적인 것을 기분 좋게 생각하지 않는 사람들을 위해 개발되었다. 합리적 회복은 비록 다른 프로그램처럼 동료가 이끄는 것이지만 전문적 조언자가 있다. 금주는 합리적 회복에서도 중요하다고 생각되고 있지만 이 그룹은 또한 적당한 음주로 되돌아갈 수 있는 사람도 있을지도 모른다고도 인식하고 있다. 술을 마시지 않고 사는 것을 위한 여성들(The Women for Sobriety : WFS)의 프로그램은 여성은 또 다른 형태의 음주를 체험하고 있으며, 따라서 또 다른 접근이 필요하다는 전제 하에 개발되었다. WFS는 여성은 유능하기 때문에 대처하기 위해 알코올이나 약물을 필요로 하지 않는다는 사고를 강조하고 있다(Women for Sobriety, 1976).

컴퓨터 기술은 전자메일이나 웹을 통해서 자조 그룹의 자원에 접근하는 것을 가능케 하여왔다. 이러한 자조 그룹의 많은 홈페이지는 그 조직, 그룹의 장소와 회합시기, 문헌의 주문에 관한 정보를 제공하고 있고, 온라인상에서의 미팅을 실제로 시행하고 있는 그룹도 있다. 과학기술에 의해서 음주를 하지 않고 생활하는 것에 대한 지원은 자택에서 언제라도 즉시 얻을 수 있다.

작업치료와 지역사회 프로그램 / OCCUPATIONAL THERAPY AND COMMUNITY PROGRAM

연구는 알코올과 약물 · 물질사용의 장애를 가진 사람들에 대한 개입의 단기적 효과를 검증하였다(Finney & Monahan, 1996). 관심은 이들의 연구가 "상당한 비율의 알코올 환자가 퇴원 후 오랜 세월에 걸쳐 달성한 개선을 유지하지 않기 때문에 장기간의 완화(remission)와 회복속도를 과장하고" 있을지도 모른다는 점에 있다(Humphreys, Moos & Cohen, 1997, p.231). 사실상, 장기간에 걸치는 연구의 대부분은 물질사용 장애자의 경과에 대해서 개입이 지속적인 영향을 갖는다는 견해를 지지하지 않는다(Finney & Moos, 1992). 그 개입이 의학적, 개인적, 법적인 위기와 같은 긴급한 문제에 대한 단기개입을 전형적으로 강조하여온 것을 고려하면 이것은 놀라운 일은 아니다. 물질사용 장애는 만성이고 자주 다면적인 완화와 악화를 포함하는 것이기 때문에, 당면한 위기에 초점을 맞춘 단기개입은 결과적으로는 지속적 영향을 야기하지 않는다. 이에 더해서 퇴원 후에 클라이언트가 경험하는 생활의 부정적 맥락은 개입의 어떠한 효과도 상쇄하고 절망감이나 약물로부터 해방된 채로 있는 것이 불가능하다는 신념을 실제로 만들어낼지도 모른다(Moos, Finney & Cronkite, 1990).

회복의 장기적 경과를 예측하는 것은 무엇인가라는 질문에 답하는 가운데, 몇 가지의 요인이 윤곽을 드러내고 있다(Humphreys et al., 1997). 미혼이고 안정된 가족상황이나 직업이 없고 저소득 지역에 살고 있는 사람들은 개입의 장기적 성과가 좋지 않은 경향이 있다(Humphreys et al., 1997). 개입 후의 물질사용의 계속과 관계되는 경제적 궁핍 또는 문제는 보다 복잡한 상황을 만들어내도록 뒤얽히고 어느 문제의 해결도 더욱 곤란하게 하고 있다(Humphreys, Moos & Finney, 1996). 이와 같이 약물사용 장애는 그 사람의 사회적 환경과 불가분한 관계를 갖는다. 예컨대, 회복이 종교단체나 자조 프로그램에의 참여, 대가족, 친구, 배우자나 파트너와의 강력한 관계에 의해서 긍정적인 영향을 받고 있다는 것을 연구는 보여주고 있다(Humphreys et. al., 1996).

이들의 연구결과는 생활양식의 문제와 "사용하고 있는" 작업에 종사하는 것을 원조하는 것에서부터 성공적인 작업수행으로 유도하는 건강한 작업에 종사하는 것을 원조하는 것으로라는 맥락의 수정에 초점을 맞춘 지역사회 개입 프로그램을 작성하는 데에 있어서의 작업치료 종사자의 참여를 지지하고 있다. Jackson, Carlson, Mandel, Zemke & Clark(1998)는 지원을 받는 생활 장면에서의 고령자에 대한 건강한 작업을 촉진하는 프로그램과의 관계에서 작업치료를 위한 생활양식을 재설계한다는 개념을 처음으로 기술하였다. Marlatt(1985)는 물질사용자에 대한 유사한 원리를 기술하고, 이 접근을 "생활양식의 수정"이라 이름을 붙였다. 그러나 Marlatt의 접근은 이완, 운동, 휴식과 같은 적응의 전략과 대인 의사소통 기술을 개발하는 것에 오로지 초점을 맞추고 있다. 변화를 원조하기 위한 환경수정의 기술을 부가하는 것과 성공적인 작업수행을 재건하는 방법을 부가하는 것은 Marlatt의 연구를 강화하는 것이다.

생활양식의 재설계는 작업치료사가 보다 큰 생활의 만족도를 달성하기 위해 클라이언트에게 개입을 필요로 하는 작업수행을 결정하도록 요구하는 클라이언트에 초점을 맞춘 접근이다. 이러한 작업수행을 확인하기 위해 작업치료사는 클라이언트에게 의도성의 상실과 알코올이나 약물에 대한 자기생활의 조절을 서서히 포기하는 것을 강조한 작업면접 또는 작업경력을 사용하는 경우가 있다. 다음으로 클라이언트가 작업수행의 장애를 변경하는 것을 원조하기 위해 합리적인 목표를 협동적으로 만들어낸다. 예컨대, 클라이언트가 작업을 발견하는 것이나 적합한 주거를 발견하기 위한 지원을 받아들이는 것은 중요하다. 이들은 회복되고 있는 그 사람을 지원하는 중대한 요인 중의 두 가지이다. 이에 더해서, 클라이언트는 사회나 레저에 관한 카운슬링과 약물을 사용하지 않는 사교적인 클럽활동에 참여하는 기회를 필요로 할 것이다.

치료사는 작업수행을 개선하도록 클라이언트를 지원하는 것에 더하여, 작업은 "그 자기(the self)를 이해하는 방법을 서서히 재개발하는" 기회라는 생각을 개입계획에 편입시킨다(Moyers, 1997, p.211). 음주를 하지 않고 생활하는 사람이 되는 근거를 만들어내는 것, 음주를 하지 않고 생활하는 습관을 개발하는 것, 음주를 하지 않고 있을 때에 절정(peak)이 되는 경험을 만들어내는 것에 의해서 금주를 하고 있는 자기를 재개발하기 위해 치료적 작업이 사용된다. 일상의 작업은 휴식을 하는 것, 균형 잡힌 식사를 하는 것, 몸을 깔끔하고 청결하게 유지하는 것, 금주를 유지하기 위해 필요한 치료체제에 따르는 것 같은 기본적 습관으로 조직화된다. 작업은 또한 금주를 의미가 있고 즐길 수 있는 체험이라 정의하는 것을 지원하고 통상의 일상 활동이 약물사용과 결부된 긍정적인 효과라는 매력적인 기억과 경합하지 않는다면 중요하다. Miller(1998)는 12개의 상이한 연구의 리뷰에 의해서 상습성 중독이 인생의 의미와 목적의 결여와 결부되어 있다는 것을 보여주었다. 의미를 발견한다는 것은 그 사람이 세계 속에 존재한다는 것의 목적이나 이유를 발견하려 하고 있고 그 계획 속에 대인관계, 일상의 사건 그리고 목표의 중요성을 명백히 하기 때문에 영적인 과정이다. 이와 같이 음주를 하지 않고 계속 생활하기 위한 이유는 영적인 것과 그 사람의 세계와의 연결을 촉진하는 의미 있는 작업을 통해서 확실하게 확립된다.

작업치료 종사자는 물질사용 장애에서부터 새로이 회복하고 있는 사람이 특정의 작업이 자기 재발견의 상징이라는 것을 발견하는 것을 돕는다. 작업은 치유(healing) 또는 회복과 결부되어 있는 긍정적 변화의 은유(metaphor)로서 작용한다. 예컨대, 매일의 운동을 시행하는 것은 몇 년에 걸치는 무시(neglect) 후에 자기에 대한 배려의 필요성을 상징하고 있을지도 모르고 금주(건강한 것)에 주어진 의미와 더 일관성을 가진 물리적인 신체를 재발견하는 것이다. 작업은 그 사람이 다양한 목표, 가치, 흥미에 따라서 작업을 신중하게 선택함에 따라서 의도성(intentionality)을 재확립하는 것을 돕는다. 실제로 작업은 가치가 있는 장래의 목표로의 전환으로서 도움이 될 것이다. 이리하여 개인적 성장에 필요한 새로운 기술을 학습하거나 적용하는 맥락을 제공한다. 예컨대, 작업치료 개입은 클라이언트가 자기의 상태를 다시 정의하고 집중적인 재훈련의 프로그램을 선택하고 시작하며 최종적으로는 보다 만족스런 흥미있는 직업을 얻을 수 있도록 도울 것이다.

작업수행의 위축에 기여하는 근본적인 요인 또는 수행 구성요소는 개입을 위해 확인되고 표적으로 하는 열쇠가 되는 회복요인이기도 하다. 인지적 통합과 인지적 구성요소는 평가와 개입을 필요로 하는 기능상태 중에서 가장 중요한 측면 중의 2개이다. 남용된 약물에 따라 어떤 감각운동과 인지적 구성요소의 회복은 매우 느리거나 또는 없는 경우도 있을 수 있다(Roehrich & Goldman, 1993). 자립한 작업수행은 새로운 문제를 분석하거나 해결하는 그 사람의 능력에 매우 좌우된다. 작업은 인지적 회복을 자극하기 위해 계획되거나(Moyers & Barrett, 1992) 물질의 장기간 사용에 의한 손상에 기인하여 인지적 회복이 느리거나, 회복되지 않는 경우에는 작업의 인지적 복잡성을 감소시키기 위해 과제와 환경의 수정이 이루어진다.

기능의 구성요소의 작업수행에 대한 영향을 묘사하기 위해 약물과 알코올의 사용이 학업의 수행에 부정적으로 영향을 주고 회계학의 학사학위를 취득하여 대학을 졸업한다는 목표를 방해하였다고 말하는 사람을 생각해보자. 근본적인 요인 또는 수행 구성요소를 분석함에 있어서 이 클라이언트와 작업치료사는 시간을 관리하는 것, 스트레스와 경제적 걱정에 대처하는 것, 공부하는 습관을 만드는 것, 그 클라이언트의 목적을 진지하게 지지하여주는 급우와 어울리는 것은 모두가 학위를 딴다는 목표를 달성하기 위해 중요한 것이라 하였다.

개입계획은 시간관리, 대처방법, 학업 그리고 사회성을 키우는 것과 같은 기술을 개선하기 위한 전략을 제시하고 있다. 대처기술훈련은 그 클라이언트가 루틴의 작업에 종사할 때의 좌절에 어떻게 대처하는가를 학습하기 위해 중요하다. 대처기술훈련은 보통 이완 기법, 명상법, 대체 가능한 대처행동, 특정의 조절기술(장면의 제한, 잠재적인 어려움에 대한 선행계획), 약물거절기술 그리고 극도의 정서적 상태나 부정적 사고의 자기 모니터링의 학습을 포함하고 있다. 그러나 이 훈련은 환경 내에 행동을 유도하는 자극(cue)이 있기 때문에 이들 기술의 붕괴에 의해서 효과가 없어질지도 모른다. 회복을 촉진하거나 방해하는 물리적, 사회적, 문화적 환경을 포함하는 맥락적인 요인도 개입계획의 일부로서 확인된다.

환경 내의 행동을 유도하는 자극(cue)에 노출되는 것은 중대한 재발 변수이다(Moyers, 1992a). "행동을 유도하는 자극"은 긍정적 효과를 야기하거나 또는 부정적 영향을 제거할 수 있는 알코올이나 기타의 약물의 기억을 유발하는 것 같은 물건, 사람들, 장소이다(Moyers, 1992a, p.105). 행동을 유도하는 자극에는 냉장고 안에 맥주나 와인이 있다는 것, 그 사람이 약물을 사용하고 있었을 때에 언제나 듣고 있었던 음악이 연주되고 있는 것 등일 가능성이 있다. 이들의 행동을 유도하는 자극은 약물사용의 기억을 강제적으로 불러일으킨다. 만일 이들의 기억이 강하면 "갈망(craving)"으로서 경험되는 생리적 반응을 일으키는 경우도 있다. "갈망"은 약물을 소비하고 싶다는 강한 충동, 약물사용의 긍정적 성과의 예측(예컨대, 약물이 자기를 이완시키거나 좋은 기분으로 만들어준다는 기대), 그리고 생리적 활성화(즉, 즐거움이나 보수라는 강력한 기대)를 수반한다.

작업치료사는 물질을 사용하는 사람이 환경을 평가하고 물질사용의 전형적인 에피소드를 에워싸는 상황을 검토하는 것을 가능케 한다. 그 사람은 루틴의 약물사용에 앞서는 전형적인 사고, 감정, 행동을 탐구하도록 지원된다. 따라서 개입은 행동을 유도하는 자극의 반응성의 강도를 저하시킴과 동시에 그 행동을 유도하는 자극을 환경에서부터 제거하는 방법을 포함시켜야 한다. 행동을 유도하는 자극을 제거하기 위해서는 동네 주점(local bar)과 같은 전형적인 음주환경을 피하거나 음주를 유혹하는 친구를 피하는 것 같은 것을 선택할지도 모른다. 그러나 클라이언트가 행동을 유도하는 자극을 피할 수 없었을 때에는 어떠한 사태가 일어날 것이다. 그렇지 않으면 그 클라이언트는 그 약물사용을 유도하는 자극을 저하시켜 처리기술을 통해서 갈망의 경험을 관리할 필요가 있을 것이다.

행동을 유도하는 자극의 반응성을 저하시키기 위해서 작업치료 종사자는 그 사람이 약물사용 행동 대신에 적응적 반응을 만들어내도록 지도한다. 적응적 행동과 동시에 부적응적 행동을 일으키는 것은 불가능하다. 예컨대 TV에서 맥주 선전을 보았을 때, 클라이언트는 비록 마시고 싶다는 충동을 느끼지만, 맥주를 마시는 것은 그 영향을 받아 운전하였기 때문에 체포되었다는 부정적인 예를 바로 상기하는 것에 의해서, "상습성 중독을 빠져나간다." 갈망은 극히 약간의 시간밖에 지속되지 않기 때문에 클라이언트는 또한 롤러블레이드를 타거나 영화 관람을 하는 것 같은 즐길 수 있는 활동에 다시 주의를 돌리게 하거나 음주하지 않고 생활한다는 클라이언트의 노력을 지원하는 사람들에게 연락함으로써 갈망이 "지나갈 때까지 기다린다(out waits)(Stoffel 1992)". 이러한 사람들은 클라이언트가 출석하도록 선정한 자조 그룹의 구성원일지도 모른다.

환경의 수정도 그 사람이 바뀌기 위한 지원적 분위기를 만들어내는 것을 원조하기 위해 가족과 함께 일하는 것을 수반한다. 가족의 행동은 알코올이나 약물사용의 진행이나 유지에 역할을 수행한다는 것이 밝혀졌다. 주의와 배려를 통해서 약물사용을 강화하는 것, 약물사용의 귀결로부터 그 사람을 지키는 것, 약물사용에 관한 위반에 벌을 준다는 것 같은 일반적인 가족의 행동은 약물남용을 계속시킬 가능성을 높인다고 알려져 있다. 그 사람이 회복되려고 하고 있을 때에 과도하게 진행되고 있는 가족의 갈등은 재발의 한 요인이 될지도 모른다. 그러나 가족은 물질을 사용하고 있는 그 사람에게 영향을 줄뿐만 아니라 그 사람의 물질관계 행동이 가족의 구성원에게 영향도 준다.

작업치료 종사자는 수행영역과 기능의 구성요소에서의 가족의 기능을 개선하기 위해 가족의 구성원과 함께 일한다(Moyers, 1991, 1992b : Stoffel, 1994). 그 목표는 그 사람이 자기의 물질사용을 바꾸려고 결정하는지 아닌지에 관계없이 가족 구성원이 자기들의 정서적 고통에 대처하는 것과, 수행영역을 바꾸기 위한 자기의 동기부여에 집중하는 것을 학습하도록 원조하는 것이다.

사례연구 / CASE STUDIES

Martin 군

Martin 군은 고교 2학년 학생이고 17세이다. 멕시코인이며 20년 전에 미합중국에 이주한 부모와 함께 살고 있다. Martin 군에게는 18세이고 고교 3학년생인 Anna라는 누이와 Michael과 Peter라는 10세의 쌍둥이 동생이 있다. Martin 군의 고교의 카운슬링 부문에는 작업치료사(OTR)가 있고 문제가 있는 10대의 젊은이가 병원의 행동건강 프로그램을 마치고 학교로 복귀하는 것을 원조하기 위해 지역사회의 병원을 통해서 계약되어 있다. 그 작업치료사는 이 고교와 외래 서비스를 주로 담당하고 있는 병원에서 시간을 절반씩 사용하고 있다.

Martin 군은 이제까지 입원한 일은 없으나 작업치료사와 함께 일하고 있는 동연배의 소년 몇 사람과 친구이다. 이들의 친구가 작업치료사에게 Martin 군에 대한 것을 염려하여 Martin 군이 특히 음주하게 된 다음부터 자살염려가 있다고 이야기하였다. 작업치료사는 Martin 군을 복도에서 불러 세워서 친구들이 걱정하고 있다는 것, 만일 대화를 하고 싶으면 시간을 낼 것을 전달하였다. 작업치료사는 음주문제가 있는지 아닌지를 판단하는 것을 지원하는 질문이 기재된 몇 장의 팸플릿을 건네주었다. Martin 군은 화를 내고 가버렸으나 이러한 것은 작업치료사에게 그가 변화의 심사숙고 전 단계에 있다고 믿게 하였다. 몇 시간 후에 Martin 군은 작업치료사의 방에 찾아와서 원조를 필요로 하고 있다고 이야기하였다. 팸플릿을 사용한 단기개입이 도움이 된 것은 분명하였다. 작업치료사는 그가 변화를 예상하고 있다는 것, 그리고 결정단계로 움직이기 시작하고 있다는 것을 알 수 있었다. 작업치료사는 자살염려와 이에 따른 치명적인 것(lethality)에 대해서 그를 선별검사를 하였다. 그 결과는 양성이고 Martin 군의 아버지의 엽총으로 자기를 쏜다는 계획을 세우고 있었다.

작업치료사는 즉각 그 문제를 교장에게 보고하고 교장은 부모에게 연락을 취하였다. 부모는 학교에 찾아와서 교장과 작업치료사와 이야기를 나누었다. 작업치료사는 수정판 FRAMES 접근으로 동기부여를 하는 인터뷰를 실시할 계획을 세우고 있었다. 부모에게 행동을 일으키도록 동기부여를 하는 것은 중요하였으나 부모는 Martin 군이 문제를 갖고 있다고는 납득하지 않았다. 대화를 나누는 동안, Martin 군은 "일진이 나쁠(bad day)" 뿐이라고 부모를 설득하였다. Martin 군은 여전히 자기가 무엇을 해야 하는지에 대해서는 분명히 오락가락하는 상태에 있는 심사숙고 전 단계에 있었다. 부모는 그가 단지 "어떤 시기를 지나가고 있을 뿐이다"라고 믿고 있었다. 이 시점에서 작업치료사는 Martin 군의 부모에게 자살의 징후와 증상과, 그러한 위협을 심각하게 받아들이는 것의 중요성에 관한 정보를 제공하였다. 무기가 될 가능성이 있는 물건을 제거하는 것과 그 사람의 보호가 최소한이라도 절대로 필요하다. Martin 군의 아버지는 집에서 엽총을 치우고 부모가 Martin 군을 주의해서 관찰한다고 말하였다. 교장은 Martin 군의 부모에게 선별검사의 결과를 전달하는 것, 자살에 관한 정보를 제공하는 것, 그리고 개입의 필요성을 결정하기 위해 다시 평가하는 것을 학교의 전체 직원이 권고하고 있다는 것을 나타내는 문서를 제시하여 서명하도록 요구하였다. 그리고 부모는 평가와 개입을 위한 지역사회의 자원에 관한 정보를 받는 것에 동의하였다.

Martin 군의 부모는 그가 학교에 출석하는 능력에 영향을 줄만큼 3일 밤을 연속해서 음주하고 소동을 피웠기 때문에 3일 후에 그를 응급처치실로 데리고 갔다. 그는 음주하고 소란을 피우고 있는 동안에 부모와 형제에 대해서 서서히 위협적이고 공격적으로 되어있었다. 이와 같이 Martin 군은 변화의 결정과 행동의 단계로 이동하였다. 그의 행동은 변화를 일으키도록 추진하였다.

Martin 군은 해독(detoxification)과 잠재적인 우울증의 평가를 목적으로 합계 3일간 입원하였다. 입원 후의 최초의 24시간 동안, Martin 군은 대부분의 시간을 침대에서 지냈다. 그는 졸음이 오고 심한 위경련과 입안마름과 두통을 호소하고 있었다. 2일째는 Martin 군은 고교에서 만난 작업치료사와 평가에 참여하였다. Martin 군은 그녀를 만날 수 있어 기뻐하였다. 그는 작업치료사의 배려와 "당신은 원조가 필요해요"라는 그녀의 주장이 인상적이었다고 인정하였다. 그는 부모에 대해서 무슨 일이 있었다고 믿어주지 않았다고 화를 내었다. Martin 군은 학교가 싫고 지겹다는 것을 나타내어 보였다. 그는 고교입학 이래의 학업수행이 평균성적 평가점수(grade point average)에서 최고점 4.0 중의 1.2까지 저하하였다고 인정하였다. 그는 중학교에서는 A와 B의 평가를 받고 있었다. 그는 지도 상담역의 한 사람과 만났다고 이야기하고 그들이 개선을 위해 학업목표를 설정하였다고 언급하였다. Martin 군은 이들의 목표를 달성하는 노력을 거의 하지 않았다고 말했다. Martin 군은 2학년의 해에 과도한 지각과 결석을 하였기 때문에 1개월간 자택에서 근신을 하면서 지냈다. 1학년 때에는 육상경기를 즐기거나 사진 클럽에 참여하거나 하여 매우 의미 있게 지냈다고 보고하였다. 1학년생에서부터 2학년생이 될 때까지 무엇이 달라졌는지의 질문을 받았을 때 Martin 군은 1학년에서 2학년이 되는 여름방학 동안 술을 많이 마시기 시작하여 학교가 개학한 다음에도 술을 끊을 수 없었다고 인정하였다.

작업치료사는 Martin 군이 자택에 퇴원하기 전에 만나서 외래 작업치료와 학교에서의 후속조치(follow-up)의 치료에서 실시하는 개입 프로그램을 개발하고 싶다고 말하였다. 이에 더해서 작업치료사는 Martin 군이 입원 중에 다양한 이완 기법을 사용해서 금단증상에 적극적으로 대처하는 것이 중요하다고 설명하였다. 그녀는 이들의 기법을 사용한 사람들이 실제로 보다 장기간 회복상태에 머무르고 있다는 것을 보여준 보고서를 읽었다고 지적하였다. 그녀는 Martin 군에게 이완 기법의 녹화 테이프와 테이프 레코더, 그리고 설명서 리스트를 주었다. 둘이서 그의 방에 들어가 치료사는 테이프를 사용해서 1 세션을 지도하였다.

귀가하기 전에 Martin 군과 작업치료사는 그의 하루가 음주를 중심으로 조직화되어 있는 상태를 평가하기 위해 매일의 일과를 검토할 목적으로 그가 작업치료 그룹에 매일 출석하도록 기대되고 있다는 계획을 개발하였다. 그 계획은 Martin 군이 변화의 행동단계에 있는 것을 강화하고 자기의 회복을 가져오는 중요한 행동에 관한 의사결정을 하는 것에 책임을 가질 것을 요구하고 있었다. Martin 군은 이 평가 동안에 자기의 음주가 진행됨에 따라서 많은 친구를 만나는 것을 중단하고 음주하는 친구밖에는 교류를 하지 않으며 가족활동에의 참여를 거부하고 정기적으로 학교나 과외활동에 출석하는 것을 중단하였다는 것을 기록하였다. Martin 군은 또한 자기 자신을 조절할 수 없을 정도의 음주욕구를 일으키고 있는 생활상의 현재의 스트레스 인자를 확인하였다. Martin 군은 또한 작업치료사와 그룹 구성원의 지원에 의해서 알코올에의 갈망을 악화시키는 환경 내의 행동을 유도하는 자극(cue)도 확인하였다. 작업치료 그룹 세션은 스트레스를 경감하는 대처기술의 발달과 음주의 행동을 유도하는 자극에 대한 반응성을 저하시키는 방법에 초점을 맞췄다. Martin 군은 또한 술을 마시지 않고 친구와 시간을 보내는 것, 가족과 교회에 가는 것, 사진을 촬영하여 현상하는 것, 그리고 숙제를 완성하는 것을 포함하는 일과를 개발하였다. 그룹이 대처방법을 사용하는 그의 능력에 관해서 긍정적인 피드백을 줄 수 있기 위하여 그룹에 의한 매일의 활동 중에서 함께 체험하도록 격려되었다. 즐길 수 있는 활동 안에서도 갈망이나 나날의 승강이를 경험하는 것은 보통이라는 것이 논의되었다.

Martin 군이 개선을 보임에 따라, 그는 학교에 복귀하고 외래 그룹을 종료하였다. 그 대신에 Martin 군은 같은 작업치료사와의 학교에서의 후속조치 그룹에 출석하였다. 이 후속조치 프로그램의 목적은 학교환경 안에서 이루어진 긍정적인 행동변화를 지원하는 것과 그가 학교에 있거나 함께 술을 마신 친구와 접촉하게 된다는 보통의 스트레스에 대한 대처방법을 서서히 학습하는 것을 지원하는 것, 그리고 재발의 온갖 징후를 모니터하는 것이다. Martin 군은 방과 후에 옛날 친구와 맥주를 마시고 실수를 하였을 때 변화의 재발단계에 들어갔다. 작업치료사의 원조를 통해서 그는 그룹 구성원에게 도움을 청하는 것, 실수를 한 후 곧 AA 미팅에 가는 것, 그리고 알코올을 사용하지 않고 만족과 이완을 경험하는 것을 돕는 즐거운 활동을 시행하는 것 같은 자기의 회복전략을 실행할 수 있었다.

맺는말 / CONCLUSION

지역사회 장면에서 일하는 작업치료 종사자는 건강이나 의미가 있는 작업역할을 지지하는 환경 속에서 그들의 작업수행을 향상시키는 것에 의해서 물질사용 장애와 싸우는 사람들을 원조하는 것에 작업의 초점을 맞춘 관점을 제공한다는 엄청난 가능성을 갖고 있다.

작업치료 개입에는 아래와 같은 주된 접근을 포함하고 있다.

- 물질을 사용하는 그 사람과 그 사람의 물질사용에 영향을 받은 가족의 작업수행에서의 변화를 표적으로 하는 것.
- 만족할 수 있고, 물질사용에 이제까지 기여하여온 긍정적 영향력에 맞먹는 작업을 확인하는 것.
- 물질사용 장애를 가진 사람에게 전형적으로 볼 수 있는 경제적 문제를 해결하기 위한 방법과 같은 금주 · 약물사용 중단을 방해하는 장벽을 제거하는 것.
- 그 사람이 금주 · 약물사용 중단을 위한 것이 되고 수행 구성요소의 기능장애를 보상한다는 환경의 변화를 일으키도록 지원하는 것.
- 유혹과 갈망과 나날이 벌리는 전형적인 승강이와 작업수행에서의 좌절에 반응하는 가운데 그 사람을 지원하는 대처기술을 개발하는 것.

학습문제 / STUDY QUESTIONS

1. 다음의 말을 정의하시오. 물질의존, 내성, 금단, 강박적 약물섭취행동, 물질남용, 문제음주.
2. 작업행동에 대한 물질사용 장애의 영향을 설명하시오.

3. 변화의 단계와 이들이 물질사용 장애에서의 개입에 어떻게 영향을 주는지를 설명하시오.
4. 물질사용 장애에 대한 지역사회에 기반을 둔 개입의 유형을 확인하고 각각의 유형의 장점과 결점을 언급하시오.
5. 작업치료는 물질사용 장애에 대한 지역사회에 기반을 둔 프로그램에 어떠한 특유의 공헌을 할 수 있을까?

인용문헌

Alcoholics Anonymous World Services. (1976). *Alcoholics Anonymous* (3rd ed.). New York: AA.

Alcoholics Anonymous World Services. (1970). *A member's-eye view of Alcoholics Anonymous.* New York: Author.

Alcoholics Anonymous World Services. (1996). *Alcoholics Anonymous 1995 membership survey.* New York: Author.

American Occupational Therapy Association. (1994). *Uniform terminology* (3rd ed.). Bethesda, MD: Author.

American Psychiatric Association. (1994). *Diagnostic and statistical manual of mental disorders, fourth edition (DSM IV).* Washington, DC: Author.

Babor, T.F., Ritson, E.B., and Hodgson, R.J. (1986). Alcohol-related problems in the primary health care setting: A review of early intervention strategies. *British Journal of Addiction, 81,* 23–46.

Christiansen, C., Clark, F., Kielhofner, G., and Rogers, J. (1995). Occupation: A position paper. *American Journal of Occupational Therapy, 49,* 1015–1018.

Christopher, J. (1989). *Unhooked. Staying sober and drug free.* New York: Prometheus Books.

Clark, F., Wood, W., and Larson, E. (1998). Occupational science: Occupational therapy's legacy for the 21st century. In M.E. Neistadt and E.B. Crepeau (Eds.), *Willard and Spackman's occupational therapy* (9th ed., pp. 13–21). Philadelphia: Lippincott.

Cooney, N.L., Zweben, A., and Fleming, M.F. (1995). Screening for alcohol problems and at-risk drinking in health-care settings. In R.K. Hester and W.R. Miller (Eds.), *Handbook of alcoholism treatment approaches: Effective alternatives* (2nd ed., pp. 45–60). Boston: Allyn and Bacon.

Dickey, B., and Azeni, H. (1996). Persons with dual diagnoses of substance abuse and major mental illness: Their excess costs of psychiatric care. *American Journal of Public Health, 86,* 973–977.

Doweiko, H.F. (1993). *Concepts of chemical dependency* (2nd ed.). Pacific Grove, CA: Brooks/Cole.

Emrick, C., Tonigan, J.S., Montgomery, H., and Little, L. (1993). Alcoholics Anonymous: What is currently known? In B.S. McCrady and W.R. Miller (Eds.), *Research on Alcoholics Anonymous: Opportunities and alternatives* (pp. 41–76). New Brunswick, NJ: Alcohol Research Documentation, Rutgers, the State University of New Jersey.

Ewing, J. (1984). Detecting alcoholism: The CAGE questionnaire. *Journal of the American Medical Association, 252,* 1905–1907.

Finney, J.W., and Monahan, S.C. (1996). The cost-effectiveness of treatment for alcoholism: A second approximation. *Journal of Studies on Alcohol, 57,* 229–243.

Finney, J.W., and Moos, R.H. (1992). The long-term course of treated alcoholism: II. Predictors and correlates of 10-year functioning and mortality. *Journal of Studies on Alcohol, 53,* 142–153.

Grinspoon, L. and Bakalar, J.B. (1990). Alcohol abuse and dependence. *Harvard Medical School Mental Health Review, 2,* 1–20.

Heather, N. (1995). Brief intervention strategies. In R.K. Hester and W.R. Miller (Eds.), *Handbook of alcoholism treatment approaches: Effective alternatives* (2nd ed., pp. 105–122). Boston: Allyn and Bacon.

Hester, R.K. (1995). Behavioral self-control training. In R.K. Hester and W.R. Miller (Eds.), *Handbook of alcoholism treatment approaches: Effective alternatives* (2nd ed., pp. 148–159). Boston: Allyn and Bacon.

Hubbard, J.R., Everett, A.S., and Khan, M.A. (1996). Alcohol and drug abuse in patients with physical disabilities. *American Journal of Drug and Alcohol Abuse, 22,* 215–231.

Humphreys, K., and Moos, R.H. (1996). Reduced substance-abuse-related health care costs among voluntary participants in Alcoholics Anonymous. *Psychiatric Services, 47,* 709–713.

Humphreys, K., Moos, R.H., and Cohen, C. (1997). Social and community resources and long-term recovery from treated and untreated alcoholism. *Journal of Studies on Alcohol, 58*, 231–238.
Humphreys, K., Moos, R.H., and Finney, J.W. (1996). Life domains, Alcoholics Anonymous, and role incumbency in the 3-year course of problem drinking. *Journal of Nervous Mental Disorders, 184*, 475–481.
Jackson, J., Carlson, M., Mandel, D., Zemke, R., and Clark, F. (1998). Occupation in lifestyle redesign: The well elderly study occupational therapy program. *American Journal of Occupational Therapy, 52*, 326–336.
Johnston, L.D., et al. (1997). *Monitoring the future study*. East Lansing, MI: Institute for Social Research, University of Michigan.
Kaplan, H.I., and Sadock, B.J. (1996). *Concise textbook of clinical psychiatry*. Baltimore: Williams and Wilkins.
Kielhofner, G. (1995). *A model of human occupation: Theory and application* (2nd ed.). Baltimore: Williams and Wilkins.
Kwapil, T.R. (1996). A longitudinal study of drug and alcohol use by psychosis-prone and impulsive-nonconforming individuals. *Journal of Abnormal Psychology, 105*, 114–123.
Marlatt, G. A. (1985). Cognitive assessment and intervention procedures for relapse prevention. In G.A. Marlatt and J.R. Gordon (Eds.), *Relapse prevention: Maintenance strategies in the treatment of addictive behaviors* (pp. 201–279). New York: Guilford.
Mattingly, C., and Fleming, M. (1994). *Clinical reasoning: Forms of inquiry in a therapeutic practice*. Philadelphia: F. A. Davis.
McCrady, B.S., and Miller, W.R. (1993). *Research on Alcoholics Anonymous: Opportunities and alternatives*. New Brunswick, NJ: Alcohol Research Documentation, Rutgers, the State University of New Jersey.
Miller, W.R. (1995). Increasing motivation for change. In R.K. Hester and W.R. Miller (Eds.), *Handbook of alcoholism treatment approaches: Effective alternatives* (2nd ed., pp. 88–104). Boston: Allyn and Bacon.
Miller, W.R. (1998). Researching the spiritual dimensions of alcohol and other drug problems. *Addiction, 93*, 979–990.
Miller, W.R., and Cooney, N.L. (1994). Designing studies to investigate client-treatment matching. *Journal of Studies on Alcohol*, Supplement, *12*, 38–45.
Miller, W.R., and Munoz, R.F. (1982). *How to control your drinking* (Rev. ed.). Albuquerque, NM: University of New Mexico Press.
Miller, W.R., and Sanchez, V.C. (1994). Motivating young adults for treatment and lifestyle change. In G. Howard (Ed.), *Issues in alcohol use and misuse by young adults* (pp. 55–82). Notre Dame, IN: University of Notre Dame Press.
Miller, W.R., Zweben, A., DiClemente, C.C., and Rychtarik, R.G. (1992). *Motivational enhancement therapy (MET): A clinical research guide for therapists treating individuals with alcohol abuse and dependence* (DHHS Publication N. ADM 92-1894). Washington, DC: U.S. Government Printing Office.
Moos, R.H., Finney, J.W., and Cronkite, C. (1990). *Alcoholism treatment: Context, process, and outcome*. New York: Oxford University Press.
Moyers, P.A. (1991). Occupational therapy and treatment of the alcoholic's family. *Occupational Therapy in Mental Health, 11*, 45–64.
Moyers, P.A. (1992a). *Substance abuse: A multidimensional assessment and treatment approach*. Thorofare, NJ: Slack.
Moyers, P.A. (1992b). Occupational therapy intervention with the alcoholic's family. *American Journal of Occupational Therapy, 46*, 105–111.
Moyers, P.A. (1997). Occupational meanings and spirituality: The quest for sobriety. *American Journal of Occupational Therapy, 51*(3), 207–214.
Moyers, P.A., and Barrett, C.E. (1992). Neurocognition and alcoholism: Implications for occupational therapy. In S.C. Merrill (Ed.), *Occupational therapy and psychosocial dysfunction* (pp. 87–115). Binghamton, NY: Haworth.
Moyers, P.A., Jones, B.E., Mirchandani, T., and Sherwood, E. (1993). Working in the school system with children whose parents are alcoholic. *Occupational Therapy Practice, 4*(2), 39–60.
Moyers, P.A., and Stoffel, V.C. (1999). Alcohol dependence in a client with a work-related injury. *American Journal of Occupational Therapy, 53*(6), 640–645.
National Institute on Alcohol Abuse and Alcoholism. (1994). *Alcohol Health and Research World AHRW, 18*(3), 243, 245.

National Center for Health Statistics. (1991). Advance Data, USDHHS, No. 205, September 30, p. 1.

Ouimette, P.C., Moos, R.H., and Finney, J.W. (1998). Influence of outpatient treatment and 12-step group involvement on one-year substance abuse treatment outcomes. *Journal of Studies on Alcohol, 59,* 513–522.

Pinger, R.R., Payne, W.A., Hahn, D.B., and Hahn, E.J. (1998). *Drugs: Issues for today.* Boston: McGraw-Hill.

Pollack, E.J. (1996, September 9). HMOs push cheaper, short-term rehab. *The Wall Street Journal,* pp. B1, B8.

Prochaska, J.O., and DiClemente, C.C. (1982). Transtheoretical therapy: Toward a more integrative model of change. *Psychotherapy: Theory, Research, and Practice, 19,* 276–288.

Prochaska, J.O., and DiClemente, C.C. (1986). Toward a comprehensive model of change. In W.R. Miller and N. Heather (Eds.), *Treating addictive behaviors: Process of change* (pp. 3–27). New York: Plenum.

Roehrich, L., and Goldman, M.S. (1993). Experience-dependent neuropsychological recovery and the treatment of alcoholism. *Journal of Consulting and Clinical Psychology, 61,* 812–821.

Rollnick, S., and Bell, A. (1991). Brief motivational interviewing for use by the nonspecialist. In W.R. Miller and S. Rollnick (Eds.), *Motivational interviewing: Preparing people to change addictive behavior* (pp. 203–213). New York: Guilford.

Rotunda, R.J., Scherer, D.G., and Imm, P.S. (1995). Family systems and alcohol misuse: Research on the effects of alcoholism on family functioning and effective family interventions. *Professional Psychology: Research and Practice, 26,* 95–104.

Rumpf, H.J., Hapke, U., Erfurth, A., and John, U. (1998). Screening questionnaires in the detection of hazardous alcohol consumption in the general hospital: Direct or disguised assessment? *Journal of Studies on Alcohol, 59,* 698–703.

Selzer, M.L. (1971). The Michigan alcoholism screening test: The quest for a new diagnostic instrument. *American Journal of Psychiatry, 127,* 1653–1658.

Sobell, L.C., Cunningham, J.A., and Sobell, M.B. (1996). Recovery from alcohol problems with and without treatment: Prevalence in two population surveys. *American Journal of Public Health, 86,* 966–972.

Soderstrom, C.B., and Cowley, R.A. (1987). A national alcohol and trauma center survey. *Archives of Surgery, 122,* 1067–1071.

Stoffel, V.C. (1992). The Americans with Disabilities Act of 1990 as applied to an adult with alcohol dependence. *American Journal of Occupational Therapy, 46,* 640–644.

Stoffel, V.C. (1994). Occupational therapist's roles in treating substance abuse. *Hospital and Community Psychiatry, 45,* 21–22.

Stoffel, V.C., and Moyers, P.A. (1997). *Occupational therapy practice guidelines for substance use disorders.* Bethesda, MD: The American Occupational Therapy Association.

Tarter, R.E., and Vanykov, M. (1994). Alcoholism: A developmental disorder. *Journal of Consulting and Clinical Psychology, 62,* 1096–1107.

Trimpey, J. (1992). *The small book: A revolutionary alternative for overcoming alcohol and drug dependence* (3rd ed.). New York: Delacorte.

U.S. Department of Health and Human Services Public Health Service. (1998). *National household survey on drug abuse.* Washington, DC: U.S. Department of Health and Human Services.

U.S. Department of Health and Human Services Public Health Service. (1999). *National household survey on drug abuse.* Washington, DC: U.S. Department of Health and Human Services.

Weisner, C.J. (1995, June). Distinctive features of the alcohol treatment system. *Frontlines: Linking Alcohol Services Research and Practice,* 1–2.

Wilcock, A. (1998). *An occupational perspective of health.* Thorofare, NJ: Slack.

Wilcock, A. (1993). A theory of the human need for occupation. *Occupational Science: Australia, 1,* 17–24.

Women for Sobriety. (1976). *AA and WFS.* Quakertown, PA: Women for Sobriety.

Zweben, A., and Rose, S.J. (1999). Innovations in treating alcohol problems. In D. Biegel and A. Blum (Eds.), *Innovations in practice and service delivery with vulnerable populations* (pp. 197–227). New York: Oxford University Press.

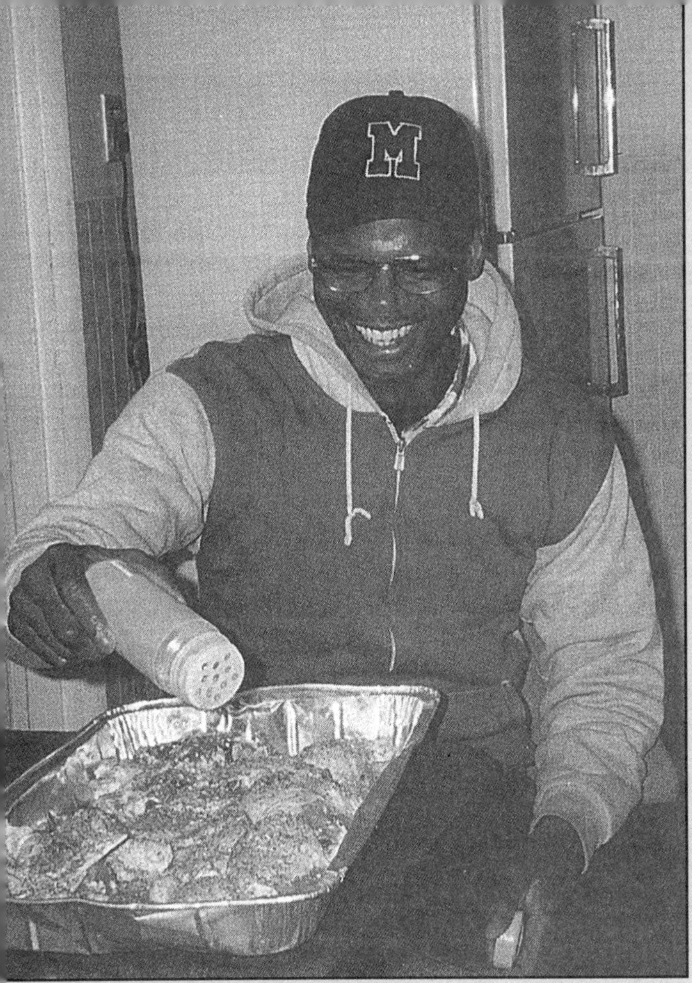

제 3 부

장래 전망
Looking Ahead

제 17 장

지역사회에 기반을 둔 실행에서의 향후의 방향

Future Directions in Community-Based Practice

■ 개요

서론
생태학적 세계관
지역사회에서의 기회를 만들어내는 것
행동으로 옮겨지는 혁신적 아이디어
- 사례관리
- 기업가
- 형사사법제도
- 지원을 받아서 하는 생활시설
- 아파트 프로그램
- 인간공학
- 운전 프로그램
- 수중치료
- 승마요법
- 복지에서부터 직업에의 프로그램
- 폭력예방

지역사회에 기반을 둔 프로그램의 기금
- 정부기금
- 재단기금
- 기타의 기금

지역사회에 기반을 둔 프로그램의 마케팅

핵심이 되는 용어

지원을 받아서 하는 생활(Assisted living)
수중치료(Aquatic therapy)
사례관리(Case management)
지역사회재단(Community foundations)
계약(Contract)
기업재단(Corporate foundation)
생태학적 세계관(Ecological world view)
기업가(Entrepreneur)
인간공학(Ergonomics)
가족재단(Family foundation)
법의학(Forensic medicine)
4개의 P(Four P's)
기금(Funding)
조성금(Grant)
승마요법(Hippotherapy)
원예요법(Horticulture therapy)
통합(Integration)
국가 일반목적 재단 (National general purpose foundation)
진료수가(Reimbursement)
자기주장(Self-assertion)
특정목적재단 (Special purpose foundation)

학 습 목 표

이 단원은 독자가 아래의 것을 할 수 있도록 적은 것이다.

- 미래학 사상의 원리를 논하는 것.
- 지역사회에 기반을 둔 실행에 응용하는 생태학적인 세계관의 특징을 기술하는 것.
- 작업치료 종사자가 지역사회에 기반을 둔 실행을 위한 관념을 개발하기 위해 사용할 수 있는 전략을 확인하는 것.
- 다양한 지역사회에 기반을 둔 프로그램의 각각에서의 작업치료의 역할을 설명하는 것.
- "기금"과 "진료수가"와 같은 용어를 대비하여 비교하는 것.
- 지역사회에 기반을 둔 프로그램의 기금이 되는 자금 소스의 가능성을 검토하는 것.
- 마케팅의 "4개의 P"가 지역사회 실행에 어떻게 적용되는지를 설명하는 것.

우리들이 보는 것은 우리들이 어떻게 보는가에 달려있다.

Capra and Steindl-Rast(1991)

서론/INTRODUCTION

고대 그리스와 로마에서는 신탁(oracle)은 신들에 의한 장래에 관한 조언이나 예언을 받는 장소 또는 매체이었다. 1960년대에 시작된 현대의 미래학운동은 장래를 이해하고 싶다거나 형성하고 싶다는 소원으로부터 부채질된 것이며 그것은 아래의 3개의 기본원칙에 의해서 인도되고 있다(Cornish, 1980). 첫째의 원칙 또는 신념은 현실의 통합성 또는 상호관계성이다. 그것은 전체는 부분의 총합 이상의 것이며 우주에서의 모든 상호연결성을 강조한다는 인식이다(Cornish, 1980).

미래학 사상을 인도하는 두 번째의 원칙은 시간의 절대적인 중요성이다. 미래의 세계는 오늘날에 이루어진 결정과 과거에 이루어진 결정에 따라서 형성된다(Cornish, 1980). 미래학자는 거의 어떠한 것도 20년 동안에 성취할 수 있다고 믿고 있다.

미래학자가 의존하는 세 번째 원칙은 관념(ideas), 특히 미래에 관한 관념의 중요성과 힘이다. 미래는 사상의 도구인 관념으로부터 만들어진다. 관념이 없으면 변화는 가능하지 않다. 미래학자는 인간의 달성은 우리들이 물질자원으로 접근하는 것보다도 자기의 관념에서의 개념적인 한정이나 제한에 의한 제약 쪽이 크다고 생각하고 있다(Cornish, 1980).

어떤 사람들은 이 전문직이 그 자체를 "재생산" 또는 "재발견"하여야 한다고 제창하고 있다. 그러나 이것이 입수할 수 있는 행동의 유일한 선택은 아니다. 이에 대체되는 것은 이 전문직의 기본적 원칙에, 그 초점을 작업에 맞춰서, 실행의 범위를 이제까지 일반적으로는 이용되어 있지 않은 장면에서 전형적인 서비스를 받지 않는 모집단을 포함하도록 "확대"하는 것을 편입시키는 견해를 받아들이는 것이다. 이 전문직은 과거 1세기의 도전으로부터 살아남지 않으면 오늘날의 있을 곳은 없어질 것이다. 즉, 이 전문직의 유산의 일부로 되어있는 것을 폐기하는 것은 가능하지도 또한 바람직하지도 않다.

작업치료가 21세기로 전진하기 위해 필요한 것은 창조적 관념과 사려 깊은 결정을 실행으로 옮기는 것이다. 이 전문직은 오로지 이러한 방법으로만 "건강기관(Finn, 1972)"으로서의 그 존엄성을 충족하고 지역사회의 건강을 강화하여 " 지역사회의 작업적 발전(Bockhoven, 1968)"을 촉진할 수 있다.

생태학적인 세계관 / AN ECOLOGICAL WORLDVIEW

건강기관이 되기 위하여 작업치료 종사자는 전체론적 관점(holistic perspective)에서부터 생태학적인 세계관으로의 패러다임 전환을 하여야 한다. "생태학적 세계관은 비록 전체론이기는 하지만, 그 이상의 것이다. 그것은 어떤 것을 하나의 전체로서 보는 것만이 아니라 이 전체가 거듭 큰 전체로 깊이 간직되어 있는지도 본다(Capra & Steindl-Rast, 1991, p.69). 생태학적인 의식(ecological awareness)은 온갖 현상의 상호작용성과 상호의존성을 인식하고 있다.

"ecological" 이라는 말의 어원은 집을 의미하는 그리스어인 "oikos" 에 유래한다. 보다 넓은 맥락에서는 이것은 "사람이 살고 있는 세계, 인간성이 있는 집" 을 가리키고 있다(Capra & Steindl-Rast, 1991, p.70). 인간성이 있는 집에는 물리적, 사회적, 문화적인 현실 속에 깊이 간직된 인생의 생물학적, 심리학적, 영적인(spiritual) 측면이 포함된다. 생태학적인 패러다임으로의 전환은 사고(thinking)에서의 변화만이 아니라 가치에 있어서의 변화도 반영한다. 전체로서 가치의 전환은 "자기주장으로부터 통합" 으로의 전환에 의해서 특징지어진다(Capra & Steindl-Rast, 1991). **자기주장**(self-assertion)" 이란 자기를 보존하고 보호하기 위한 노력으로 지배를 추구하는 경향이고, 한편, **통합**(integration)이란 더 큰 이익을 충족하기 위해 다른 시스템과 협력하는 경향이다. 표 17-1에는 생태학적인 패러다임에 의해서 추구되는 가치변화의 개요를 나타냈다.

생태학적인 패러다임에서 자기주장은 생존에 있어서 반드시 필요하기 때문에 완전히 없어지지는 않았다. 그러나 자기주장은 억제되지 않은 채로 있으면 폭력, 빈곤, 인종차별, 노숙자, 물질남용, 환경파괴와 같은 오늘날 경험하고 있는 다양한 지역사회 건강문제에서 입증되듯이 파멸할 수 있다. 자기주장은 유익하고 건강적이기 위해서 통합과 조화시켜야 한다. Koestler(1978)는 이 이분법을 "야누스(Janus)" 적 특성이라 언급하고 있다. 살아있는 시스템은 그 개별성을 보호하기 위해 자기를 주장한다는 통합된 전체이다. 그러나 이 살아있는 시스템은 보다 큰 전체의 일부로서 자기 자신을 더 큰 시스템으로 통합하도록 요구되고 있다. "이들은 상반되고 모순되는 경향에 있다는 것을 인식하는 것은 중요하다. 우리들은 이 양자 사이의 역동적인 균형을 필요로 하고 있으며, 이것은 신체적 및 정신적 건강에 있어서 반드시 필요하다(Capra & Steindl-Rast, 1991, p.74).

지역사회에서의 기회를 만들어내는 것 / CREATING OPPORTUNITIES IN THE COMMUNITY

지역사회에 기반을 둔 실행을 위한 창조적 관념을 전개하기 위해 우리들은 관찰력이 매우 예리하고

표 17-1

패러다임의 변화, 가치의 변화

아래의 것을 강조한 전체론적 관점에서부터	아래의 것을 강조한 생태학적인 패러다임으로
자기주장	통합
합리적 사고	직감
분석	종합
경쟁	협력
확대	보존
양	질
지배	파트너
개별성	지역사회

편견이 없으며 사려가 깊어야 한다. 기회는 풍부하지만 우리들은 "어디"를 보는가, 또한 잠재적 가능성을 "어떻게" 보는가를 알아야 한다. 그 지역사회를 알고 지역사회의 여러 문제에 관여하게 되는 것이 우선 최초로 필요한 단계이다. 자기의 시간과 재능을 자원봉사자로서 제공하는 것은 네트워크 만들기의 과정을 시작하는 것이다. 지역사회에는 일반적으로는 자원봉사자를 필요로 하고 또한 잠재적인 작업치료 서비스를 받는 사람일지도 모르는 다양한 그룹, 조직, 기관이 있다. 표 17-2는 작업치료의 전문지식으로부터 이익을 얻을지도 모르는 온갖 유형의 다수의 지역사회 그룹을 제시하고 있다.

지역사회에 기반을 둔 실행 장면에서 성공적이기 위해서는 치료 종사자는 스스로를 광범위한 개입을 제공하는 사람으로 볼 필요가 있다. 개인에 대한 직접적인 서비스는 작업치료가 제공할 필요가 있는 것의 극히 일부이다. 지역사회에 기반을 둔 실행에서는 클라이언트는 개인이 아니라 그룹, 조직, 기관 및 집합체인 경우가 적지 않다. 잠재적인 개입에는 사례관리, 훈련, 카운슬링, 상담역, 코디네이터, 정책개발 및 대변이 포함될 것이다. 이들의 전략과 목표는 표 17-3에 설명되어 있다.

치료 종사자는 표적으로 하는 기관을 선택하고 적절한 수준의 개입을 확인한 후에, 서비스를 제공하기 위한 제안을 개발하여야 한다. 그 제안은 서비스 제공자와 잠재적인 치료를 받는 사람 또는 자금제공 소스와의 정식 의사소통이다. 성공을 가져오는 제안은 전형적으로는 아래와 같은 것이다.

- 의미 있는 문제에 대처하는 것
- 특정의 목적을 갖는 것
- 창조적이고 혁신적인 접근을 사용하는 것
- 심사숙고한 방법을 상세하게 나타내는 것
- 그 프로젝트의 범위에 비례하는 자금을 요청하고 있는 것
- 지원자의 신뢰성을 확립하는 것
- 마감기한에 맞추는 것
- 자금제공 소스의 이익에 적합할 것
- 명료하고 간결하게 적혀 있을 것
- 재정적 지원이 종료한 후에 일어나는 것에 대처하는 것

지역사회에 기반을 둔 효과적인 개입은 개인에 대한 효과적 작업치료 개입에 공통되는 몇 가지의 특

표 17-2

기회를 추구하는 것

지역사회 자원	예
예술단체	합창, 극장, 집필
기업단체	상공회의소, 지역사회 상업단체, 소매업의 그룹
자선단체와 자선운동	적십자사, 암협회, 미국합동모금사회복지협의회연합(United Way)
교회의 집단	기도 그룹(prayer groups), YMCA와 YWCA, 고령자의 그룹, 종교단체의 사회적 서비스
지역사회 지원 그룹	도서관의 "친구들", 요양원(nursing home), 병원의 보조자
고령자 그룹	고령시민 센터, 지원생활 센터
건강과 체력의 그룹	YMCA, YWCA, 건강 클럽
취미의 클럽	가든 클럽, 야생생물 · 자연보호단체, 보존 클럽, 페트의 소유자
지방공공단체	동네, 지역, 소방서, 응급병동, 지역의 고령자기관
지방의 미디어	라디오, 신문, 지역사회의 케이블 TV
상호지원(자조) 그룹	AA(Alcoholics Anonymous), 간질 자조 그룹, 알츠하이머협회
정치단체	민주당, 공화당, 당원집합
학교의 그룹	인쇄 그룹, PTA, 어린이 클럽
사회봉사의 그룹	키와니스 클럽, 라이온스클럽, 슈라인회, 주니어 클럽, 미국대학여성협회
사회적 주장의 그룹	평화, 인권, 대변, 서비스 등의 그룹
스포츠 리그	볼링, 수영, 야구, 낚시, 배구
퇴역군인의 그룹	미국재향군인회(American Legion), AMVETS
청년의 그룹	4H 클럽, 장래의 농가, 스카우트(Scouts)

출처 : McKnight and Kretzmann, in Mapping Community Capacity [1990, p.39]. Institute for Policy Research, Northwestern University. 허가를 얻어 전재.

성을 공유하고 있다. 양자 모두 클라이언트 중심이고 개입의 계획입안과 실행에 서비스를 받는 사람을 관여시키며, 기존의 환경자원을 이용하여 클라이언트가 자기관리와 자기대변을 하도록 준비한다. 작업치료 종사자는 지역사회 건강개입의 계획과 실시에 관한 건강교육이나 공중위생의 학술적 문헌에서부터 많은 것을 학습할 수 있다. 효과적인 지역사회 개입의 기본원리는 Box 17-1에 열거하였다.

행동으로 옮겨지는 혁신적 아이디어/*INNOVATIVE IDEAS PUT INTO ACTION*

작업치료 종사자는 몇 가지의 혁신적인 아이디어를 행동으로 옮기기 시작하고 있다. 이들의 아이디어와 행동은 실행의 영역을 "확대"하고 있다. 최근의 문헌에서 얻어진 이들 예의 각각을 간결하게 제시한다. 어떤 것은 전문직의 역할의 확대에 관여하고 어떤 것은 일반적으로는 서비스가 이루어지지 않았던 모집단을 포함하고 있으며, 그리고 어떤 것은 전형적으로 이용되지 않았던 장면에서의 실행을 기술하고 있다.

표 17-3

작업치료 개입의 전략, 목표, 수준

개입의 유형	전략 또는 과정	목표 및 성과	표적 및 수준
직접적 서비스	작업치료의 제공	작업수행의 개선	개인(individual)
카운슬링	사람들이 개인적 목표를 어떻게 달성하는가, 어떻게 문제를 해결하는가, 의사결정을 어떻게 하는가, 행동을 어떻게 바꾸는가를 학습하는 것을 지원하는 것	목표의 달성, 건강행동, 권한부여(empowerment)	개인, 대인관계(interpersonal)
사례관리	케어플랜의 강조	클라이언트의 성과, 종합적이고 협동적인 케어	개인, 대인관계, 조직
교육	정보제공과 학습을 촉진하는 방법, 전략, 도구를 사용하는 것	지식, 태도 또는 행동에서의 긍정적인 변화	개인, 대인관계, 조직, 지역사회, 정부나 정책
훈련	기술 또는 과정을 강화하는 정보를 제공하는 것	표적으로 하는 기술, 과정, 테크닉의 능력	개인, 대인관계 조직
카운슬링	사람들이나 조직의 리더들이 보다 좋은 결정이나 상황을 보다 효율적으로 다룰 수 있도록 지원하기 위해 "전문가"의 지식이나 경험을 이용하는 것	관심을 가진 영역에서의 문제해결	개인, 대인관계, 조직, 사회, 지역사회, 정부나 정책
프로그램 개발	프로그램과 서비스에 대한 니즈를 평가하고 계획을 입안하며 평가하는 것	표적으로 하는 집단에 대한 서비스나 케어의 개선	조직, 사회나 지역사회
프로그램의 조정	프로그램의 목적을 달성하기 위해 자원(스태프, 물건, 공간, 재정 등)을 관리하는 것	자원의 효과적이고 효율적인 이용	조직, 사회나 지역사회, 정부나 정책
정책개발	규칙, 법률, 정책, 절차를 형성하는 것	관심을 가진 영역에 적합한 법률, 규칙, 정책, 절차	정부나 정책

개입의 유형	전략 또는 과정	목표 및 성과	표적 및 수준
옹호	정책이나 문제에 찬동하여 대중의 의견을 바꾸거나 자원을 이동시키기 위해 설득력을 사용하는 것	정책, 규칙, 자원의 재배치를 바람직하도록 바꾸는 것	조직, 사회나 지역사회, 정부나 정책
연구	조직적인 연구를 통해서 지식을 확립하는 것	실행, 증거에 기초하는 실행을 개선하는 것	조직, 정부나 정책

출처 : Washington University community practice model.

Box 17-1

효과적인 지역사회 개입의 원칙

- 특정의 장면에서의 특정 모집단을 위해 맞춘다.
- 계획, 실행, 평가에 참여자를 포함한다.
- 개인, 사회적 · 물리적 환경, 지역사회, 정책을 바꾸는 것을 지향한 노력을 통합한다.
- 참여자의 건강에 관한 관심사를 보다 넓은 생활상의 관심사나 보다 양호한 사회와 같은 관점으로 결부시킨다.
- 그 환경 안에 있는 자원을 사용한다.
- 참여자와 그 사회적 네트워크나 지역사회 안에 볼 수 있는 강점 위에 만들어낸다.
- 바람직한 건강상의 목적을 달성하기 위해 필요한 자원이나 정책변경을 추구하여 옹호한다.
- 참여자가 자기관리를 하는 사람이나 자기옹호를 하는 사람이 되도록 준비한다.
- 보다 광범위한 모집단으로 혁신을 확대하도록 지원한다.
- 성공한 구성요소를 "제도화"하도록, 또한 이들을 다른 장면에 자기복제를 하도록 추구한다.

출처 : Freudenberg, N., Eng, E., Flay, B., Parcel, G., Rogers, T., & Wallerstein, N.(1995). Strengthening individual and community capacity to prevent disease and promote health : In search of relevant theories and pricciples. Health Education Quarterly, 22(3), 290-306.

사례관리

작업치료와 사례관리(case management)는 공통의 목표를 공유하고 있다. 양자 모두 기능을 촉진하려 하고 있다. 그러나 목표달성의 방법이 얼마간 다르다. 작업치료 종사자는 주로 진료소나 병원에서 신체적 능력, 인지, 자각-운동기술 및 심리사회적 기능에 초점을 맞춘 단기간의 개입을 하고 있다. 한편, 사례관리는 작업치료의 관심사와 클라이언트의 고용, 경제상황, 건강상태, 및 재활의 예후와 같은 보다 큰 문제와를 결합시킴으로써 더욱 일반화된 접근을 사용한다. 사례관리자는 능력 장애의 발병에서부터 서비스의 명백한 종료일을 갖지 않고 그 사람의 온갖 측면의 간병을 조직화하는 것에 대해서 책임이 있다(Collins, 1998).

코네티컷주의 Mattson회의 회장이고 작업치료사인 Jane Mattson은 사례관리가 클라이언트와의 장기적인 관계를 가능케 하기 때문에 작업치료 종사자는 사례관리에 마음이 끌리는 경우가 많다고 한다. 사례관리자는 일반적으로는 간호사이지만, 작업치료사와 같은 다른 전문직이 보다 관여하게 되어 있다. 간호사인 사례관리자의 큰 결점은 재활지식의 결여이다. 현재 간호사인 사례관리자를 사용하고 있는 건강유지기관은 능력 장애나 외상성 손상에 대해서 보다 숙지하고 있는 작업치료 종사자를 고용할 수 있다. 최종적인 목표가 기능을 촉진하는 것이기 때문에 작업치료사는 사례관리에서 유리할 수 있는 광범위한 기술을 갖추고 있다(Collins, 1998).

기업가

기업가(entrepreneurs)란 성공의 보증이 없이 자진하여 신규 사업을 개시하는 모험적인 사람이다. 효과적인 기업가는 미래적 사고를 현실에 기초하는 지향성과 양호한 조직화와 계획입안의 기술로 결부시킨다. 작업치료 기업가는 일반적으로는 클라이언트의 생활의 질을 개선하는 서비스를 제공하는 것에 동기부여가 된다.

페이징 서비스(paging service)

작업치료는 그 종사자가 클라이언트의 최적의 목표에의 달성을 원조할 수 있기 때문에 매우 가치 있는 영역이다. 작업치료사인 Dottie Halfaker는 기업가로서 자기가 여전히 다른 사람들을 원조하는 것에 만족을 경험하고 있다고 언급하고 있다. Halfaker는 무선호출기(pager)로 클라이언트에게 메시지를 보내는 서비스인 PageMinder사의 사업 책임자이며 공동소유자이다(Johansson, 1999d). 이 서비스를 이용하는 클라이언트는 10세에서부터 82세에 이른다. PageMinder사는 클라이언트에게 복약시간, 실금대책 프로그램이나 의사의 예약 등과 같은 일상생활기술 및 외과수술 후에 권장되는 엄격히 지켜야 할 점 등을 상기시키는 서비스를 제공할 수 있다.

이 서비스는 클라이언트에게 자립기능, 생활의 질의 개선 및 비용절약의 기회를 제공하려 하고 있다. PageMinder의 요금은 케이블 TV의 월정액과 거의 같은 금액이다. 보험에 따라서는 무선호출기(pager)가 셀프케어 활동을 유지하는 것을 원조하기 때문에 비용을 부담하는 경우도 있다. PageMinder의 서비스는 기억장애가 있는 클라이언트에게 유익하지만, 또한 머리 외상, 당뇨병, 인간면역부전바이러스 또는 후천성면역부전증후군(HIV 또는 에이즈), 치매, 또는 뇌졸중이 있는 사람들 등의 복잡한 의료적 절차의 엄수가 요구되는 클라이언트에게 이익을 가져다줄지도 모른다. 이 무선호출기 시스템(pager system)을 사용할 때의 유일한 제한은 클라이언트가 간단한 지시를 이해하여 그것에 따를 수 있어야 한다는 것뿐이다(Johansson, 1999d).

환경 재설계의 상담역

오하이오주 Dayton에서 자영업을 하고 있는 작업치료사인 Karen Earith는 현재는 사람들이 그 환경을 재설계하는 것을 지원하는 것을 즐기고 있다. 그녀의 클라이언트의 약 75%가 그 서비스에 대한 지불을 하기 위해 주정부의 자금을 사용하고 있는 직업재활부문에서부터 의뢰되고 있다. "베이비붐" 세대가 되었다고 하여 더 지지적이고 "이용자로서 우호적인" 가옥환경을 요구하는 니즈는 계속 증가할 것이다. Buffalo대학 재활공학 연구센터의 연구자에 따르면 지지적인 서비스를 가장 필요로 하는 사람들은 장애가 있는 성인, 고령의 친척을 간병하는 가족, 및 "연령에 걸맞게" 있기를 바라는 증가하고 있는 고령자이다. Earith에게는 장래는 전도유망한 것처럼 보이지만 그녀의 비즈니스의 성장은 우수한 마케팅 전략과 지역사회에의 지원(outreach)의 성과에 따른 것이다(Johansson, 1999b).

원예 센터

원예요법(horticulture therapy)은 새로운 일의 기회를 추구하고 있는 작업치료 종사자에 의해서 탐구되고 있는 또 다른 옵션이다. 자격이 있는 작업치료 조수(COTA)인 Brenda Jesse가 일을 그만 두었을 때 자기의 비영리법인을 만들어 장애인을 위한 원예 센터를 설계하기 시작하였다. Jesse는 자기의 클라이언트와 함께 "사람들이 최대의 기능을 회복하도록 원조하기 위해 레저와 작업의 기술을 도입하기 위해(Diffendal, 1999, p.30)" 원예요법을 사용하고 있다. 그 원예 센터는 또한 복지수급자에게 원예, 소매 및 경영기술의 자원봉사를 하거나 전개할 기회도 제공하고 있다. 장래의 계획으로서 직업훈련과 취업알선, 치료적 서비스, 및 전문적 능력개발의 기회를 제공하려 하고 있다(Diffendal, 1999).

비즈니스와 조직의 성공에 공통되는 특성에는 변화, 참신한 사고, 및 탁월성을 예상하는 능력을 포함한다(Barker, 1992). 기업주, 개인개업 또는 회사의 소유자로서의 성공을 최대한으로 하는 전략은 그 개요를 Box 17-2에 나타냈다.

형사사법제도

법의학이란 헬스케어와 형사사법제도의 접점을 가리킨다. 형사사법제도 안에서 주정부 또는 연방정부가 관리하는 교도소는 법령의 지정에 따라 기초적인 의학적 및 정신의학적 서비스를 제공하고 있다. 정신의학적 서비스의 형태와 양은 상당히 광범위하고 각 주정부의 정신의학국이나 교정국에 의해서 제

Box 17-2

신진 기업가를 위한 조언

성공한 회사의 소유자의 경험은 작업치료 종사자가 아래의 사항에 관해서 생각할 때에 얼마간의 조언을 제공한다.

- 시작하기 전에 적어도 5년간의 임상경험을 가질 것.
- 비지니즈나 실행의 상급과정의 과목을 수강하는 것이나 지불이나 청구의 제도에 관한 전문가가 되는 것.
- 다른 영역이나 다른 지역사회에서 독립된 계약자로서나, 다른 개인개업 하에서 1~2년간 일하는 것.
- 비지니즈상의 스승을 찾아내고 다음에 자기가 다른 사람에게 가르치기 위한 준비를 하는 것.
- 아직 충족되어 있지 않는 니즈나 충족되어 있지 않은 특정분야를 발견하는 것.
- 전통적인 건강보험과 마찬가지로 사적인 의료 이외의 지불자에게 호소하도록 계획하는 것.
- 그 비지니즈를 적어도 첫 1년간을 통해서 지탱할 만큼의 충분한 준비금을 확보하여 두는 것.
- 작게 시작하여 거기서부터 성장시키는 것. 진행하면서 가능하면 급료를 받을 수 있는 일을 계속하는 것.
- 가급적 오랜 기간 사업을 하기 위해 준비에 충분한 시간을 소비하는 것.
- 흠 잡을 데가 없는 평판을 확립하여 그 지역사회 안에서 계속 눈에 잘 띄게 하는 것.
- 현재의 아이디어를 유지하거나 아이디어를 공유하기 위해 다른 OT 비지니스 소유자와의 네트워크를 만드는 것.
- 자기의 성공에 안주하지 말고 또한 학습을 중단하지 말 것.

출처 : Joe, B.E.(1998). Becoming an OT entrepreneur. OT Week, 12(46), p.13.

공되는 경우도 있다. 교도소의 수감자의 3분의 2이상은 구금 중의 어느 시점에서 정신의학적인 케어를 필요로 한다고 추정되고 있다. 정신의학적인 서비스에는 교도소 내의 입원병동, 주간치료, 간헐적인 외래 서비스, 및 교도소 내의 특별한 정신건강 프로그램 계획 등이 있다(Dressler & Snively, 1998).

작업치료사는 법정병원, 교정시설 및 막 석방된 전 수감자를 위한 지역사회 프로그램과 같은 다양한 법정 시설에서 서비스를 제공하고 있다. 법정 주립병원은 재판을 받을 능력이 없는 사람들, 정신착란 때문에 무죄가 된 사람들, 그리고 형사책임이 있으나 정신장애가 있는 사람들에게 서비스를 제공하고 있는 최대한의 안전이 보장된 정신의학적 설비이다. 캘리포니아주의 Vacaville에 있는 주립교정시설은 3,000명의 남성 중 400명이 정신질환의 수용자이다. Vacaville의 정신병동에서는 작업치료 서비스를 제공하고 있다. 그 목표는 수용자가 교도소라는 제한된 환경 속에서 성공적으로 동시에 생산적으로 기능하는 것을 원조하는 것에 있다. 교도소 내에서 안전하게 기능하기 위해 수용자는 환경적 계기(environmental cues)에 대해서 과도하게 주의를 하고 고도의 욕구불만 내성(frustration tolerance)을 키우며 다른 수감자나 교도관과의 교류의 방법에 주의를 기울일 필요가 있다. 정신병동의 평균 입원기간은 4.5개월이다. 작업치료사가 만나는 사람의 진단명은 정신분열증, 다발성약물남용, 양극성장애, 울병, 인격장애(특히 경계성이나 반사회적) 및 정신지체이다(Dressler & Snively, 1998).

지역사회에 기반을 둔 교정 프로그램은 최근 석방된 죄수, 보호관찰이나 가석방된 사람들, 및 조건부 석방 프로그램의 사람들을 위해 계획되어 있다. 캘리포니아주의 Riverside와 San Bernardino에는 작업치료부문을 가진 조건부 석방자의 주간치료 프로그램이 있다. 이러한 조건부 석방자를 위한 프로그램에의 평균 참여기간은 2.5년이다. 지역사회에 기반을 둔 법적 프로그램은 재범을 예방하고 지역사회의 안정성을 높이기 위해 계획되어 있다. 이들의 프로그램에서의 작업치료 종사자의 역할은 자립생활기술과 직업기술을 개발하고 필요로 하는 감시수준을 평가하는 것이다(Dressler & Snively, 1998).

법적 장면에서 일하는 작업치료사는 어떤 특수한 기술을 필요로 한다. 치료 종사자는 교도소 생활의 독특한 문화와 규범을 포함하는 환경의 요구를 이해하여야 한다. 치료 종사자는 개인의 안전이나 안전성의 문제에 특히 주의를 기울이고 작업치료의 도구나 소모품의 위험한 오용을 방지하기 위해 주의 깊게 안전하게 보관하여야 한다. 수감자의 모집단에는 높은 비율의 HIV, 결핵, 및 간염이 있기 때문에 특히 몸 단정히 하기나 조리 등의 일상생활활동을 시행할 때에는 감염예방의 절차에 주의 깊게 그리고 동시에 엄격하게 따라야 한다. 이에 더해서 작업치료 종사자는 보안관, 교도관 및 경찰관 등의 치료적 지향성을 공유하고 있지 않은 비의료 스태프와의 양호한 관계를 구축하기 위해 형사사법제도 안에서의 전문용어를 학습할 필요가 있다(Dressler & Snively, 1998).

MBA를 가진 작업치료사 Sharon Dishongh는 텍사스의 원주민 출신이고 텍사스주의 Rusk에 있는 교정시설의 상급관리자로서 일하고 있다. 그녀는 정신질환이나 정신지체를 가진 수감자를 위해 안전성과 재활을 제공하는 프로그램의 책임자이다. Dishongh는 주립병원의 환자와 그녀가 교도소에서 일하고 있는 범죄자 사이에는 행동에서 많은 유사점이 있다고 보고하고 있다. 수감자의 약 85%는 마약 관련 범죄자이고 대부분은 폭력단원이다. 개선된 수감자는 판결의 형기를 마치기 위해 보통의 교도소나 주립병원으로 보내질 것이다. 수감자는 작업치료에의 참여에 더해서 음악, 레크리에이션, 교육 및 작업치료 세션에 참여하도록 권장된다(Joe, 1999).

지원을 받고 하는 생활시설

지원을 받고 하는 생활은 베이비붐 세대라는 일찍이 없었던 고령자 모집단이 차츰 현실로 되어가고 있는 가운데에서, "일상생활활동에 스케줄을 세운 지원과 스케줄을 세우지 않은 지원을 제공한다. 요양원의 면허를 취득하지 않은 집단주거 프로그램(Haggerty, 1998, p.21)" 이라 일반적으로 정의되어 있다. 지원을 받고 하는 생활시설(assisted living facilities : ALF)은 어느 정도의 원조를 필요로 하지만, 24시간의 간호 케어를 필요로 하지 않는 고령자를 위해 창설된 것이었다. 거주자는 자기가 좋아하는 가정적 환경에 있으면서 자기들이 아파트를 빌리거나 배우자나 친구와 그 방 하나를 공용하는 기회를 갖는다. 현재, 100만명 이상의 고령자가 매일의 식사, 기본적 일상생활활동의 원조, 통원이나 지역사회에의 외출 및 예정된 레크리에이션 활동 등에 ALF가 제공하는 서비스를 이용하고 있다. 거주자는 또한 작업치료(OT), 물리치료(PT), 언어청각치료, 기술 간호사, 호스피스, 및 전문화된 개입 등의 건강 케어 서비스를 추가하여 계약하는 것을 필요로 하거나 결정하는 경우가 있다.

National Investment Conference(NIC)는 2000년에는 900만명의 미국인이 장기 케어 서비스를 필요로 한다고 추정하고 있다(Zuckerman, 1998). 연방정부에 의해서 법제화되고 메디케어와 메디케이드에 의한 지불이 이루어지는 요양원과 달리 소비자 주체인 ALF는 주정부의 면허를 받아 주로 개인지불을 하는 사업이다. 주법(state law)은 ALF가 제공하는 케어 수준을 어떠한 조건 하에서의 특정 서비스가 치료사에 의해서 제공되는가를 지정하고 있다. 이 도전을 충족하기 위해 재활 전문직은 특정의 지방구역 내에서의 복합적인 ALF에의 서비스를 최대한으로 가능케 하는 시스템을 만들어내야 한다. 보다 많은 고령시민이 "적합한 장소에서 나이를 먹을" 것을 추구하고 있는 것에 수반하여 재활 전문가는 관리 케어 제공자에게 호소하는 스스로의 서비스를 계획하고 ALF와의 파트너십을 성공적으로 확립하여야 한다(Zuckerman, 1998).

아파트 프로그램

오늘날의 관리 케어나 경제상의 요청에 수반하여 작업치료 종사자는 외래, 주간치료 및 거주 장면에서 재활 서비스를 제공하는 지역사회에 기반을 둔 장면에서의 새로운 기회를 추구하도록 장려되고 있다. 작업치료사는 아파트 프로그램에서 거주하는 만성의 신체적 및 정신적 질환을 가진 사람들에게 서비스를 제공할 수 있다.

수확의 집

노스다코다주의 Grand Forks에 있는 Prairie Harvest Human Service 재단(PHF)은 일상생활활동, 교통기관의 이용, 쇼핑 및 예산수립에 더해서 필요에 따라 파트타임에 의한 원조를 제공함으로써 지역사회 안에서 생활하는 시민에게 서비스를 시행하고 있다. PHF는 수확의 집(harvest homes : HH)이라 불리는 12동의 아파트 건물을 건설하기 위해 미합중국 주택 · 도시개발성의 기금을 받았다. 이 복합주거는 보다 보호적인 주택을 필요로 하고 24시간의 서비스를 추구하고 있는 사람들이 살고 있다. 거주자의 니즈를 충족하기 위해 직접적 또는 간접적인 작업치료 서비스가 제공되고 있다(Zimmerman, 1999).

작업치료의 필요성은 Kohlman 생활기술평가(Kohlman Evaluation of Living Skills : KELS)와 Allen 인지수준검사(Allen Cognitive Level Test : ACL)를 포함하는 평가과정을 통해서 결정된다. KELS는 클라이언트가 자기의 환경 속에서 자립하여 기능할 수 있는지 아닌지를 결정한다. ACL은 ADL에서의 자립기능에 관계되는 인식능력을 평가한다. 작업치료 개입의 주된 목표는 클라이언트의 자립생활기술을 개선하는 것이었다. 작업치료 종사자는 직접적 치료의 제공에 더하여 평가의 요약을 통해서 작업치료 서비스의 필요성을 특정화하여 사례의 상담을 시행할 수 있다. 치료 종사자는 지역사회의 정신건강 서비스 공급에서의 지도자가 되기 위해 필요한 기술을 갖고 새로운 기회를 추구하고 Prairie Harvest Human Service 재단이나 수확의 집과 같은 지역사회의 프로젝트에 관여하게 되어야 한다(Zimmerman, 1999).

Vanderbilt 아파트

작업치료사인 Jenny Womack는 노스캐롤라이나주의 Asheville의 중심 지구에 있는 Vanderbilt 아파트의 거주자 서비스의 코디네이터로서 일하고 있다. 150명의 고령자가 사는 158의 유닛으로 구성되는 이 복합주택은 주로 간이주방과 욕실이 있는 간이 아파트이다. 이 프로그램의 거주자의 대부분은 신체적 장애와 정신적 장애가 있고 입주 지침인 일정수입 이하의 사람들이다. 지역사회의 3개의 자선재단과

2개의 국립재단에 의해서 제공된 보조금이 이 프로젝트의 기금이다. 그 노력은 (1)지역사회의 프로그램화, (2)개인의 니즈 평가와 개입 및 (3)프로그램의 개발이라는 3개의 영역에 초점이 맞춰졌다. 지역사회에의 관여와 개인에 대한 개입은 클라이언트 중심의 접근을 사용한 거주자 자신의 니즈와 관심에 의해서 인도된다. Womack(1999, p.3)에 따르면 전체적인 프로그램 개발은 아래의 것들을 제공하고 있다.

- 고령시민의 니즈에 대처하기 위해 일하고 있는 지역사회 그룹 안에서의 직접적인 관여.
- 거주자에게 서비스를 제공하고 있는 스태프와 협동하기 위해 재가건강 케어 제공자를 방문하는 것.
- 다른 지역사회기관의 서비스에 접근하기 위해 그들과의 네트워크를 만드는 것.
- 그 프로그램을 평가하는 방법을 개발하여 실행하기 위해 조언 그룹을 만드는 것.

이 종류의 장면에서는 일을 하고 있는 작업치료 종사자에 있어서의 이점의 하나는 제도적인 진료수가 구조와 정책이 없다는 것이다. Womack은 자기가 대처하는 문제에 기초하여 거주자와의 시간에 우선순위를 매길 수 있고 또한 다른 장면에는 볼 수 없는 진료수가의 제한이 없이 필요에 따라서 후속조치(follow-up)를 할 수 있다고 언급하고 있다.

인간공학

미국작업치료협회의 전 회장 Karen Jacobs가 언급하고 있는 것처럼 작업치료 종사자에 대한 도전은 자기의 기술, 능력 및 훈련을 이용해서 새로운 실행영역을 시작하는 특유의 방법을 발견하는 것이다(Johansson, 1999a). 생산성을 높이기 위한 기기와 환경 디자인의 과학인 **인간공학**(ergonomics)은 작업치료사가 지반을 획득하여가고 있고 또한 매우 중요한 자원으로 되어가고 있는 영역의 하나이다. 그러나 만일 치료사가 인간공학의 영역에 흥미가 있다면 특별한 훈련을 필요로 하고 평생교육과정을 통해서 입수할 수 있다(Le Postollec, 1999). "작업치료는 근로자에 대한 면접, 활동의 분석, 증상의 이해에 필요한 기술과 그리고 역할, 수행요소 및 기능장애와 같은 면에서의 전체 이미지를 종합한 것을 결합하고 있다(Johansson, 1999a, p.8). 작업치료 프로그램은 어떤 특정의 현장 과제(on-the-job task)에서의 반복운동의 손상 예방에서의 원조를 확립할 수 있다. 대부분의 비지니즈는 근로자 보상비를 감소시키는 것 같은 프로그램에 자금을 흔쾌히 제공하고 있다. 인간공학적 프로그램을 실시하여온 캘리포니아에 있는 회사들은 손상자의 감소와 근로자 보상비율의 저하와 같은 이익을 입증하고 있다(Johansson, 1999a).

많은 사람들이 힘든 많은 신체적 활동을 필요로 하는 직업에 취업하고 있다. 따라서 직장에서의 신체적성 프로그램은 근로자가 축적성 외상질환(cumulative trauma disorders : CTD)이 없도록 원조하기 위해 제도화되어 있는지도 모른다. CTD는 본질적으로는 예컨대, 허리뼈 척추원반 탈출증, 손목굴증후군 및 힘줄염과 같은 신경근육골격계이다. 전문직 종사자는 현장에서 시행할 수 있는 간단한 유연성체조, 근력강화 및 스트레칭 체조를 근로자에게 가르칠 수 있다. 신체적성 활동은 많은 경우, 근로자가 직장에서 체조를 한다는 것처럼, 근로자의 일과 안에 편입시킬 수 있다. 보다 건강하고 양호한 상태의 사람은 CTD나 다른 손상을 일으키는 일이 적다는 것은 사실로서 지지되고 있다. 상담 서비스는 신체 역학(body mechanics)과 자세, 스트레스 관리, 기지개를 펴는 휴식시간과 이완, 및 일에 특화한 근력강화 프로그램에 관한 직장 내 훈련을 통해서 회사에 제공되는 경우도 있다(Blaz, 1998).

캘리포니아주 Carmel의 인간공학 상담역 Audrey Morris는 병원에서 환자가 받고 있었던 치료에 실망하여 자기 자신이 비지니스를 시작하였다. 그녀는 또한 근로자 보상 시스템이 일에 관련된 손상예방에 대처하는 데에 실패하고 있다는 것을 알게 되었다. Morris는 관리자와 근로자와의 상담, 직장에서의 평가 및 특별한 니즈를 가진 종업원에 대한 합리적인 편의를 도모하는 것을 결정하기 위한 원조를 제공한다. 이에 더해서 그녀는 사무직원과 육체노동자를 위한 자세와 체조의 프로그램과 스트레스 관리를 강조하는 강습회도 제공하고 있다(Johansson, 1999a).

작업치료사인 Sallie Taylor와 Donna Hoelscher는 서로 협력하여 미주리주에서 Safesite(안전한 장소)라 불리는 인간공학의 상담 비지니스를 개시하였다. Safesite에 의해서 제공되는 서비스는 의사의 의뢰를 필요로 하지 않고 보통은 사업체에 의해서 지불된다. Taylor와 Hoelscher는 지역사회의 사업체에 대한 상담을 제공하는 것 이외에 다른 치료사가 자기가 상담 서비스를 시작하는 것의 지원을 헌신적으로 수행하고 있다. 인간공학적인 상담을 시행하는 것은 그것이 평가, 활동분석, 목표설정, 및 문제해결의 기술에 관여하기 때문에 전문직 종사자가 새로운 일의 기회를 찾는 데에 하나의 큰 옵션이다(Johansson, 1999a).

운전 프로그램

최근의 고령자 인구의 증가에 따라서 안전과 이동에 관한 전체적 관심이 높아져왔다. 미국자동차관리자연맹(American Association of Motor Vehicle Administrators : AAMVA)에 따르면 2020년에는 직업운전기사의 5명에 1명은 65세 이상이 될 것이다(Johansson, 1999c). 주의 기관(state agencies)은 노상을 안전하게 운전할 수 있는 고령자나 장애인의 운전자가 운전을 금지당하지 않도록 보증할 책임이 있다. 주에 따라서는 고령의 운전자에게 보다 빈번한 검사를 요구함으로써 정책전환을 이미 시작한 곳도 있다. 코네티컷주는 고령자와 장애인에게 제한조건으로 운전의 계속을 허가하는 "임의등급 조건부 면허(voluntary graduated license)"를 도입한 최초의 주였다. 제한에는 주간운전에 한정함, 교정안경의 사용, 특별한 제어장치나 자조장구를 장비한 차량의 운전 등이 포함될 것이다(Johansson, 1999c).

미합중국 운수성의 심리학 연구자 John Eberhard는 고령운전자 수의 증가와 고령자의 자동차에의 의존성 때문에 많은 개입의 기회가 있다는 것을 시사하고 있다(Berg, 1998). 그 조건을 갖춘 작업치료사는 개인의 안전을 확보하기 위해 평가를 실시하고 운전훈련을 제공할 수 있다. 메디케어와 대부분의 자동차보험회사는 이들의 서비스 비용을 보상하고 있지 않다. 그러나 다양한 보조금을 통해서 또는 각 진료별 지불방식으로 하여 용돈에서부터 지불하는 가족에 의해서 재정적 지원이 얻어질지도 모른다.

Bert Sorkin 씨는 뇌졸중이 발병하였을 때, 다시 운전을 하는 일이 없을 가능성에 직면하였다. Sorkin 씨는 재활에 의해서 발병 전의 능력의 80~90%를 회복할 수 있었다. Sorkin 씨는 작업치료사인 Linda Hunt에 의해서 고령운전자를 재훈련하기 위해 설계된 프로그램에 들어갔다. 그리고 훈련용 자동차의 핸들을 잡고 헤아릴 수 없을 정도의 시간을 보낸 후, Sorkin 씨는 핸들의 손잡이 또는 장착한 "spinner"의 사용에 의해서 운전에 복귀할 준비가 갖춰졌다. Hunt는 자동차 메이커와 미합중국 운수성과의 사이의 신사협정 하에서의 General Motors사로부터의 재정적 지원을 받아 이 프로그램을 개시하였다(Berg, 1998).

수중치료

물에서의 활동은 클라이언트에게 놀이와 같은 그리고 이완할 수 있는 분위기 속에서 광범위에 걸치는 작업치료의 목표를 달성하는 기회를 제공한다. 수중치료(aquatic therapy)는 치료적인 환경으로서 물에 특유한 성질을 이용한다. 작업치료사에 의해서 공급되었을 때에는 전체론적인 접근, 기능적이고 작업적인 목표를 도입한 개별개입 계획, 그리고 감각통합의 테크닉(Joe, 1998a)이 특징이 된다. 그러나 수중치료를 제공하기 위해서는 전문적인 훈련이 요구된다. 이 훈련은 미국작업치료협회(AOTA)가 제공하는 강습회에서 습득할 수 있을 것이다. 현재, 400명 이상이 AOTA의 수중치료의 네트워크에 참여하고 있다(Joe, 1998a). 수중치료는 유방암의 수술을 받은 사람, 신체장애가 있는 사람, 그리고 발달장애가 있는 사람을 포함하는 다종다양한 클라이언트에게 도움이 되는 것이다.

수중치료는 유방암의 수술을 받은 사람이 관절가동범위, 근력 및 자신감을 개선하는 것에 의해서 통상의 활동에 복귀하는 데에 도움이 될 수 있다. 유방암의 수술을 받은 사람을 위한 양호한 수중치료 프로그램은 아래의 목표에 초점을 맞춰야 한다.

1. 심장혈관의 피트니스를 개선하는 것.
2. 어깨의 관절가동범위를 확대하는 것.
3. 림프부종을 방지 또는 감소시키는 것.
4. 스트레스를 저하시키고 양호한 상태를 증진하는 것.
5. 긍정적인 사회 환경을 제공하는 것(Essert, 1998).

작업치료 종사자는 지지적인 집단의 분위기를 제공하고 그 집단 속에서 개방성을 촉진하여야 한다. 유방암의 수술을 받은 사람에게 작용하는 치료사는 교육자, 동기부여를 하는 사람 그리고 경청하는 사람과 같은 다양한 역할을 수행하고 있다.

수중치료는 관절염, 신경근육장애 및 척수손상 등의 광범위한 클라이언트의 치료에 매우 도움이 된다. 필라델피아 지방에서 수중치료를 실행하고 있는 작업치료사인 Caryn Johnson은 신체장애를 가진 성인을 위한 WETSwim이라 불리는 수영 프로그램 시설을 도입하였다(Joe, 1998a). 이 프로그램은 통증을 완화시키고 레저 목표를 추구하는 것만이 아니라 사회적 기술, 자립, 자존심, 체력을 향상시키는 기회를 클라이언트에게 제공하고 있다. 버지니아주 Hampton Roads에서 작업치료사 Gwendolyn Garrett는 Aquatic Therapy in Virginia라 이름붙인 개인개업을 시작하였다. 그녀는 어린이들이나 메디케어의 수급자, 산업재해 대상자에 대한 일반적인 수중치료 서비스에 더하여 장애가 있는 성인을 위한 스쿠버다이빙교실을 개설하였다. Garrett는 "물은 전체에 새로운 범위의 치료 가능성을 열어놓고 있다(Joe, 1998a, p.13)"라고 언급하고 있다. 물의 열(heat)과 무중력상태는 클라이언트에게 새로운 치료적 환경을 제공하고 있다.

수중치료는 또한, 발달장애를 가진 어린이의 치료에 사용되는 효과적인 치료적 환경이기도 하다. 발달장애아는 자학(self-abuse)이나 자제(self-restraint)와 같은 징후를 나타내는 경우가 있다. 이러한 종류의 행동은 신체에 대한 자해행동을 야기하는 경우가 적지 않다. 물은 활동에의 자연스런 참여를 가능케 하는 위협을 받는 일이 없는 즐거운 환경을 제공한다. 이 대상자를 치료하는 경우의 주된 목표는 긍정적인 운동패턴을 재건하는 것과 파괴적인 행동을 감소 또는 소거하는 것이다. 풀 내에서의 자학적 행동을 거의 나타내지 않게 되었을 때, 그 사람은 가정환경에 그 성과를 이어지게 하는 것이 된다(Westerfield, 1998).

승마요법

승마요법(hippotherapy)은 "말의 도움을 수반한다"라는 의미에서 일반적으로는 치료적 승마의 실행으로서 알려져 있다. 승마요법에서의 주된 치료적 도구는 말의 운동이다. 장애가 있는 어린이나 어른은 말을 제어하려고 하는 것이 아니라 치료의 매체로서 말의 운동을 이용한다. 클라이언트가 말에 타고 있는 동안, 작업치료 종사자는 근육긴장, 안뜰기능, 감각운동 통합, 의사소통 기술, 몸통 조절과 같은 것을 촉진하기 위해 전통적인 치료의 기술을 채택하고 있다. 클라이언트는 움직이고 있는 말 위에서 성공적으로 균형을 유지함으로써 충실감을 얻고 전통적인 개입으로는 달성되지 않을 것 같은 기능개선을 보여주는 경우도 있다(Haugen, 1999).

승마요법의 최초의 대학원 과정은 Western Michigan대학 작업치료학과와 미시간주 Augusta의 Cheff 치료적 승마 센터에 의해서 시작되었다. 이 프로그램은 "적절한 클라이언트를 선별검사를 하여 선택하고 평가하는 방법을 학습하는 것, 승마요법을 위한 말을 선택하여 훈련하는 것, 그리고 승마요법의 프로그램과 관리를 개발하는 것"과 같은 기회를 치료사에게 제공하고 있다(Haugen, 1999, p.36). 이 프로그램의 강사인 작업치료사 Claudia Morin은 "이 대학의 프로그램은 승마요법의 실행에 대해서 학생을 교육하는 전국기준을 만들어내는 것으로 유도하는 중요한 한 단계이다(Haugen, 1999, p.36).

사회복지 일자리 프로그램

1996년 8월에 법률로 된 복지개혁계획은 수급자가 2년간의 지원을 받은 후에 일자리를 찾아내도록 요구하고 있다. 복지수급자의 적어도 절반은 2002년까지에 일자리에 관련된 활동에 참여하거나 또는 주정부가 재정적 불이익을 가하게 된다(Johansson, 1998). 복지수급자가 일자리를 얻어도 일자리를 지원하는 자원이 부족하거나 부적절한 직업훈련 때문에 수개월 내에 그 일자리를 상실하는 경우가 많다는 연구가 있다. 이에 더해서 복지수급자의 상당한 비율의 사람들이 계속적인 고용 가능성을 방해하고 있는 학습상의 문제, 가정 내 폭력, 정신건강과 물질사용의 장애를 경험하고 있다. 작업치료사 Susan Fine은 "작업치료는 사람들이 직장에 복귀하는 준비를 한다는 오랜 역사를 갖고 있으며(Johansson, 1998, p.14)" 따라서 사회복지 일자리 프로그램에 큰 공헌을 수행할 수 있다고 언급하고 있다. 작업치료 종사자는 목표를 설정하고 직업을 탐색하며 최종목표인 직장복귀와 계속 취업을 성공적으로 달성하기 위해 이러한 것들을 지역사회의 정보 소스와 결부시키도록 클라이언트를 원조할 수 있다(Johansson, 1998).

폭력 예방

1999년 4월 20일의 콜로라도주 Littleton의 Columbine 고등학교에서의 총기난사사건에 의해서 전미국의 공립학교에서 보다 많은 폭력예방 프로그램을 개시하려고 하는 강력한 캠페인이 일어났다. 작업치료사는 심리사회적 선별검사(screening), 폭력예방의 노력 및 청소년기의 "작업"의 촉진에 매우 중요한 역할을 수행할 수 있다. 미국정신건강협회 회장인 Michael Faenza는 "어린이의 정신건강상의 니즈는 학교 안에서 어린이가 있는 장소에서 대처하여야 한다(American Occupational Therapy Association, 1999, p. vi)라고 언급하고 있다. 작업치료 서비스는 학교제도 안에서 성공적으로 확립되어 있기 때문에 학교에 기반을 둔 전문직 종사자의 지식과 기술은 이제까지 없었을 정도로 증가하고 있는 어린이와 청소년 사이의 사회적 행동, 폭력 및 자살과 같은 문제에 대처하기 위해 사용될 가능성이 있다. 젊은이들은 청소년기의 발달적 작업을 충족시킬 수 없다면, 이들의 행동을 발달시키는 데에 있어서 위험에 노출된다. 이러한 발달적인 작업에는 친구를 만드는 것, 집단이나 과외활동에 참여하는 것, 캐리어의 계획을 전개하는 것이 포함된다. Columbine에서 일어난 것 같은 상황을 예방하기 위해 정신건강에 관한 훈련과 경험을 가진 작업치료 종사자는 학교제도의 상담역으로서 공헌할 수 있다(Johansson, 1999e : Johansson, 1999f).

폭력예방 프로그램을 성공시키기 위해서는 학교관리자, 교사, 지역사회의 지도자, 부모 그리고 학생이 적극적인 역할을 취하여야 한다. 작업치료 종사자는 부모에게 자기 아이를 더욱 이해하고 부모 자식 사이의 유대를 강화하도록 아동과 청소년의 발달에 대해서 교육할 수 있다. 이에 더해서 치료 종사자는 지역사회 안에서 어린이와 청소년에 대한 작업에 기반을 둔 프로그램을 주장하고 계획할 수 있다. 작업치료의 참여의 기회는 소년 · 소녀 클럽, 스카우트, 심야농구 리그와 같은 프로그램을 통해서 이용할 수 있을지도 모른다(Johansson, 1999e : Johansson, 1999f).

작업치료의 창조성과 혁신성의 기회는 만일 전문직 종사자가 사회의 니즈를 통찰력 있게 관찰한다면 무한한 것이다. 정신질환, 약물남용, 노숙, 폭력, 학대 및 부적절한 데이케어와 같은 것을 포함하는 것을 포함하는 현대의 사회적 문제의 대부분은 작업수행과 밀접하게 관계하고 있다(Baum & Law, 1998). 이 전문직과 개개의 전문직 종사자는 지역사회의 문제를 확인하고 효과적이고 적절한 개입을 계획하여 지역사회 건강 프로그램을 위한 재정적 지원을 추구할 책임이 있다.

지역사회에 기반을 둔 프로그램의 기금/FUNDING COMMUNITY-BASED PROGRAMS

작업치료 종사자는 진료에 대한 지불 또는 진료수가에 기초하여 일을 하는 것에 익숙해져 있다. 환자는 치료되고 제공한 서비스에 대해서 제3자 지불기관이 그 제공자에게 수가를 지불한다. 작업치료 서비스에 대한 **진료수가**를 지불하는 주된 제3자 지불기관에는 메디케어, 메디케이드, 산업재해보험, 건강관리기관 그리고 Blue Cross 또는 Blue Shield와 같은 민간보험회사가 포함된다.

지역사회에 기반을 둔 프로그램은 진료수가를 기초로 하여 운영되는 경우는 드물다. 지역사회에 기반을 둔 프로그램의 대부분은 지방공공단체나 주정부 및 연방정부를 통한 **조성금**이나 계약과 같은 형태로 **기금**(funding)을 받는 경우가 많다. 미국합동모금사회복지협의회연합(United Way)이나 자선재단도 지역사회에 기반을 둔 건강이나 교육의 프로그램의 기금 소스이다. 이들의 자금, 총액 또는 특정 목적을 위해 확보되는 다른 자원은 다양한 방법으로 분산된다. 조성금(Grants)은 창조적이고 독창적인 제안의 제출에 기초하여 특정의 목적, 일반적으로는 연구나 서비스의 프로젝트에 대해서 채택되는 기금이다. 조성금은 때로는 "어음(soft money)"이라 불리고 일시적인 자금으로 간주할 필요가 있다. 이러한 것은 조성금이라는 기금이 특정의 기간에만 이용할 수 있다는 것을 의미한다. 조성금에 따라서는 1년간인 것, 또한 몇 년간에 걸치는 것도 있다. 그러나 영구적으로 재원을 제공하는 조성금은 없다. **계약**(contract)은 연구나 서비스의 프로젝트에 기금을 제공한다는 점에서 조성금과 유사하다. 그러나 계약은 이루어져야 할 프로젝트의 범위를 기금기관(통상은 지방자치단체나 주정부 및 연방정부)이 이미 정의하고 있으며, 그 지역사회 내의 복수의 조직에 경쟁 입찰을 요구한다는 점에서 다르다.

의학모델 이외의 기금의 옵션을 강구하는 경우, "사회경제적 전망에 입각한 건강의 명확한 이해와 작업치료 종사자가 온갖 수준에서 효과적이고 적절하게 개입할 수 있다는 신념을 필요로 한다(Brownson, 1998, p.62)". 네트워크를 만드는 것은 아마도 자금 소스를 확인하기 위한 가장 중요한 방법이다. 프로그램에 기금을 얻는 것은 "지방의 위원회나 재단, 자주적인 건강조직, 부인회, 비지니즈, 서비스기관, 변호사, 보험업자, 민간보험회사, 그리고 정부"와 네트워크를 만들고 있다는 것을 의미할지도 모른다(Brownson, p.64).

정부기금

연방정부는 연구와 프로그램의 시범사업(demonstration project)에 많은 금액의 기금을 제공하고 있다. 그러나 이들의 기금을 둘러싼 경쟁은 일반적으로 치열하다. 연방정부의 기금은 조성금에 대한 신청이 있는 지역사회 내의 다수의 기관 사이의 협동적 노력을 보이는 것이 아닌 한, 받는 것은 어렵다. 연방정부 국내지원 목록(Catalog of Federal Domestic Assistance)은 연방정부의 기금을 얻는 기회에 관한 주된 정보 소스이다. 그 목록은 인터넷의 http://www.gsa.gov:80/fdac/로부터 접근할 수 있다(Dusseau, 1998). 작업치료의 프로젝트에 기금의 흥미를 나타낼 가능성이 있는 연방정부 기관에는 교육성, 건강 · 인적 서비스성, 주거 · 도시개발성, 및 운수성이 포함된다.

연방기금의 어떤 것은 "정액 조성금"의 형태로 각 주정부에 제공된다. 이것은 각 주정부가 그 자금을 어떻게 교부하고 어떤 계획에 기금을 제공하는가를 결정하는 것이다. 정액 조성금의 어떤 것은 특정의 주정부 기관으로 지정되고 다른 기금은 지역사회 프로그램으로부터의 경쟁에 의한 제안을 위해 이용가능하게 되어있다. 이에 더해서 주지사는 유익한 지역사회 프로그램에 배분하기 위해 독자적인 주정부 기금을 갖는 경우도 있다.

지방공공단체는 각각의 사법권 안에서 분배하기 위해 주정부기금을 받는 경우도 있다. 이들의 기금의 어떤 것은 특정 목적을 위해 지정되지만, 다른 기금은 "소액" 조성금 분배기구를 거쳐 분배되도록 되어있다. 주정부와 지방공공단체의 기금은 집합적으로 지구계획위원회로서 알려져 있는 조직을 통해서 관리되는 경우가 많다.

재단기금

재단은 지역사회에 기반을 둔 프로그램의 주요한 자금 소스를 대표하는 것이다. 이들의 재단은 특정 지역사회의 니즈에 대처하기 위해 자선단체나 프로그램을 지원한다는 목적으로 상당한 금액을 비축하여온 독지가 가족(philanthropic families), 기업 또는 지역사회기관에 의해서 운영되고 있다. 재단은 보통 특정의 일정으로 조성금에 대한 프로그램 신청을 받아들이고 있다. 어떤 것은 신청을 1년에 4회, 어떤 것은 1년에 2회, 그리고 어떤 것은 1년에 1회만을 받아들이고 있다(Dusseau, 1998).

지방의 재단은 일반적으로는 지방의 계획(local initiative)만을 지원하고 있다. 따라서 이들은 기금을 찾기 시작하기 위한 훌륭한 장소가 된다. 일반적으로 재단의 목표는 가능한 한 다수의 유익한 계획을 지원하는 것이다. 이와 같이 어떤 특정 단체에 제공되는 기금의 총액은 적어지는 경향에 있다(Dusseau, 1998). 그 재단의 의사결정자에게 동기부여를 하는 것은 무엇인가, 일반적으로는 매년 얼마 만큼의 금액이 배정되어 있는가, 어떠한 계획과 기관이 자금제공을 받는가와 같은 것을 확인하는 것은 중요하다. 이러한 파라미터의 범위 내에서 조정하는 것이 성공을 가져오게 될 것이다.

재단 센터는 조성금의 문서작성과 자금을 추구하는 적절한 기금을 확인하기 위해 도움이 되는 정보 소스이다. 그 센터는 지방, 주, 지구 및 연방의 재단을 위한 주된 정보 소스인 The Foundation Directory를 출판하고 있다. 이 재단 센터는 인터넷의 http://www.fndcenter.org/에서 접근할 수 있다. 재단평의회는 또 하나의 신뢰할 수 있는 정보 소스이며 http://www.cof.org/에서 볼 수 있다. 이에 더해서 공립 및 대학 도서관의 대부분은 그 조회부문에 이용 가능한 재단기금 안내서를 갖고 있다(Dusseau, 1998).

재단은 5개의 주요한 유형으로 나눌 수 있다. 이들은 (1)지역사회재단, (2)가족재단, (3)기업재단, (4) 특정 목적 재단 및 (5) 국가 일반목적 재단이다(Bauer, 1995).

지역사회재단

지역사회재단은 전형적으로는 지방의 독지가 개인에 의해서 명명된 다양한 자금을 관리하고 특정 지리적 지역사회에 서비스를 한다는 목적으로 만들어져 있다. 지역사회 재단은 일반적으로 지역사회 문제의 니즈의 평가나 다른 마찬가지의 지역사회에서 시행된 효과적인 프로그램의 모방에 대해서 자금을 제공하는 것을 선호하는 것 같다(Bauer, 1995).

가족재단

전국에서 3만 이상에 이르는 **가족재단**의 대부분은 질병에 걸린 가족을 기념하거나 명예를 칭송받기 위해 설립되었다. 따라서 이들이 자금을 제공하는 계획이나 유형은 그 재단이 명명되어 있는 사람의 인생이나 관심을 반영하는 경향이 있다. 자금원조의 결정은 전형적으로는 가족이나 지명된 이사에 의해서 이루어진다. 가족재단은 특정의 지리적 지역사회에만 자금을 제공하고, 또한 정기적으로 우선순위를 변경하는 경우가 많다. 이사의 구성과 이사의 현재의 관심은 심사숙고해야 할 중요한 점이다(Bauer, 1995).

기업재단

매우 가치가 있는 자원인 **기업재단**은 그 지역사회 안에서 중요한 계획에 기금 지원을 시행하는 것에 의해서 그 비지니스 이미지를 높이기 위해 스스로의 자금을 사용하는 경우가 많다. 기업재단으로부터 입수할 수 있는 금액은 그 기업의 재무 상태에 따라, 연도에 따라서 변동하는 경향이 있다. 기업재단은 교육 프로그램, 건강과 인적 서비스, 지역사회 강화 및 문화와 예술의 프로그램을 포함하는 다양한 유형의 기획에 자금을 제공하고 있다(Bauer, 1995).

특정목적 재단

그 이름이 의미하는 것처럼 **특정목적 재단**은 관심이 있는 특정영역의 계획에 일관하여 자금을 제공하고 있다. 이들의 재단은 범위에 따라서 지역사회, 지구, 및 국가의 재단이 될 것이다. Robert Wood Johnson재단은 이 분류에서 가장 알려져 있는 것의 하나이다. 이 재단의 목적은 미합중국에서의 건강 및 헬스케어의 개선을 위해 조성금을 제공하는 것이다. 기금을 받는 프로그램과 사용된 전략의 유형은 비록 다양하지만, 특정목적 재단의 바탕을 이루는 의도는 항상 일정한 상태 그대로이다(Bauer, 1995).

국가 일반목적 재단

국가 일반목적 재단(national general purpose foundation)은 소수이지만 재단이 조달하는 자금의 3분의 2이상을 차지하고 있다. 이들의 재단은 지리적 제한이 없이 광범위한 활동을 지원하고 있다. 이 분류에 들어가는 재단은 배포하는 조성금의 액수가 아니라 오히려 그 재단의 관심의 범위에 따른다. 국가 일반목적 재단은 국가의 주의를 끌 가능성이 있는 혁신적인 아이디어에 자금을 제공하는 경향이 있다(Bauer, 1995).

기타의 자금 소스

정부나 재단의 기금에 더하여 많은 협회나 시민 그룹이 지역사회의 계획에 대해서 기금을 제공하고 있다(표 17-4 참조). 대부분의 협회는 그 특정의 관심영역에서의 계획에 자금을 제공하고 있다. 예컨대, 미국암학회는 유방 자기검사에 관한 교육 프로그램에 기금을 제공하는 경우가 있다. 시민 그룹은 특정의 관심을 가질지도 모르지만, 일반적으로는 자기들이 기금을 제공하는 것에 대해서는 더 유연성이 있다. 지역사회 니즈를 나타내어 보이는 것이 보통으로는 주된 기준이다.

제약회사는 자칫 간과되기 쉬운 기금의 소스이다. 이들의 기업은 일반적으로는 자기의 제품과 관계되는 연구계획에 기금을 제공하고 있다. 때로는 당뇨병, 고혈압증, 정신건강상의 문제의 선별검사를 하는 것 같은 어떠한 광고활동의 이익을 가져오는 지역사회 건강계획에 기금을 제공하는 경우도 있다. 이에 더해서 단기대학이나 대학은 지역사회 프로그램을 위하여 입수 가능한 서비스나 자원을 갖고 있는 경우도 있다. 개인이나 지역사회 기관은 서로 관심이 있는 지역사회 계획에 기금을 얻기 위해 단기대학이나 대학의 교수진과 공동으로 조성금 신청서를 작성하는 경우도 있다.

지역사회에 기반을 둔 프로그램은 하나의 기금 소스에 의존하여서는 안 된다. 그 프로그램이 장기간에 걸쳐서 계속되고 살아남기 위해서는 복수의 기금 소스로부터의 폭넓은 경제적 기반을 개발하는 것이 반드시 필요하다. 자금조달 활동, 지역사회의 기업으로부터의 기부금, 다른 기관으로부터의 설비, 물품, 서비스의 현물 기부는 조성금에 의한 자금을 보충할 수 있다.

지역사회에 기반을 둔 프로그램의 마케팅/MARKETING COMMUNITY-BASED PROGRAMS

지역사회에 기반을 준 프로그램에서의 작업치료를 효과적으로 촉진하기 위해 치료 종사자는 비지니

표 17-4

지역사회 프로그램을 위한 잠재적인 기금 소스

학회 · 협회	시민 그룹	종교단체
알츠하이머학회	Elks Club	가톨릭 사회봉사단
미국상업여성연합	Jaycees	유태 가족봉사단
미국암학회	주니어 리그	루터 사회봉사단
미국당뇨병학회	키와니스 클럽	
미국머리외상기금	Knights of Columbus	
미국병원협회	(콜럼버스 기사단)	
미국심장협회	라이온스 클럽	
미국허파협회	메이슨회(Masons)	
미국적십자사	로터리 클럽	
가령(aging)의 지역사회기관	슈라인회(Shriners)	
관절염 기금		
상공회의소		
Easter Seals		
주택건설협회		
March of Dimes(소아마비 구제모금협회)		
미국다운증후군협회		
미국정신건강협회		
미국다발성경화증협회		
뇌성마비연합		
미국합동모금사회복지협의회연합(United Way)		

즈의 문헌에서 설명되어 있는 마케팅의 원리를 이용하여야 한다. 마케팅 이론은 소비자 행동에 영향을 미치는 변수를 분류하여 설명하려고 한다. 일상용어에서는 "소비자"라는 말은 개개의 구매자를 의미하여 만들어져 있는 경우가 많다. 그러나 이 상황에서는 소비자란 상품이나 서비스를 구입하거나 자금을 제공할 것이라고 결정하는 지위에 있는 온갖 개인, 그룹 또는 기관을 가리키고 있다. 오랜 시간의 시련에 견딘 마케팅 모델의 하나는 "**4개의 P**(four P's)"라 불리고 있다. 이들은 (1)제품(product), (2)장소(place), (3)가격(price), (4)촉진(promotion)이다(Kotler & Armstrong, 1991).

"제품"이란 공급되어야 하는 서비스를 가리킨다. 즉 이 제품은 어떠한 "형태"를 취하는가, 이 서비스의 기대되는 성과나 "이익"은 어떠한가, 그리고 소비자가 입수할 수 있는 "옵션"은 어떠한가라는 것이다. 작업치료 종사자는 그 서비스가 무엇으로 구성되어 있는가, 또는 그것이 그 지역사회 조직의 사명과 어떻게 합치하는가와 같은 것을 명료한 상식적 용어로 설명할 수 있어야 한다.

"장소"란 그 상품이나 서비스가 소비자에게 어떻게, 또한 어디서 공급되는가를 가리킨다. 그 프로그램은 특정의 장소에서, 복수의 장소에서, 또는 소비자의 집이나 비지니즈의 장에서 공급되는가, 서비스는 어떠한 지리적 지역사회에서 제공되는가, 서비스에 대해서 특별한 자격이 필요한가, 작업치료 종사자는 소비자가 좋아하는 제공의 방법을 사용해서 자기의 서비스를 개발하여 보여주기 위해 소비자의 니즈, 요망, 희망을 주의 깊게 평가하여야 한다.

"가격"이란 소비자에 대한 서비스의 비용을 가리킨다. 제품이나 서비스의 가격설정에 영향을 미치는 것은 소비자의 요청, 시장경쟁, 법적 제약, 일반적인 경제요인, 프로그램의 개발과 공급의 비용, 및 회사의 재정적인 이익과 손익의 기대 등을 포함하는 많은 요인이 있다(Burch & Davis, 1992). 지역사회 프로그램에서의 작업치료 서비스의 현실적인 가격결정은 아마도 전문직 종사자로서는 가장 어려운 측면이다.

"촉진"이란 잠재적인 수급자가 그 서비스의 입수 가능성을 알게 되는 과정을 가리킨다. 만일 서비스가 어떤 기관에 구입되어 충분히 활용되어 있지 않으면 그 서비스는 종결될 위기에 있다. 건전한 마케팅 계획 또는 서비스의 제안은 항상 복수의 촉진전략을 갖고 있다.

모든 마케팅의 노력의 성과는 제품 중심이 아니라 소비자 중심이어야 한다. 소비자 지향적 접근은 작업치료 철학에 합치하는 것이고 그 서비스는 아래의 것을 보증하는 것이다.

- 확인된 소비자의 니즈에 대처하는 것.
- 효과적이고 비용 대 효과가 있을 것.
- 접근 가능하고 적절하게 이용될 것(Burch & Davis, 1992).

맺는말 / *CONCLUSION*

미국작업치료협회는 작업치료 서비스를 위한 새로운 시장에 관한 정보를 수집하고 있고 아래의 10개의 최근에 생겨나는 실행영역을 확인하고 있다.

1. 인간공학에 관한 상담
2. 운전자의 재활과 훈련
3. 설계와 접근 가능성에 관한 상담과 가옥 개수
4. 시력저하에 대한 서비스
5. 개인 개업의 지역사회 건강 서비스(특히 지원을 받아서 하는 생활시설에 대해서)
6. 테크놀로지와 지원기기의 개발과 상담
7. 복지 수급자에 대한 사회복지 일자리 서비스(welfare-to-service)
8. 건강과 웰니스(wellness)의 상담
9. 사회보장소득(supplemental security income : SSI)과 사회보장장애보험(social security disability insurance : SSDI) 수익자에 대한 사회복지 일자리" 서비스
10. 어린이와 청소년의 심리사회적 니즈에 대처하는 서비스(Johansson, 2000)

이 리스트는 이들의 최근에 생겨나고 있는 실행영역과 이 책에서 언급한 다른 영역에 관해서 한층 더 대화와 지역사회 실행 모델의 확충을 자극하는 촉매를 공급하는 것이다. 지역사회 실행에의 참여에 성공하려면 작업치료 종사자가 스스로 아래의 사항을 '확충" 하는 것을 필요로 할 것이다.

- 작업의 유용성의 개념화
- 작업치료의 역할에 관한 전망
- 전문직의 관점
- 잠재적 기회의 인식
- 프로그램 입안자, 상담역, 대변자, 및 조성금 신청서 기재자로서의 능력

유일한 참된 장벽은 인간의 창조성의 한계이다. 작업은 인간의 생활에 있어서 반드시 필요한 것이다. 그것은 신체 및 정신의 건강을 개선하고 건전한 상태라는 감각에 공헌하며, 생활의 만족도를 강화하고

매일의 존재에 의미를 제공한다. 작업수행에서의 전문기술을 가진 전문가에 대한 기회는 인간의 노력의 모든 국면에서 명백하다. 사람은 신선한 눈과 열린 마음을 갖고 사물을 보는 것만이 필요하다.

학습문제 / STUDY QUESTIONS

1. 당신의 지역사회의 니즈를 확인하고 작업치료가 그러한 니즈에 어떻게 대처하는가를 설명하시오.
2. 위의 질문에서 확인된 니즈에 대처하기 위한 프로그램의 아이디어를 전개하고 그 작업치료 프로그램의 기초적인 구성요소의 개요를 서술하시오.
3. 당신의 프로그램의 아이디어에 대해서 기금 소스가 되는 가능성을 세 가지 열거하시오.
4. 당신의 아이디어의 마케팅을 하기 위해 사용한다고 생각되는 전략을 논하시오.

인용문헌

American Occupational Therapy Association. (1999). A role for OT in preventing school violence. *OT WEEK, 13*(17), i, vi. American Occupational Therapy Association.

Barker, J.A. (1992). *Future edge: Discovering the new paradigms of success.* New York: William Morrow.

Bauer, D.G. (1995). *The complete grants sourcebook for higher education* (3rd ed.). Phoenix: American Council on Education, Oryx Press.

Baum, C., and Law, M. (1998). Community health: A responsibility, an opportunity and a fit for occupational therapy. *American Journal of Occupational Therapy, 52*(1), 7–10.

Berg, J. (1998). On the road again. *OT WEEK, 12*(6), 16–17.

Blaz, J. (1998). Keeping fit for duty. *OT WEEK, 12* (7), 12–13.

Bockhoven, J.S. (1968). Challenge of the new clinical approaches. *American Journal of Occupational Therapy, 22,* 23–25.

Brownson, C.A. (1998). Funding community practice: Stage 1. *American Journal of Occupational Therapy, 52*(1), 60–64.

Burch, E.A., and Davis, Q.M. (1992). Marketing, health promotion, and injury prevention programs. In J. Rothman and R. Levine, *Prevention practice: Strategies for physical therapy and occupational therapy.* Philadelphia: Saunders.

Capra, F., and Steindl-Rast, D. (1991). *Belonging to the universe: Explorations on the frontiers of science and spirituality.* San Francisco: HarperCollins.

Center for Urban Affairs and Policy Research, Northwestern University. (1988). *Mapping community capacity.* Evanston, IL: Northwestern University.

Collins, L.F. (1998). Is case management for you? *OT PRACTICE, 3*(6), 42–44.

Cornish, E. (1980). Toward a philosophy of futurism. *Health Education, 11,* 10–12.

Diffendal, J. (1999). The center of living, growing and gardening. *ADVANCE for Occupational Therapy Practitioners, 15*(6), 30.

Dressler, J., and Snively, F. (1998). Occupational therapy in the criminal justice system. In E. Cara and A. MacRae (Eds.), *Psychosocial occupational therapy: A clinical practice* (pp. 527–552). Albany, NY: Delmar.

Dusseau, S.B. (1998). Grant writing. In R.J. Bensley and J. Brookings-Fisher, *Community health education methods.* Kalamazoo, MI: Balance Group.

Essert, M.B. (1998). The healing power of water. *ADVANCE for Occupational Therapy Practitioners, 14*(42), 36–37.

Finn, G.L. (1972). The occupational therapist in prevention programs. *American Journal of Occupational Therapy, 26,* 59–66.

Freudenberg, N., Eng, E., Flay, B., Parcel, G., Rogers, T., and Wallerstein, N. (1995). Strengthening individual and community capacity to prevent disease and promote health: In search of relevant theories and principles. *Health Education Quarterly, 22*(3), 290–306.

Haggerty, M. (1998). Side by side: Partnering with assisted living facilities. *ADVANCE for Occupational Therapists, 14*(4), 21.

Haugen, J. (1999). It's not just horsing around. *ADVANCE for Occupational Therapy Practitioners, 15*(1), 36.
Joe, B.E. (1998a). Aquatic rehab: The great equalizer. *OT WEEK, 12*(33), 12–13.
Joe, B.E. (1998b). Becoming an OT entrepreneur. *OT WEEK, 12*(46), 12–13.
Joe, B.E. (1999). This warden is an OT. *OT WEEK, 13*(1), 9.
Johansson, C. (1998). New opportunities in mental health. *OT WEEK, 12*(43), 14–15.
Johansson, C. (1999a). The business of ergonomics. *OT WEEK, 13*(20), 8–9.
Johansson, C. (1999b). Crafting user friendly environments. *OT WEEK, 13*(21), 8–9.
Johansson, C. (1999c). Driver training: Can OT claim the franchise? *OT WEEK, 13*(6), 8–9.
Johansson, C. (1999d). Independent living through technology. *OT WEEK, 13*(32), 8–9.
Johansson, C. (1999e). Let's take a stand on school violence. *OT WEEK, 13*(19), 8–9.
Johansson, C. (1999f). OT prescription for school violence. *OT WEEK, 13*(30), 8–10.
Johansson, C. (2000). Top ten emerging practice areas. *OT Practice, 5*(3), 7–8.
Koestler, A. (1978). *Janus.* London: Hutchinson.
Kotler, P., and Armstrong, G. (1991). *Principles of marketing* (5th ed). Englewood Cliffs, NJ: Prentice-Hall.
Le Postollec, M.L. (1999). Holding a seat in the field of ergonomics. *ADVANCE for Occupational Therapy Practitioners, 15*(2), 23–24.
Westerfield, V. (1998). New people in the pool: What aquatics can do for your DD clients. *ADVANCE for Occupational Therapists, 14*(1), 21–22.
Womack, J. (1999). The Vanderbilt apartments: An example of occupational therapy in a community-based setting. *AOTA Home and Community Health Special Interest Newsletter, 6*(2), 1–4.
Zimmerman, S.S. (1999). Occupational therapy service delivery to an apartment program. *AOTA Home and Community Health Special Interest Section Newsletter, 6*(1), 1–3.
Zuckerman, D. (1998). It's home sweet home—at the right price. *OT WEEK, 12*(9), 12–13.

제 18 장

전문직의 교육과 연구와의 연관성

Implications for Professional Education and Research

■ 개요

서론
전문직의 교육 : 그때와 현재
　과거의 영향
　현재의 영향
　장래의 연관성
전문직의 준비에서의 창조적 전략
　동 켄터기대학 : 교수촉진형 임상실습 모델
　워싱턴대학(센트루이스) : 지역사회 실행 프로그램
　남 앨라배마대학 : 지역사회 서비스 학습 접근
지역사회에 기반을 둔 실행에서의 연구
혁신의 확산

핵심이 되는 용어

작업치료 교육인정 협의회
(Accreditation Council for Occupational Therapy Education : ACOTE)
인정기준(Accreditation standards)
예측(Anticipation)
의사소통의 채널
(Communication channels)
지역사회 서비스 학습
(Community service learning)
확산(Diffusion)
탁월(Excellence)
혁신(Innovation)
미합중국작업치료 자격인정위원회
(National Board for Certification in Occupational Therapy : NBCOT)
결의 J(Resolution J)
사회 시스템(Social system)

학 습 목 표

이 단원은 독자가 아래의 것을 할 수 있도록 적은 것이다.

- 작업치료 교육에 영향을 미치는 동향과 사건을 확인하는 것.
- 작업치료에 있어서의 지역사회에 기반을 둔 임상실습의 역사에 대한 이해를 나타내는 것.
- 지역사회에 기반을 둔 실행의 여러 개념을 교육하기 위한 교육과정과 임상실습의 옵션의 가능성을 논하는 것.
- 학생, 교육자, 전문직 및 교수촉진형 임상실습 모델에 있어서의 이익을 설명하는 것.
- 혁신이 전문직 안에서 보급되는 과정을 논하는 것.

큰 그림을 보는 사람만이 … 그 틀 밖으로 내딛는 사람이다.

S. Rushdie (1999, p.43)

서론/INTRODUCTION

세계는 항상 변화하고 있으며 전문직 교육도 현재의 실행환경에서의 요청에도 예측되는 장래의 니즈에도 대응하여야 한다. 교육의 계획자는 장래의 전망을 교육과정의 내용, 과정 및 성과의 프로그램 안에 편입시킬 필요가 있다.

이 단원에서는 전문직으로서의 작업치료 교육에 대한 과거와 현재의 영향을 강조하고 지역사회 실행의 내용과 경험을 교육과정 안에 도입하기 위한 창조적 전략을 제시한다. 훈련과 임상실습에 관한 예를 몇 가지 나타낸다. 작업치료가 성공하기 위해서는 탁월성, 혁신 및 예측이 요구된다.

전문직의 그때와 현재/PROFESSIONAL EDUCATION: THEN AND NOW

작업치료 교육의 장래는 현재의 동향에 기초하여 어느 정도는 예측할 수 있다. 다음의 진술은 작업치료의 장래에 관한 저자들의 신념을 반영한 것이며, "생각하기 위한 토대"로서 제공한다. 우리들은 다음의 것을 예측하고 있다.

- 예방과 건강증진에서의 작업치료의 역할의 증가.
- 의료시설에서부터 분산되고 조정된 지역사회에 기반을 둔 장면에의 서비스의 중대한 전환.
- 헬스케어에서의 추진력으로서의 소비자에 대한 초점의 증가.
- 전문직 종사자(practitioner) 사이에서 고조된 문화적 유능성에 대한 니즈를 추구하는 모집단의 문화적 다양성의 증가를 포함하는 인구통계학적 변화.
- 건강, 질병 및 장애라는 전체 범위에 걸치는 고령자 수의 증가.
- 정신건강과 생활의 질에 대해서 역점을 두는 것의 증가를 포함하는 헬스케어의 개혁.
- 폭력, 범죄, 및 알코올이나 약물남용과 같은 사회문제를 예방하고 감소시키는 작업치료의 전개되고 있는 역할.

과거의 영향

지역사회 실행내용과 경험을 커리큘럼에 도입한다는 작업치료 교육과정에 대한 니즈는 우리들의 예측에 의해서 명확히 강조되어 있다. 그러나 이 요구는 새로운 것은 아니다. 1974년에 Grossman(p.591)은 아래와 같이 언급하였다.

> 만일 작업치료사가 지역사회 프로그램에서 지도적 역할을 하려고 한다면, 훈련은 학생의 수준에서 시작하여야 한다. 커리큘럼에는 지역사회의 니즈와 자원의 설명과 평가, 시스템이론, 및 프로그램 개발의 수업을 포함하여야 한다.

그러나 학생과 전문직 종사자가 지역사회의 프로그램 안에서 효과적으로 실행하기 위하여 무엇을 알고 있어야 하는가라는 의문은 여전히 남아있다.

McColl(1998)은 생물의학적인 임상실행을 위한 현재의 지식기반을 응용하는 것으로는 지역사회에

Box 18-1

학생과 전문직 종사자가 지역사회의 프로그램 안에서 효과적으로 실행하기 위한 알아둘 필요가 있는 것

- 지역사회란 무엇인가.
- 조직이나 지역사회는 어떻게 형성되는가.
- 조직이나 지역사회는 어떻게 통치되는가.
- 지역사회의 자원을 어떻게 확인하는가.
- 지역사회의 니즈를 어떻게 확인하는가.
- 변화를 어떻게 촉진하는가.
- 장애인은 지역사회 안에서 어떻게 생활하고 있는가.
- 지역사회에서는 사람들은 어떻게 작업을 전개하고 추구하는가.
- 지역사회에는 작업에의 참여를 지지하거나, 장벽이 되는 어떠한 것이 있는가.

출처 : McColl, M.A.(1998). What do we need to know to practice occupational therapy in the community? American Journal of Occupational Therapy. 52(1), 11-18.

기반을 둔 실행에서는 부적절하고 효과가 없는 것이 될 것이라고 생각하고 있었다. 지역사회 현장에서 성공적으로 시행하려면, 학생과 전문직 종사자는 역사학, 문화인류학, 사회학, 조직심리학, 경제학, 비지니즈 관리학, 역학, 공중위생학, 정치학과 정책 그리고 시스템이론의 기초적 이해와 평가를 필요로 한다. 이러한 것은 전문직의 준비교육에서 이제까지 이상으로 사회과학에 역점을 두도록 요구하고 있다. 이에 더해서 McColl은 작업치료 과정에 편입되어야 할 기초적 내용의 지식의 개요를 설명하고 있다 (Box 18-1 참조).

지역사회에 기반을 둔 임상실습 교육도 단순한 현재의 여러 현상은 아니다. 1976년에 Cermak은 보스턴대학의 작업치료학과 4학년생에 대한 지역사회에 기반을 둔 임상실습 경험을 설명하고 있다. 이 지역사회 서비스에 관한 학습 프로젝트는 그 지방의 데이케어 시설에서의 어린이들과 그 부모에 대한 예방과 조기개입 서비스를 제공하였다. Cermak(1976, p.157)에 따르면 아래와 같은 것이다.

> 그 프로그램에는 아래의 5개의 목적에 합치하도록 기획되었다. 학생에게 이론과 실행의 효과적인 통합을 제공하는 것, 조기의 개입과 예방 프로그램에 대한 이론적 개념을 적용할 수 있도록 하는 것, 학생에게 지역사회 서비스 제공의 복잡성을 체험시키는 것, 학생에게 지역사회 프로그램에서의 새로운 역할을 학습시키는 것, 그리고 서비스 제공의 공중위생학 모델 안에서의 작업치료의 역할을 나타내어 보이는 것이었다.

학생은 지각 · 운동 활동을 입안하고 발달지체와 학습장애가 있는 어린이들의 선별검사를 하여 데이케어 스태프와 부모에게 세미나를 제공하였다. 그 프로그램에는 모자건강 서비스국(Maternal and Child Health Service)의 조성금이 지급되었다(Cermak, 1976).

지역사회 실행에서 학생을 훈련한 것과 마찬가지의 전략은 남 캘리포니아대학(USC)에서도 사용되었다. USC 프로그램의 목표는 학생에게 프로그램의 개발과 고도의 문제해결 기술을 제공하는 것에 의해서 학생이 지역사회에 기반을 둔 실행에의 이행을 쾌적하게 느끼도록 준비하는 것이었다. 이 조성금에 의한 프로젝트는 학생과 교수에게 광범위에 이르는 공적 기관에서의 작업치료 서비스를 구축하고 실행하는 기회를 제공하였다. 학생은 작업치료 조수학생, 학부학생, 대학원생을 포함하고 팀에 조직되었다. 이것은 협동과 지도기술에 관한 학습이라는 또 다른 이점도 제공하였다(Cromwell & Kielhofner, 1976).

플로리다대학에서는 교수와 졸업생이 1977년의 American Journal of Occupational Therapy지에 플로리다 농촌지구에 거주하는 정신장애가 있는 고령자에 대한 출장에 의한 활동 그룹을 설명한 논문을 기고하였다. 이 활동 그룹은 지역사회 정신건강 센터의 후원을 받아 9주일 이상에 걸쳐서 고등학교를 빌려서 개최되었다. 교회 자원봉사자가 이 프로그램에 참여하는 사람의 수송을 담당하였다. 고령자는 참여하는 것에 의해서 프로그램 종료까지에 신체적, 인지적, 심리적인 많은 이익을 경험하였다. 학생도 지역사회 기관의 구조와 기능에 대해서 학습하였다. 이에 더해서 학생은 관리와 상담의 기술을 개발하고 지역사회 프로그램에서의 작업치료 종사자의 잠재적인 역할을 확인할 수 있었다(Menks, Sittler, Weaver & Yanow, 1977).

지역사회에 기반을 둔 임상실습은 학생을 새로운 실행영역에 들어가도록 준비하기 위한 우수한 도구이기는 하지만, 한계가 없는 것은 아니다. 지역사회 장면에서의 수준 I 과 수준II의 임상실습은 교육과정의 책임자와 임상실습의 코디네이터와의 여러 번에 걸치는 회의에서 활발한 논의의 테마가 되었다. Box 18-2는 이들의 회의에서 표명된 찬반토론의 논평의 몇 가지를 보여준다.

현재의 영향

3개의 중요한 주목할 가치가 있는 사건이 수렴하여 장래의 작업치료 종사자의 교육에 큰 영향을 미쳐왔다. 최초의 사건은 1997년에 출판된 **미합중국작업치료자격인정위원회**(National Board for

Box 18-2

지역사회에 기반을 둔 임상실습에 관한 논평

이점
- 창조적 문제해결을 촉진한다.
- 학생의 자립을 키우는 기회를 증가시킨다.
- 고정 관념(stereotype) 및 사회문화적인 장벽을 타파한다.
- 작업치료에 관해서 일반 사람들이나 지역사회를 교육한다.

결점
- 한정된 감독밖에 제공할 수 없다.
- 예측 가능성이 적다.
- 한정적인 작업치료 역할모델밖에 제공하지 않는다.
- 임상실습 코디네이터나 교수에게 모델 작성에 더욱 많은 시간을 요구한다.
- 학생과 감독자의 더욱 많은 종합적인 선별검사를 요구한다.
- 책임이 지나치게 크다.

권고
- 임상실습의 수준 I 에서부터 시작한다. 프로그램이 안정되면 수준II의 장소를 개발한다.
- 2명 또는 소수의 학생을 보낸다. 인원수는 그 지역사회 프로그램의 규모에 따른다.
- 임상실습계획을 개발하기 위해 적절한 시간을 소비한다.
- 기관의 직원과 학생이 그 장에서 정기적으로 의사소통을 한다.

Certification in Occupational Therapy : NBCOT)에 의한 "작업치료의 전국학습기준에 관한 이사회 요약의 보고"이다. NBCOT는 자격인정시험의 개발과 실시를 통해서 작업치료사와 작업치료 조수의 초회의 자격인정에 책임을 갖는 조직이다. 이 전국학습기준의 문서는 등록된 작업치료사(OTR)와 자격인정을 받은 작업치료 조수(COTA)에 대해서 정기적으로 실시되는 과제와 이들의 과제를 달성하기 위해 요구되는 지식 내용의 개요를 나타내고 있었다. 실행의 조사에서는 상당한 비율의 시간(OTR의 8.3%, COTA의 9.7%)이 대상자에 대한 서비스 제공에 소비되고 있었다는 것이다. 이에 더해서 조사의 소수의 회답자는 "상담만이 아니라 지역사회에의 봉사활동(outreach)이나 예방에 역점을 두는 것이 증가하였다"는 것을 나타내어 보였다(National Board for Certification in Occupational Therapy, 1997, p.30). 실행의 분석 데이터의 결과, 자격인정시험의 새로운 양식은 대상자에 기반을 둔 서비스에 맞춘 초점을 포함하게 되었다.

1998년 12월에 작업치료 학사교육과정의 인정에 책임이 있는 조직인 **작업치료교육인정협의회**(Accreditation Council for Occupational Therapy Education : ACOTE)는 작업치료사와 작업치료 조수의 준비과정에 새로운 기준을 채택하였다. 인정기준의 하나의 전체 절(section)(교육과정 인정의 최소 필요조건)은 서비스 공급의 맥락에 충당하고 있다. 이 절은 조금 더 상세하게 지역사회와 사회 시스템에 큰 역점을 두고 다양한 환경에서의 실행에 필요한 능력을 설명하고 있다. 지역사회 관련 능력은 또한 이 기준의 다른 절에서는 별로 중요하지 않은 것으로 되어있다. 이것에는 다음의 것이 포함되어 있다.

Box 18-3

B절 : 인가를 위한 특정 요건

1.0 기본적 내용의 요건

1.7 현대사회에서의 사회문화, 사회경제, 다양성과 같은 여러 요소, 및 생활양식의 선택의 역할에 관한 지식과 평가를 나타내어 보이는 것.

1.8 사람들이 작업을 선택하고 종사함에 있어서의 사회적 조건과 윤리적 맥락의 영향을 평가하는 것.

2.0 작업치료의 기본적 신조

2.6 개인, 가족, 사회에 대한 건강증진과 질병 · 장애 예방에서의 작업의 역할을 이해하고 인식하는 것.

2.7 가족이나 사회라는 맥락 속에서 개인에 대한 건강, 장애, 질병의 과정 및 외상적 손상의 영향을 이해하는 것.

2.9 생활의 질, 건전한 상태(well-being) 그리고 건강증진과 손상 · 장애 예방에 대한 작업에의 그 사람의 자각에 대한 인식을 나타내어 보이는 것.

5.0 개입계획 : 작성과 실행

5.6 그 클라이언트의 자연스런 환경 속에서의 수행을 지원하기 위해 적절한 재가 및 지역사회에서의 계획의 이용을 개발하고 촉진하는 것.

5.17 그 클라이언트와 협동하여 클라이언트, 가족, 중요한 다른 사람(significant others)의 니즈, 자원 및 퇴원하는 곳의 환경을 검토하는 것에 의해서 퇴원을 계획하는 것. 이것에는 지역사회, 인적 및 경제적 자원을 확인하는 것, 환경의 변경과 재가에서의 프로그램에 관한 권고가 포함되지만, 이것들에만 한정된 것은 아니다.

6.0 서비스 전달의 배경

6.1 헬스 케어, 교육, 지역사회 및 사회 시스템의 여러 모델을 작업치료의 실행과 연관시켜 이해하는 것.

6.2 작업치료의 실행에 영향을 미치는 위에서 언급한 시스템에서의 현재의 정치적인 사안을 이해하는 것.

6.3 정책개발과 작업치료 서비스 제공을 촉진하는 현재의 사회, 경제, 정치, 지리, 인구통계학과 같은 요인을 이해하는 것.

6.4 서비스 제공의 정책에서의 변화에 대처하기 위해서, 또한 이 시스템 내의 변화에 효과를 미치기 위해서 전문직 종사자의 역할과 책임을 이해하는 것.

6.5 서비스 제공의 여러 모델과 작업치료 실행에 대한 이들의 영향의 경향을 이해하는 것. 이것에는 의학, 교육, 지역사회, 및 사회의 여러 모델을 포함하지만, 이들에 한정된 것은 아니다.

7.0 작업치료 서비스의 관리

7.1 시스템과 서비스 모델의 다양성을 이해하는 것. 이것에는 헬스 케어, 교육, 지역사회, 사회의 여러 모델과 이들의 모델이 서비스 제공에 어떻게 영향을 미치는가와 같은 것을 포함하지만, 이들에 한정되는 것은 아니다.

7.2 미합중국에서의 헬스 케어의 제공에 영향을 미치는 사회, 경제, 정치 및 인구통계학과 같은 요인에 관한 지식을 갖는다는 것을 나타내어 보이는 것.

7.8 전문직 종사자가 시장의 변화에 반응하기 위해 사용할 수 있는 자원에 대해서 이해하고 있다는 것을 나타내어 보이는 것.

7.19 이 전문직을 전진시키기 위한 기초적인 마케팅 기술을 개발하는 것.

9.0 전문직의 윤리, 가치관, 책임

9.12 소비자가 작업치료 서비스에 접근하도록 지원할 수 있는 것.

9.13 소비자와 전문직의 이익을 위한 옹호와 같은 지식을 나타내어 보이는 것.

10.0 임상실습교육

10.9 수준 II의 임상실습이 전통적인 장면이나 새로이 나타나고 있는 실행영역과 같은 다양한 장에서 시행할 수 있다는 것을 인식한다. 학생은 수준 II의 임상실습을, 최소라도 하나의 장면에서, 최대로는 4개의 상이한 장면에서 수료할 수 있다.

10.13 작업치료사가 그 장에 없는 장면에서는 그 양성과정은 작업치료 서비스 제공에 관한 계획서가 있다는 것을 기록해두어야 한다. 현장에서의 감독은 그 계획과 주정부의 인가기준에 따라서 제공되어야 한다. 학생은 적어도 1주일에 6시간은 클라이언트와의 교류장면에 관한 직접적인 관찰을 포함하는 작업치료의 감독을 받아야 한다. 이에 더해서 작업치료 감독은 근무시간 중에 의사소통과 상담을 언제라도 할 수 있는 준비를 해두어야 한다. 이와 같은 실습은 12주 이상 할 수 없다.

출처 : American Occupational Therapy Association(1998). Standards for an accredited educational program for the occupational therapist. American Journal of Occupational Therapy, 53(6), 578-582. Copyright © 1998 by American Occupational Therapy Association, Inc.의 허가를 받아 전재.

- 기초적 내용의 요구
- 작업치료의 기본적 신조(tenets)
- 개입계획 : 작성과 실시
- 작업치료 서비스의 관리
- 전문직의 윤리, 가치관, 책임
- 임상실습교육

Box 18-3은 "작업치료사 교육과정의 인정기준"에서 지역사회와 사회 시스템을 강조하고 있는 진술(statement)의 구체적 예를 보여주고 있다(Accreditation Council for Occupational Therapy Education, 1998).

세 번째의 중요한 사건은 1999년 4월 미국작업치료협회(AOTA)의 대표자 회의가 신인 수준의 교육과정을 학부교육 후에 의무화한다는 **결의** J를 가결하였을 때에 일어났다. 이 의무화는 1999년 8월의 ACOTE의 승인을 거쳐 정식적인 것이 되었다. 결의 J는 같은 결론에 도달한 2개의 또 다른 과정의 총결산이었다.

ACOTE와 미국작업치료협회 교육위원회(AOTA Commission on Education : COE)의 신인 수준 특설위원회는 제안된 자격인정기준, 즉 "학부졸업 후의 수준이 최선"이라고 설명하고 있으며, 이 전문직을 학부교육 후로 옮긴다는 특설위원회의 제안에 대한 의견이나 논평을 추구하여 몇 회나 공개토론회를 개최하였다. NBCOT의 실행연구가 현재의 실행에 초점을 맞춘 것인 것에 반해서 ACOTE와 COE 특설위원회는 이 전문직의 장래를 계획하는 것이었다. 시인 수준의 교육에서의 이 변경에 대한 이유의 일부에는 치료사가 고도로 진화한 추론(reasoning)과 프로그램 개발기술을 가진 자율성이 있는 전문직이 되고 싶다는 니즈를 열거하고 있다. 이에 더해서 학부교육 후의 교육은 졸업생이 성과연구를 시행하고 여러 학문분야에 걸친 팀의 일원으로서 효과적으로 기능을 하기 위해 보다 양호한 준비를 한다고 하였다.

장래와의 연관성

이러한 변화에 대응하여 장래의 유능한 전문직을 탄생시킨다는 사명을 수행하기 위해서는 전문적 교육은 새로운 커리큘럼과 임상실습의 모델을 개발하여야 한다. 주된 도전은 지역사회 건강역할이라는 새로운 요구를 가짐으로써 학생들이 전통적인 생물의학적 실행에 대해서 준비한다는 니즈와의 균형을 잡을 수 있을 것이다.

많은 교육적 접근은 효과성이라는 점에서 개발되고 실행되며 평가되어야 한다. 인정기준은 인정을 충족하는 다양한 교육과정의 모델을 만드는 유연성을 가능케 한다. 모든 지역사회는 다르기 때문에 교육 프로그램도 새로운 유형의 작업치료 종사자를 배출한다는 니즈를 어떻게 충족하는가라는 점에서 다른 것이 될 것이다.

전문직의 준비에서의 창조적 전략/CREATIVE STRATEGIES IN PROFESSIONAL PREPARATION

교육 프로그램 중에는 교육과정의 전체를 통해서 지역사회 실행의 내용을 투입하는 것에 의해서 그 도전을 충족시키고 있는 것도 있으나, 한편 지역사회 건강이라는 관심사에 전체적으로 초점을 맞추는 새로운 과정을 만들고 있는 것도 있다. 어떤 프로그램은 임상실습의 수준 I 과 수준 II 의 양자에서 학생을 배치하고 있다. 아래의 프로그램의 설명은 이 도전에 반응하여온 교육과정의 몇 가지의 예를 나타낸 것이다. 고대중국의 유학자인 노자가 "천리 길도 한걸음에서부터"라고 말한 것처럼 학생과 교수진을 위한 지역사회 실행의 내용, 기술, 및 방법을 포함하는 포괄적인 교육과정으로 향한 작은 한걸음부터 교육과정이 진보하여감에는 틀림없다.

동 켄터키대학 : 교수촉진형 임상실습 모델

동 켄터기대학(Eastern Kentucky University) 작업치료학과는 그 과정을 개시한 이래, 전통적인 임상교육이 아니라 지역사회에 기반을 둔 임상실습 교육의 수준 I 을 시작하고 확대하여왔다. 이것은 주 내의 작업치료사 부족과 대학이 있는 지역이 농촌지대라는 특성에 따른 것이었다(Rydeen, Kautzmann, Cowan & Benzing, 1995). 학생은 면학 중에 할당된 수준 I 의 3개의 임상실습을 수료한다. 이들의 임상실습 체험에서는 학생은 학기 중이나 학기 휴가 동안에 40시간에서부터 60시간을 실습지에서 지낸다. 그 배치는 평생에 걸치는 인간의 적응이라는 개념에 기초하여 편성된 교육과정에 따라서 이루어진다.

제1회의 임상실습 체험은 소아영역이고 아동 · 청소년에 대한 작업치료 평가와 치료의 과목과 함께 실시된다. 제2회의 임상실습 체험은 성인이고, 제3회는 고령자이다. 이러한 체험의 각각은 지원하는 과목의 과제라는 맥락 속에서 이루어진다.

이 프로그램에서 사용되는 장면은 Head Start(장애아의 초기) 프로그램, 성인 데이케어 프로그램, 고령자 센터, 및 외래 정신건강 프로그램을 포함하는 다양한 것이었다. 당초 이들의 프로그램은 작업치료사가 아닌 현장의 감독자와 기록과 학생의 관찰을 포함하는 모든 과목에 관한 활동에 책임이 있는 교수의 감독자와의 협동이 필요하였다. 임상실습에의 배치, 특히 정신건강에의 배치를 추구하는 것이 점점 어려워짐에 따라 교수들은 서서히 수준 I 의 임상실습에 관여하게 되었다. 몇 가지의 혁신적이고 교수가 촉진하는 프로그램은 Rydeen et al.,(1995)에 의해서 설명되어 있다. 이들의 지역사회에 기반을 둔 임상실습의 배치는 일반적으로는 관여하고 있는 교수들에 의해서 시작되고, 그 후 12주일에 걸쳐서 주 1일이나 또는 더 단기간에 의한 보다 집중적인 레지던트적 체험의 어느 것인가의 방법으로 6명의 학생 그룹과 현장의 교수에 의해서 실시되었다. 켄터키주 Lexington의 남성 노숙자용 시설인 Hope center에서의 교수가 촉진하는 임상실습은 이 모델로부터 계속 전개된 것이다.

노숙자 프로젝트

노숙자(homeless)의 모집단의 증가와 이 증가하고 있는 모집단에 대한 헬스 케어 서비스의 부족은 잘 기록되어 있다. 노숙자들의 실제의 수와 정신질환을 가진 노숙자들의 비율에 관한 통계는 크게 다르다. 노숙자에 관한 정부기관 연락협의회는 1994년에 미합중국의 1,200만명의 성인이 인생의 어떤 시기에는 노숙자였다고 하였다. 물질남용과 정신질환은 노숙자의 하나의 원인이 된다는 것이 확인되었다. 노숙자들의 약 56%는 물질남용의 문제가 있고 그 12~25%는 이중진단(dual-diagnosis)을 받고 있다고 생각된다(Cnaan and Blankertz, 1993).

노숙자에 대한 작업치료의 관여는 최근 10년 동안에 실행과 문헌에 나타나기 시작하였다. Barth(1994)는 노숙자들에 대한 지역사회 기관에서의 작업치료 개입을 설명하고 있다. 그녀는 작업치료 종사자의 역할이 직접적인 치료를 넘어선 것이라고 생각할 수 있다고 논하고 있다. Marks(1997)는 노숙자들에 관여하는 기관과 함께 일하고 있는 작업치료사에게 상담이라는 역할을 제안하고 있다. Kavanagh & Fares(1995)는 노숙자들에 대한 개입을 디자인하는 방법으로서 인간작업 모델을 사용하고 있다. Heubner & Tryssenaar(1996)는 지역사회에 기반을 둔 정신건강 서비스 공급에의 작업치료의 이행을 지지하는 수준 I 의 임상실습의 배치를 설명하고 있다. 이들의 모델과 현상학적 연구는 이들의 사람들에 대한 작업치료의 효과를 나타내어 보여주고 또한 임상실습 체험 동안의 학생에 대한 노숙자와 노숙자의 문화의 효과를 탐구하기 시작하고 있다.

개념화. 이 임상실습은 이 모집단에 대한 서비스의 니즈와 작업치료의 이익을 고려하여 노숙자들에게 관여하는 체험과 작업치료사가 지역사회에서 수행하는 역할을 학생에게 제공하도록 만들어졌다. 학생은 어떠한 서비스를 제공할 수 있는가에 관해서 클라이언트와 스태프를 교육한다는 의도를 갖고 이제까지는 없었던 곳에 작업치료를 프로그램화하기 시작하기 위해서 준비를 하고 있었다. 그 배치는 연구를 포함하는 학생과 교수의 다양한 유형의 참여를 제공할 수 있는 대학과 지역사회의 파트너십의 출발로서 생각되었다. 교수와 학생은 이 임상실습을 자기들의 모두가 클라이언트나 기관을 위한 것과 마찬가지로 서로를 위한 자원인 지역사회를 학습하는 것이라 간주하고 있다.

프로그램 개발을 위해 수준 I 의 임상실습 체험을 사용하는 것의 어려움의 하나는 연속되는 학기에 걸치는 배치라는 것과 함께 학생의 각 그룹이 본질적으로는 같은 장소에서 시작하고 마찬가지의 진보와 발견을 한다는 것이다. 따라서 장래의 학생을 위한 토대가 되고 작업치료 프로그램의 개발을 지지할 것인 과제와 프로젝트가 만들어졌다. 이와 같이, 과거 3년에 걸쳐서 입학한 학생이 클라이언트를 작업치료 과정에 더 충분 종사시키기 위해 프로그램이 만들어지고 실시되어 왔다.

장소의 개발. Hope center는 켄터키주 Lexington에서 노숙자들에게 식사와 주거를 제공하고 있다. 센터에서의 프로그램의 대부분은 (1)물질남용에 대한 회복 프로그램, (2)정신건강의 프로그램, (3)이동봉사활동 프로그램 및 (4)히스패닉계의 주민에 대한 프로그램을 포함하는 다양한 니즈에 대처하기 위해 이용할 수 있는 것이다. 거기에는 현지에서의 클리닉과 비의학적 해독병동이 있다.

직원은 사회복지사(social worker), 사례관리자(case manager), 및 지원직원으로 구성된다. 켄터키대학 간호학과의 교수는 현장의 클리닉의 스태프로 되었다. 작업치료사는 Hope center에서는 일하고 있지 않았다. 직원은 처음에는 작업치료에 대해서 거의 모르고 물리치료와 유사한 것일 것이라고 생각하고 있었다. 그들은 작업치료는 병원이나 재활 클리닉에서 시행되는 것으로 신체적 손상의 치료에 관여하는 것이라 이해하고 있었다. 프로그램 지도자의 대부분은 자기들이 지식과 이해를 거의 갖지 못하는 학문분야의 학생을 지도하는 것에는 마음이 내키지 않았다.

임상실습 배치는 미국작업치료협회 교육위원회(COE)가 비작업치료 감독자 모델(Privott, 1998)이라 명명하였다. 즉 학생은 교수 감독자와 함께 일하는 "관련되는 전문직"의 감독자를 갖는 것부터 시작되었다. 작업치료 학생에 의한 광범위한 부문 내 훈련과, 가장 중요한 것은 탁월한 수행에 수반하고 그 배치는 COE가 지역사회에 기반을 둔 협동적 모델로 하기에 이르렀다. 과거 2년간 수준 I 임상실습에서의 7명의 학생이 매주 하루 출석하여 Hope center의 5개의 프로그램에 참여하고 현장의 교수에 의한 지도를 받아왔다. 수준 I 임상실습에서의 학생의 성공은 수준 II 의 학생배치를 시작하는 기회를 만들어내었다.

프로그램

회복 프로그램. Hope center의 회복 프로그램은 30명까지의 주거를 제공하고 있다. 그 남성들은 센터 내의 기숙사에서 살고 고도로 구조화된 나날의 대부분을 수업과 Alcoholics Anonymous(A.A)의 모임에 출석하고 있다. 그들은 센터와 자기회복과정을 지원하는 방법으로서 세탁실이나 부엌에서의 일, 가사를 시행하는 것, 보안 서비스(security service) 등의 일을 갖고 있다. 처음에 작업치료 학생은 체조를 제공하도록 요구되었다. 그러나 이들의 의무는 후에 언급하는 것처럼 체조와 기타의 서비스를 포함하는 것으로 발전하였다.

참여자의 긍정적인 반응 때문에 작업치료 학생은 그 남성들에게 정식 수업을 실시하였다. 과거의 몇 학기동안, 이 수업은 출석률이 좋고 매우 인기가 있었다. 20명에서부터 35명의 남성이 그 그룹에 참여하고 있다. 회복 프로그램에 들어가는 것을 기다리는 동기부여를 가진 남성과 이중진단 프로그램에 있는 남성이 출석하는 것 같다. 이들의 클라이언트는 의사소통 기술, 노여움의 관리, 대처기술, 유머 및 신체활동 등의 작업치료 그룹의 구성을 자기들의 회복과정에 있어서 유익하다고 하였다.

교수와 학생은 남성들이 건전한 대처방법으로서 체조와 이완의 양자를 경험할 수 있는 피트니스 센터를 개발하기 위해 일하고 있다. 준비하는 가운데 학생 팀의 하나가 문헌 검토, 특히 회복과정과 관계된 체조와 정신건강에 관한 문헌의 검토를 종료하였다. Candle 재단으로부터의 조성금은 기기와 교재에 대한 자금을 제공하고 있다. Hope center도 이 기획 중의 프로젝트를 위해서 사용하는 장소를 제공하였다. 장래의 학생이 건강에 관련된 연구를 위해 이 피트니스 센터를 이용할 것이 요망된다.

정신건강 프로그램. Hope center의 클라이언트의 25%가 (1)지역사회 안에서 클라이언트에게 서비스하는 봉사활동(outreach) 프로그램, (2)지역사회에서 생활할 수 없는 사람들을 위해 8개 침상(eight-bed)의 항구적 주거 프로그램, 및 (3)이중진단 프로그램과 같은 3개의 프로그램을 통해서 공급되는 정신건강적 치료 서비스를 받고 있다. 작업치료 학생은 이 시설 내의 클라이언트와 지역사회의 클라이언트의 양자에 작용하여 일상생활기술의 평가와 개입에 관여하여왔다. 학생 팀의 하나는 항구적 주택에 사는 남성들에 대한 생활기술 프로그램을 시작하였다. 이러한 남성은 센터 내에서도 가장 장애가 중증인 사람들이고 전원이 제 I 축 진단에서 쇠약과 중증의 기능상의 문제가 있다. 이 그룹에는 많은 클라이언트가 출석하고 있으며 직원에게도 잘 받아들여지고 있다.

이중진단 프로그램은 제 I 축과 물질남용의 양쪽의 진단을 가진 남성에게 제공된다. 이들의 남성은 회복 프로그램의 수업도 일부 받고 있다. 학생들은 클라이언트와 함께 이들의 수업에 출석하고 필요에 따라서 그들을 지원하거나 돕는다. 그들은 생활기술, 인지기술, 대인관계 기술에 대처하는 이중진단의 사람들만을 위한 그룹을 시작하였다.

이동 봉사활동 프로그램. 평일의 매일에 상이한 교회의 주차장에서 볼 수 있는 레크리에이션 자동차를 개조한 Hope호에는 사례관리자와 간호사가 배치되어 있다. 거기서는 소비자가 필요로 하거나 희망할지도 모르는 커피, 음식, 담요 등의 서비스를 제공한다. 치료에의 참여나 투약에의 참여는 요구되지 않는다. 술에 취한 사람은 Hope호 자체에 승차하는 것이 허용되지 않지만 마시지 않고 사는 것(sobriety)은 서비스를 받는 전제조건은 아니다. Hope호의 학생은 생활기술 평가, 가옥안전 평가, 및 주거를 옮기고 있는 노숙자들의 적응을 지원한다. 그들은 직업 전 교육도 제공하고 고용에 관한 지역사회 연계자로서 일한다.

히스패닉계 주민에 대한 프로그램. 히스패닉계 주민에 대한 프로그램은 주로 이민의 모집단에 대한 서비스이다. 서비스에는 스페인어에 의한 AA 모임, 영어의 교육, 및 고용과 주거의 지원을 포함하고 있다. 남자들의 몇 사람은 일과 관련된 손상을 받고 있다. 따라서 학생은 이들의 손상에 대한 신체적 재활과 기능적 적응에 초점을 맞추고 있다. 처음에는 스페인어를 말할 수 있는 학생만이 이 프로그램에 배치되었으나 직원은 작업치료 서비스를 추구하고 있고 필요에 따라서 통역을 제공하고 있다.

프로그램의 평가

학생의 반응. 학생은 이 체험을 높게 평가하였다. 그들은 노숙자들과 노숙과 정신질환의 양쪽을 가진 사람들에 대한 인식의 변화를 기록하고 Lyons & Ziviani(1995, p.1007)가 교육규범으로서 고찰한 "정신질환을 가진 사람들의 인간성의 평가"를 명백히 보여주었다. 그들은 이 임상실습의 직접적이고 "직접 해보는(hands-on)" 식의 방법에 대해서, 또한 체험의 강도(intensity)나 사람들의 다양성에 가치를 두었다. 그들은 자기들의 역할을 전문직이 파견한 대사(ambassadors)라고 이해하고 이 역할에 처음부터 적극적으로 종사하고 있다. 학생은 학기마다 바뀌지만, 각 그룹은 이전의 학생의 노력에 의해서 표적을 맞춘 개입을 제공할 수 있고 각 학기는 이전의 학기 위에 구축되어 있다. 이 임상실습은 단기간임에도 불구하고 학생은 더 큰 프로그램 계획 중에서의 자기들의 부분을 이해하고 있다. 그들은 독자적 지역사회 학습 안에서의 학생사이의 교류를 갖는 것과 마찬가지로 현장직원의 감독자를 갖는 것에 가치를 두고 있다. 다수의 학생이 학술적인 발표에 참여해왔기 때문에 교육, 지역사회에 기반을 둔 실행 및 이 전문직에 대한 학문적 공헌 사이의 관계는 이 프로그램의 모든 학생에게 모델이 되어왔다. 이들의 학생은 작업치료가 지역사회에 기반을 둔 실행의 장에 있는 이 모집단에 제공할 수 있는 서비스라는 것을 더 한층 인식하여 이 임상실습에 대한 배치를 종료한다.

교수의 반응. 이 프로그램에의 참여는 교육과정, 이 전문직의 학문적 관여, 실행 사이의 관계를 지지하고 관계된 교수들로서는 귀중한 체험이었다. 이것은 작업치료의 역할을 지역사회 정신건강으로 확대할 수 있고 그리고 장래의 전문직 종사자에게 영향을 미치는 모델의 계속적인 개발을 가능케 하였다. 수준 II의 임상실습 학생에 의해서 실시된 완전한 프로그램에 대처하는 성과연구는 데이터 분석단계에 있다.

클라이언트의 반응. 클라이언트는 일관해서 작업치료 학생에 대한 감사의 뜻을 표현하여왔다. 그들은 자기들이 받은 교류와 지원을 평가하고 이러한 것을 학생과 교수들에게 적극적으로 표현하고 있다.

그들은 학생이 실시한 그룹의 적절성과 모든 클라이언트를 포함시킨 것에 가장 가치를 두고 있었다. 공통되는 논평에는 자기에 관한 보다 양호한 감각과 어떠한 가치 있는 것의 학습이라는 것이 포함되어 있었다. 클라이언트는 학생들이 개입을 위한 많은 흥미 있고 도움이 되는 아이디어를 갖고 식견이 있으며 헌신적이고 배려해주었다고 여기고 있었다.

기관의 반응. 과거의 몇 학기에 걸쳐서 Hope center에서의 작업치료 프로그램은 2명의 학생에서부터 7명의 학생으로 증가하여 교수들의 마음을 내키게 하였다. 교수들은 현장에 와서 역할 모델을 제공하고 필요에 따라서 학생의 문제해결을 원조한다. 이러한 역할의 확대는 이 기관이 작업치료가 자기들의 클라이언트에게 제공할 수 있는 공헌의 가능성을 인식하게 됨에 따라 일어난 것이다. 학기마다 모든 프로그램은 학생들이 돌아와 주기를 바란다고 표명하였다. 조사를 실시하였을 때, 직원은 자기들의 클라이언트에게 작업치료 학생이 관여하는 것에 대해서 매우 호의적으로 반응하였다. 그들은 학생이 매우 신뢰성이 있고 존경할 수 있으며 매우 효과적이라는 것을 발견하였다. 또한 클라이언트가 일상의 과제와 일상생활활동을 시행하는 능력을 높인 것에 주목하였다. 그들은 학생이 클라이언트와 가진 교류와 클라이언트가 작업치료 서비스에 접근한 체험을 높이 평가하였다.

장래의 방향성. 이 지역사회 서비스에 기반을 둔 임상실습은 성공을 거두고 있으며 그 관점 안에서 계속 성장할 것이다. 지역사회 기관은 현재는 작업치료와 그것이 제공할 수 있는 서비스에 가치를 두고 있다. Brownson(1998)은 작업치료사가 지역사회의 심의회나 위원회에 관여하고 잠재적인 작업치료 서비스를 설명하는 문서에 의한 제안을 통해서 그 특유한 전문직의 견해를 제공함으로써 지역사회에 더 관여하게 된다고 제안하고 있다. 작업치료 종사자는 그 모집단의 니즈를 충족함에 있어서 전문직으로서의 특유한 공헌을 명확히 표현할 수 있어야 한다(Brownson, 1998). 이 학생 프로그램은 이 모집단에의 작업치료의 효과성을 나타내어 보여 왔다. 비록 작업치료의 잠재적 역할과 서비스 장면에서의 훈련의 제공을 명확히 표현하는 교수의 능력이 우리들을 "문 안으로" 끌어들였지만 개개의 프로그램에의 시간이 지나는 동안 시종일관된 학생의 참여야말로 작업치료 서비스의 가장 효과적인 촉진자이었다.

Hope center에는 작업치료사는 아직 직원으로서는 배속되어 있지 않지만, 작업치료의 배속을 고려중에 있으며 희망자를 모집하여 면접할 예정이다. 이 기관은 주로 보조금에 의해서 운영되고 있기 때문에, 작업치료사는 그들의 서비스를 지원하기 위한 자금을 획득하는 데에 적극성을 가질 필요가 있을 것이다. 이 임상실습의 작업치료 학생은 보조금에 의한 일을 한다는 체험과 또한 이것이 그들의 전문직적인 책임의 일부라는 것을 이해하고 있다. 학생은 이 현장과 이 모집단을 문헌 검토, 프로그램 개발 및 성과연구의 기초로서 이용하였다. 학생은 사례관리자나 프로그램 지도자로서의 작업치료사의 역할의 가능성을 탐색하고 있다. 교육현장에서의 이들의 달성을 통해서 학생은 장래의 실행에서의 이들 옵션을 고려하기 위해서 잘 준비를 할 것이다. 최근의 학기를 끝맺음에 있어서 한 학생은 교수에게 "아마도 수준 II의 임상실습 후에 되돌아와서 여기서 나 자신이 고용되기 위한 자금을 얻기 위해 보조금 신청서를 작성하게 될 것이다"라고 이야기하였다.

세인트루이스에 있는 워싱턴대학 : 지역사회 실행 프로그램

워싱턴대학(Washington University) 작업치료학과(WUOG)는 1995년에 지역사회 건강학의 부부장을 책임자로 하는 지역사회 실행부문을 설치하여 지역사회 실행 프로그램을 공식화하였다. 이 "지역사회 실행 팀" 은 일반적으로 기관과 그 프로그램과의 사이의 계약상 합의를 통해서 학과를 가르치고 지역사회 실행을 계속하는 작업치료사로 구성된다.

이 지역사회 실행부문이 조직되었을 때에 많은 시간과 노력은 이 계획(initiative)의 사명, 목표, 필요한 기술, 전망과 특성 그리고 이 프로그램의 연구와 교육적 사명을 어떻게 적합을 시키는가와 같은 토론에 소비되었다. 그 지역사회 실행 계획의 사명은 이 학과의 교육과 연구의 사명을 지지하고 지역사회 실행에서 일하는 치료사를 전문가로서 육성하는 지역사회에 기반을 둔 작업치료 실행의 자금이 제공된 혁신 모델을 개발하는 것이었다.

그 팀은 "지역사회 실행"이라는 말의 정의와 의미의 인식에서의 차이를 인식하였다. 각각의 구성원이 실시하는 역할은 학교에서의 직접적 서비스에서부터 지역사회 정신건강에서의 사례관리자로, 그리고 파킨슨병이 있는 사람들을 위한 건강증진(체조)교실에로와 같이 그 범위가 다양하다.

일반적으로 WUOT의 지역사회 실행 치료사의 역할은 (1)서비스, (2)교육 및 (3)연구와 같은 세 가지의 서로 관계가 있는 요소로 구성된다고 정의되었다(Box 18-4 참조). 서비스란 다양한 장면과 역할 속에서 실행하는 것을 가리킨다. 교육의 요소는 지역사회 실행 작업치료사가 수업을 가르치거나 보조하는 교실에서, 또한 학생이 임상실습이나 지역사회 서비스 지원을 시행하는 것을 지도하는 지역에서 실시된다. 지역사회 실행 치료사는 석사과정의 연구 프로젝트에의 참여, 학생 프로젝트의 지도나 원조, 교수의 연구 프로젝트에 대한 협력, 지역사회에서의 자기의 일에 자금을 얻기 위한 보조금 신청의 원조 등을 통해서 이 학과의 연구 사명을 지원한다.

팀은 장소와 철학이라는 면에서부터 지역사회 실행을 보게 되었다. 장소라는 관점에서는 헬스케어의 현장 이외에서 일어나고 있는 것은 모두가 "지역사회"이다. WUOT의 지역사회 실행의 경우, 장소에는 노숙자 보호시설, 지역사회 정신건강기관, 발달장애아를 위한 조기 유아 데이케어 장면, 고령자에 대한 집단에서의 식사장소, 클라이언트의 가정, 지역사회 기관, 직장과 같은 장면이 포함되었다. 그러나 WUOT 지역사회 실행 팀은 또한 클라이언트 중심이고 사회적 · 지역사회적 통합을 촉진하며, 일반적으로 사람들이 건강과 건강증진에 참여하여 초점을 맞추고 있는 시스템이나 환경을 포함시켰다. 개인수준을 넘어서 개입에 관여한다는 실행의 철학을 "지역사회"라 정의하였다.

지역사회 실행부문의 목표는 수립되고 프로그램의 전략적 계획에 편입되었다. 그 넓은 목표는 다음과 같다. "장애를 가진(또는 장애의 가능성이 있는) 사람들에 대해서 최적의 건강과 자립을 촉진하는 재활과 지역사회에 기반을 둔 작업치료 실행의 자조적이고 혁신적인 모델을 개발하는 것이다". 이 큰 목표에는 아래의 4개의 하위목표가 있다.

- 연구담당 교수, 지역사회의 조직 · 단체 및 소비자와의 협동 속에서 작업치료 실행의 지역사회에 기반을 둔 모델을 만들어내는 것. 이들의 개입의 효과성을 평가하는 것.
- 지역사회 실행 프로그램을 계획입안하고 실시하고 평가와 지원을 하는 것에 지역사회 실행을 위한 핵심적인 지식과 열쇠가 되는 기술을 적용하는 것. 지역사회 프로그램 개발의 온갖 측면에서 지역사회 실행을 시행하는 작업치료사의 교육과 훈련을 확실하게 실시하는 것.
- 지역사회 실행의 개개의 치료사가 최첨단의 작업치료 실행을 확실히 시행하기 위해 동료상담(peer consultation)을 전개하고 지역사회 실행 치료사에 대한 지도 프로그램의 개발을 탐구하는 것.
- 작업치료 학생, 작업치료 전문가, 보다 큰 건강이라는 지역사회 및 학과의 파트너 사이에 지역사회 실행의 프로그램과 모델의 인식과 이해를 높이는 것.

이 계획(initiative)이 실행되었을 때 그 팀은 또한 실행의 새로운 영역에서 효과적이기 위해서 필요한 지식과 기술을 논하는 것에 시간을 소비하였다. 최초의 브레인스토밍의 결과, 계획, 위험을 감수하려는 의향, 복수의 (다양한) 역할을 즐기는 것과 같은 반드시 필요한 개인적 특징과 특성의 리스트를 낳았다. 다양한 실행이 전개되고 팀이 경험을 얻음에 따라서 그 리스트는 작업치료학과에서 학습하여온 것을 초월하는 지식과 기술의 영역을 포함하는 것으로 확대되었다. 중요한 영역으로서 시스템이론, 질적 연구방법, 프로그램 계획과 평가, 니즈 평가, 리더십, 장애의 역학, 건강행동변화이론, 조성금 신청서의 작성방법 및 변화를 추구하는 옹호나 정책과 입법으로의 접근이 확인되었다. 이어지는 도전은 실행하고

Box 18-4

워싱턴대학 지역사회 실행 프로그램의 구성요소

개요
지역사회 실행 치료사는 정신건강, 아동과 가족의 건강, 고령자의 건강, 근로자의 건강, 및 접근 가능성을 포함하는 자립생활에 초점을 맞출 것이다. 치료사들은 학교, 데이케어, 지역사회 센터, 주거시설, 노숙자 보호시설, 작업소, 직장, 헬스케어의 장면, 또는 지역사회의 기관을 포함하는 다양한 장면에서 실행을 하고 있다. 지역사회 실행의 역할은 직접 서비스의 제공, 상담업무, 케어관리, 프로그램의 조정, 훈련 및 감독 등이 포함될 것이다. 이들의 직무는 3개의 서로 관계되는 구성요소로 이루어진다.

서비스
- 니즈의 평가를 시행하는 것 : 프로그램과 서비스를 계획하고 실시하고 평가한다.
- 지역사회의 기관이나 서비스 제공자와의 연계를 확인하고 수립한다.

교육
- 그 과목의 수강생의 니즈에 따라서 실습실에서의 교육, 특별강사의 초빙, 수업에서의 지원을 한다.
- 직원의 회의나 대화에 참여한다.
- 프로그램위원회에 대해서 공헌한다.
- 지역사회 서비스나 임상실습을 시행하고 있는 OT학생에게 감독을 시행한다.
- 구두 발표나 리포트를 통해서 프로그램의 정보를 확산한다.
- 관련되는 평생교육 프로그램에 참여한다.

연구
- 지역사회 프로그램의 자금 소스의 가능성을 확인하는 것을 지원한다.
- 조성금신청서의 기재를 조정하고 지원한다.
- 지역사회의 현장에서 후원이 있는 프로그램 연구 프로젝트에 참여한다.
- 석사의 프로젝트의 지도자를 지도하거나 지원한다.

있는 치료사가 새로운 기술과 동시에 모델을 학습하는 것이 필요하고 학생이 보다 잘 장래의 실행영역을 위해 대비하도록 그들에게 가르친다는 인식이다.

최초로 그 지역사회 실행부문은 지역사회 기관과의 관계와 서비스의 계약을 전개한다는 것에 초점을 맞췄다. 기관과 교섭할 때에 클라이언트에 대한 마찬가지의 사고방법과 목표를 가지는 것, 프로그램을 만들기 위해 함께 일하려고 하는 의욕, 그리고 학생의 참여를 받아들이는 것과 같은 요인이 고려되었다. 많은 경우, 자금에 접근하기 위해 협력한다는 니즈도 있었다.

다음의 단계는 이러한 실행을 임상실습의 장으로서 전개하는 것이었다. 팀은 그 지역사회 실행의 장에서 일하는 기회를 수준 I 과 수준 II 의 양쪽의 임상실습에서 제공하기 위해 학과의 임상실습 코디네이터와 함께 밀접하게 연락을 취하였다. 이에 더해서 임상실습 코디네이터는 연간을 통해서 그 장에 임상실습 학생을 둔다는 상호간의 목표에 대해서 다른 작업치료 양성학교와 지역사회 실행의 장과 협동하였다.

임상실습에 더해서 학과에서는 진행되고 있는 평가와 커리큘럼의 강화를 통해서 학생에게 지역사회 실행의 준비를 시켰다. 니즈 평가, 프로그램의 계획 및 평가와 같은 기술을 학습하는 핵심 과목은 전공 1년째 종료 후의 여름 학기에 가르치는 "건강과 교육 : 지역사회 실행의 기초"이다. 이 과목은 1년째에 배운 여러 개념에 기초하여 이어지는 2년째에서 예정하고 있는 상세한 프로그램 계획의 면학의 기초를 제공하는 것이었다. 이론의 "맥락", 근거에 기초하는 실행, 문화에 대한 인식과 능력, 그리고 학습양식과 같은 것이 그 교육 프로그램의 전체를 통해서 실시되는 내용영역이다. 이에 더해서 개념을 기존의 수업에 포함시키는 방법을 계속해서 찾고 있다. 예컨대, "지역사회 건강"은 1년째의 과제 리포트의 주제로서 옵션의 하나이다. 조성금 신청서 기재방법은 세미나로서 제공되었다. 지역사회 기관과의 관계 수립은 "조직 · 관리론"의 과목에서 객원강사에 의해서 제공되었다. 이에 더해서 이밖에도 선택과목이 제공되었다.

지역사회에서 일하는 것의 또 다른 측면은 "환자"가 아닌 클라이언트에게 서비스를 제공하는 조직 안에서 일을 하는 것을 학습하는 것이다. 1년째의 과목 "지역사회 서비스 지원론"은 장애의 큰 위험성을 가지는 모집단이나 장애인에 대해서 서비스를 제공하고 있는 기관이고 자원봉사자로서 일한다는 경험을 학생에게 제공한다. 서비스-학습 모델에 기초하여 이 과목은 자원봉사 의식을 강조하고 있다. 즉 조직의 구조, 기능 및 자금에 대한 인식, 지역사회라는 맥락 속에서 사람들과 일하는 것, 그리고 자기가 서비스를 하고 있는 사람들에게 영향을 미치는 건강정책이나 사회정책을 이해하는 것이다.

지역사회 실행의 계획

지역사회 실행 프로그램의 교수와 직원은 프로그램을 위한 접촉, 권유, 및 장소의 확보에 많은 시간을 소비하였다. 여기서는 과거와 현재의 지역사회 프로그램의 몇 가지와 각각에서의 작업치료의 역할을 제시하였다.

미국파킨슨병협회 (APDA) 즐기면서 피트니스 체조(Fun'N Fit exercise)라는 학급은 Windsor 지역사회 센터와 Barnes 확대 케어라는 2개의 지역사회 현장에서의 파킨슨병의 사람들에게 제공된다. 파킨슨병의 사람들의 케어에 대해서 요양원의 직원을 교육하기 위해 최근에 APDA와 공동으로 새로운 비디오가 작성되었다. 임상실습 학생은 이 프로그램을 지원한다.

지역사회의 선택 가능한 것. 적극적 지역사회 치료 모델을 사용하는 지역사회가 선택의 옵션은 지역사회에서 생활하는 정신질환자나 물질남용의 문제를 가진 사람들에게 서비스를 제공한다. 작업치료는 치료 프로그램, 기능적 생활기술의 평가와 훈련 그리고 여가활동에 관여하고 있다. 수준 I 과 II 의 임상실습의 학생도 이 팀에 포함되어 있다.

제퍼슨군(Jefferson county) 발달 서비스. 발달 서비스는 0세에서부터 3세까지의 아이들과 그 가족에게 서비스를 제공한다. 그것은 센터에 기반을 둔 프로그램과 자연환경에서의 프로그램의 양자를 제공하고 있다. 조기개입 서비스 팀은 작업치료사, 물리치료사, 언어청각사, 초조기 특별교육자로 구성된다. 작업치료 서비스는 직접 서비스와 상담 서비스가 센터와 클라이언트의 자택에서 제공된다. 임상실습 학생은 돕는다.

운전평가. 인지나 시각에 장애가 있는 클라이언트는 의사에 의해서 운전평가에 의뢰된다. 평가는 정신적, 시각적, 신체적인 상태에 관한 검사실에서의 검사와 운전기술을 평가하는 노상검사를 포함하고 있다. 만일 해당되는 경우, 치료사는 주정부의 면허국에 그 사람의 현재의 운전면허증을 재평가해야 한다는 것을 나타내는 리포트를 보내는 경우도 있다. 적절하다면, 클라이언트와 가족에게 카운슬링이 제공된다.

Edgewood 어린이 센터. Edgewood 어린이 센터는 중증의 사회적, 심리적 및 행동적인 문제를 가진 어린이와 청년을 위한 거주 프로그램과 주간치료 · 교육 프로그램이다. 작업치료 서비스에는 어린이의 감각운동적인, 사회적인, 학교관련적인 및 일상생활적인 기술의 개별평가와 치료가 포함된다. 치료는 대부분의 어린이들에 대해서 수공예, 게임, 요리, 역할극의 대화와 같은 활동을 통해서 기술, 가치, 개념을 학습하는 그룹 세션으로 구성된다.

Hazel Bland Promise 센터. Hazel Bland Promise center는 0세에서부터 3세의 재가의 중증 발달장애아에게는 외래와 센터에서 서비스를 제공하고 3세에서 21세까지의 아이들에게는 센터에서의 서비스를 제공하고 있다. 작업치료는 직접 서비스나 상담 서비스를 제공한다. 부모의 육아와 아이들의 자원에의 접근이라는 도전을 충족하도록 부모를 지지하기 위해 몇 가지의 조치가 취해지고 있다. 수준 I 과 수준 II 의 임상실습 학생은 이 프로그램의 모든 단계에서 작업치료사와 함께 일하고 있다.

집의 접근 가능성. 집의 접근 가능성은 가옥평가의 일부이고 어떤 사람의 가옥환경과 그 환경 내에서 기능하는 그 사람의 능력의 종합적 평가이다. 가옥평가는 적응기기, 인간공학, 과제와 활동의 분석과 단계부여 및 생활공간의 설계에서의 전문기술을 가진 지역사회 실행 작업치료사에 의해서 실시된다. 그 목표는 사람의 기능을 최대한으로 하고, 위험과 손상을 감소시켜 부수적인 서비스나 시설 입소의 필요성을 최소한으로 하는 것을 지원하는 것이다. 서비스는 개인이나 파트너기관으로부터의 의뢰에 의해서 제공된다.

Labre 센터. 이행적 거주시설(transitional housing facility)인 Benedict Joseph Loabre 센터는 노숙자이고 정신의학적 장애를 가진 남성에게 작업치료 서비스를 제공하고 있다. 작업치료의 목표는 클라이언트가 보다 큰 자립과 지역사회에의 통합을 달성하는 것을 지원하기 위해 생활기술의 개발을 지원하는 것이다. 이 프로그램은 Shalom House에서 시작된 개념을 확대한 것이다. 수준 I 과 수준 II 의 임상실습 학생은 이 프로그램의 모든 단계에서 작업치료사와 함께 일한다.

기억과 가령 프로젝트 새털라이트(Memory and Aging Project Satellite : MAPS) 활동 그룹. 기억과 가령 프로젝트 새털라이트(MAPS) 활동 그룹은 알츠하이머병의 진단을 받은 클라이언트와 초기의 기억장애나 혼란과 같은 징후를 가진 사람들을 위해 매주 개최된다. 이 그룹은 사회적 고립과 싸우고 인지기능을 개선 또는 유지하며 체조(신체적 활동)를 제공하여 교육적 활동에 참여하기 위해 실시된다. 이 그룹의 목표는 클라이언트가 자기의 집에 계속 있기 위해 능력을 개선 또는 유지하는 것이다. 학생은 지역사회 서비스 조교직과 수준 I 과 수준 II 의 임상실습의 모든 수준에서 MAPS에 참여하고 있다.

고령자를 위한 Mary Ryder Home. Mary Ryder Home은 저소득 고령자에게 서비스를 제공하는 거주시설이다. 지역사회 실행 팀의 일원인 작업치료사가 주 3회, 치료적 활동 그룹을 지도하고 있다. 지역사회 서비스 조교직과 임상실습을 종료하고 있는 학생이 치료사를 돕고 있다. 그 목표는 의미 있는 작업을 통해서 생활의 질을 개선하는 것이다.

다발성경화증(Multiple Sclerosis ; MS)의 웰니스. WUOT 프로그램과 MS협회 Gateway지부에 의해서 개발된 웰니스 코스(wellness course)는 MS를 가진 사람에게 자기관리기술을 가르친다. 웰니스 프로그램의 확대를 지원하기 위해 리더 훈련 프로그램과 안내서가 중서부의 도처에서 개발되고 있다. 원래,

그것을 개발한 작업치료의 교수가 그 프로그램을 가르쳤다. 현재, 그들은 그 프로그램을 가르칠 수 있도록 MS협회의 직원이나 자원봉사자를 훈련하고 있다.

고령자 정보 서비스 시스템(Older Adult Service Information System : OASIS)/건강단계 : OASIS는 고령자의 생활의 질을 향상하는 것에 전념하는 전국적인 교육조직이다. 이 지역사회 실행 프로그램은 고령자 회원에 대한 건강 커리큘럼을 개발하기 위해 OASIS에서 기능을 하고 있다. 그 목표는 행동변화의 다양한 단계에 있는 사람들에 대해서 적절한 수준이고 포괄적인 일련의 주제에 관한 프로그램을 개발하고 제공하고, 평가하는 것이다.

센트루이스 ConnectCare. 센트루이스 ConnectCare는 센트루이스 시(city)와 군(county)이 양쪽에 사는 저소득 빈곤층에 대해서 외래 재활 서비스를 제공한다. 클라이언트는 지구의 진료소에서부터 프로그램으로 의뢰된다. 지역사회 실행 팀이 작업치료 서비스를 제공한다. 클라이언트는 물리치료와 언어청각치료도 받는다.

가령(aging)에 대한 센트루이스지구 기관. "Getting to Know Life"라는 건강증진 학급은 가령에 대한 센트루이스지구 기관에 의해서 시내의 많은 장소에서 제공되는 식사모임에 참여하는 고령자를 위해서 개발되었다. 지역사회 실행 치료사에 의해서 개발된 7주간의 학급은 시의 중심부의 고령자 센터에서 시험적으로 실시되었다. 지도자의 매뉴얼은 완성되어가고 있으며 지도자 훈련 프로그램이 그 기관에 의해서 인정된 자원봉사자에게 제공되도록 되어있다. 작업치료사와 학생은 그 프로그램과 자원봉사자에게 지원을 계속할 것이다.

Shalom House. Shalom House는 만성정신질환자의 여성을 위한 노숙자용 시설이다. 지역사회 실행 팀의 일원이 이행적 거주의 주간 프로그램과 응급시설을 위한 상담역의 역할을 수행하고 있다. 프로그램, 서비스, 및 치료는 각 클라이언트의 개인목표와 지역사회 배치의 니즈에 기초하고 있다. 참가자는 자립한 지역사회 생활이라는 목표를 향해서 일상생활 기술, 직업 전 기술 및 여가기술의 훈련을 받는다.

특정화된 이행적 재활훈련(Specialized Transitional and Rehabilitation Training : START). START는 그 사명이 중증의 신체장애를 가진 사람이 보다 큰 지역사회 안에 지위를 차지할 수 있도록 하는 지역사회에 기반을 둔 기관이다. 그것은 지원을 받는 생활, 고용, 레크리에이션, 교육을 제공한다. 이것은 자기의 행동에 책임을 지도록 참가자를 독려하는 것에 초점을 맞추고 있다. 지역사회 실행 서비스는 클라이언트에 의한 최대한의 참가를 촉진하기 위해 참가자와 그 장소와 함께 작업치료 평가와 후속조치(follow-up) 개입이 포함되어 있다. START는 학생을 위해 수준 I 과 수준 II 의 임상실습 장소로 하여 서비스를 시행한다.

직업재활. 미주리 주 직업재활부문에 제공되는 작업치료 서비스에는 재활공학 상담과 컴퓨터 훈련이 포함된다. 활동에는 클라이언트의 니즈를 충족하고 취업이나 재취업을 촉진하는 기능적 평가 및 도구, 서비스, 변경에 관한 추천이 포함되어 있다. 서비스는 의뢰에 따라서 이루어진다.

업무수행 임상연구소. 업무수행 임상연구소는 업무의 능력에 장애가 있는 사람들을 평가한다. 평가는 업무의 수행을 최대한으로 하기 위해 직장에서 필요한 조정과 클라이언트가 사용하는 기술을 확인할 수 있다. 새로운 직업선택이 필요한 경우에는 직업의 탐색이 이루어지는 경우가 있다. 수준 I 의 임상실습 학생이 원조한다.

남 앨라배마대학 : 지역사회 서비스 학습 접근

남 앨라배마대학(University of South Alabama) 학사학위 취득과정은 1994년 6월에 학생에게 최초의 수업을 시작하였다. 시작 때부터 교수는 장래의 전문직이 되는 사람들이 지역사회에 기반을 둔 서비스 장면에서 효과적으로 일하도록 훈련할 필요성을 인식하고 있었다. 이 약속의 일부로서 지역사회에 기반을 둔 실행에 관한 특정 과목이 개발되고 서비스 - 학습이라는 요소가 커리큘럼에 들어갔다.

지역사회 서비스 학습의 효과에 관한 많은 연구가 시행되어왔다. 그 효과는 광범위한 기초를 갖고 오래 가며 이들의 대부분이 작업치료의 역사와 철학적 기반과 일치하는 것 같이 생각된다. 이 학문분야에 관계없이 서비스에 기초하는 학습이란 다음과 같은 것이라 생각된다.

- 열린 마음을 키우는 것.
- 자기의 가치관, 신념 및 태도에 대한 인식을 높이는 것(자기의 치료적 사용에 반드시 필요한 측면).
- 문제해결능력을 높이는 것.
- 공감을 높이는 것.
- 지식전달에서의 전통적 교육과 마찬가지로 효과적일 것.
- 자신감을 높이고 사람이 다른 사람의 생활에 변화를 일으킬 수 있다는 신념을 강화하는 것.
- 사회적 그리고 개인적인 책임을 높이는 것(윤리행동의 중요한 측면)
- 의사소통 기술을 향상시키는 것.
- 전문직으로서의 행동의 육성을 강화하는 것(대학에서의 초기 프로그램에서의 학생으로서의 양호한 실행).
- 건전한 직업윤리를 주입시키는 것.
- 학생이 자기의 장점과 단점을 평가할 수 있을 것(Conrad & Hedin, 1982 : Conrad & Hedin, 1991 : Giles & Eyler, 1994 : Markus, Howard & King, 1993 : Sankaran, Cinelli, McConatha & Carson, 1995).

이에 더해서 작업치료의 학과목에 특유의 잠재적 이익도 명백하다. 지역사회 서비스 학습은 학생이 지역사회에 기반을 둔 장면에서의 작업치료의 역할을 이해하는 것, 실행과 이론을 통합하는 기회를 제공하는 것, 그리고 다양한 학문분야의 전문직의 네트워크를 구축하는 기회를 제공하는 것 등을 높일 수 있다. 지역사회 서비스 학습은 또한 현재는 작업치료 서비스를 갖지 않을지도 모르는 지역사회에 기반을 둔 조직에 작업치료를 우선 경험시키고, 이것에 의해서 지역사회에 기반을 둔 프로그램에의 작업치료 종사자의 새로운 공용 기회의 가능성을 점점 높이게 된다.

지역사회 서비스 학습은 또한 학생이 장래의 실행의 장으로서 지역사회에 기반을 둔 장면을 선택할지도 모른다는 확률을 높인다. 시설에서 훈련된 전문직 종사자는 시설에서 일하는 것을 원한다는 것을 나타내어 보이고 있다(Weissert, Knott & Steiber, 1993). 학생이 대학에서 학습하는 것의 대부분은 자기들이 어떻게 실행하는가에 대한 것이다. 학생에게 자신의 학생으로서 경력의 초기 단계에서 지역사회에 기반을 둔 실행의 가능성을 경험하는 기회를 제공하는 것은 이 지역사회 서비스 학습 접근에서의 수준 I 임상실습에 대한 목표의 하나이다.

프로그램의 목표와 목적

이 지역사회 서비스 학습 프로그램의 전체적 목표는 일반적으로 서비스가 충분하지 못한 지방의 지역사회에 있는 기관이나 조직에 대해서 지역사회에 기반을 둔 작업치료 서비스의 제공에서의 학생의 기술과 능력을 개발하는 것이다. 그 프로그램은 아래의 사항을 위해 설계되어 있다.

- 실제의 지역사회의 니즈에 대응하는 것.
- 지역사회에 기반을 둔 조직에 작업치료 서비스를 처음으로 경험하는 기회를 제공하는 것.
- 지역사회에 기반을 둔 프로그램에서의 새로운 고용기회 개발의 가능성을 높이는 것.
- 학생이 장래의 실행으로서 지역사회에 기반을 둔 장면을 선택하는 확률을 높이는 것.

프로그램의 구성요소

지역사회 서비스 학습의 구성요소에는 필수과목 3과목이 포함되었다. 이들의 각각의 과목 중에서 학생은 1학기 동안에 매주 반일, 다양한 지역사회의 기관이나 조직에 배치되었다. 각 학생은 이 커리큘럼을 수료한 시점에서 3개소 내지 5개소의 상이한 장소에서 합계 100시간을 지내게 된다. 학생은 다양한 학습활동에 참여하고 그 지역사회 조직과 그 서비스 수급자의 니즈에 대처하는 프로젝트를 완성시킨다.

학생이 수료한 학습활동에는 매주의 반성적 저널(reflective journal)에의 참여, 관찰의 요약, 프로그램 참여자와의 면접 및 그룹 활동의 개발과 실시가 포함되었다. 지역사회의 니즈에 도움이 되는 프로젝트에는 기관의 직원에 대한 시설 내 발표, 니즈 평가활동, 프로그램 활동의 개발, 자세유지기구와 적응기기의 작성 그리고 환경의 평가와 변경이 포함되었다.

협동적 구조

작업치료학과는 학생에게 적절한 학습경험을 제공하고 또한 작업치료 서비스의 니즈가 있는 장소를 확인하기 위해 Volunteer Mobile이나 대학의 지역사회 참여 사무소와 협동하여왔다. 학생은 아래의 장면을 포함하는 다양한 지역사회기관에 배치된다.

- 아동발달 센터, 조기개입 프로그램, 감각장애아를 위한 유치원.
- YWCA나 YMCA, 뇌성마비연합, Easter Seal 센터, 정신지체 시민협회.
- 노인 센터, 성인 데이케어 프로그램, 지원생활 센터.
- 근로재활 프로그램. 재가건강기관, 공립학교.
- 에이즈 지원 서비스, 호스피스 프로그램, 노숙자 보호시설.
- 정신건강 센터 시설, 물질남용 프로그램, 알츠하이머환자의 서비스.

프로그램의 평가

이 프로그램은 다양한 수준에서 평가된다. 현장의 감독자는 학생의 기술과 전문직으로서의 행동에 초점을 맞추는 표준적 양식을 사용해서 학생의 수행을 평가한다. 학생은 이용할 수 있었던 학습의 기회와 제공된 감독의 질의 면에서부터 그 장면을 평가한다. 이에 더해서 교수는 원조를 제공하거나 발생한 온갖 문제를 처리하기 위해 전화와 실지 방문에 의해서 현장의 감독자와 연락을 취한다. 이러한 주고받기는 학생의 수행과 이 서비스 학습 프로그램의 전체적인 효과성에 관해서 귀중한 통찰을 제공하는 경우가 많다.

학습된 과목

이러한 포괄적인 서비스 학습의 구성요소를 커리큘럼 안에서 시작하는 것은 예측한 것보다 상당히 많은 노동력을 필요로 하는 것이었다. 지역사회에 기반을 둔 장소를 개척하는 것은 작업치료사를 고용하고 있는 전통적인 의료 장면을 사용하는 것보다도 상당한 시간을 집중시킬 필요가 있었다. 지역사회 기관의 직원은 작업치료란 무엇인가, 이 전문직이 서비스 수급자에게 제공할 수 있는 것은 무엇인가와 같은 것을 배우지 않으면 안 된다. 이 접근은 전화에 의한 접촉, 현장의 방문, 및 문서의 주고받기에 매우 많은 시간을 소비할 필요가 있다. 교수의 근무시간 내에 여분의 시간을 만들어내는 것이 지역사회와의 접촉을 시작하고 유지하는 데에 중요하다. 우리들은 이들의 과목을 가르치는 교수가 중개자를 통해서 일을 하는 것보다도 지역사회 조직, 기관 및 학생의 감독자와의 직접적 접촉을 갖는 것이 바람직하다는 것을 발견하였다.

이 지역사회 서비스 학습의 임상실습 I 모델의 성공은 학생의 태도와 동기부여, 대학의 임상실습 코디네이터, 개개의 교수, 그리고 현장의 감독자 사이의 양호한 의사소통, 그리고 목적과 과제의 명료성을 포함하는 다수의 요인에 따르는 것이다.

프로그램의 성공

이 프로그램이 실시로 옮겨진 6년 동안에 작지만 의미가 있는 많은 성공담이 있었다. 그러나 두 가지의 보다 큰 성공에는 언급할 가치가 있다. 그때까지는 작업치료 서비스가 이루어지지 않았던 2개의 시설은 이들의 프로그램과 클라이언트에 대한 학생의 공헌을 경험한 결과, 작업치료 직원의 틀을 만드는 결정을 하였다. 이에 더해서 작업치료 학과의 이 서비스 학습 프로그램은 건강에 관한 대학 캠퍼스와 지역사회의 제휴(Campus-Community Partnership for Health)에 의해서 모델 프로그램에 선정되고 A Guide for Developing Community-Responsive Models in Health Professions Education(1997)이라는 제목의 출판물로서 소개되었다.

명백한 것은 이 접근은 큰 성공의 상태였다. 작업치료학과는 대학과 지역사회 안에서 긍정적인 평판을 얻었다. 학생은 지역사회의 현장에서의 작업치료 종사자의 다양한 역할을 탐색할 기회를 얻었다. 이 경험을 제공함에 있어서 기관과 프로그램과의 협동이 상당히 세련된 어떠한 기술을 가진 질이 높은 자원봉사자를 받아들이게 된 것이다.

지역사회에 기반을 둔 실행에서의 연구/RESEARCH IN COMMUNITY-BASED PRACTICE

지역사회에 기반을 둔 실행에서의 연구는 이제 막 시작되었다. 연구자 중에는 현재의 작업치료이론 접근과 모델의 응용을 지역사회라는 장면 안에서 검토하여 다양한 결과를 얻은 사람도 있다. 그러나 이 영역에서의 연구가 더 필요한 것은 명백하다.

워싱턴대학 작업치료 과정(WUOT)은 연구에 강력한 초점을 맞추고 있다. 연구와 지역사회 실행의 관계(link)를 보다 강화하는 것이 이 프로그램의 목표의 하나였다. 또 하나의 목표는 온갖 수준에서의 업무의 성과를 평가하고 최선의 근거에 기초하는 프로그램을 개발하는 것이다. 그 목적을 향해서 WUOT는 최근에 고령화, 일, 소아, 인지, 건강증진과 만성질환 자기관리 및 사회참여와 같은 특정영역의 연구를 중심으로 조직화하였다. 그 목표는 개개의 전문직 종사자와 연구자가 집중하여 양자의 일을 연관시키는 것이다. 전문직 종사자는 근거에 기초하는 실행과 성과의 평가를 촉진할 수 있는 연구자의 지원을 얻는 것일 것이다. 연구담당 교수는 모델을 실행하여 검증하기 위해 경험이 풍부한 지역사회 실행 치료사가 있는 "지역사회 실험실(community laboratories)"을 가질 것이다. 학생은 자기가 다루는 1개 영역을 선택하고 자신의 과목의 공부를 통해서 주어진 영역에서의 일련의 경험을 획득할 기회를 갖게 될 것이고 또한 석사과정의 연구 프로젝트에 관해서 연구담당 교수와 함께 일하고 그리고 그 영역에서 경험을 쌓게 될 것이다.

Baum & Law(1998)는 지역사회 실행에서 적절한 많은 연구영역의 개략을 보여주었다. 작업치료 연구자는 아래의 것을 필요로 하고 있다.

- 성공적인 고용, 자기충족, 그리고 사회적 통합에 공헌하는 인자를 확인하는 것.
- 만성장애를 가진 사람이 그 가정, 학교, 직장 그리고 지역사회에 완전 참여하는 것을 가능케 하는

조건을 결정하는 것.

- 지원기기의 수용과 이용을 촉진하는 개인적, 사회적, 및 환경적 상황을 확인하는 것.
- 생물심리사회적 요인과 환경요인의 상호작용이 기능제한, 장애 및 기능장애의 악화에 어떻게 관여하고 있는가를 조사하는 것.
- 성공적인 지역사회 생활을 하는 것에 공헌하고 있는 개인적, 발달적, 환경적 속성을 확인하는 것.

혁신의 확산 / DIFFUSION OF INNOVATIONS

연구, 출판 그리고 학부교육이나 평생교육을 통해서 혁신은 실행 안에서 실시를 향해서 확산되고 있다. 이들의 혁신과 변화는 다양한 의사소통 채널을 통해서 전문직의 안에 확산되어 영속하게 된다.

혁신(innovation)이란 새로운 또는 신기하다고 간주되는 관념, 방법, 실행 또는 대상이다. 혁신 중에는 객관적인 역사적 전망에 비추어보아 정말 새로운 것이 아닌 것도 있으나 이들의 최초의 발견이나 도입으로부터의 시간경과에 의해서 보는 사람에게는 새로운 것이다(Rogers, 1995).

혁신이 어떤 학문분야의 임상가, 대학인 및 연구자로 채택하기까지에는 그 확산에 상당한 시간을 필요로 하는 경우가 많다. **확산**(diffusion)이란 "혁신이 있는 사회 시스템 구성원 사이에 시간을 들여서 특정 채널을 거쳐 전달되는 과정(Rogers, 1995, p.5)"을 가리킨다. 혁신의 확산은 어떤 사회 시스템의 구조와 기능 안에서 계획된 것이라도, 계획되어 있지 않은 것이라도 변화를 만들어낸다.

확산의 과정은 (1)혁신 그 자체, (2)이용된 의사소통의 채널, (3)확산에 걸리는 시간 및 (4)영향을 받은 사회 시스템과 같은 4개 요소로 구성된다. "사회 시스템의 구성원에 의해서 인식된 혁신의 특징은 그 채용의 비율을 결정한다. 혁신의 다섯 가지 속성은 (1)상대적인 이점, (2)적합성, (3)복잡성, (4)시행(trial)의 가능성 및 (3)관찰 가능성이다(Rogers, 1995, p.36).

그 혁신이 어떠한 것일지라도 채택되기 위해서는 의사소통이 되지 않으면 안 된다. **의사소통의 채널**(혁신이 전달되는 방법)은 공식적 또는 비공식적, 또는 그 양자일지도 모른다. 매스 미디어에 의한 확산은 일반적으로는 혁신에 관한 정보를 전달하는 신속하고 효율적인 방법이기는 하지만 대인관계나 얼굴을 맞대고 하는 의사소통은 새로운 관념에 대한 바람직한 태도를 육성하는 데에 보다 효과적인 경우가 많다. 개개인은 그 전달자가 "가까운 동료"이거나, 자기 자신과 유사한 사람이라고 인식한다면 혁신을 채택하는 경향에 있다(Rogers, 1995).

시간은 확산의 과정의 하나의 요인이다. 개인에 따라서 혁신의 조기의 채택자이거나 지체하기 쉬운 사람도 있다. 혁신에 따라서는 매우 신속하게 채택되는 것도 있다. 어떤 전문직에서는 그 혁신이 표준이 되기까지에는 혁신의 확산은 "현저한 수(critical mass)"를 필요로 한다. 혁신을 채택하기 위한 결정은 아래의 5단계 안에서 일어난다.

1. 지식의 획득(knowledge acquisition). 그 혁신에 관한 학습.
2. 설득력(persuasion). 그 혁신에 대해서 좋아하고 또는 좋아하지 않는다는 태도, 또는 인상을 형성하는 것.
3. 결정(decision). 그 혁신을 채택하거나 거절한다는 선택.
4. 혁신의 실행(implementation of the innovation). 그 관념, 방법 또는 대상물을 사용하는 것.
5. 확인(confirmation). 그 사람이 그 혁신의 채택을 받아들이는 것의 강화(Rogers, 1995).

사회 시스템은 그 혁신에 영향을 받는 단위이다. **사회 시스템**은 개인의 집단, 조직, 전문직 또는 사회인 경우도 있다. 의사소통의 구조와 기능, 규범 및 그 사회 시스템의 리더십의 패턴은 그 혁신의 확산을 촉진할 수도 억제할 수도 있다. 사회 시스템 안에는 다른 시스템보다 혁신을 받아들이는 것이 있다. 만일 혁신을 채택하기 위해 동의가 필요하다면 그 과정은 매우 단시간인 것이 된다.

작업치료 전문직은 그 역사에서 매우 중대한 기로에 서 있다. 우리들은 지역사회 실행이라는 혁신과 이에 수반하는 모두를 채택하고 신속하고 동시에 신중하게 전진할 것인가, 그렇지 않으면 우리들은 현 상황을 강화하고 기존의 실행의 파라미터 내에서 일을 할 것인가? 전문직 종사자에 따라서는 관리 케어 영역에서의 일을 잃어가고 있으나, 또 다른 기회를 지역사회 장면에서 입수하는 것이 가능해지고 있다. 이러한 새로 나타나고 있는 실행 영역은 이 전문직의 창설자들의 견해와 잘 조화를 이루고 있다. 우리들은 이러한 도전에 신속하고 열의를 갖고 반응할 것인가? Fidler(2000)는 변화를 명확히 지지하고 "치료의 모델을 넘어서" 옮기도록 제안하고 있다. 그녀는 전문직 종사자가 다음의 것을 포함하지만 이것에만 한정된 것은 아닌 다양한 영역에서 실행하고 또한 연구를 실행할 능력을 갖는 "occupationalist"가 되도록 옹호하고 있다(Fidler, p.101).

- 웰니스, 예방, 학습의 향상 및 생활양식의 카운슬링과 같은 서비스와 프로그램.
- 지역사회의 계획입안과 설계.
- 조직, 기관 및 시설의 설계와 운영.
- 치료, 회복적 개입, 및 재활.

맺는말 / CONCLUSION

Barker(1992)를 다른 말로 바꿔 표현하면 21세기에서의 작업치료 전문직이 성공하기 위한 세 가지의 열쇠는 탁월(excellence), 혁신(innovation), 그리고 예측(anticipation)이다. **탁월**이란 어떤 사람이 계속적인 개선을 지향하면서 비용효과가 높은 방법으로 최고의 질을 갖고 시행하여야 할 모든 것을 시행하는 능력을 가리킨다. **혁신**이란 새롭고 상이한 어떤 것을 시작하거나 도입하는 능력으로서 탁월과 일치하면 강력하고 유력한 결합이 된다. **예측**이란 올바른 장소에서 올바를 때에 탁월한 혁신적인 제품이나 서비스가 되는 능력을 말한다. 예측은 그 사람이 장래의 니즈, 경향 그리고 우선순위를 예측하거나 예견하는 것을 가능케 한다. 만일 어떠한 작은 방법이라도 미래를 예측할 수 있다면 그것을 두려워할 필요는 없다. 미래는 성장과 재활성화의 기회로서 받아들여질 수 있는 것이다.

> 길이 인도하는 방향으로 따르지 마라. 오히려 길이 없는 방향으로 진행하고 그 발자국을 남겨라.
>
> 저자 불명

학습문제 / STUDY QUESTIONS

1. 학생과 전문직 종사자가 지역사회에 기반을 둔 장면에서 실행을 효과적으로 시행하기 위해 알아둘 필요가 있는 것은 무엇일까?
2. 지역사회에 기반을 둔 실행과 연관시켜 5개의 새로운 연구 가능한 의문(이 책안에 언급되어 있지 않은 것)을 만들어내시오.
3. 자기의 작업치료 교육과정이 지역사회에 기반을 둔 실행에 관한 인가기준을 충족하려면 어떻게 하면 될지 논의하시오.
4. 지역사회에 기반을 둔 임상실습의 이점과 결점에 대해서 장벽을 극복하는 방법을 포함하여 논의하

시오.

5. 개인이나 집단이 혁신을 받아들이거나 거부하는 것을 결정하기 위해 사용하는 채택과 처리의 비율을 결정짓는 혁신의 속성을 다섯 가지를 열거하시오.

인용문헌

Accreditation Council for Occupational Therapy Education. (1998). *Standards for an accredited educational program for the occupational therapist*. Bethesda, MD: American Occupational Therapy Association.

Barker, J.A. (1992). *Future edge: Discovering the new paradigms of success*. New York: William Morrow.

Barth, T. (1994). Occupational therapy interventions at a shelter for homeless, addicted adults with mental illness. *American Occupational Therapy Association Mental Health Special Interest Section Newsletter, 17*(1), 7–8.

Baum, C., and Law, M. (1998). Community health: A responsibility, an opportunity and a fit for occupational therapy. *American Journal of Occupational Therapy, 52*(1), 7–10.

Brownson, C.A. (1998). Funding community practice: Stage I. *American Journal of Occupational Therapy, 52*(1), 60–64.

Cermak, S.A. (1976). Community-based learning in occupational therapy. *American Journal of Occupational Therapy, 30*(3), 157–161.

Community-Campus Partnerships for Health. (1997). *A guide for developing community-responsive models in health professions education*. San Francisco: UCSF Center for the Health Professions.

Cnaan, R.A., and Blankertz, L.E. (1993). Serving the dually diagnosed homeless: Program development and interventions. *The Journal of Mental Health Administration, 20*, 100–112.

Conrad, D., and Hedin, D. (1982). The impact of experiential education on adolescent development. *Child and Youth Services, 4*, 57–76.

Conrad, D., and Hedin, D. (1991). School-based community service: What we know from research and theory. *Phi Delta Kappan, 72*, 743–749.

Cromwell, F.S., and Kielhofner, G.W. (1976). An educational strategy for occupational therapy community service. *American Journal of Occupational Therapy, 30*(10), 629–633.

Fidler, G.S. (2000). Beyond the therapy model: Building our future. *American Journal of Occupational Therapy, 54*(1), 99–101.

Giles, D.E., and Eyler, J. (1994). The impact of a college community service laboratory on students' personal, social and cognitive outcomes. *Journal of Adolescence, 17*, 327–339.

Grossman, J. (1974). Community experience for students. *American Journal of Occupational Therapy, 28*(10), 589–591.

Heubner, J., and Tryssenaar, J. (1996). Development of an occupational therapy practice perspective in a homeless shelter: A fieldwork experience. *Canadian Journal of Occupational Therapy, 63*, 24–32.

Interagency Council on the Homeless, U.S. Department of Housing and Urban Development (1994). *Priority: Home! The federal plan to break the cycle of homelessness*. Available from Community Connections, PO Box 7189, Gaithersburg, MD.

Kavanagh, J., and Fares, J. (1995). Using the model of human occupation with homeless mentally ill clients. *British Journal of Occupational Therapy, 58*, 419–422.

Lyons, M., and Ziviani, J. (1995). Stereotypes, stigma, and mental illness: Learning from fieldwork experiences. *American Journal of Occupational Therapy, 49*, 1002–1008.

Marks, L. (1997). Homeless program benefits from OT skills. *OT Practice, 7*, 22–23.

Markus, G.B., Howard, J.P., and King, D.C. (1993). Integrating community service and classroom instruction enhances learning: Results from an experiment. *Educational Evaluation and Policy Analysis, 15*, 410–419.

McColl, M.A. (1998). What do we need to know to practice occupational therapy in the community? *American Journal of Occupational Therapy, 52*(1), 11–18.

Menks, F., Sittler, S., Weaver, D., and Yanow, B. (1977). A psychogeriatric activity group in a rural community. *American Journal of Occupational Therapy, 31*(6), 376–384.

National Board for Certification in Occupational Therapy. (1997). *National study of occupational therapy practice: Executive summary*. New York: Professional Examination Service.

Privott, C.R. (1998). *The fieldwork anthology*. Bethesda, MD: The American Association of Occupational Therapy.

Rogers, E.M. (1995). *Diffusion of innovations* (4th ed.). New York: The Free Press.
Rushdie, S. (1999). *The ground beneath her feet*. New York: Henry Holt.
Rydeen, K., Kautzmann, L., Cowan, M.K., and Benzing, P. (1995). Three faculty facilitated, community-based level I fieldwork programs. *American Journal of Occupational Therapy, 49,* 112–118.
Sankaran, G., Cinelli, B., McConatha, D., and Carson, L. (1995). Voluntarism: An investment in preparing health professionals for the future. *Journal of Health Education, 26*(1), 58–60.
Weissert, C., Knott, J., and Steiber, B. (1993). *Health professions education reform: Understanding and explaining states' policy options.* Michigan State University: The Department of Political Science and the Institute for Public Policy and Social Research.

부 록 / *Appendix*

조기개입을 위한 작업치료의 평가도구
Occupational Therapy Assessment Tools for Early Intervention

조기개입을 위한 감각통합검사 도구

검사명	연령	정보	입수할 수 있는 곳
영유아감각기능검사 (Test of sensory Function in Infants)	4개월에서부터 18개월의 어린이	24개 항목과 5개의 sub-test : 강한 촉압각에 대한 반응, 적응적 운동기능, 시각 · 촉각 통합, 안구운동의 조절, 안뜰계통 자극에 대한 반응	Communication/Therapy Skill Builders, The Psychological Corp., 555 Academic Court, San Antonio, TX 78204-2498, 1-800-211-8378, http://www.hbtpc.com/
감각입력반응 (Response to Sensory Input)	자폐증 아동		American Journal of Occupational Therapy, 1980, 34, 375-381
영유아 징후 체크리스트(Infant Toddler Symptom Checklist)	7개월에서부터 30개월의 어린이	연령에 따른 6개의 버전이 있다. 자기조정, 수면과 각성의 사이클의 조절, 감각자극에 대한 반응, 애착, 정서적 기능 상태를 측정한다.	Communication/Therapy Skill Builders, The Psychological Corp., 555 Academic Court, San Antonio, TX 78204-2498, 1-800-211-8378, http://www.hbtpc.com/

(계속)

조기개입을 위한 감각통합검사 도구 (계속)

검사명	연령	정보	입수할 수 있는 곳
감각운동 수행분석 (Sensorimotor Performance Analysis)	유치원에서부터 청년 전기까지	기준참조의 검사이고 몸 구르기, 네발로 기기, 배트(bat)와 공과 손과 무릎. 무릎꿇기 균형, 병 안의 알갱이, 종이와 펜과 가위의 과제.	Communication/Therapy Skill Builders, The Psychological Corp., 555 Academic Court, San Antonio, TX 78204-2498, 1-800-211-8378, http://www.hbtpc.com/
유아 자폐증 평가 (Childhood Autism Rating)		경증, 중등도, 중증에 걸치는 자폐증에 관한 진단적 정보를 포함하는 기준 참조적인 행동평정척도.	Western Psychological Services, 12031 Wilshire Blvd., Los Angeles, CA 90025, 1-800-648-8857
발달장애아 · 자를 위한 감각통합 인벤토리(Sensory Integration Inventory for Individuals with Developmental Disabilities)	어린이에서부터 어른까지	선별검사이고 일반적 반응, 촉각, 안뜰감각, 고유수용의 4부로 구성되는 행동의 기술 체크리스트 양식.	Communication/Therapy Skill Builders, The Psychological Corp., 555 Academic Court, San Antonio, TX 78204-2498, 1-800-211-8378, http://www.hbtpc.com/
감각운동력 (Sensorimotor History)		촉각, 청각, 후각, 시각, 미각, 안뜰감각, 근육긴장, 반사, 협동성에 관한 체크리스트와 질문지	Western Psychological Services, 12031 Wilshire Blvd., Los Angeles, CA 90025, 1-800-648-8857

조기개입을 위한 발달검사

검사명	연령	정보	입수할 수 있는 곳
Peabody 운동발달 척도(Peabody Developmental Motor Scales)	출생에서부터 83개월까지	수행에 기초하는 표준화된 평정 척도이고 검사도구 1식과 매뉴얼이 있다. sub- test에는 규준 참조와 기준참조의 양자가 있다. 투박하고 큰 운동척도와 미세운동척도가 있다. 실시에 소요되는 시간은 45분에서부터 60분이다.	Riverside Publishing Co., 8420 Bryn Mawr Ave., Chicago, IL., 60631-9979, 1-800-767-8378 Pro Ed, 8700 Shoal Creek Blvd., Austin, TX 78757-6897, 1-512-451-3246, http;://proedinc.com
Denver 발달선별검사 II(Denver Developmental Screening Test II	출생에서부터 72개월까지	표준화된 과제수행과 관찰이고 검사기구 1식과 매뉴얼이 있다. sub-test는 개인적-사회적, 미세운동, 적응, 언어, 투박하고 큰 운동이다.	Denver Developmental Materials, Inc. PO Box 6919, Denver, CO 80206, 1-800-419-4729
Bayley 영유아 발달 척도(제2판) (Bayley Scales of Infant Development, 2nd edition)	1개월에서부터 42개월의 어린이	규준 참조적으로 표준화되어 있고 지적 행동, 운동적 행동, 영유아 운동의 3부로 구성되는 평가이다. 완전한 세트는 매뉴얼, 자극 소책자, 지적 척도양식, 도형 모사용지를 포함하는 운동척도 양식, 행동평정척도 양식이 포함된다.	The Psychological Corporation, 555 Academic Court, San Antonio, TX 78204-2498, 1-800-228-0752, http://www.hbtpc.com/
Batelle 발달 인벤토리(Batelle Developmental Inventory)	출생에서부터 8세까지	표준화된 규준참조 검사에서 투박하고 큰 운동, 미세운동, 인지, 개인적-사회적, 신변처리를 포함한다.	Riverside Publishing Co., 8420 Bryn Mawr Ave., Chicago, IL., 60631-9979, 1-800-767-8378
조기개입 발달 프로화일(Early Intervention Developmental Profile)	출생에서부터 3세까지	규준참조의 발달검사	University of Michigan Press, 389 Greene Street, Ann Arbor, MI 48104-1104, 1-313-764-4392

(계속)

조기개입을 위한 발달검사 (계속)

검사명	연령	정보	입수할 수 있는 곳
조기 선별검사 프로화일(Early screening profile)	2세에서부터 6세의 어린이	규준참조의 발달검사	American Guidance Services, Inc., Publishers Bldg., Circle Pines, MN 55014, 1-800-328-2560
Hawaii 조기학습 프로화일(Hawaii early Learning Profiles)	출생에서부터 3세까지	기준참조의 발달검사이고 영역은 투박하고 큰 운동, 미세운동, 신변처리, 인지, 표출언어, 사회적-정서적 영역을 포함한다.	VORT Corp., PO Box 60132, Palo Alto, CA 94306, 1-415-322-8282
Mullen 조기학습 척도(Mullen Scales of Early Learning)	출생에서부터 68개월까지	규준참조의 발달검사	American Guidance Services, Inc., Publishers Bldg., Circle Pines, MN 55014, 1-800-328-2560
영유아 운동평가(Movement Assessment of Infants)	출생에서부터 12개월까지	기준참조의 평가이고 운동기능장애, 근육긴장, 반사, 자동반응, 의지적 운동을 확인한다.	Chandler, PO Box 4631, Rolling Bay, WA
Bayley II	1개월에서부터 42개월의 어린이	규준참조의 척도이고, 미숙아, 조숙아, HIV 항체가 있는 어린이, 태아기 약물 노출, 가사상태, 발달장애, 중이염, 자폐증, 다운증후군 등의 어린이를 포함하는 모집단을 대상으로 하고 있다. 지적 척도, 운동척도, 행동척도가 있다.	The Psychological Corporation, 555 Academic Court, San Antonio, TX 78204-2498, 1-800-228-0752, http://www.hbtpc.com/
Alberta 영유아 운동척도(Alberta Infant Motor Scale : AIMS)	출생에서부터 18개월까지	관찰에 의해서 percentile로 평가한다. 엎드려 누운 자세, 바로 누운 자세, 앉은 자세, 선 자세를 평가한다.	WB Saunders Co., 6277 Sear Harbor Drive, Orlando, FL 32821-9826

(계속)

조기개입을 위한 발달검사 (계속)

검사명	연령	정보	입수할 수 있는 곳
Miller 유아평가 (Miller Assessment Preschoolers : MAPS	2세 9개월에서부터 5세 8개월의 어린이	표준화된 과제수행의 발달평가, 감각 및 운동능력, 인지능력, 복합능력의 평가항목이 있다.	The Psychological Corporation, 555 Academic Court, San Antonio, TX 78204-2498, 1-800-228-0752, http://www.hbtpc.com/
Callier Azusa 척도 (Callier Azusa Scales)	출생에서부터 5세까지	기준을 참조하는 관찰에 기초하는 발달척도이고 중증 장애아를 위한 검사, 운동, 지각, 일상생활, 인지, 의사소통, 언어, 사회성을 검토한다.	University of Texas at Dallas, Callier Center for Communication Disorders, 1996 Inwood Road, Dallas, TX 75235, 1-214-883-3060
조기학습 성적 프로화일(Early Learning Accomplishment Profile ; ELAP)	출생에서부터 36개월까지	기준참조의 평가이고 연령에는 하한과 상한이 있으며 투박하고 큰 운동, 미세운동, 인지, 언어, 신변처리, 사회적-정서적 측면을 평가한다.	Kaplan School Supply, PO Box 25408, Winston Salem, NC, 1-800-334-2014
INFANIB	4개월에서부터 18개월의 어린이	영유아의 신경운동 평가. 바로 누운 자세, 엎드려 누운 자세, 앉은 자세, 선 자세, 매달린 자세를 검토한다.	Communication/Therapy Skill Builders, The Psychological Corp., 555 Academic Court, San Antonio, TX 78204-2498, 1-800-211-8378, http://www.hbtpc.com/
장애 영유아 · 위험 영유아를 위한 Carolina 커리큘럼 (Carolina Curriculum for Handicapped Infants and Infants at Risk)	출생에서부터 24개월까지	장애아에게 추가의 단서에 대한 수정을 위한 지시를 포함하는 실지에서 검증된 커리큘럼이고, 인지, 의사소통, 사회적 적응, 미세운동, 투박하고 큰 운동의 26개의 하위 영역이 있다.	Paul H. Brooks Publishing Co., PO Box 10624, Baltimore, MD 21285-0624, 1-800-638-3775, http://www.brookespublishig.com/

(계속)

조기개입을 위한 발달검사 (계속)

검사명	연령	정보	입수할 수 있는 곳
특별한 니즈를 가진 취학 전 아동을 위한 Carolina 커리큘럼 (Carolina Curriculum for Preschoolers with Special Needs)	2세에서부터 5세의 어린이	장애아에게 추가의 단서에 대한 수정을 위한 지시를 포함하는 실지에서 검증된 커리큘럼이고, 인지, 의사소통, 사회적 적응, 미세운동, 투박하고 큰 운동의 25개의 하위 영역이 있다.	Paul H. Brooks Publishing Co., PO Box 10624, Baltimore, MD 21285-0624, 1-800-638-3775, http://www.brookespublishig.com/
장애 인벤토리의 소아평가(Pediatric Evaluation of Disability Inventory ; PEDI)	6개월에서부터 7세의 어린이	규준참조의 검사이고 기능적 기술, 양육자의 원조, 그리고 수정에 의해서 평정되는 사회성, 신변처리, 이동성을 검토한다.	Communication/Therapy Skill Builders, The Psychological Corp., 555 Academic Court, San Antonio, TX 78204-2498, 1-800-211-8378, http://www.hbtpc.com/

조기개입을 위한 기타의 평가

검사명	연령	정보	입수할 수 있는 곳
시각운동발달검사 (Developmental Test of Visual Motor)	2세 9개월에서부터 19세 8개월까지의 아이	채점의 매뉴얼이 인쇄된 소책자가 있고 학습장애의 선별검사이다. 24매의 기하학적 도형으로 구성되고 3개의 오류로 중단한다. 기초점수(raw score)는 퍼센트 득점과 표준득점으로 변환된다.	Modern Curriculum Press, 13900 Prospect Road, Cleveland, OH 44136, 1-800-321-3106
Erhardt 파악발달평가(Erhardt Developmental Prehension Assessment)	출생에서부터 15개월	관찰, 과제수행, 그리고 체크리스트이고, 비수의적인 팔과 손의 패턴, 수의운동, 전 글씨쓰기 기술(pre-writing skills)을 평가한다.	Communication/Therapy Skill Builders, The Psychological Corp., 555 Academic Court, San Antonio, TX 78204-2498, 1-800-211-8378, http://www.hbtpc.com/
Erhardt 시각발달검사(Erhardt Developmental Vision Test)	출생에서부터 6개월까지	비수의적 시각적 패턴과 수의적 안구운동의 관찰과 행동평정 척도	Communication/Therapy Skill Builders, The Psychological Corp., 555 Academic Court, San Antonio, TX 78204-2498, 1-800-211-8378, http://www.hbtpc.com/
구강운동 피딩 평정 척도(Oral Motor Feeding Rating Scale)	1세 이상의 어린이	모유나 젖병으로부터의 먹이기(feeding), 스푼에 의한 먹이기, 컵으로 마시는 것, 물어 끊는 것, 씹는 것, 빨대로 마시는 것으로 구성된다.	Communication/Therapy Skill Builders, The Psychological Corp., 555 Academic Court, San Antonio, TX 78204-2498, 1-800-211-8378, http://www.hbtpc.com/

(계속)

조기개입을 위한 기타의 평가 (계속)

검사명	연령	정보	입수할 수 있는 곳
영유아 주의검사 (Test of Attention in Infants)	7개월에서부터 30개월의 어린이	4개의 하위영역 : 시각적 주의, 촉각적 주의, 청각적 주의, 다중 감각적 주의가 있다.	Southpaw Enterprises, PO Box 1047, Dayton, OH 45401, 1-800-228-1698
TIME 영유아 운동평가(TIME Test of Infant Motor Evaluation)	출생에서부터 3세 6개월까지	sub-test는 가동성, 안정성, 운동의 조직화, 기능적 수행, 사회적-정서적 능력으로 구성된다.	Communication/Therapy Skill Builders, The Psychological Corp., 555 Academic Court, San Antonio, TX 78204-2498, 1-800-211-8378, http://www.hbtpc.com/
여러 학문분야에 걸치는 놀이에 기초하는 평가 (Transdisciplinary Play Based Assessment	영아기에서부터 6세까지	발달수준, 학습양식, 기질, 동기부여, 상호교류 패턴을 평가하기 위한 자연스런 놀이의 관찰 평가이다.	Communication/Therapy Skill Builders, The Psychological Corp., 555 Academic Court, San Antonio, TX 78204-2498, 1-800-211-8378, http://www.hbtpc.com/

찾아보기 / *Index*